普通高等教育信息技术类系列教材

医学计算机基础

（第二版）

主　编　张兵兵　王　建

副主编　李林朋　张特来　肇恒宇

科学出版社

北　京

内 容 简 介

本书系统地介绍了计算机基础知识、Windows 操作系统、计算机网络基础知识、办公自动化软件 Office 2016（文字处理软件 Word 2016、电子表格软件 Excel 2016 和演示文稿软件 PowerPoint 2016）、常用工具软件、多媒体技术与应用、新技术应用、智慧医疗和信息安全等知识。本书结构合理、内容丰富、图文并茂、语言流畅、通俗易懂，既有对基本理论及使用方法的透彻讲解，又注重医学实例与计算机操作技巧的融会贯通，鼓励学生创新思维，知识点尽量覆盖国家计算机二级考试。

本书既可作为普通高等院校非计算机专业类学生的计算机基础教材，又可作为相关从业人员的参考书。

图书在版编目（CIP）数据

医学计算机基础 / 张兵兵，王建主编. —2 版. —北京：科学出版社，2024.11
普通高等教育信息技术类系列教材
ISBN 978-7-03-078528-2

Ⅰ. ①医… Ⅱ. ①张… ②王… Ⅲ. ①计算机应用-医学-高等学校-教材 Ⅳ. ①R319

中国国家版本馆 CIP 数据核字（2024）第 097812 号

责任编辑：宋 丽 吴超莉 / 责任校对：王万红
责任印制：吕春珉 / 封面设计：东方人华平面设计部

科学出版社 出版
北京东黄城根北街 16 号
邮政编码：100717
http://www.sciencep.com
三河市中晟雅豪印务有限公司 印刷
科学出版社发行 各地新华书店经销
*
2017 年 3 月第 一 版 开本：787×1092 1/16
2024 年 11 月第 二 版 印张：22 3/4
2024 年 11 月第十二次印刷 字数：565 000

定价：86.00 元
（如有印装质量问题，我社负责调换）
销售部电话 010-62136230 编辑部电话 010-62135397-2032

第二版前言

“医学计算机基础”课程是高等医学院校计算机基础教学的核心课程，是大学通识教育的重要组成部分，其教学目标是全面培养学生的信息素养、计算科学修养和计算思维能力，提高学生的计算机应用水平和计算机问题求解能力，为后续课程的学习奠定基础。本书是根据教育部高等学校计算机基础课程教学指导委员发布的《新时代大学计算机基础课程教学基本要求》（2022 年版）和教育部考试中心制定的《全国计算机等级考试二级 MS Office 高级应用与设计考试大纲》（2023 年版）的基本要求和精神，结合当前信息技术发展和学生的实际情况，根据一线教师教学的实际经验编写而成的，书中介绍了计算机和信息技术的最新技术发展动态，以及在医学领域方面的实际应用。

本书的主要内容包括：计算机基础知识、Windows 操作系统、计算机网络基础知识、办公自动化软件 Office 2016（文字处理软件 Word 2016、电子表格软件 Excel 2016 和演示文稿软件 PowerPoint 2016）、常用工具软件、多媒体技术与应用、新技术应用、智慧医疗和信息安全等知识。本书内容介绍尽可能详尽明了、深入浅出，各章内容相对独立，教师可以根据教学实际情况进行取舍。

本书的编者都是多年在计算机基础课程教学第一线的教师，他们具有丰富的教学经验和实践经验，在编写本书时力求做到理论和实践相结合，强调教学实践环节和学生应用能力的培养。

本书由张兵兵、王建担任主编，李林朋、张特来、肇恒宇担任副主编，其他参与编写的人员有王宏伟、刘素丽、张燕妮、刘芳、季晓玉、张超、张建威、刘飞。具体编写分工如下：第 1 章由张兵兵编写，第 2 章由张建威编写，第 3 章由李林朋编写，第 4 章由刘芳编写，第 5 章由季晓玉、刘素丽编写，第 6 章由刘芳、王宏伟编写，第 7 章由张燕妮编写，第 8 章由张特来编写，第 9 章由肇恒宇编写，第 10 章由张超编写，第 11 章由王建、刘飞编写，第 12 章由季晓玉编写。

全书从总体策划到统稿和定稿，肖峰教授做了大量的工作，编者在此表示衷心的感谢。同时，在本书的编写过程中，编者参考了大量文献资料，在此一并向这些文献资料的作者表示衷心的感谢。

由于编者水平有限，书中难免有疏漏和不足之处，恳请广大读者不吝赐教。

第一版前言

“医学计算机基础”课程是高等医学院校计算机基础教学核心课程，是大学通识教育的重要组成部分，其教学目标是全面培养学生的信息素养、计算科学修养和计算思维能力，提高学生的计算机应用水平和计算机问题求解能力，为后续课程的学习奠定基础。

本书是按照教育部高等学校大学计算机课程教学指导委员会关于《大学计算机基础课程教学基本要求》（2015 年版）和教育部考试中心制定的《全国计算机等级考试二级 MS Office 高级应用考试大纲》（2013 年版）的教学要求和精神，根据当前学生的实际情况，结合一线教师教学的实际经验编写而成，书中介绍了计算机和信息技术的最新技术发展动态以及在医学领域方面的应用。

本书主要内容包括计算机基础知识、Windows 7 操作系统、计算机网络基础、办公自动化软件 Office 2010（文字处理软件 Word 2010、电子表格软件 Excel 2010 和演示文稿软件 PowerPoint 2010）、多媒体技术与应用、常用工具软件、信息安全技术。本书内容介绍尽可能详尽明了、深入浅出，各章内容相对独立，教师可以根据教学实际情况进行取舍。

本书既有对基本理论及使用方法的透彻讲解，又注重实例与技巧的融会贯通，可作为普通高等院校非计算机专业类学生计算机基础教材或参考书。本书还配有《医学计算机基础实践教程》（肖峰等主编，科学出版社），方便读者在学完本书内容后，进行实践操作练习，检验学习成果并加深对本书内容的理解和掌握。

本书的作者都是多年在计算机基础课程教学第一线的教师，具有丰富的教学经验和实践经验，在编写过程中坚持科技是第一生产力、人才是第一资源、创新是第一动力的思想理念，并力求做到理论和实践相结合，强调教学实践环节和学生应用能力的培养。

本书由肖峰、王宏伟担任主编，刘芳、季晓玉、张兵兵担任副主编，本书第 1 章由季晓玉编写，第 2 章由刘芳编写，第 3 章由肇恒宇编写，第 4 章由刘素丽编写，第 5 章由王宏伟编写，第 6 章由张燕妮编写，第 7 章由张特来编写，第 8 章由张超、张兵兵编写，第 9 章由李林朋编写，全书由肖峰、王宏伟统稿审定。

因时间仓促，尽管经过反复修改，书中仍难免有疏漏和不足之处，恳请广大读者提出宝贵意见，以便修订时更正。

目　　录

第 1 章　计算机基础知识

计算机（computer）是 20 世纪的重大发明之一，它的诞生及发展对人类社会的进步有着极其深远的影响。随着计算机技术的不断发展，计算机的应用已经广泛而深入地渗透到人类社会的各领域，从科研、生产、国防、文化、教育到家庭生活都离不开计算机。计算机的使用不只限于计算机专业人员，已经成为各行各业的工作者参加政治、社会、经济、科技活动的新工具。

1.1　计算机的定义

计算机是一种用于高速计算的电子计算机器，既可以进行数值计算，又可以进行逻辑计算，还具有存储记忆功能，是一种能够按照事先存储的程序，自动、高速地进行大量数值计算和各种信息处理的现代化智能电子设备。

传统的计算机包括：大型计算机、微型计算机和便携式笔记本电脑，而随着计算机技术和网络技术的不断发展，我们生活中使用的各种电子设备，如手机、家用电器、导航等也都植入了计算机“芯片”，各种服务设施如网上出行订票系统、网络购物系统、银行服务系统、医院信息系统、工业制造设备、科学研究系统等都是由内部的计算机系统来控制的，计算机在我们的学习和生活中已经无处不在。

1.2　计算机的诞生与发展

1.2.1　计算工具的发展变迁

要了解计算机，先要知道什么是计算。计算是指通过已知量算出未知量的过程。从人类诞生以来，计算就是人类生存生活的基本需求，也是人类探求未知世界的必备手段。人类通过计算发现和了解事物的规律。

从人类的发展史来看，计算工具的变化经历了以下几个主要的发展时期。

1. 结绳记事

结绳记事是远古时代人类摆脱时空限制记录事实、进行传播的手段之一，它发生在语言产生以后、文字出现之前的漫长年代里。在一些部落里，为了把本部落的风俗传统、传说及重大事件记录下来并流传下去，便用不同粗细的绳子，在上面打成不同距离的结，结又有大有小，每种结法、距离大小及绳子粗细表示不同的意思，由专人（一般是酋长和巫师）按一定规则记录并代代相传。

2. 算筹

随着人类社会的发展，对计算的需求也逐步提高，结绳记事已不能满足人类生活生产的需要，更复杂的算筹就出现了。

筹，又称为策、筹策、算筹，后来又称为算子。它最初是小竹棍一类的自然物，之后逐渐发展成为专门的计算工具，质地与制作也越加精致。算筹一般长为 13～14cm，径粗 0.2～0.3cm，如图 1-1 所示。算筹在中国肇源甚古，春秋战国时期的《老子》中就有“善数者不用筹策”的记述，当时算筹已作为专门的计算工具被普遍采用，并且筹的算法已趋成熟。筹的数字表示如图 1-2 所示。

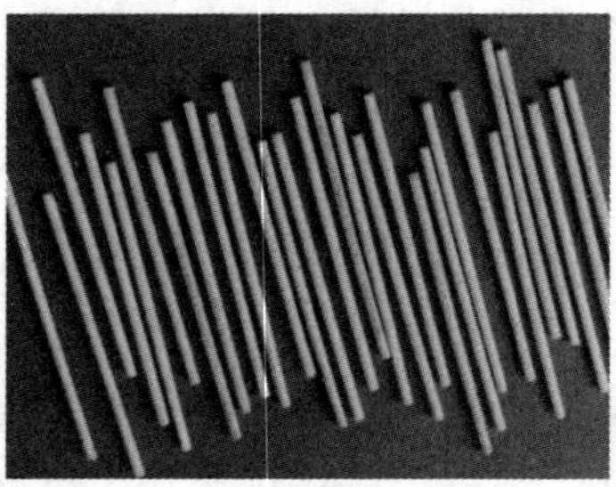

图 1-1 算筹

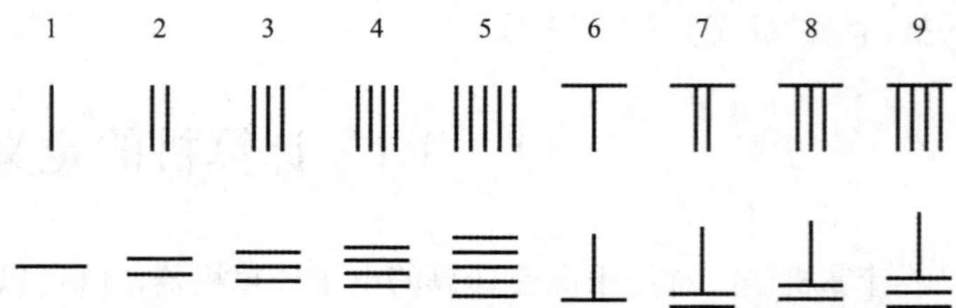

图 1-2 筹的数字表示

3. 算盘

筹一般是用竹子或骨头等物制成的数枚到数百枚小棍棒，计算、携带均不方便。人们在长期的实践中，利用算筹的计算原理，创造了算盘。算盘，又作标盘，起源于北宋时代，是中国古代劳动人民发明创造的一种简便的计算工具，如图 1-3 所示。

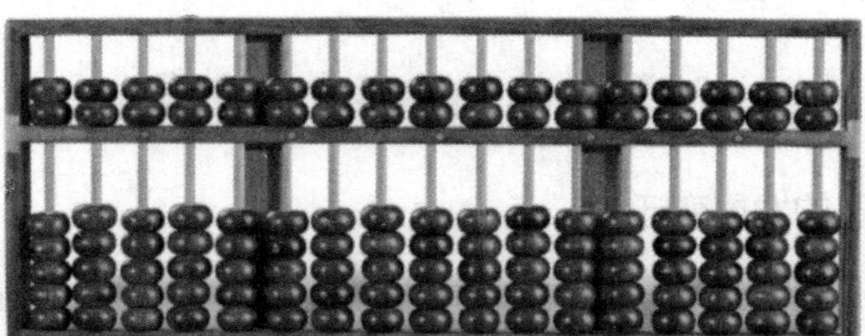

图 1-3 算盘

4. 计算器

除中国的算盘外，17 世纪初，西方国家的计算工具有了较大的发展，英国数学家纳皮尔发明了纳皮尔算筹，英国牧师奥却德发明了圆柱形对数计算尺，这种计算尺不仅能做加、减、乘、除、乘方、开方运算，甚至可以计算三角函数、指数函数和对数函数。这些计算工具不仅带动了计算器的发展，也为现代计算器的发展奠定了良好的基础，成为现代社会应用广泛的计算工具。

1642 年，年仅 19 岁的法国伟大科学家帕斯卡发明了第一台机械式计算器，如图 1-4 所示。他发明的计算器中有一些连锁的齿轮，一个转过十位的齿轮会使另一个齿轮转过一位，人们可以像拨电话号码盘那样，把数字拨进去，计算结果就会出现在另一个窗口中，但是该计算器只能做加减计算。1694 年，莱布尼茨将其改进使其可以进行乘除计算，此后，一直到 20 世纪 50 年代末电子计算器才出现。

电子计算器是能进行数学运算的手持电子机器，拥有集成电路芯片，但结构比计算机简单得多，可以说是第一代电子计算机。它内部也有集成电路，功能简便、价格便宜、利于携带、稳定性好，可广泛应用于商业交易中，是必备的办公用品之一。

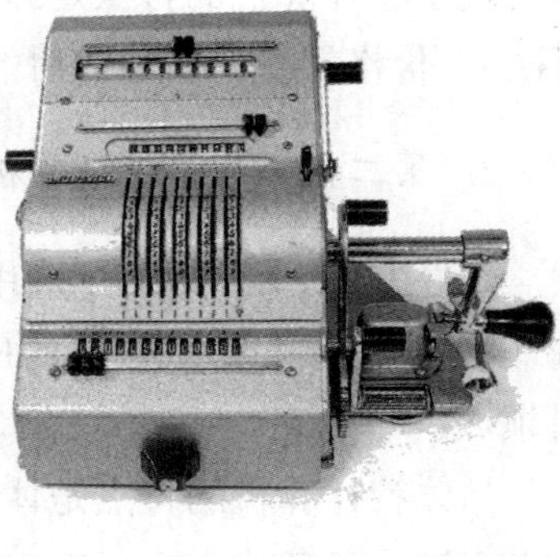

图 1-4 第一台机械式计算器

1.2.2 电子计算机的诞生

世界公认的第一台计算机是电子数字积分计算机（electronic numerical integrator and calculator，ENIAC），由美国宾夕法尼亚大学的教授莫克利和他的研究生埃克特在 1946 年采用电子管制造，如图 1-5 所示。它研发目的是计算弹道轨迹。它的体积庞大，占地面积约 170m^2，质量约 30t，使用了 18000 只电子管、6000 个开关、7000 只电阻器、10000 只电容器、50 万条线，功率为 150kW，每秒可进行 5000 次加法运算。

ENIAC 项目组的美籍匈牙利数学家冯•诺依曼被誉为“现代电子计算机之父”，如图 1-6 所示。他提出了电子计算机的系统设计思想，现代计算机的基本结构依然采用冯•诺依曼提出的体系结构。

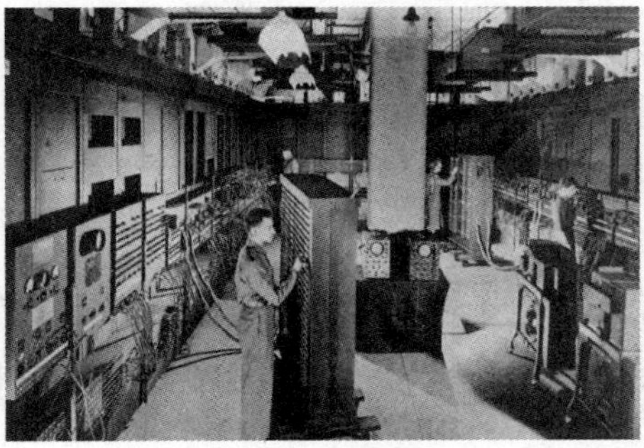

图 1-5 ENIAC

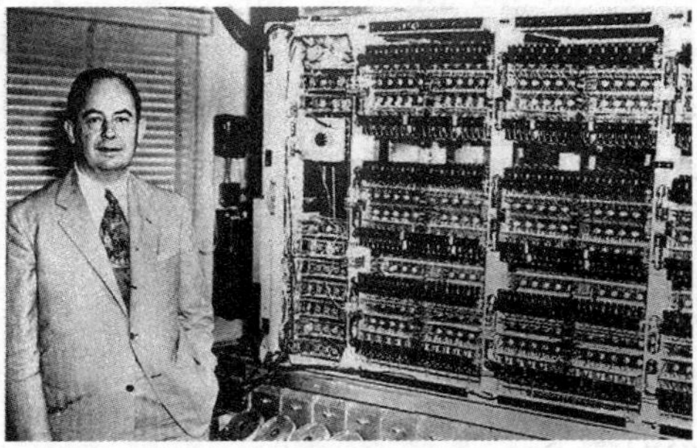

图 1-6 冯 • 诺依曼与 ENIAC

虽然 ENIAC 体积庞大，耗电量惊人，运算速度不过几千次每秒，但它比当时已有的计算装置要快 1000 倍，而且具有按时限编号的程序自动执行算术运算、逻辑运算和存储数据的功能。ENIAC 宣告了一个新时代的开始，从此科学计算的大门被打开了。

计算机的发展历程可分为以下 4 个阶段。

1. 第一代：电子管计算机（1946—1958 年）

硬件方面，逻辑元件采用的是真空电子管，主存储器（简称主存）采用汞延迟线、阴极射线示波管静电存储器、磁鼓、磁芯；外存储器（简称外存）采用的是磁带。软件方面采用的是机器语言、汇编语言。电子管计算机的应用领域以军事和科学计算为主。

电子管计算机的特点是体积大、能耗高、可靠性差、速度慢（一般为每秒数千次至数万次）、价格昂贵，但为以后的计算机发展奠定了基础。

2. 第二代：晶体管计算机（1959—1964 年）

硬件方面，逻辑元件采用的是晶体管。软件方面出现了操作系统、高级语言及其编译程序。晶体管计算机的应用领域以科学计算和事务处理为主，并开始进入工业控制领域。

晶体管计算机的特点是体积缩小、能耗降低、可靠性提高、运算速度快（一般为每秒数十万次，可高达 300 万次）、性能比第一代计算机有很大的提高。

3. 第三代：集成电路计算机（1965—1970 年）

硬件方面，逻辑元件采用中小规模集成电路，主存仍采用磁芯。软件方面出现了分时操作系统，以及结构化、规模化程序设计方法。

集成电路计算机的特点是速度更快（一般为每秒数百万次至数千万次），而且可靠性有了显著提高，价格进一步下降，产品走向了通用化、系列化和标准化等。集成电路计算机的应用领域开始进入文字处理和图形图像处理领域。

4. 第四代：大规模集成电路计算机（1970 年以后）

硬件方面，逻辑元件采用大规模和超大规模集成电路。软件方面出现了数据库管理系统、网络管理系统和面向对象语言等。

1971 年，世界上第一台微处理器在美国硅谷诞生，开创了微型计算机的新时代。大规模集成电路计算机的应用领域从科学计算、事务管理、过程控制逐步走向家庭。

1.2.3 我国计算机的发展概况

中国在计算机的研制和制造方面，也经历了第一代电子管计算机、第二代晶体管计算机、第三代集成电路计算机和第四代大规模集成电路这 4 个阶段，每个阶段都取得了许多重大的成果。

最为瞩目的是 2010 年，“天河一号”让中国第一次拥有了全球最快的超级计算机，其实测运算速度达到 2570 万亿次/秒。2013 年 6 月 17 日，国际 Top500 组织公布了最新全球超级计算机 500 强排行榜榜单，中国国防科学技术大学研制的“天河二号”以峰值计算速度 5.49 亿亿次/秒、持续计算速度 3.39 亿亿次/秒的双精度浮点运算速度，再次成为全球最快的超级计算机，如图 1-7 所示。

2016 年 6 月 20 日，中国“神威•太湖之光”超级计算机首次在德国法兰克福举行的国际超级计算机大会亮相，如图 1-8 所示。这是全球第一台运行速度超过 10 亿亿次/秒的超级计算机，峰值性能高达 12.54 亿亿次/秒，持续性能达到 9.3 亿亿次/秒，其运算速度约为“天河二号”的 3 倍，毫无疑问地登上超级计算机 Top500 榜单的首位。“神威•太湖之光”超级计算机使用的国产芯片是“申威 26010”处理器，它采用 64 位架构，内含 260 个处理核心，峰值性能为3.06万亿次/秒。而此前“六连冠”的“天河二号”超级计算机，其单节点采用2个Intel Ivy Bridge处理器+3个Intel Xeon Phi类GPU加速器芯片，这5个处理器芯片峰值性能相加约为3.431万亿次/秒，也就是说一颗“申威26010”处理器的性能大约相当于“天河二号”中5个Intel芯片的峰值性能之和。

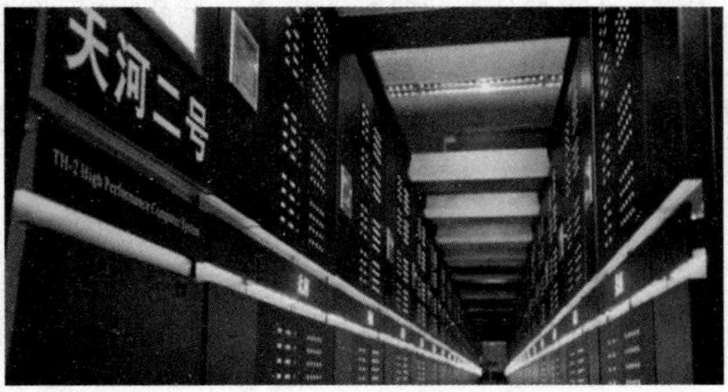

图1-7　“天河二号”超级计算机

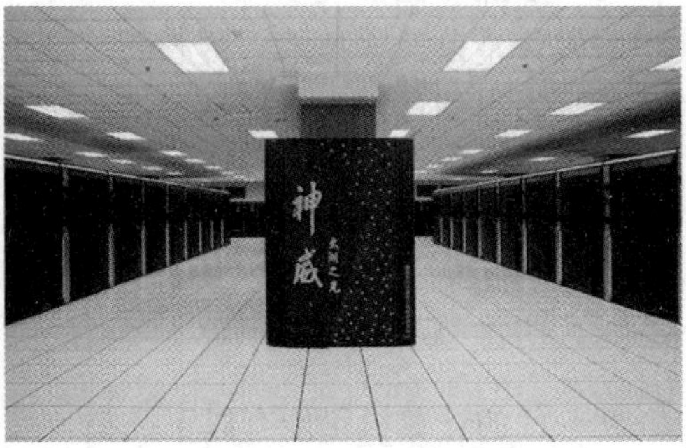

图1-8　“神威•太湖之光”超级计算机

2019年1月17日，超级计算机“天河三号”原型机已为30余家合作单位完成了大规模并行应用测试，涉及航天器、电磁仿真、生物医药等领域50余款大型应用软件。

在计算机科学与技术的研究方面，中国在有限元计算方法、数学定理的机器证明、汉字信息处理、计算机系统结构和软件等方面都有所建树；在计算机应用方面，中国在科学计算与工程设计领域取得了显著成就；在有关经营管理和过程控制等方面，计算机应用研究和实践也日益活跃。

1.2.4　未来计算机的发展方向

未来的计算机逐渐向巨型化、微型化、网络化、智能化和多媒体化方向发展。

（1）巨型化

巨型化是指发展高速度、大存储容量和强功能的巨型计算机。巨型计算机的运算能力一般在每秒百亿次以上、内存容量在几百GB以上，主要用于天文、气象、地质和核反应、航天飞机、卫星轨道计算、人类遗传基因检测、机械仿真、图像处理及密码破译等尖端科学技术领域和军事国防系统的研究开发。

（2）微型化

因大规模、超大规模集成电路的出现，计算机微型化迅速。微型化就是进一步提高集成度，利用高性能的超大规模集成电路研制质量更加可靠、性能更加优良、价格更加低廉、整机更加小巧的微型计算机，预计性能指标将持续提高，而价格会持续下降。

（3）网络化

网络化是指计算系统之间、物体之间、人与组织之间、网络与网络之间及虚拟世界与物理世界之间的互联互通，从单机走向联网是计算机发展的必然结果。

（4）智能化

智能化是建立在现代科学基础之上、综合性很强的边缘学科。它是让计算机模拟人的感觉、行为、思维过程等，使计算机具备视觉、听觉、语言、行为、思维、逻辑推理、学习、证明等能力，形成智能型计算机。智能化使计算机突破了“计算”这一初级的含义，从本质上扩充了计算机的能力，可以越来越多地代替人类脑力劳动，如战胜人类棋手的AlphaGo和人工智能ChatGPT。

（5）多媒体化

多媒体是以数字技术为核心的，将图像、声音与计算机、通信等融为一体的信息环境的总称。多媒体技术的目标是无论在什么地方，只需要简单的设备就能以快速、流畅的交互方式收发所需要的各种媒体信息。计算机的多媒体化丰富了计算机的功能，拓展了计算机的应用方向。

1.2.5 新一代计算机

新一代的计算机可能有以下几类。

（1）生物计算机

生物计算机的主要原材料是生物工程技术产生的蛋白质分子，并以此作为生物芯片，利用有机化合物存储数据。生物计算机具有很强的抗电磁干扰能力，并能彻底消除电路间的干扰，能量消耗仅相当于普通计算机的十亿分之一，且具有巨大的存储能力。蛋白质分子能够自我结合再生新的微型电路，使生物计算机具有生物体的一些特点，如能发挥生物本身的调节机能，自动修复芯片上发生的故障，还具有模仿人脑的机制等。

生物计算机有朝一日出现在科技舞台上，有可能彻底实现现有计算机无法实现的人类右脑的模糊处理功能和整个大脑的神经网络处理功能，如图1-9所示。

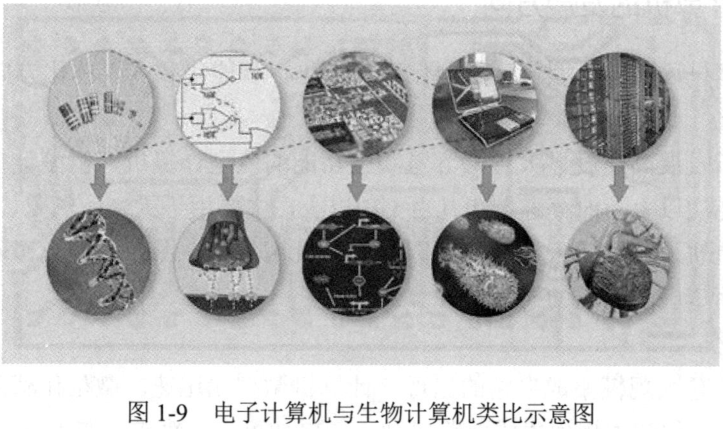

图1-9　电子计算机与生物计算机类比示意图

（2）量子计算机

量子计算机是利用原子所具有的量子特性进行信息处理的一种全新概念的计算机，如图1-10所示。量子计算，最本质的特征是利用量子叠加性和量子相干性实现量子并行计算，量子计算机处理数据时不是分步进行的，而是同时完成的。如果把半导体计算机比作单一乐器，量子计算机就如同交响乐团，一次运算可以处理多种不同的状况。

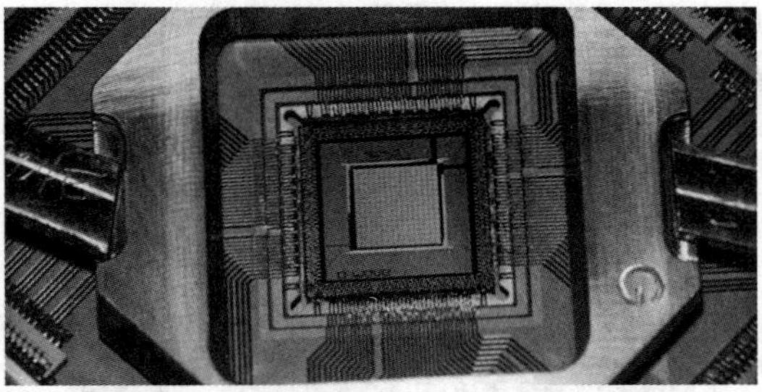

图 1-10　量子计算机

（3）光子计算机

光子计算机是一种由光信号进行数字运算、逻辑操作、信息存储和处理的新型计算机，如图 1-11 所示。它运用集成管理技术，把光开关、光存储器集成在一块芯片上，再运用光导纤维连接成计算机。

目前，许多国家投入巨资进行光子计算机的研究，随着现代光学与计算机技术、微电子技术相结合，在不久的将来，光子计算机将成为人类普遍使用的工具。

（4）超导计算机

超导计算机是利用超导技术生产的计算机及其部件，如图 1-12 所示。1911 年，荷兰物理学家昂内斯发现，有一些材料冷却到接近-273.15℃时会失去电阻，流入它们中的电流可以无损耗地流动，超导计算机的关键就是寻找出一种“高温”甚至室温超导材料，有了这些材料后，人们就可以利用它制成超导开关器件和超导存储器，再利用这些器件制成超导计算机。

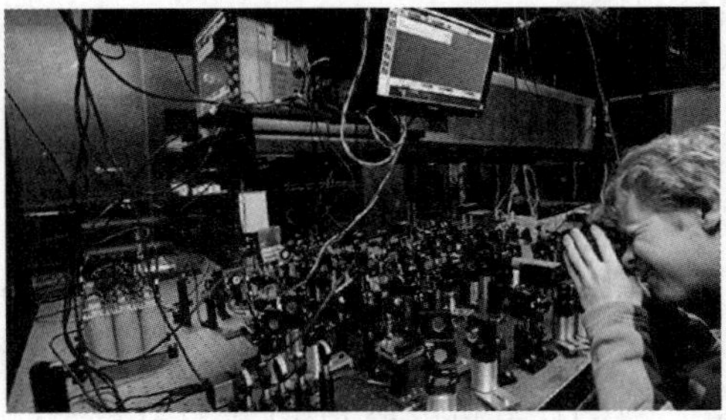

图 1-11　光子计算机

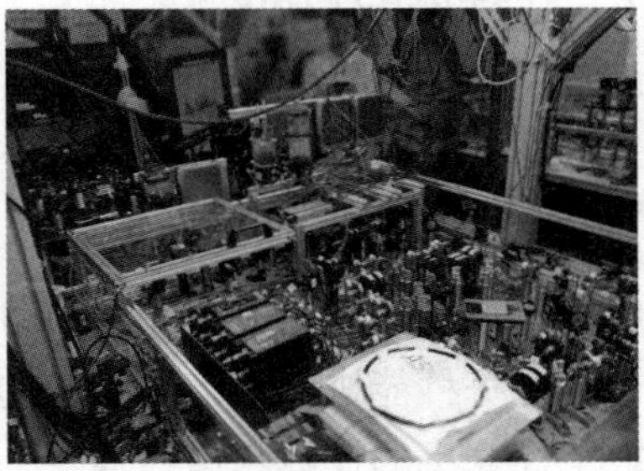

图 1-12　超导计算机

目前制成的超导开关器件的开关速度已达到几微秒的高水平，这是当今所有电子半导体光电器件都无法比拟的，比集成电路要快几百倍，超导计算机的运算速度比现在电子计算机的运算速度快 100 倍，而电能消耗仅是电子计算机的 1‰。如果一台大中型电子计算机每小时耗电 10kW，那么同样条件的超导计算机只需一节干电池就可以工作了，但是目前这种组件的电路一定要在低温下工作，若将来发明了常温超导材料，计算机的整个世界将随之改变。

（5）纳米计算机

纳米计算机是将纳米技术运用于计算机领域所研制出的一种新型计算机，如图 1-13 所示。采用纳米技术生产芯片的成本十分低廉，因为它既不需要建设超洁净生产车间，也不需要昂贵的实验设备和庞大的生产队伍，只要在实验室中将设计好的分子合在一起就可以造出芯片，大大降低了生产成本。

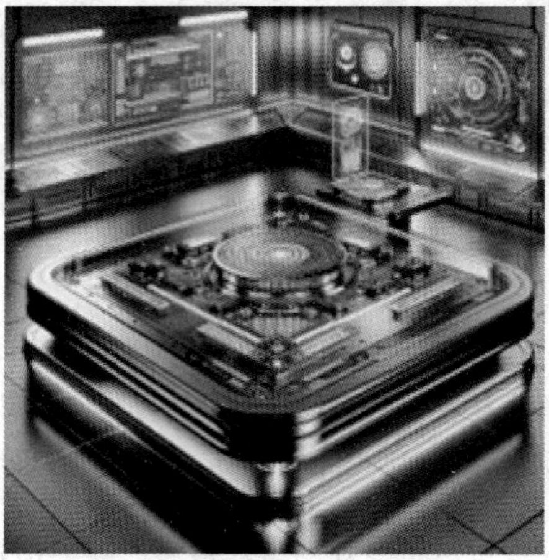

图 1-13 纳米计算机

采用纳米技术，可以把传感器、电动机和各种处理器都放在一个硅芯片上，其体积不过数百个原子大小，相当于人的头发丝直径的1‰。纳米计算机几乎不需要耗费任何能源，其性能要比目前的计算机强大许多倍。

1.3 计算机的特点、分类与应用

1.3.1 计算机的特点

计算机具有以下几个特点。

1. 高速、精确的运算能力

电子计算机的工作基于电子脉冲电路原理，由电子线路构成其各功能部件。现在，高性能计算机每秒能进行亿亿次以上的运算。

电子计算机的计算精度在理论上不受限制，一般的计算机能达到15位有效数字，通过一定的技术手段，可以实现更高的精度要求。

2. 按程序自动工作的能力

一般的机器是由人控制的，人给机器一个指令，机器就完成一个操作。由于计算机具有内部存储能力，可以将指令预先输入计算机存储起来，在计算机开始工作以后，从存储单元中依次去取指令，用来控制计算机的操作，从而使人们可以不必干预计算机的工作，实现操作的自动化。

3. 超强的逻辑判断能力

借助逻辑运算，可以让计算机做出逻辑判断，分析命题是否成立，并可根据命题成立与否做出相应的决策。

4. 强大的存储记忆能力

计算机中有许多存储单元用于记忆信息，在运算过程中就可以不必每次都从外部去取数据，而只需事先将数据（如数字、文字、图像、视频、声音等各种信息）输入内部的存储单元中，运算时即可直接从存储单元中获得数据，从而大大提高了运算速度。

5. 网络与通信能力

计算机的网络功能，改变了人们的交流方式和信息获取的途径。互联网连接了全世界数亿台计算机，所有的网上用户通过网络可以随时随地与任何一个国家和地区的人实现信息交流与通信、共享网上资源。

1.3.2 计算机的分类

计算机可以从处理数据的类型、用途和性能指标等方面进行分类。

1. 按计算机处理数据的类型分类

按计算机处理数据的类型分类，计算机可分为数字计算机、模拟计算机及混合计算机3类。

（1）数字计算机

数字计算机按构成的器件划分，曾有机械计算机和机电计算机，以及现用的电子计算机、正在研究的光子计算机、量子计算机、生物计算机等。数字计算机是用不连续的数字量即“0”和“1”来表示信息，其基本运算部件是数字逻辑电路。数字计算机的特点是：精度高、存储量大、通用性强，能进行科学计算、信息处理、实时控制、智能模拟等方面的工作。

（2）模拟计算机

模拟计算机是用连续变化的模拟量即电压来表示信息的，其基本运算部件由运算放大器构成的微分器、积分器、通用函数运算器等组成的。模拟计算机的主要特点是：参与运算的数值由不间断的连续量表示，运算过程是连续的。模拟计算机的运算速度极快，但精度不高、信息不易存储、通用性差，它一般用于解微分方程或自动控制系统设计中的参数模拟。

（3）混合计算机

混合计算机可以进行数字信息和模拟物理量处理，通过数模转换器和模数转换器将数字计算机和模拟计算机连接在一起，构成完整的混合计算机系统。混合计算机一般由数字计算机、模拟计算机和混合接口 3 部分组成，其中模拟计算机承担快速计算的工作，而数字计算机则承担高精度运算和数据处理。它同时具有数字计算机和模拟计算机的特点：运算速度快、计算精度高、逻辑和存储能力强、存储容量大和仿真能力强。随着电子技术的不断发展，混合计算机主要应用于航空航天、导弹系统等实时性要求高的复杂系统中。

2. 按用途分类

按用途分类，计算机可分为通用计算机和专用计算机。

（1）通用计算机

通用计算机用于科学计算、数据处理、过程控制等方面。

通用计算机具有一定的运算速度和一定的存储容量，带有通用的外部设备，配备各种系统软件、应用软件。一般的数字计算机多属此类。

（2）专用计算机

专用计算机的针对性强、特定服务、专门设计。

专用计算机是为解决一个或一类特定问题而设计的计算机。它的硬件和软件的配置依据解决特定问题的需要而定，并不求全。专用计算机功能单一，配有解决特定问题的固定程序，能高速、可靠地解决特定问题。一般在过程控制中使用此类计算机。

3. 按性能指标分类

按性能指标分类，计算机可分为巨型机、大型通用机、微型计算机、工作站、服务器等。

（1）巨型机

巨型机是指目前速度最快、处理能力最强的高性能超级计算机，如中国的“神威•太湖之光”等。这一类的超级计算机并不多，但却有重要和特殊的用途，可用于科学研究、军事应用和民事应用等。

（2）大型通用机

大型通用机的特点是通用性强、具有较高的运算速度、强大的综合处理能力。大型通用机也称为“企业级”计算机，覆盖企业的所有应用领域，主要用于科学与工程计算、企业内部信息管理、大型事务处理等。这类计算机的性能好、通用性很强，但价格比较贵。

（3）微型计算机

微型计算机的特点是体积小、质量轻、价格低，目前已经广泛应用于社会的各领域。

它的另一个分支是嵌入式微机（也称为单板机或单片机），是将中央处理器、存储器和输入/输出设备接口利用超大规模集成电路技术集成到一块芯片上，与其他设备一起构成一个具有专用功能的微型计算机，如带有微型计算机的数字机床、机器人、智能仪器仪表、医疗设备、家用电器等。

（4）工作站

工作站是一种以个人计算机和分布式网络计算为基础，为满足工程设计、动画制作、科学研究、软件开发、金融管理、信息服务、模拟仿真等专业领域而设计开发的高性能计算机。工作站主要面向专业应用领域，具备强大的数据运算与图形图像处理能力、高度的数据安全性和配置的灵活性。

（5）服务器

服务器是网络环境中的高性能计算机，具有高速的运算能力、长时间的可靠运行，以及强大的外部数据吞吐能力。它侦听网络上的其他计算机（客户机）提交的服务请求并提供相应的服务，为此，服务器必须具有承担服务并且保障服务的能力，可以提供信息浏览、电子邮件、文件传输、数据库等多种服务。

1.3.3 计算机的应用

随着计算机技术的不断发展，信息处理水平的不断提高，计算机的应用领域越来越广泛，应用层次越来越高，已经渗透到各行各业，改变了人们传统的工作、学习和生活方式，推动着人类社会的不断发展。

计算机的应用包括以下几个方面：数值计算、信息处理、过程控制、计算机辅助、嵌入式系统和人工智能（artificial intelligence，AI）等。

1. 数值计算

数值计算主要研究如何利用计算机更好地解决各种数学问题。随着计算机的广泛应用和发展，许多计算领域的问题，如计算物理、计算力学、计算化学、计算经济学等都可归结为数值计算问题。

2. 信息处理

信息处理也称非数值计算，是对各种数据进行收集、存储、整理、分类、统计、加工、利用、传播等一系列操作的统称。随着计算机技术的不断发展，计算机数据不仅包括数值，更多包含的是非数值数据，也就是各种形式的信息，如文字、图像、声音等。据统计，80%以上的计算机主要用于信息处理，这类工作决定了计算机应用的主导方向。

3. 过程控制

过程控制也称实时控制，就是用计算机对连续工作的控制对象实行自动控制。要求计算机能及时搜集检测信号，通过计算处理，发出调节信号对控制对象进行自动调节。

4. 计算机辅助

计算机辅助是利用计算机系统帮助人们完成部分或全部工作。

计算机辅助设计（computer aided design，CAD）利用计算机系统辅助设计人员进行工程或产品设计，以实现最佳设计效果，已广泛地应用于飞机、轻工、机械、电子、建筑和汽车等领域。

计算机辅助教学（computer-aided instruction，CAI）是指利用计算机系统通过课件来进行教学，主要特色是交互教育、个别指导和因材施教。

计算机仿真模拟是计算机辅助的重要方面，有些人工无法完成的或无法实现的工作都可以通过计算机仿真模拟来完成。

5. 嵌入式系统

嵌入式系统是指把处理器芯片嵌入产品中，以完成特定的处理任务。它以应用为中心，以计算机技术为基础，是一种专用的计算机系统。通常，嵌入式系统是一个控制程序存储在只读存储器（read-only memory，ROM）中的嵌入式处理器控制板。事实上，所有带有数字接口的设备，如手表、微波炉、录像机、汽车等，都使用嵌入式系统，有些嵌入式系统还包含操作系统，但大多数嵌入式系统是由单个程序实现整个控制逻辑的。

6. 人工智能

人工智能是一门研究和开发用于模拟和拓展人类智能的新兴科学技术。2017 年，AlphaGo 战胜世界排名第一的柯洁，将人工智能的热点推向高潮。2017 年 10 月，最新版本的 AlphaGo，仅仅自学 3 天，就以 100∶0 的比分战胜了 AlphaGo。

ChatGPT，是 OpenAI 于 2022 年底推出的一款聊天机器人程序，是人工智能技术驱动的自然语言处理工具。它能够真正像人类一样来聊天交流、回答问题，还能根据聊天的上下文进行互动，甚至能完成撰写论文、视频脚本、编写代码等任务。

7. 网络应用

计算机技术与现代通信技术的结合构成了计算机网络。计算机网络的建立，不仅解决了一个单位、一个地区、一个国家之间的通信问题和软硬件资源共享问题，也极大促进了文字、图像、视频和声音等各类数据的传输与交互。

8. 多媒体应用

多媒体技术是指通过计算机对文字、数据、图形、图像、动画、声音等多种媒体信息进行综合处理和管理，用户可以通过多种感官与计算机进行实时信息交互的技术。它既包括传递信息的手段、方式或载体，也包括信息采集、加工、制作和传播。多媒体技术拓展了计算机的应用领域，使计算机广泛应用于商业、服务业、教育、文化娱乐及家庭生活中。

1.4 计算机在医学领域的应用

在当今的信息时代，计算机已应用到各领域，医学界也不例外，从基础教学到临床诊断，从远程医疗到虚拟手术，计算机技术已渗透到医学及其管理的各方面，人们可利用计算机获取、存储、传输、处理和利用医学及医学管理的各种信息。计算机已成为培养高素质医学人才的必备工具，早期的医学信息如电量信息（心电、脑电、细胞膜电位及神经动作电位等）、非电量信息（心率、血压、血流图、呼吸量、脉象、体温）等单一化数据的采集与处理已进入了成熟期。随着数字信息化的到来，医药信息的功能也发生了巨大的变化。经过近几十年的实践和发展，医学信息学已成为一门新兴的、医学与计算机技术相结合的边缘学科，对医学的发展起着重要的作用。

计算机在医学领域的应用可以分为 3 个方面：临床医疗、医学教学、医学科研方面。

1.4.1 计算机在临床医疗方面的应用

1. 医院信息系统

医院信息系统（hospital information system，HIS）是指利用计算机软硬件技术和网络通信技术等现代化手段，对医院及其所属各部门的人流、物流、财流进行综合管理，对在医疗活动各阶段产生的数据进行采集、存储、处理、提取、传输、汇总和加工，从而为医院的整体运行提供全面的自动化管理及各种服务的信息系统。一个完整的医院信息系统可以完成如下任务：患者登记、预约、病历管理、病房管理、临床监护、膳食管理、医院行政管理、健康检查登记、药房和药库管理、患者结账和出院、医疗辅助诊断决策、医学图书资料检索、教育和训练、会诊和转院、统计分析、实验室自动化和接口等。

2. 卫生行政管理信息系统

卫生行政管理信息系统又称卫生管理信息决策系统，能根据大量的统计资料给卫生行政决策部门提供信息和决策咨询。一个完整的卫生行政管理信息系统包括 3 部分：收集与整理数据、汇总成各类统计报表与图表数据的自动处理系统；能使单位与其外部机构之间，以及单位内部各种职能部门之间相互共享信息资源的信息库；决策咨询模型，又称信息决策模型，可根据必要信息做出可行或优化方案。

3. 计算机辅助诊断和辅助决策系统

计算机辅助诊断和辅助决策系统可以帮助医生缩短诊断时间，避免疏漏，减轻劳动强度；提供其他专家诊治意见，以便尽快做出诊断，提出治疗方案。诊治的过程是指医生收集患者的信息（症状、体征、各种检查结果、病史包括家族史及治疗效果等），并在此基础上结合自己的医学知识和临床经验，进行综合分析、判断，做出结论。计算机辅助诊断系统是指通过医生和计算机工作者相结合，运用模糊数学、概率统计及人工智能技术，在计算机上建立数学模型，对患者的信息进行处理，提出诊断意见和治疗方案。这样的信息处理过程，速度较快，考虑到的因素较全面，逻辑判断也较严谨。

4. 计算机医学图像处理与图像识别

医学研究与临床诊断中的许多重要信息是以图像形式出现的，医学对图像信息的依赖是十分紧密的。以往都是采用人工方式处理和识别大量的医学图像，其优点是可以由有经验的医生对临床医学图像进行综合分析：缺点是分析速度慢，准确率随医生而异。

医学图像一般分为两类：一是信息随时间变化的一维图像，多数医学信号均属此一类，如心电图、脑电图等；另一类是信息在空间分布的多维图像，如 X 射线照片、组织切片、细胞立体图像等。如果仅凭人工观察，只能提取少量信息，大量有用的信息白白浪费，而利用计算机可进行复杂的计算，能提取其中许多有价值的信息。又如，心血管造影，当用手工测量容积导出血压容积曲线时，只能分析出心脏收缩和舒张的特点，若利用计算机计算，则每张片子只需 1 秒，就可以得到瞬时速度、加速度、面积和容积等有用的参数。

此外，不管上述哪一类工作中，计算机还能完成人工不能完成的另一类工作，即图像的增强和复原。显微图像在医学诊断和医学研究中一直起着重要作用。计算机图像处理与分析方法已用于检测显微图像中的重要特征，人们已经能利用图像处理技术和体视学方法半定量与定量地研究细胞学图像及组织学图像。计算机三维动态图像技术已使心脏动态功能的定量分析成为可能。

5. 计算机在放疗中的应用

计算机在放疗中的应用主要是计算剂量分布和制订放疗计划。以往用手工计算，由于计算过程复杂，要花费许多时间。在手工计算的情况下，通常只能选择几个代表点来计算剂量值。利用计算机，则只要花很短的时间，而且误差不超过 5%，这样，对同一个患者在不同的条件下进行几次计算，从中选择一个最佳的放疗计划就成为可能。所谓最佳放疗计划就是对患者制订治疗计划，包括确定照射源、放射野面积、放射源与体表的距离、入射角及射野中心位置等，然后由计算机根据治疗机性能和各种计算公式，算出相应的剂量分布，在彩色监视器上形象地显示出来。对同一个患者，经过反复改变照射条件，再进行计算、分析和比较，就可以得出最理想的剂量分布，使放射线照射方向上伤害正常组织的细胞最少，放疗疗效最佳，这就是最佳放疗计划。同时，可将此剂量分布图用绘图仪记录下来，存入病历，以供治疗时使用或长期保存。

6. 计算机在护理工作中的应用

计算机在护理工作中的应用主要分为 3 个方面。护理，包括护理记录、护理检查、患者监护和药物管理等；护士教育，包括护理 CAI 教育、护士教学计划与学习成绩记录管理；护士管理，包括护士服务计划调度、人力资源管理及护士工作质量的检查或评比等。

7. 疾病预测预报系统

疾病在人群中流行的规律与环境、社会、人群免疫等多方面因素有关，计算机可根据存储的有关因素的信息并根据它建立的数学模型进行计算，做出人群中疾病流行情况的预测预报，供决策部门参考。一些国家还建立了职业病事故信息库，可以有效地控制和预测职业危害的影响。我国一些地方的卫生防疫部门，也对气象因素与气管炎、某些地方病、流行病（如乙型脑炎、流行性脑膜炎等）的关系进行了大量分析，并建立了相关数学模型，用这些模型在微型计算机上可成功地做出这些疾病的预测预报。

8. 远程医疗

远程医疗是指以计算机技术、遥感、遥测、遥控技术为依托，充分发挥大医院或专科医疗中心的医疗技术和医疗设备优势，对医疗条件较差的边远地区、海岛或舰船上的伤病员进行远距离诊断、治疗，旨在提高诊断与医疗水平、降低医疗开支、满足广大人民群众保健需求的一项全新的医疗服务。目前，远程医疗技术已经从最初的电视监护、电话远程诊断发展到利用高速网络进行数字、图像、语音的综合传输，并且实现了实时的语音和高清晰图像的交流，为现代医学的应用提供了更广阔的发展空间。

9. 精准医学

精准医学是指应用现代遗传技术、分子影像技术、生物信息技术，结合患者生活环境和临床数据，实现精准的疾病分类及诊断，制定具有个性化的疾病预防和治疗方案。精准医学的核心就是一句话："组学大数据在医学特别是在临床医学当中的应用。"组学大数据是指分子水平的数据，随着 20 世纪 90 年代遗传密码的破译，以遗传密码或基因组为代表的大量分子水平的数据不断产生，目前组学数据的增速比任何已知的数据增速都快。近年来开展的分子水平信息用到医学特别是临床医学上，来提高临床诊断效率和治疗效率，实际上就促进了精准医学的应用。组学数据是大数据，必须用特定的理论方法和技术对大数据进行挖掘才能获得有关用于临床方面的知识。

精准医学充分考量患者在基因、环境及生活方式中存在的个体差异，以达成最有效的疾病治疗和预防的医学模式，其核心理念是将与人体健康及疾病预防相关的多个维度的数据进行综合。其中，不仅包括临床数据和基因组数据，也包括环境暴露、日常生活习惯、地理位置信息、社交媒体及其他多种多样的数据，可以对人体的疾病状态和发展过程进行更详尽的描绘和更为透彻的理解。精准医学可以推动海量生物样本库和海量数据库的发展，可以带动基因组序的数据规模，可以得到很多新药物等。

1.4.2 计算机在医学教学方面的应用

1. 计算机辅助教学系统

计算机辅助教学系统是以计算机系统作为媒体，以人机交互方式向学生传播相应的教学内容以达到预期教学目标的一种教学手段。计算机辅助教学系统可以帮助学生学习、掌握医学科学知识，提高解决问题的能力，更好地利用医学知识库和检索医学文献，改进学习和考查学习成绩；医务人员可根据各自的需要和进度，进行学习和补充新的医学专业知识。利用计算机进行医学教育的另一种重要途径是采用计算机模拟的方法，即用计算机模拟人体或实验动物，为学生提供有效的实验环境和手段，使学生能更方便地观察人体或实验动物在条件参数改变下的各种状态，其中有些状态在一般动物实验条件下往往是难以观察到的。

医学基础课程中诸多的形态学科，如解剖学、组织学、病理学、微生物学等，在传统的教学中需要用挂图、标本和光学显微镜等工具进行辅助教学，但这些工具占用空间大，难以保管，易耗损，且教学效果是平面的。计算机辅助教学系统可以很好地解决这些问题，因此，现在越来越多的辅助教学系统逐步应用于医学形态学科的各种教学活动中。

2. 数字人

医学上使用的数字人是指将大量人体断面数据信息在计算机中整合重建成人体的三维立体结构图像，是医学与信息技术、计算机技术相结合的成果。对于在计算机中合成的三维人体详细结构，通过计算机屏幕，可以对数字人进行任意方向的剖切、对任何器官和系统进行独立的放大和观察。例如，在局部解剖学中，通过剥离、透视功能实现由浅入深的各层次结构的显示，学生可建立局部的层次概念和各结构的毗邻关系；在表面解剖学中，通过数字人的透明功能可实现神经、血管等结构的体表投影；在断层解剖学中，触控断面，可以迅速获取该断面的断层影像图像等。

3. 虚拟手术系统

虚拟手术系统是指由医学图像数据出发，应用计算机图形学重构出虚拟人体软组织模型，模拟出虚拟的医学环境，并利用触觉交互设备与之进行交互的手术系统，它能够为医生提供一个虚拟的 3D 环境及可交互操作平台，逼真地模拟临床手术的全过程。与传统的手术教学相比，虚拟手术系统具有无损伤性、可重复性和可指定性等优点。还可以对医生的操作进行直接反应，辅助学生及教师优化实践、教学过程，解决传统医疗实践和教学中普遍存在的高成本、高风险、低复用率等问题，从而确保手术实验的安全性和可靠性。

例如，在医学院校，学生可在虚拟实验室中进行“人体”解剖和各种手术练习。利用这项技术，由于不受标本、场地等的限制，培训费用大大降低。一些用于医学培训、实习和研究的虚拟现实系统，仿真程度非常高，其优越性和效果是不可估量和不可比拟的。例如，导管插入动脉的模拟器，可以使学生反复实践导管插入动脉时的操作；眼睛手术模拟器，根据人眼的眼结构创造出三维立体图像，并带有实时的触觉反馈，学生利用它可以观察模拟移去晶状体的全过程，并观察到眼睛前部结构的血管、虹膜和巩膜组织及角膜的透明度等；还有麻醉虚拟现实系统、口腔手术模拟器等。

1.4.3 计算机在医学科研方面的应用

1. 基因组学计划

基因组学是研究生物基因组和如何利用基因的一门学科，它用于概括涉及基因作图、测序和整个基因组功能分析的遗传学分支。该学科提供基因组信息及相关数据系统使用，试图解决生物、医学和工业领域的重大问题。基因组学计划旨在发展和应用新的 DNA 绘图、测序技术及计算机程序，分析包括人类在内的生物体全部基因组结构和功能。

例如，霰弹枪算法就大大提高了人类基因组测序的速度，将基因组打断为数百万个脱氧核糖核酸（deoxyribonucleic acid，DNA）片段，并对每个片段进行末端测序，然后应用一定算法的计算机程序将其具有相同末端序列的片段重新整合拼接在一起，从而得到整个基因组序列。方案的创新点就在于计算机技术的运用：用计算机程序模拟基因定序，而不再通过手工操作测序。大量工作交给计算机后，极大地提高了测序工作的效率，传统基因技术用数十年才能完成的工程缩减到数月、数周，甚至数天完成。

2. 生物信息学

生物信息学是研究生物信息的采集、处理、存储、传播、分析和解释等各方面的学科，也是生命科学和计算机科学相结合形成的一门新学科。它通过综合利用生物学、计算机科学和信息技术来揭示大量而复杂的生物数据所赋予的生物学奥秘。生物信息学以计算机为工具对生物信息进行储存、检索和分析，现在的研究方向有序列比对、蛋白质比对、基因识别分析、分子进化、序列重叠群装配、遗传密码、药物设计、生物系统等。

3. 医学文献库

近年来，医学文献库的发展非常迅速，从综合型数据库到专业型数据库，从文献型数据库到事实型数据库，这些不同类型的数据库为广大医学科研人员提供了极大的便利，使他们查找和获取医学信息更加高效快捷。

（1）国内主要医学文献数据库

国内主要医学文献数据库主要有：生物医学文献光盘数据库、中国生物学文献数据库、中国学术期刊数据库——医药卫生辑、中文生物医学期刊数据库、国内医药信息总览数据库等。

（2）国外主要医学文献数据库

国外主要医学文献数据库主要有：Medweb 生物医学网络导航系统、可视化人体数据集（visible human dataset）、Webpath 网上病理学实验室、心胸部影像数据库、DDSM 普查乳房 X 线照相数字式数据库、ITTR 国际胸部教学资源等。

1.5 计算机中信息的表示

1.5.1 信息与数据

信息是对客观世界中各种事物的运动状态和变化的反映，是客观事物之间相互联系和相互作用的表征，表现的是客观事物运动状态和变化的实质内容。

美国信息管理专家霍顿给信息下的定义是："信息是为了满足用户决策的需要而经过加工处理的数据。"简单地说，信息是经过加工的数据，或者说，信息是数据处理的结果。

数据是反映客观事物属性的记录，是信息的具体表现形式。数据经过加工处理之后，就成为信息；而信息需要经过数字化转变成数据才能被存储和传输。声音、符号、图像、数字是人类传播信息的主要数据形式。

1.5.2 计算机中的数据

数据是计算机处理的对象，是对客观事物的符号表示。数据对象包括多种类型，如数值、字符、汉字、图像、声音等。其中，数有大小和正负之分，还有不同的进位计数制。由于计算机硬件是由电子元器件组成的，可以方便地用“0”和“1”表示出电子元器件的两种稳定的工作状态，因此在计算机内部普遍采用二进制，这就使通过输入设备输入计算机中的任何信息，都必须转换成二进制数的表示形式，才能被计算机硬件所识别。

人们日常生活中习惯采用十进制计数制，简称十进制。但是计算机内部一律采用二进制表示数及其他数据对象。二进制只有两个数字，即 0 和 1，使用具有两种稳定状态的电气组件很容易实现状态表示。

二进制对于现代计算机具有重要的理论意义：首先，自然界中，具有两种状态的物质比比皆是，如电灯的“亮”与“灭”、电平的“高”与“低”或“正”与“负”、电磁场的 N 极和 S 极等，容易实现数的表示和存储。计算机的电子器件、磁存储和光存储的原理都采用了二进制的思想，即通过磁极取向、表面凹凸来记录数据的 0 和 1。其次，二进制的运算规则简单。例如，二进制加法运算只有 3 种运算，即 0+0=0、0+1=1、1+1=10。

这样的运算很容易实现，在电子电路中，只需要用简单的算术逻辑运算即可完成。同时，采用数据的补码可以将数据的减法运算变为加法运算，而乘法运算可以通过加法实现，除法运算可以通过减法实现，因此只需要设计一个加法器，就可以完成加、减、乘、除运算，降低了计算部件的设计难度。

1. 计算机中数据的单位

计算机中数据的常用存储单位有位、字节等。

（1）位

计算机中最小的数据存储单位是二进制的一个数位，简称为位（bit）。

（2）字节

8 位二进制数为 1 字节（Byte），1 字节由 8 个二进制位组成。字节是计算机中用来表示存储空间大小的基本容量单位。

此外，更大的存储单位如下：

1KB（千字节）= 1024B $=2^{10}$B

1MB（兆字节）= 1024KB$=2^{20}$B

1GB（千兆字节）= 1024MB$=2^{30}$B

1TB（太字节）= 1024GB$=2^{40}$B

1PB（拍字节）= 1024TB$=2^{50}$B

1EB（艾字节）= 1024PB$=2^{60}$B

1ZB（泽字节）= 1024EB$=2^{70}$B

处理计算机数据时，一次存取、加工和传送的数据长度为字长，也称为计算机的一个“字”。一个字是由若干字节组成的（通常取字节的整数倍）。字是计算机进行数据存储和数据处理的运算单位。字长直接反映了一台计算机的计算能力和精度，字长越长，计算机的数据处理速度越快。

2. 计算机中数据的表示

数在计算机中的表示形式统称为机器数。常用的机器数表示方法有 3 种：原码、反码和补码。

（1）原码

一个机器数 X 由符号位和有效数值两部分组成。

设符号位为 X_0，X 真值的绝对值$[X]=X_1X_2\cdots X_n$，X 的机器数原码表示为$[X]_{原}=X_0X_1X_2\cdots X_n$；当 $X\geqslant 0$ 时，$X_0=0$（符号位为 0，表示符号为正）；当 $X<0$ 时，$X_0=1$（符号位为 1，表示符号为负）。

原码的表示很直观，但原码进行加减运算时符号位不能视同数值一样参加运算，运算规则复杂，运算时间长，而计算机大量的数据处理工作是加减运算，原码表示就很不方便了。为此引入了反码和补码的概念，不仅可以保证数据的计算结果正确，还可以将加减运算统一为加法运算，简化计算机 CPU 执行单元的设计和实现。

（2）反码

正数的反码与原码相同，负数的反码是原码符号位不动，其余各位取相反码。反码没有直接的用途，只是作为求补码的中间过程。

设$[X]_{原}=X_0X_1X_2\cdots X_n$，当 $X_0=0$ 时，$[X]_{反}=X_0X_1X_2\cdots X_n$；当 $X_0=1$ 时，$[X]_{反}=X_0(1-X_1)(1-X_2)\cdots(1-X_n)$。

（3）补码

正数的补码表示与原码一样，即$[X]_{补}=[X]_{原}$；负数的补码是取其原码的反码末位再加 1，也就是对该数的原码除符号位外的各位按位取反，然后在末位上加 1。

正数的原码、反码和补码相同，只有负数的有不同。真值+0 和−0 的补码表示是一致的，但在原码和反码表示中具有不同的形式。8 位补码机器数可以表示−128（10000000），但不存在+128 的补码，由此可知 8 位二进制补码能表示数的范围是−128～127。应该注意，不存在−128 的 8 位原码和反码形式。

3. 数制

数制也称计数制，是指用一组固定的符号和统一的规则来表示数值的方法。按进位的方法进行计数，称为进位计数制。

（1）十进制

在十进制数中，基数为 10。因此，在十进制数中出现的数字字符有 10 个：0、1、2、3、4、5、6、7、8、9。每一位计数的原则为“逢十进一”。对于任何一个 n 位整数、m 位小数的十进制数，都可按权展开，其展开形式表示为

$$N = a_{n-1}\times 10^{n-1} + \cdots + a_1\times 10^1 + a_0\times 10^0 + a_{-1}\times 10^{-1} + \cdots + a_{-m}\times 10^{-m}$$

即 $N=\sum_{i=-m}^{n-1} a_i\times 10^i$ 。

例如，十进制数 246.32 可以表示为

$$(246.32)_{10}=2\times 10^2+4\times 10^1+6\times 10^0+3\times 10^{-1}+2\times 10^{-2}$$

（2）二进制

在二进制数中，基数为 2。因此，在二进制数中出现的数字字符只有两个：0 和 1。每一位计数的原则为“逢二进一”。对于任何一个 n 位整数、m 位小数的二进制数，可表示为

$$N = a_{n-1}\times 2^{n-1} + \cdots + a_1\times 2^1 + a_0\times 2^0 + a_{-1}\times 2^{-1} + \cdots + a_{-m}\times 2^{-m}$$

即 $N=\sum_{i=-m}^{n-1} a_i\times 2^i$ 。

上式即为二进制数按权展开的形式。不难看出，它与十进制的差别仅仅在于进位基数变化了，每个位的“权”表现为 2 的幂次关系，例如，二进制数 10010.001 可以表示为

$$(10010.001)_2=1\times 2^4+0\times 2^3+0\times 2^2+1\times 2^1+0\times 2^0+0\times 2^{-1}+0\times 2^{-2}+1\times 2^{-3}$$

（3）八进制

在八进制数中，基数为 8。因此，在八进制数中出现的数字字符有 8 个：0、1、2、3、4、5、6、7。每一位计数的原则为“逢八进一”。对于任何一个 n 位整数、m 位小数的八进制数，可表示为

$$N = a_{n-1} \times 8^{n-1} + \cdots + a_1 \times 8^1 + a_0 \times 8^0 + a_{-1} \times 8^{-1} + \cdots + a_{-m} \times 8^{-m}$$

即 $N = \sum_{i=-m}^{n-1} a_i \times 8^i$ 。

上式即为八进制数按权展开的形式。它与二进制的差别也仅仅在于进位基数变化了，每个位的“权”表现为 8（2^3）的幂次关系。例如，八进制数 246.3 可以表示为

$$(246.3)_8=2\times8^2+4\times8^1+6\times8^0+3\times8^{-1}$$

（4）十六进制

在十六进制数中，基数为 16。因此，在十六进制数中出现的数字字符有 16 个：0、1、2、3、4、5、6、7、8、9、A、B、C、D、E、F。每一位计数的原则为“逢十六进一”。这里用 A、B、C、D、E、F 代表十进制数中的 10、11、12、13、14、15。对于任何一个 n 位整数、m 位小数的十六进制数，可表示为

$$N = a_{n-1} \times 16^{n-1} + \cdots + a_1 \times 16^1 + a_0 \times 16^0 + a_{-1} \times 16^{-1} + \cdots + a_{-m} \times 16^{-m}$$

即 $N = \sum_{i=-m}^{n-1} a_i \times 16^i$ 。

上式即为十六进制数按权展开的形式。它与二进制的差别主要在于进位基数变化了，每个位的“权”表现为 16（2^4）的幂次关系。例如，十六进制数 246.3 可以表示为

$$(246.3)_{16}=2\times16^2+4\times16^1+6\times16^0+3\times16^{-1}$$

4. 计算机中的数制转换

（1）十进制数转换为二进制数

十进制整数转换为二进制的规律是“除 2 取余，倒排序”，即“除基取余”法，十进制整数除以 2 取余数作为最低位系数，再取商继续除以 2 取余数作为高一位的系数，依此类推，直到商为 0 时停止，最后一次的余数就是整数部分最高有效位的二进制系数，依次所得到的余数序列就是转换为的二进制数。因为除数 2 是二进制的基数，所以这种算法又称为“除基取余”法。

【例 1.1】 把十进制数 6 转换为二进制数。

解：

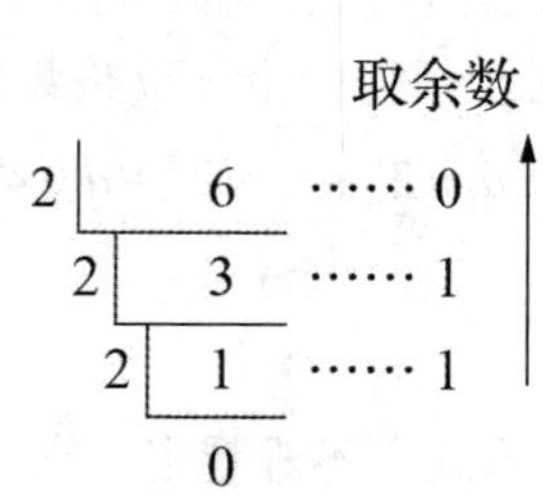

即$(6)_{10}=(110)_2$。

对于十进制小数转换为二进制数，采用“乘 2 取整，顺排序”的方法，即“乘基取整”法。该方法逐次用 2 去乘以待转换的十进制小数，将每次得到的整数部分（0 或 1）依次记为二进制小数的小数点后的第 1 位、第 2 位等。

【例 1.2】 将十进制数 0.25 转换为二进制小数。

解：

$$\begin{array}{r l} 0.25 & \\ \times\quad 2 & \text{取整数} \\ \hline 0.5 & \cdots\cdots\ 0 \\ \times\quad 2 & \\ \hline 1.0 & \cdots\cdots\ 1 \downarrow \end{array}$$

即$(0.25)_{10}=(0.01)_2$。

需要注意的是，并非每一个十进制小数都能转换为有限位的二进制小数。如果连续乘以 2 取整，一定次数之后，结果恰好为 0，则转换自然结束，此十进制小数可以精确地用二进制小数表示出来。如果经多次乘以 2 取整后结果仍不为 0，则说明需要更多位，甚至是无限位二进制小数才能精确地将这个十进制小数表示出来。但计算机中能提供的位数是有限的，因此，只要乘到满足一定精度要求时便可终止转换。例如，若将十进制数 0.57 转换为二进制小数，读者会发现，乘到若干位之后将出现循环，形成无限循环二进制小数。若采取一定精度，如转换到 8 位二进制数，则有$(0.57)_{10}\approx(0.10010001)_2$，此时若可满足所要求的精度，则转换可到此为止。

（2）二进制数转换为十进制数

二进制数转换为十进制数的规律是，把二进制数按位权形式展开成多项式和的形式，求其最后的和，就是其对应的十进制数，简称“按权求和”。

【例 1.3】 把$(1011.11)_2$转换为十进制数。

解：

$$(1011.11)_2=1\times2^3+0\times2^2+1\times2^1+1\times2^0+1\times2^{-1}+1\times2^{-2}=8+0+2+1+0.5+0.25=11.75$$

（3）二进制数与八进制数的转换

二进制数转换为八进制数时，由于 $2^3=8$，对于整数，从低位到高位将二进制数的每 3 位分为一组，若不够 3 位，则在高位左侧添 0，补足 3 位，然后将每 3 位二进制数用 1 位八进制数替换。小数部分从小数点开始，自左向右每 3 位一组进行转换，若不够 3 位，则在低位右侧添 0，补足 3 位，然后同样将每 3 位二进制数用 1 位八进制数替换。二进制与八进制的对应关系如表 1-1 所示。

表 1-1　二进制与八进制的对应关系

$(000)_2=(0)_8$	$(001)_2=(1)_8$	$(010)_2=(2)_8$	$(011)_2=(3)_8$
$(100)_2=(4)_8$	$(101)_2=(5)_8$	$(110)_2=(6)_8$	$(111)_2=(7)_8$

例如，将$(1101.11)_2$转换成八进制数。

1101.11

↓ 从小数点开始，向左右每3位分为一组

1 101 . 11

↓ 不足3位时，用0补齐

001 101 . 110

↓ 分别求出对应各组的八进制数

1 5 . 6

即$(1101.11)_2 = (15.6)_8$。

八进制数转换为二进制数时，按照每一位八进制数替换为 3 位二进制数即可完成转换。

（4）二进制数与十六进制数的转换

二进制数转换为十六进制数时，由于 2^4=16，因此将二进制数的每 4 位用 1 位十六进制数来表示，整数部分以小数点为界点从右往左每 4 位一组转换，若不够 4 位，在高位左侧添 0，补足 4 位。小数部分从小数点开始自左向右每 4 位一组进行转换，若不够 4 位，则在低位右侧添 0，补足 4 位。

十六进制转换为二进制数时，只要将每一位十六进制数用 4 位相应的二进制数表示，即可完成转换。

二进制与十六进制的对应关系如表 1-2 所示。

表 1-2　二进制与十六进制的对应关系

$(0000)_2=(0)_{16}$	$(0001)_2=(1)_{16}$	$(0010)_2=(2)_{16}$	$(0011)_2=(3)_{16}$
$(0100)_2=(4)_{16}$	$(0101)_2=(5)_{16}$	$(0110)_2=(6)_{16}$	$(0111)_2=(7)_{16}$
$(1000)_2=(8)_{16}$	$(1001)_2=(9)_{16}$	$(1010)_2=(A)_{16}$	$(1011)_2=(B)_{16}$
$(1100)_2=(C)_{16}$	$(1101)_2=(D)_{16}$	$(1110)_2=(E)_{16}$	$(1111)_2=(F)_{16}$

例如，将$(163.5B)_{16}$转换为二进制数，则对应关系如下所示。

十六进制数	1	6	3	.	5	B
二进制数	0001	0110	0011	.	0101	1011

即$(163.5B)_{16}=(101100011.01011011)_2$。

将$(101100011.0101101)_2$转换为十六进制数，则对应关系如下所示。

二进制数	**000**1	0110	0011	.	0101	101**0**
十六进制数	1	6	3	.	5	A

即$(101100011.0101101)_2=(163.5A)_{16}$。

（5）十进制数转换为八进制数

十进制数转换为八进制的方法和转换为二进制的方法类似，唯一的变化就是除数由 2 变成了 8。

【例 1.4】 将十进制数 120 转换为八进制数。

解：

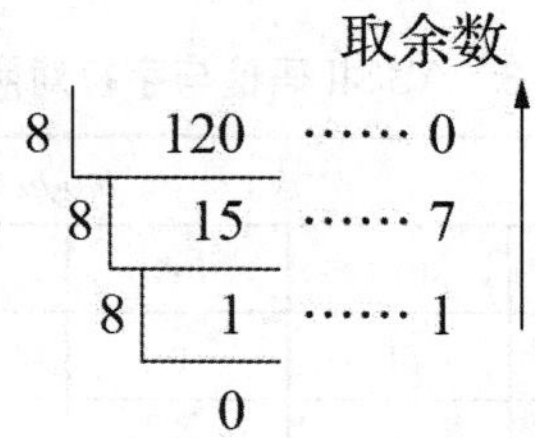

即$(120)_{10}$转换为八进制，结果为$(170)_8$。

（6）十进制数转换为十六进制数。

十进制数转换为十六进制数的方法和转换为二进制的方法类似，唯一的变化就是除数由 2 变成了 16。

【例 1.5】 将十进制数 120 转换为十六进制数。

解：

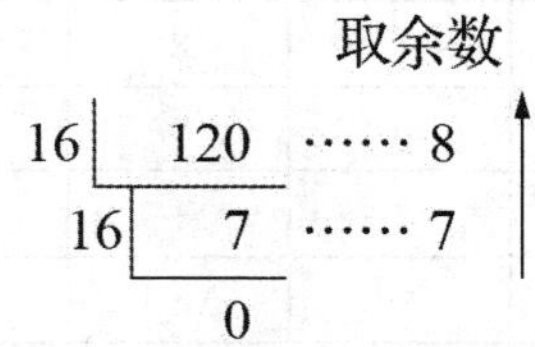

即$(120)_{10}$转换为十六进制，结果为$(78)_{16}$。

1.5.3 计算机中字符与汉字的表示

在计算机中只有 0 和 1，所有信息都是用二进制代码表示的。n 位二进制代码能表示 2^n 个不同的字符，这些字符的不同组合就可以表示不同的信息。为使计算机使用的数据能共享和传递，必须对字符进行统一的编码。如果没有字符编码，则我们看到的就是一串"1001101001011001110001..."的组合，人类就无法与计算机进行沟通。字符编码就好比人类和机器之间的翻译程序，把我们熟知的字符文字翻译成机器能读懂的二进制，同时把二进制翻译成我们能看懂的字符。

编码是以若干位数码或符号的不同组合来表示非数值性信息的方法，它是人为地将若干位数码或符号的每一种组合指定一种唯一的含义，是信息从一种形式转换为另一种形式的过程，如用预先规定的方法将字符（文字、数字、符号等）、图像、声音或其他对象转换为规定的电脉冲信号或二进制数字。

1. 西文字符的编码（ASCII 码）

ASCII 码（American standard code for information interchange，美国信息交换标准代码）是使用最广泛的一种编码，被国际标准化组织指定为国际标准。ASCII 码由基本的 ASCII 码和扩展的 ASCII 码组成。在计算机内部用 1 字节（8 位二进制数）存放 ASCII 码，二进制位最高位为 0 的编码都称为基本的 ASCII 码，其范围是 0～127；二进制位最高位为 1 的编码都称为扩展的 ASCII 码，其范围是 128～255。国际通用的是基本的 ASCII 码，其中包括：10 个阿拉伯数字（0～9）、26 个大写字母、26 个小写英文字母，以及各种运算符号、标点符号和控制字符等，ASCII 码值与字符对照表如表 1-3 所示。

表 1-3 ASCII 码值与字符对照表

<table>
<tr><th rowspan="2">$b_3b_2b_1b_0$</th><th colspan="8">$b_6b_5b_4$</th></tr>
<tr><th>000</th><th>001</th><th>010</th><th>011</th><th>100</th><th>101</th><th>110</th><th>111</th></tr>
<tr><td>0000</td><td>NUL</td><td>DLE</td><td>SP</td><td>0</td><td>@</td><td>P</td><td>`</td><td>p</td></tr>
<tr><td>0001</td><td>SOH</td><td>DC1</td><td>!</td><td>1</td><td>A</td><td>Q</td><td>a</td><td>q</td></tr>
<tr><td>0010</td><td>STX</td><td>DC2</td><td>“</td><td>2</td><td>B</td><td>R</td><td>b</td><td>r</td></tr>
<tr><td>0011</td><td>ETX</td><td>DC3</td><td>#</td><td>3</td><td>C</td><td>S</td><td>c</td><td>s</td></tr>
<tr><td>0100</td><td>EOT</td><td>DC4</td><td>$</td><td>4</td><td>D</td><td>T</td><td>d</td><td>t</td></tr>
<tr><td>0101</td><td>ENQ</td><td>NAK</td><td>%</td><td>5</td><td>E</td><td>U</td><td>e</td><td>u</td></tr>
<tr><td>0110</td><td>ACK</td><td>SYN</td><td>&</td><td>6</td><td>F</td><td>V</td><td>f</td><td>v</td></tr>
<tr><td>0111</td><td>BEL</td><td>ETB</td><td>’</td><td>7</td><td>G</td><td>W</td><td>g</td><td>w</td></tr>
<tr><td>1000</td><td>BS</td><td>CAN</td><td>(</td><td>8</td><td>H</td><td>X</td><td>h</td><td>x</td></tr>
<tr><td>1001</td><td>HT</td><td>EM</td><td>)</td><td>9</td><td>I</td><td>Y</td><td>i</td><td>y</td></tr>
<tr><td>1010</td><td>LF</td><td>SUB</td><td>*</td><td>:</td><td>J</td><td>Z</td><td>j</td><td>z</td></tr>
<tr><td>1011</td><td>VT</td><td>ESC</td><td>+</td><td>;</td><td>K</td><td>[</td><td>k</td><td>{</td></tr>
<tr><td>1100</td><td>FF</td><td>FS</td><td>,</td><td><</td><td>L</td><td>\</td><td>l</td><td>|</td></tr>
<tr><td>1101</td><td>CR</td><td>GS</td><td>-</td><td>=</td><td>M</td><td>]</td><td>m</td><td>}</td></tr>
<tr><td>1110</td><td>SO</td><td>RS</td><td>.</td><td>></td><td>N</td><td>^</td><td>n</td><td>~</td></tr>
<tr><td>1111</td><td>SI</td><td>US</td><td>/</td><td>?</td><td>O</td><td>_</td><td>o</td><td>DEL</td></tr>
</table>

表 1-3 中的 0～31 及 127（共 33 个）是控制字符或通信专用字符（其余为可显示字符），如控制符 LF（换行）、CR（回车）、FF（换页）、DEL（删除）、BS（退格）、BEL（响铃）等；通信专用字符 SOH（文头）、EOT（文尾）、ACK（确认）等；ASCII 值为 8、9、10 和 13 分别转换为退格、制表、换行和回车字符，它们并没有特定的图形显示，但会依不同的应用程序，而对文本显示有不同的影响。32～126（共 95 个）是字符（32 是空格），其中 48～57 为 0～9 共 10 个阿拉伯数字，65～90 为 26 个大写英文字母，97～122 为 26 个小写英文字母，其余为一些标点符号、运算符号等。

例如，CR（回车）对应的十进制数是 13，ASCII 码值是 0001101；SP（空格）对应的十进制数是 32，ASCII 码值是 0100000；“0”对应的十进制数是 48，ASCII 码值是 0110000；“A”对应的十进制数是 65，ASCII 码值是 1000001；“a”对应的十进制数是 97，ASCII 码值是 1100001。

2. 汉字编码-国标码

ASCII 码只对英文字母、数字和标点符号等进行了编码，为了使计算机可以处理汉字字符，同样需要对汉字进行编码。汉字的编码更加复杂，汉字的输入、存储和显示都需要有特定的编码。

我国于 1980 年颁发了国家汉字编码标准 GB/T 2312—1980，全称是《信息交换用汉字编码字符集-基本集》，简称 GB 编码或国标码。国标码将常用的 6736 个汉字分成两级，一级汉字 3755 个，按汉语拼音字母顺序排列；二级汉字有 3008 个，按偏旁部首顺序排列。由于 1 字节只能表示 256 个编码，不足以表示 6736 个汉字，因此国标码用 2 字节来表示，并且每字节的最高位为 0。

区位码则是国标码的另一种表现形式，由于国标码的十六进制可编码区不够直观且不方便我们使用，因此我们把它映射成了十进制的 94×94 二维表编号空间，称为区位码。区位码把国标码中的汉字、图形符号组成一个 94×94 的方阵，分为 94 个“区”，每区包含 94 个“位”，其中“区”的序号为 01～94，“位”的序号也为 01～94。94 个区中位置总数=94×94=8836 个，其中 7445 个汉字和图形字符中的每一个占一个位置后，还剩下 1391 个空位，这 1391 个位置空下来保留备用。

例如，“中”字的区位码是 5448，它位于第 54 区 48 位上。注意：区位码是一个 4 位的十进制数，而国标码是一个 4 位的十六进制数。汉字输入的区位码与国标码之间有一个简单的转换关系，具体方法是：将一个汉字的十进制区号和十进制位号分别转换为十六进制数，然后加上 20H（十六进制的 20H，也就是十进制的 32D），就变成了汉字的国标码。

区位码也可以当成一种外码使用，输入法可以直接切换成区位码进行汉字输入，不过这种输入法无规则可言，人们很难记住区位编号。

由于国标码中只包含 6736 个汉字，很多汉字没有被包含进来，因此 1995 年我国颁布了《汉字编码扩展规范》（GBK），它是国际码的扩展，GBK 向下与国际码兼容，向上支持 ISO 10646.1 国际标准，是前者向后者过渡过程中的一个承上启下的标准。GBK 编码使用了双字节编码方案，共收录了 21003 个汉字，支持国际标准 ISO 10646 中的全部中日韩汉字，也包含了 BIG5（台港澳）编码中的所有汉字。

3. 汉字信息的处理

汉字信息的处理包括：汉字的输入、存储和输出。

计算机只能识别二进制代码，要将汉字信息输入计算机并存储，必须先将汉字转换为二进制代码。如果要将汉字输出，则再将存储的二进制汉字信息转换为汉字字符输出。也就是说，汉字信息的处理过程，就是汉字各种编码之间的转换过程，如图 1-14 所示。

汉字在计算机中的编码不止一种，常用的有输入码、机内码、字形码。

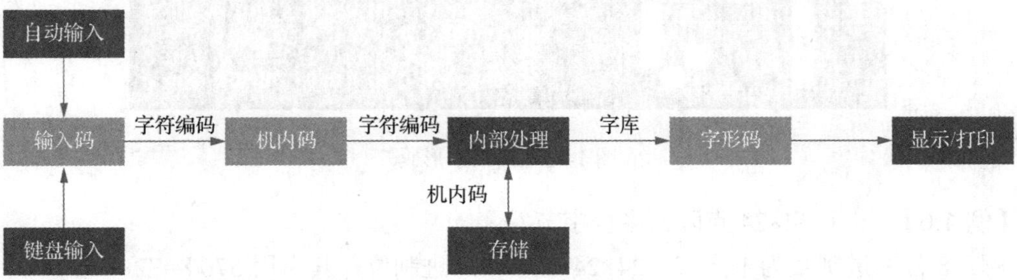

图 1-14　汉字信息处理

（1）输入码

汉字的输入码是用来将汉字输入计算机中的一组键盘符号。由于这种编码是供计算机外部用户使用的，故又称为外码。常用的输入码有拼音码、五笔字型码、自然码、表形码、认知码、区位码和电报码等，一种好的编码应具有编码规则简单、易学好记、操作方便、重码率低、输入速度快等优点，每个人可根据自己的需要进行选择。

（2）机内码

机内码（简称为内码）是指计算机内部存储、处理加工和传输汉字时所用的由 0 和 1 符号组成的代码。输入码被接收后就由汉字操作系统的“输入码转换模块”转换为内码，内码与所采用的键盘输入法无关。内码是汉字最基本的编码，不管采用的是什么汉字系统和汉字输入方法，输入的汉字输入码到机器内部都要转换成内码，才能被存储和进行各种处理。

对应于国标码，一个汉字的内码用 2 字节存储，并且把每字节的最高二进制位置为“1”，即把汉字输入码的 2 字节的最高位都置成 1，就是汉字内码。如果用十六进制表示，就是把汉字国标码的每字节都加 80H（即二进制数 10000000）。

（3）字形码

字形码是汉字字库中存储的汉字字形的数字化信息，用于汉字的显示和打印，每个汉字都可以写在同样大小的方块中。通常用 16×16 点阵来显示汉字，如图 1-15 所示。目前，汉字字形的产生方式大多是用点阵或矢量函数表示。点阵表示方式的缺点是字形放大后会产生锯齿、效果差，而矢量表示方式解决了点阵字形放大后的锯齿问题，TrueType 技术就是汉字的矢量表示方式。一个汉字的点阵有多种表示，如 16×16、24×24、32×32、48×48 等。一个汉字块中行数、列数分得越多，描绘的汉字也就越细微，但占用的存储空间也就越多。汉字字形点阵中每个点的信息要用一位二进制码来表示。

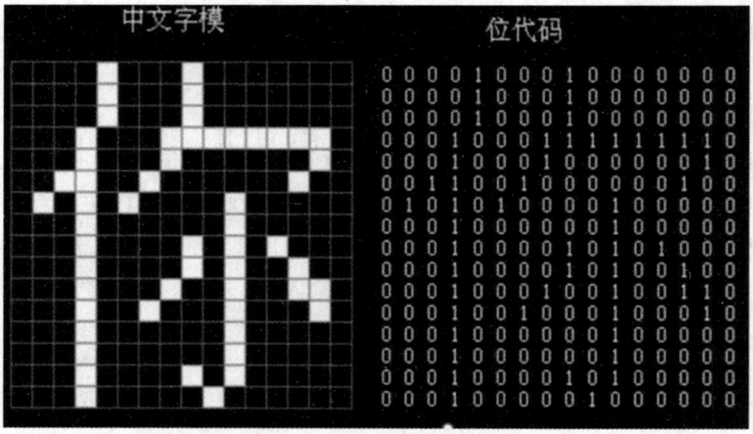

图 1-15 汉字字形码

【例 1.6】 一个 24×24 点阵占多少字节？

解：8 位二进制数为 1 字节，24×24=576 个二进制位，其占用 576/8=72 字节。

（4）Unicode 编码

Unicode 也称万国码，是一种为了解决传统的字符编码方案的局限而产生的计算机字符编码。它为每种语言中的每个字符设定了统一且唯一的二进制编码，以满足跨语言、跨平台进行文本转换、处理的要求。在这种语言环境下，不会再有语言的编码冲突，在同屏下也可以显示任何国家语言的内容。随着计算机工作能力的增强，Unicode 也逐步得到普及。

Unicode 是国际组织制定的可以容纳世界上所有文字和符号的字符编码方案，用数字 0～0x10FFFF 来映射这些字符，最多可以容纳 1114112 个字符。Unicode 编码已经成为当今最重要的交换和显示通用字符编码的标准。

1.6　计算机系统

1.6.1　计算机系统的组成

计算机系统是由硬件系统和软件系统两部分组成的，我们平时看到的是计算机的硬件，软件是在计算机系统内部运行的程序，其实现过程是无法看到的。计算机系统的结构如图 1-16 所示。

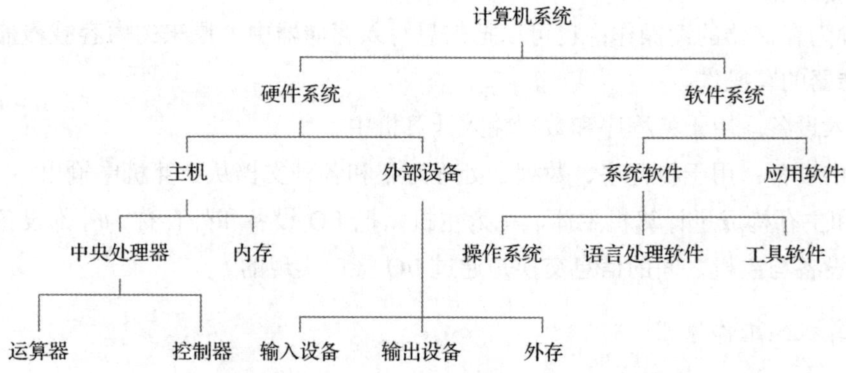

图 1-16　计算机系统的结构

1.6.2　计算机的工作原理

从 20 世纪初，物理学和电子学科学家们就在争论制造可以进行数值计算的机器应该采用什么样的结构，人们被十进制这个人类习惯的计数方法所困扰。20 世纪 30 年代中期，冯•诺依曼大胆地提出，抛弃十进制，采用二进制作为数字计算机的数制基础。同时，他还提出预先编制计算程序，然后由计算机来按照人们事前制定的计算顺序来执行数值计算工作。

1. 冯•诺依曼思想

1945 年 6 月，冯•诺依曼提出了在数字计算机内部的存储器中存放程序的概念，这是所有现代电子计算机的模板，被称为“冯•诺依曼结构”，按照这一结构建造的计算机称为存储程序计算机，又称为通用计算机。

在 ENIAC 的研制过程中，冯•诺依曼针对它存在的问题，提出一个全新的通用计算机方案。在这个方案中，冯•诺依曼提出了以下 3 个重要设计思想。

1）计算机由 5 个基本部分组成：运算器、控制器、存储器、输入设备和输出设备。

2）采用二进制形式表示计算机的指令和数据。

3）“存储程序”原理：计算机在执行程序前，须先将要执行的相关程序和数据放入内存中，计算机启动时，中央处理器（central processing unit，CPU）自动从存储器中取出指令，分析后执行指令，然后取出下一条指令并执行，如此循环下去直到程序结束指令时才停止执行。

2. 计算机的硬件结构

现代计算机的硬件系统主要由运算器、控制器、存储器、输入/输出（input/output，I/O）设备等功能部件组成。每个功能部件各尽其责、协调工作。

1）运算器：实现算术运算、关系运算和逻辑运算。

2）控制器：用于对整个运算过程进行协调控制。

3）存储器：用于存放程序和参与运算的各种数据。使用时，可以从存储器中取出信息，这种操作称为存储器的读操作；也可以把信息写入存储器中，原来的内容被覆盖，这种操作称为存储器的写操作。

4）输入设备：用于将程序和数据输入计算机中。

5）输出设备：用于将程序、数据、处理结果和各种文档从计算机中输出。

CPU 和主存构成了计算机主体，称为主机；把 I/O 设备和外存称为外部设备（简称外设），外部设备与主机之间的信息交换是通过 I/O 接口实现的。

3. 计算机的工作原理

计算机的工作原理是基于冯•诺依曼的“存储程序控制”重要思想而产生的，也称为“冯•诺依曼原理”，该原理同时也确立了现代计算机的基本组成的工作方式，具体如下。

预先要把指挥计算机如何进行操作的指令序列（称为程序）和原始数据通过输入设备输入计算机内存中。每一条指令中明确规定了计算机从哪个地址取数、进行什么操作、然后送到什么地址等步骤。计算机在运行时，先从内存中取出第一条指令，通过控制器的译码，按指令的要求，从存储器中取出数据进行指定的运算和逻辑操作等加工，然后按地址把结果送到内存中。接下来，再取出第二条指令，在控制器的指挥下完成规定的操作。以此进行下去，直至遇到停止指令。

程序与数据一样存储，按程序编排的顺序，一步一步地取出指令，自动完成指令规定的操作。

计算机的工作过程如图 1-17 所示。

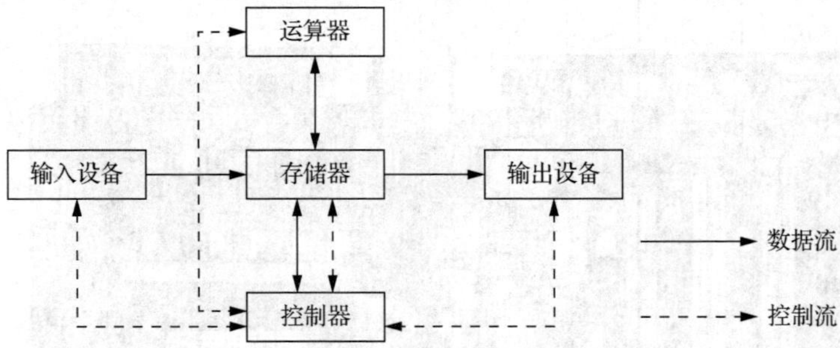

图 1-17 计算机的工作过程

第一步：将程序和数据通过输入设备输入存储器中。

第二步：计算机启动运行后，从存储器中取出程序指令送到控制器进行识别，分析该指令要做什么操作。

第三步：控制器根据指令的含义发出相应的命令（如加法、减法），将存储单元中存放的操作数据取出送往运算器进行运算，再把运算结果送回存储器指定的单元中。

第四步：当运算任务完成后，就可以根据指令将结果通过输出设备输出。

1.6.3 计算机的硬件系统

硬件系统是指构成计算机的一些看得见、摸得着的物理设备，它是计算机软件运行的基础。从计算机的外观看，它主要由主机、显示器、键盘和鼠标等几个部分组成。尽管各种计算机在性能、用途和规模上各不相同，但结构都遵循冯•诺依曼体系结构。运算器、控制器、存储器、输入设备和输出设备五大功能部件相互配合，协同工作。其中，运算器和控制器集成在一片或几片大规模或超大规模集成电路中，称为 CPU。硬件系统采用总线结构，各部件之间通过总线相连构成一个统一的整体。

1. 主板

主板又称系统主板，是位于主机箱内的一块大型多层印制电路板（printed-circuit board，PCB），其上有 CPU 插槽、内存槽、高速缓存、控制芯片组、总线扩展槽、外部设备接口、互补金属氧化物半导体器件（complementary metal oxide semiconductor，CMOS）和基本输入/输出系统（basic input/output system，BIOS）控制芯片等部件。

主板的主要功能是提供安装 CPU、内存条和各种功能卡的插槽，提供常用外部设备的通用接口。

主板整合技术是发展趋势，其原理是将一般单独配置的显卡、声卡、调制解调器、网卡、IEEE 1394 等设备接口集成在主板上，以提高产品的兼容性和性价比。

典型主板的物理结构如图 1-18 所示。

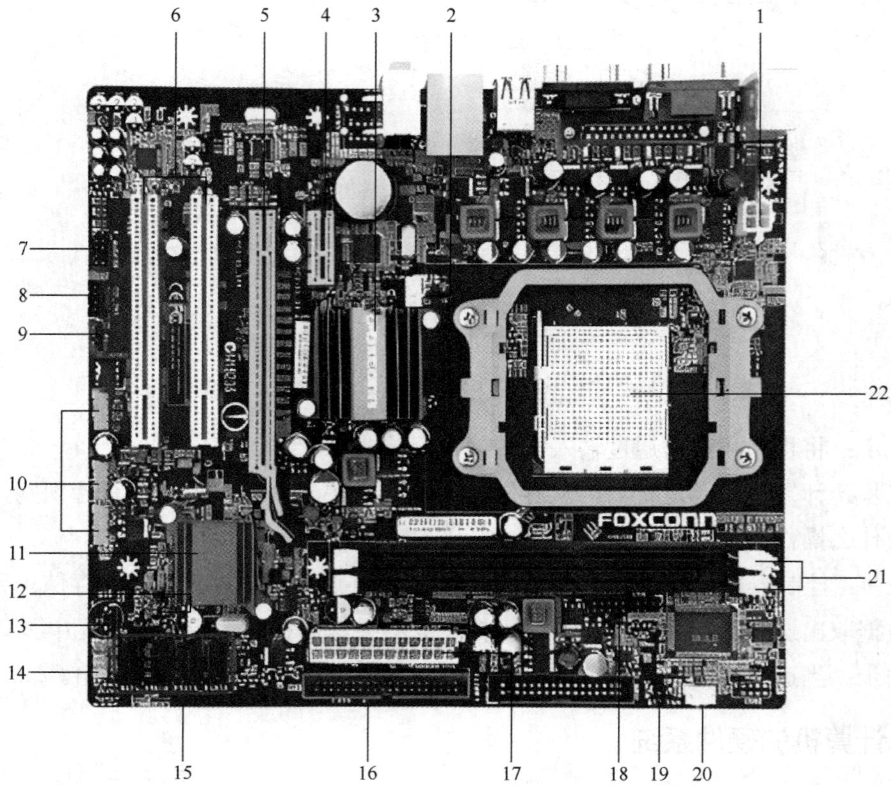

图 1-18 典型主板的物理结构

图 1-18 中主板各部分的名称如表 1-4 所示。

表 1-4 主板各部分名称

标号	名称	标号	名称
1	4-pin ATX 12V 电源接口	12	清除 CMOS 跳线
2	CPU 风扇接头	13	Speaker 接口
3	北桥	14	前端面板接口
4	PCI Express×1 插槽	15	SATA 接口
5	PCI Express×16 插槽	16	IDE 接口
6	PCI 插槽	17	24-pin ATX 电源接口
7	前置音频接口	18	TPM 接口
8	CD_IN 接口	19	机箱开启侦测接头
9	S/PDIF 输出接口	20	系统风扇接头
10	前置 USB 接口	21	DDR3 内存插槽
11	南桥	22	CPU 插槽

注：USB，即 universal serial bus，通用串行总线。

主板中的主要部件介绍如下。

（1）芯片组

芯片组是主板的灵魂，其作用是在 BIOS 和操作系统的控制下，按照统一规定的技术标准和规范为计算机中的 CPU、内存、显卡等部件建立可靠的安装、运行环境，为各种接口的外部设备提供可靠的连接。

（2）BIOS 和 CMOS

BIOS 的全称是 ROM-BIOS，意思是只读存储器-基本输入/输出系统，主要负责对基本 I/O 系统进行控制和管理，用户可以利用 BIOS 对微型计算机的系统参数进行设置。

CMOS 是用电池供电的可读写的随机存储器（random access memory，RAM）芯片，用来保存当前系统的硬件配置和用户对某些参数的设定。

（3）扩展槽

扩展槽是主板上用于固定扩展卡并将其连接到系统总线上的插槽，主要有 CPU 插座、内存插槽、工业标准结构（industry standard architecture，ISA）插槽、外设部件互连（peripheral component interconnection，PCI）插槽、加速图形端口（accelerated graphics port，AGP）插槽、WiFi 插槽，以及笔记本电脑专用的 PC 卡插槽等。

PCI 插槽可插接显卡、声卡、网卡及其他种类繁多的扩展卡，AGP 插槽专门用于图形显示卡，WiFi 插槽可以实现无线网络的功能。

扩展槽主要用于添加或增强计算机特性及功能。例如，若不满意主板整合显卡的性能，则可以添加独立显卡以增强显示性能；若不满意板载声卡的音质，则可以添加独立声卡以增强音效。

（4）I/O 接口

接口是指不同设备为实现与其他系统或设备连接和通信而具有的对接部分。微型计算机接口的作用是使主机系统能与外部设备、网络及其他的用户系统进行有效连接，以便进行数据和信息交换。例如，鼠标采用串行方式与主机交换信息，扫描仪采用并行方式与主机交换信息。

I/O 接口是 CPU 与外部设备之间交换信息的连接电路。CPU 与外部设备的工作方式、速度和信号类型各有不同，通过 I/O 接口电路的变换作用就可以将二者匹配起来。

I/O 接口分为总线接口和通信接口两类。当 CPU 需要与外部设备或用户电路之间进行数据、信息交换及控制操作时，应使用微型计算机总线把外部设备和用户电路连接起来，这时就需要使用微型计算机总线接口；当微型计算机系统与其他系统直接进行数字通信时，则使用通信接口。

总线接口是一种总线插槽，供用户插入各种功能卡，实现外部设备或用户电路与系统总线的连接。

通信接口通常分为串行接口和并行接口。

串行接口的特点是传输稳定、可靠、传输距离长，但数据传输速率较低。串行接口标准是 RS-232C 标准，用来外接低速的鼠标或调制解调器（modem）的 COM1、COM2 接口。

并行接口的特点是传输距离短、数据传输速率较大、协议简单、易于操作。并行接口用来外接高速的打印机、扫描仪等设备，标记为 LPT1。

USB 接口最多支持 127 个外部设备。目前可以通过 USB 接口连接的设备有扫描仪、打印机、鼠标、键盘、移动硬盘、数码相机、音箱，甚至还有显示器。

主板上的部分接口如图 1-19 所示。

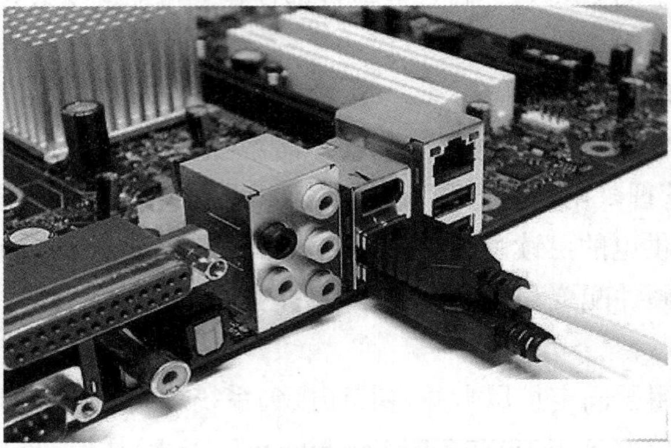

图 1-19 主板上的部分接口

（5）供电电路

主板的供电部分主要是指 CPU 供电电路、内存供电电路、芯片组供电电路等，也可连接电源插座。

2. 总线

总线是系统部件之间传送信息的公共通道，CPU、存储器和 I/O 设备之间通过总线连接并传递数据和控制信号。总线是一种内部结构，主机的各部件通过总线相连接，外部设备通过相应的接口电路再与总线相连接，从而形成了计算机硬件系统。

按照计算机所传输的信息种类，计算机的总线可以分为数据总线、地址总线和控制总线，分别用来传输数据、数据地址和控制信号。

数据总线（data bus）：在 CPU 与 RAM 之间来回传输需要处理或需要储存的数据。

地址总线（address bus）：用来指定在 RAM 之中储存的数据的地址。

控制总线（control bus）：将微处理器控制单元的信号传输到周边设备。

3. CPU

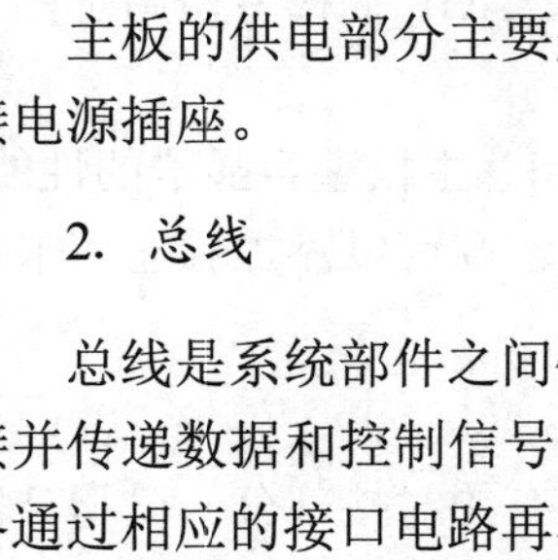

图 1-20 CPU

CPU 如图 1-20 所示，主要功能是根据存储器中的程序，逐条地执行程序所指定的操作。CPU 是整台计算机的核心部件，它主要由控制器和运算器组成，是采用大规模集成电路工艺制成的芯片，又称为微处理器芯片。运算器又称为算术逻辑部件（arithmetic and logic unit，ALU）。它是计算机对数据进行加工处理的部件，包括算术运算（加、减、乘、除等）和逻辑运算（与、或、非、异或等）。控制器负责从存储器中取出指令，对指令进行译码，并根据指令的要求，按时间的先后顺序向各部件发出控制信号，保证各部件协调一致地工作，一步一步地完成各种操作。控制器主要由指令寄存器、译码器、程序计数器和操作控制器等组成。

计算机的性能在很大程度上由 CPU 的性能决定，而 CPU 的性能主要体现在其运行程序的速度上。影响运行速度的性能指标包括 CPU 的主频、缓存（cache）容量、指令系统和逻辑结构等参数。

主频也称时钟频率，单位是兆赫（MHz）或千兆赫（GHz），用来表示 CPU 的运算、处理数据的速度。通常，主频越高，CPU 处理数据的速度就越快。

缓存大小也是 CPU 的重要指标之一，而且缓存的结构和大小对 CPU 速度的影响非常大，CPU 内缓存的运行频率极高，一般是和处理器同频运作，工作效率远远大于系统内存和硬盘。实际工作时，CPU 经常需要重复读取同样的数据块，而缓存容量的增大，可以大幅提升 CPU 内部读取数据的命中率，而不用再到内存或硬盘上寻找，以此来提高系统性能。缓存分为一级缓存、二级缓存和三级缓存。

4. 存储器

存储器是存储程序和数据的部件。程序是计算机操作的依据，数据是计算机操作的对象。存储器由存储体、地址译码器、读写控制电路、地址总线和数据总线组成。能由 CPU 直接随机存取指令和数据的存储设备称为内存（或主存），磁盘、磁带、光盘等不能直接被 CPU 读取数据的存储设备称为外存（或辅存）。

（1）内存

内存是主板上的存储部件，如图 1-21 所示。计算机中的大多数操作要通过内存才能实现。它不仅是 CPU 直接寻址的存储器，还是 CPU 与外部设备交流的桥梁，其用来存放程序和等待处理的数据。由于 CPU 不能直接访问外存，当需要某一程序或数据时，首先要调入内存，然后运行。

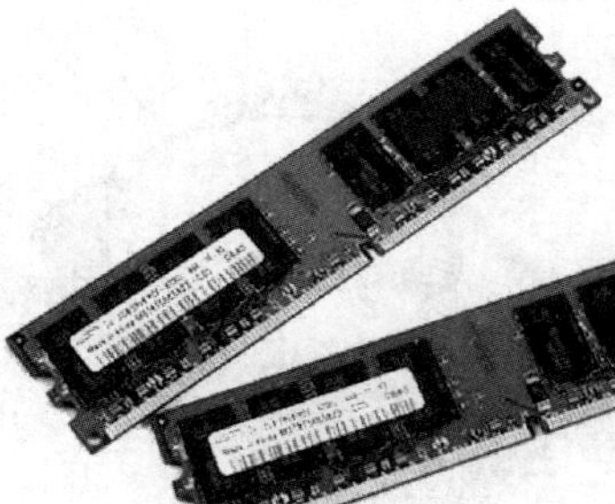

图 1-21　内存

内存一般分为 ROM、RAM 和高速缓存 3 种。

1）ROM。在 ROM 中，信息是被永久性地刻在 ROM 存储单元中的。其中的信息只能被读出，而不能写入或删除。实际上 ROM 又分为以下 4 种：①ROM，真正意义上的只读存储器；②PROM（programmable ROM，可编程只读存储器），允许一次性写入数据，一旦写入不能再被修改；③EPROM（erasable PROM，可擦写可编程只读存储器），利用紫外线照射来进行擦写；④EEPROM（electrically EPROM，电擦除可编程只读存储器），利用电来进行擦写。ROM 中一般存放的是计算机系统管理程序，如监控程序、BIOS 等，这些信息在系统断电后也不会消失。

2）RAM。RAM 即平常所说的内存，存储的是 CPU 需要处理和已经处理的数据，以及中间的运算结果等。RAM 既可以进行读操作，也可以进行写操作，但一旦系统断电，RAM 中的信息就会丢失。RAM 分为静态随机存储器（static RAM，SRAM）和动态随机存储器（dynamic RAM，DRAM）两种。SRAM 读写速度快，但集成度低，一般容量不大，造价昂贵，常用作系统的高速缓存；DRAM 即通常所说的计算机的物理内存，集成度高、能耗低，适于做大容量的存储器。

3）高速缓存。高速缓存是为了解决 CPU 与主存速度不匹配、提高存储器速度而设计的，一般由 SRAM 芯片实现。高速缓存的存取速度接近 CPU，但造价高，且容量小于内存。高速缓存中通常存放 CPU 经常访问的指令和数据，当 CPU 存取信息时，先在高速缓存中查找，如果高速缓存中没有，再从内存中查找，以此来提高计算机系统的效率。

（2）外存

由于内存的容量有限，存放大量的程序和数据时就需要外存来完成。外存的特点是容量大，数据在系统断电后不会消失，可长期保存。常用的外存有硬盘、光盘和 U 盘。

硬盘是计算机的主要外部存储设备，操作系统、程序文件和用户数据文件都保存在硬盘上。硬盘的主要指标是容量和转速，目前普通硬盘的容量一般在 500GB 以上。

硬盘的特点是存储容量大、工作速度快。硬盘分为机械硬盘（hard disk drive，HDD）和固态硬盘（solid state disk，SSD）。

机械硬盘采用磁性碟片来存储，由若干个盘片固定在一个公共转轴上组成盘片组，每个盘片有两个存储面，每个存储面有一个磁头负责读写操作，盘片以每分钟数千转的速率高速旋转，转速一般为 7200r/m（转/每分钟）。工作时磁头浮在盘片的上方，并不与盘片接触，盘片被密封在硬盘驱动器中。机械硬盘内部结构如图 1-22 所示。

固态硬盘是指用固态电子存储芯片阵列而制成的硬盘，由控制单元和存储单元（FLASH 芯片、DRAM 芯片）组成，具有读写速度快、质量轻、能耗低及体积小等特点。固态硬盘如图 1-23 所示。

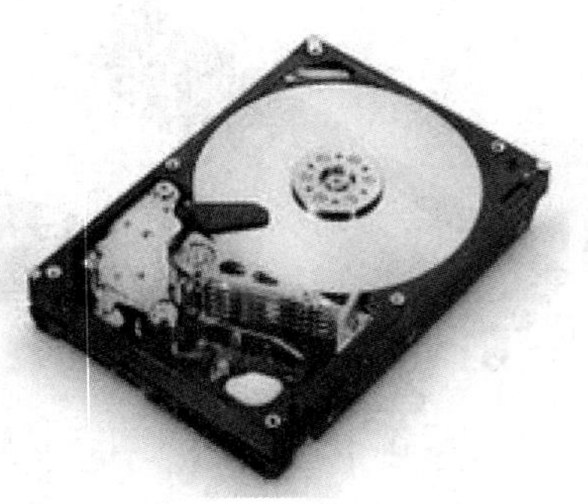

图 1-22 机械硬盘内部结构

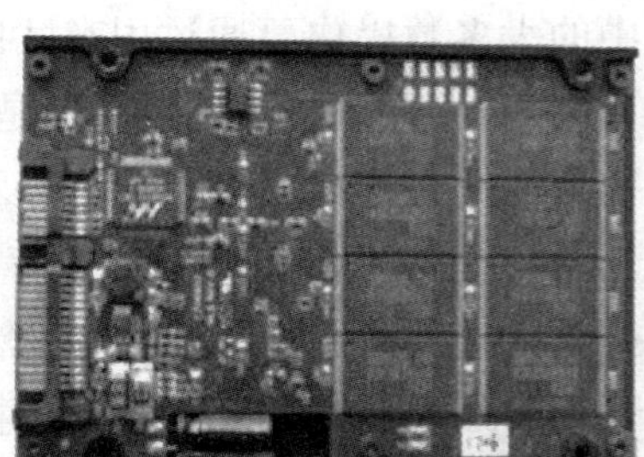

图 1-23 固态硬盘

光盘是以光信息作为存储载体来存储数据的。根据光盘结构，可分为激光唱片（compact disc，CD）、数字多功能光盘（digital video disc，DVD）和蓝光 DVD 等。每种光盘又可分为只读光盘、一次性写入光盘和可擦写光盘。各种光盘的容量分别为：CD 大约是 700MB，单面 DVD 约 4.7GB，双面 DVD 约 8.5GB，单面蓝光 DVD 约 25GB，双面蓝光 DVD 约 50GB。

U 盘是 USB 盘的简称，也称闪存盘，是一种使用寿命较长的非易失性半导体存储器，也是最常用的移动存储设备，其优点是可热插拔、体积小、易携带、防磁、防震、防潮、耐高低温。用户可以在 U 盘上读写、传送文件，重复擦写次数达百万次。

U 盘通过 USB 接口与主机相连，目前的 USB 接口标准有 USB 2.0（图 1-24）和 USB 3.0（图 1-25）两种。

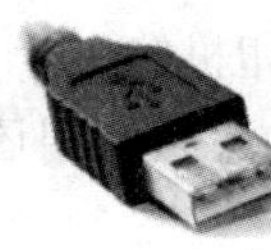

图 1-24　USB 2.0 接口

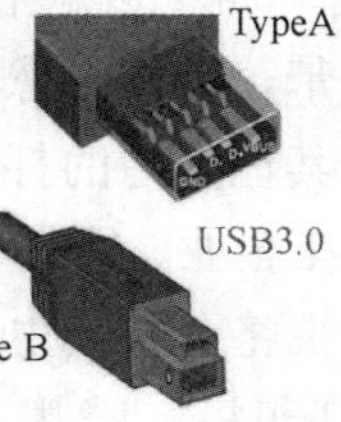

图 1-25　USB 3.0 接口

USB 3.0 是最新的 USB 规范，该规范由 Intel 等公司发起。USB 3.0 为那些与计算机或音频/高频设备相连接的各种设备提供了一个标准接口，从键盘到高吞吐量磁盘驱动器，各种器件都能采用这种低成本接口进行平稳运行的即插即用连接。USB 3.0 兼容 USB 2.0，USB 2.0 的最高传输速率为 480Mb/s，USB 3.0 实际传输速率大约是 3.2Gb/s，理论上的最高速率是 5.0Gb/s。

5. I/O 设备

输入设备的任务是把用户要求计算机处理的数据、字符、文字、图形和程序等各种形式的信息转换为计算机所能接收的编码形式存入计算机中。输出设备的任务是把计算机的处理结果以用户需要的形式（如屏幕显示、文字打印、图形图表、语言音响等）输出。如图 1-26 所示是较常用的输入设备——键盘和鼠标。

显示器是与计算机主机相连的最基本的输出设备，如图 1-27 所示。它将输入计算机的程序、数据、图形及计算机处理后的信息以人们可以识别的形式显示出来，是人机交互的主要工具之一。

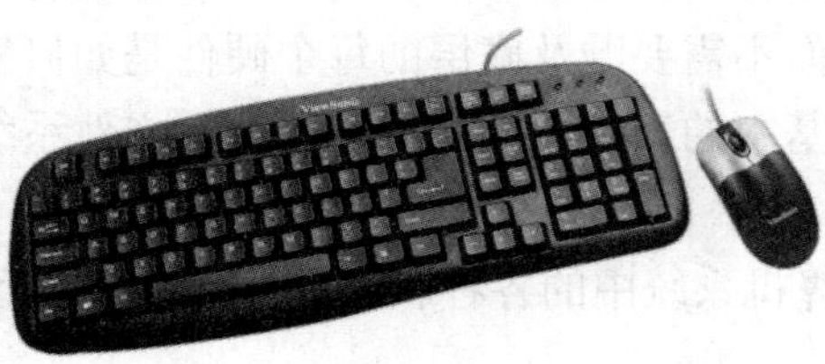

图 1-26　输入设备

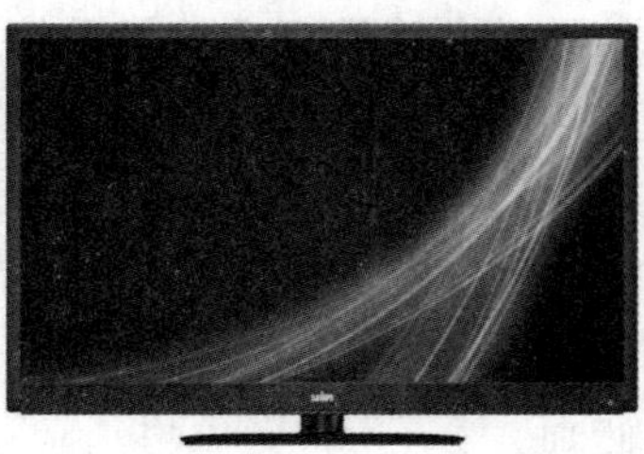

图 1-27　显示器

打印机是计算机最传统的输出设备，主要有 3 类：针式打印机、喷墨打印机和激光打印机，如图 1-28 所示。

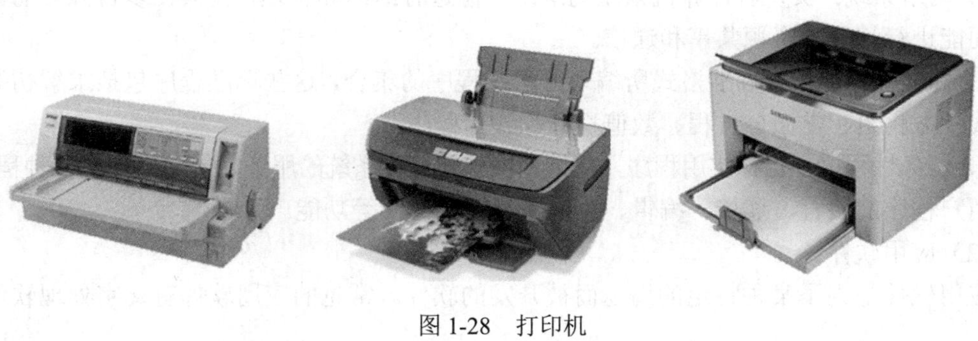

图 1-28　打印机

1）针式打印机：这是早期的打印机形式。它的打印方式有点像打字机，通过印字头在纸张上撞击色带，会发出像打字机的声音。因为打印品质较差而且噪声大，所以在日常生活中基本已被其他类型的打印机取代。目前，由于只有针式打印机能进行多层的票据复写打印，因此其在企业、银行、邮局、医院等需要进行票据打印的单位使用还是比较普遍的。这使针式打印机将会继续生存发展。

2）喷墨打印机：喷墨打印机在打印时利用墨盒上的小孔，将墨水散布在纸张上，打印的品质较佳。目前，彩色喷墨打印机的价格也很便宜，一般家用计算机大多使用喷墨打印机。

3）激光打印机：激光打印机是打印机最高等级的产品，它结合磁性滚筒和碳粉来打印，效果有点像复印机，激光打印机一直以黑色打印为主，打印的速度快、效果好，应用非常广泛。彩色激光打印机的价格也在不断下降，从发展趋势上看它会成为未来的主流打印机。

1.6.4 计算机的软件系统

计算机软件是指计算机系统中的程序及其文档。程序是计算任务的处理对象和处理规则的描述。文档是为了便于了解程序所需的阐明性资料。软件是用户与硬件之间的接口界面。用户主要通过软件与计算机进行交流。

计算机的软件系统可分为系统软件和应用软件两部分。系统软件负责对整个计算机系统资源进行管理、调度、监视和服务。应用软件是指各不同领域的用户为各自的需要而开发的各种应用程序。

（1）系统软件

系统软件负责管理计算机系统中各种独立的硬件，使它们可以协调工作。系统软件使计算机使用者和其他软件将计算机当作一个整体而不需要顾及底层的每个硬件是如何工作的。一般来讲，系统软件包括操作系统和一系列基本的工具，如数据库管理、文件系统管理和驱动管理等。

1）操作系统：系统软件的核心，它负责对计算机系统中的各种软、硬件资源进行管理、控制和监视。

2）数据库管理系统：负责对计算机系统中的全部文件、资料和数据进行管理和共享。

3）编译系统：负责把用户用高级语言编写的源程序编译成机器能理解和执行的机器语言。

4）网络系统：负责对计算机系统的网络资源进行组织和管理，使其在多台独立的计算机之间能进行相互的资源共享和通信。

5）标准程序库：按标准格式所编写的一些程序的集合，这些标准程序包括求解初等函数、线性方程组、常微分方程、数值积分等计算程序。

6）服务性程序：也称实用程序，是指为增强计算机系统的服务功能而提供的各种程序，包括用户程序的装置、连接、编辑、查错、纠错、诊断等功能。

（2）应用软件

应用软件是为了某种特定的用途而被开发的软件。常见的应用软件有文字处理软件，如 WPS、Word 等；信息管理软件、辅助设计软件，如 AutoCAD；实时控制软件、教育与娱乐软件等。

1.6.5 微型计算机的性能指标

微型计算机功能的强弱或性能的好坏，不是由某项指标来决定的，而是由它的系统结构、指令系统、硬件组成、软件配置等多方面的因素综合决定的。一般情况下，可以从以下几个指标来大体评价计算机的性能。

1）字长。计算机在同一时间内能处理的一组二进制数称为一个计算机的“字”，而这组二进制数的位数就是“字长”。在其他指标相同时，字长越大，计算机处理数据的速度就越快。

2）运算速度。运算速度是衡量计算机性能的一项重要指标。通常所说的计算机运算速度（平均运算速度），是指每秒所能执行的指令条数，一般用百万条指令每秒（million instruction per second，MIPS）来描述。同一台计算机，执行不同的运算所需的时间可能不同，因此对运算速度的描述常采用不同的方法。

3）主频。主频是指 CPU 的时钟频率。它在很大程度上决定了计算机的运行速度。一般来说，主频越高，运算速度就越快。

4）内存容量。内存中能存储的信息总字节数称为内存容量。随着操作系统的升级，应用软件的不断丰富及其功能的不断扩展，人们对计算机内存容量的需求也不断提高。内存容量越大，系统功能就越强大，能处理的数据量就越庞大。

5）外存容量。外存容量通常是指硬盘容量（包括内置硬盘和移动硬盘）。外存容量越大，可存储的信息就越多，可安装的应用软件就越丰富。

衡量一台计算机系统性能的指标有很多，除上面列举的 5 项主要指标外，还应考虑机器的兼容性（包括数据和文件的兼容、程序兼容、系统兼容和设备兼容）、系统的可靠性［平均故障间隔时间（mean time between failures，MTBF）］、系统的可维护性［平均维修时间（mean time to repair，MTTR）］、机器允许配置的外部设备的最大数目、计算机系统的汉字处理能力、数据库管理系统及网络功能等。

第 2 章 Windows 操作系统

操作系统（operating system，OS）是最重要的系统软件，是现代计算机系统中不可缺少的重要组成部分。使用操作系统可以管理、调度系统资源，为使用计算机提供简单、方便、易用的工作界面。Windows 是微软公司开发的基于图形用户界面的操作系统，也是目前使用最为广泛的操作系统。本章将首先介绍操作系统的基本知识和概念，之后重点介绍 Windows 10 操作系统的使用，以便大家更好地了解计算机操作系统的工作过程和基本原理，从而合理地使用计算机系统的资源。

2.1 操作系统概述

2.1.1 操作系统的基本概念

操作系统是管理、控制和监督计算机软、硬件资源协调运行的系统软件，它由一系列具有不同控制和管理功能的程序组成，是计算机软件系统的核心。操作系统既是用户和计算机之间的接口，也是硬件和软件之间的接口，为用户和应用程序提供进入硬件的界面。操作系统的结构如图 2-1 所示。

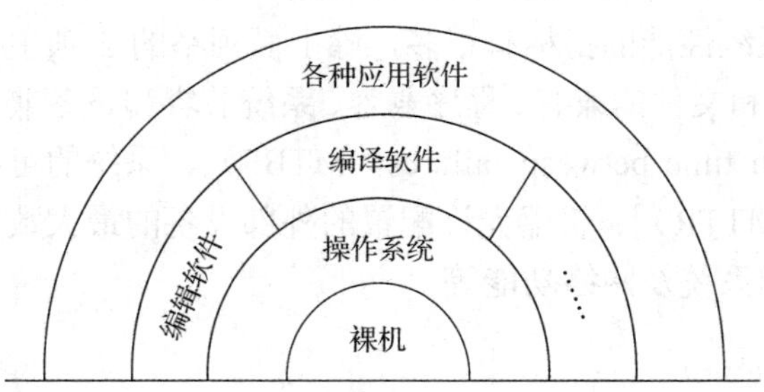

图 2-1 操作系统的结构

操作系统是计算机发展中的产物，引入操作系统的主要目的有两个：一是方便用户使用计算机，如用户输入一条简单的命令就能自动完成复杂的功能，这就是操作系统启动相应程序、恰当调度资源执行的结果；二是统一管理计算机系统的软硬件资源，合理组织计算机工作流程，以便充分、合理地发挥计算机的效率。

2.1.2 操作系统的基本功能

从用户角度来看，操作系统屏蔽了计算机内部复杂的硬件结构，用户只需通过操作系统提供的规范、协议来使用计算机。

操作系统的主要职能是管理、调度、协调计算机的各部分工作，更有效地分配计算机系统的硬件和软件资源，使计算机发挥更大的效能，并为用户提供一个良好的工作环境和友好的接口。

1. 处理器管理

处理器是操作系统中重要的资源之一，如同人的大脑一样，处理器控制、指挥计算机的运行。在传统的多道程序系统中，处理器的分配和运行都是以进程为基本单位，因此，对处理器的管理可归结为对进程的管理。

当一个程序被加载到内存，就建立了该程序的进程。在多道程序系统中，往往有多道程序在执行，但任一时刻仅能执行一道程序，系统中各程序是交替执行的。

在操作系统中，进程是可以查看的。例如，Windows 操作系统，在正常的运行环境下，按 Ctrl+Alt+Delete 组合键就可以打开“任务管理器”窗口，如图 2-2 所示，在该窗口中可以观察进程的运行情况。

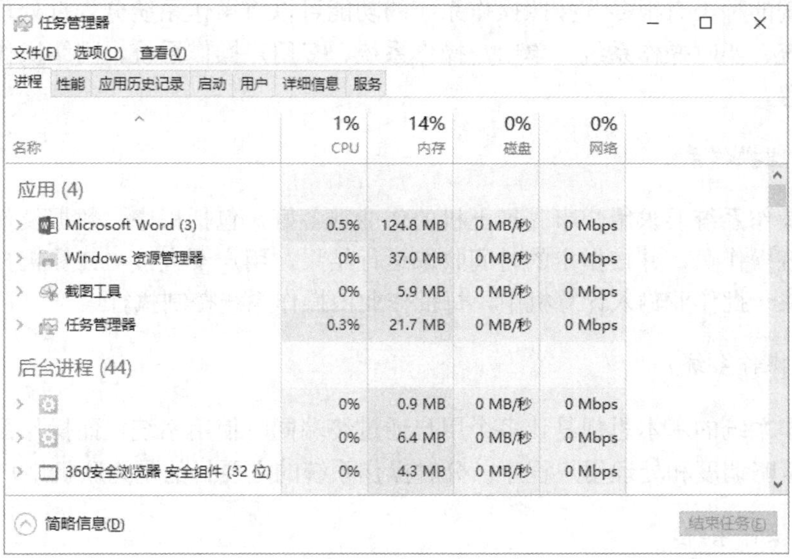

图 2-2 “任务管理器”窗口

2. 存储管理

存储器是计算机系统的重要资源之一。如何更好地管理、调度存储器，合理地使用有限的计算机存储资源，更有效地发挥计算机的作用，为用户提供方便的服务是存储器管理的主要目标。存储器管理的好坏直接影响整个系统的性能。

存储器管理的对象是内存及作为内存的扩展和延伸的外存。存储管理主要包括如何分配存储空间，如何扩充存储空间，如何实现虚拟操作，以及如何实现共享、保护和重定位等功能。

3. 设备管理

现代计算机系统中配备了许多设备，每台设备的性能和操作方式都不相同，因此使操作系统设备管理的工作变得很复杂。

设备管理是操作系统中负责管理和控制外部设备的功能模块，其目的是合理地使用外部设备以方便用户使用。设备管理主要包括如何管理设备驱动和设备的缓冲区、进行 I/O 调度，实现中断处理及虚拟设备管理等功能。

4. 文件管理

文件管理程序用于协调计算机与存储器设备的使用。文件管理程序保存了存储在存储器上的所有文件的记录，包括每个文件的位置、哪些用户有权进行访问，以及存储器中的哪个部分可以用来建立新文件或扩充现有文件。这些记录被存放在单独的与相关文件相连的存储介质中，因此，每次存储介质启动时，文件管理程序就能检索相关的文件，进而就知道特定的存储介质中存放的是什么。

2.1.3 操作系统的分类

操作系统的种类有很多，按照操作系统的功能可以将操作系统分为批处理操作系统、分时操作系统、实时操作系统、单用户操作系统、多用户操作系统、网络操作系统和分布式操作系统等。

1. 批处理操作系统

批处理操作系统要求用户事先把上机的作业准备好，包括程序、数据及作业说明书，然后交给系统操作员，并按指定的时间收取运行结果，用户不直接与计算机打交道。系统操作员集中将一批作业输入计算机中，每批作业由操作系统控制执行。

2. 分时操作系统

分时操作系统的基本思想是让多个用户通过终端同时使用系统，而操作系统则在内部按照一定的策略调度和处理用户程序。分时操作系统的主要目的是为联机用户提供服务。

3. 实时操作系统

实时操作系统是指系统能及时响应外部事件的请求，在规定时间内完成对该事件的处理并控制所有实时任务协调一致地运行。目前有 3 种典型的实时操作系统：过程控制系统、信息查询系统和事务处理系统。

4. 单用户操作系统

单用户操作系统用来对一台计算机的硬件和软件资源进行管理，通常分为单用户单任务和单用户多任务两种类型。

5. 多用户操作系统

多用户操作系统一般是指多用户多任务操作系统，其允许多个用户通过各自的终端共享主机系统中的各类资源，而每个用户程序又可以分为几个并发执行的任务，从而提高资源利用率并增加系统吞吐量。在大、中、小型计算机中所配置的都是多用户多任务操作系统，其中最有代表性的是 UNIX 操作系统。

6. 网络操作系统

网络操作系统用于对多台计算机的硬件和软件资源进行管理和控制，提供网络通信和网络资源共享功能。具有代表性的网络操作系统产品包括 Netware、Windows 2000 Server/Windows XP、UNIX 和 Linux 等。

7. 分布式操作系统

分布式系统是由多台计算机经网络连接在一起而组成的系统。系统中的计算机无主次之分，系统中的资源供所有用户共享，一个程序可以分布在几台计算机上并行地运行，互相协作完成一个共同的任务。用于管理分布式系统资源的操作系统就称为分布式操作系统。

2.1.4 常用操作系统

在计算机的发展过程中，出现过许多不同的操作系统，其中较为常用的有 DOS、Mac OS、Windows、Linux、Free BSD、UNIX/XENIX、OS/2 等。

1. DOS 操作系统

DOS（disk operating system）是微软公司早期安装在个人计算机上的单用户命令行界面操作系统，曾经得到广泛应用和普及。特点是简单易学、硬件要求低，但存储能力有限。

DOS 一般使用命令行界面来接收用户的指令，不过在后期 DOS 版本中，DOS 程序也可以通过调用相应的 DOS 中断来进入图形模式，即 DOS 下的图形界面程序。

2. Windows 操作系统

Windows 是微软公司开发的“视窗”操作系统，是目前世界上用户最多的操作系统。特点是具有图形用户界面，操作简便、生动形象。Windows 有很多版本，包括 Windows 95、Windows XP、Windows Server 2003、Windows 7、Windows 10 和 Windows 11 等。

3. UNIX 操作系统

UNIX 是一个多用户、多任务广泛使用在各种类型计算机中的优秀操作系统。优点是具有较好的可移植性，可运行在不同的计算机上；具有较好的可靠性和安全性；支持多任务、多处理、多用户、网络管理和网络应用。缺点是缺乏统一的标准，应用程序不够丰富，不易学习，这些都限制了它的应用。

4. Linux 操作系统

Linux 是 20 世纪 90 年代推出的一个多用户、多任务的操作系统，源代码开放，用户可通过 Internet 免费获取 Linux 及生成工具的源代码，然后进行修改，建立一个自己的 Linux 开发平台开发 Linux 软件。特点是从 UNIX 发展而来，与 UNIX 兼容，继承了 UNIX 以网络为核心的设计思想，是一个性能稳定的多用户网络操作系统，支持多用户、多任务、多进程和多 CPU。

5. Mac OS 操作系统

Mac OS 是运行在苹果公司的 Macintosh 系列计算机上的操作系统。它是首个在商用领域获得成功的图形用户界面。优点是具有较强的图形处理能力；缺点是与 Windows 缺乏较好的兼容性，影响了它的普及。

6. 手持设备操作系统

（1）Android 系统

Android 是一种基于 Linux 的开放源代码的操作系统，主要应用于便携设备，如智能手机和平板电脑。Android 系统最初由 Andy Rubin（安迪·鲁宾）开发，主要支持手机。2005 年，谷歌公司收购并注资 Android，并组建开放手机联盟，随后，逐渐扩展到平板电脑及其他设备上。

（2）iOS 系统

iOS 是由苹果公司开发的手持设备操作系统。苹果公司最早于 2007 年的 Macworld 大会上发布这个系统，最初是设计给 iPhone 使用的，后来陆续应用到 iPod touch、iPad 及 Apple TV 等产品上。iOS 与苹果的 MacOS X 操作系统一样，它也是以 Darwin 为基础的，因此同样属于类 UNIX 的商业操作系统。

7. 鸿蒙操作系统

鸿蒙操作系统于 2019 年正式发布，是华为公司基于开源项目 OpenHarmony 开发的一款全新的面向全场景智能设备的分布式操作系统。该系统创造了一个超级虚拟终端互联的世界，将人、设备、场景有机地联系在一起，将消费者在全场景生活中接触的多种智能终端实现极速发现、极速连接、硬件互助、资源共享，用合适的设备提供场景体验。

2.2 Windows 10 操作系统

2.2.1 Windows 10 概述

Windows 10 是由微软公司开发的一款应用于计算机和平板电脑的操作系统，2015 年 7 月 29 日正式发布。

Windows 10 在易用性和安全性方面有了极大的提升，除针对云服务、智能移动设备、自然人机交互等新技术进行融合外，还对固态硬盘、生物识别、高分辨率屏幕等硬件进行了优化、完善与支持。

Windows 10 做了许多创新，包括产品特质、正式版本的全程安装、基础操作、面向家庭用户的娱乐功能、服务商务用户的办公功能、网络设置和安全模块、对核心硬件和数码设备的管理、特色功能、细节改变等。Windows 10 使系统更加稳定，运行更加可靠。

1. Windows 10 的常见版本

Windows 10 共有家庭版、专业版、企业版、教育版、移动版、移动企业版和物联网核心版等版本。

（1）Windows 10 Home（家庭版）

面向使用个人计算机、平板电脑和二合一设备的消费者。它拥有 Windows 10 的主要功能: Cortana 语音助手、Edge 浏览器、面向触控屏设备的 Continuum 平板电脑模式、Windows Hello（脸部识别、虹膜、指纹登录）、串流 Xbox One 游戏和微软开发的通用 Windows 应用（Photos、Maps、Mail、Calendar、Music 和 Video）。

Windows 10 家庭版是普通用户用得最多的版本，绝大多数的个人计算机会预装 Windows 10 家庭版。

（2）Windows 10 Professional（专业版）

Windows 10 专业版主要面向计算机技术爱好者和企业技术人员，除了拥有 Windows 10 家庭版所包含的应用商店、Edge 浏览器、Cortana 语音助手、Windows Hello 等外，还增加了一些安全类及办公类功能，如允许用户管理设备及应用、保护敏感企业数据、支持远程及移动生产力应用场景、云技术支持等。它还内置一系列 Windows 10 增强的技术，包括组策略、BitLocker 驱动器加密、远程访问服务、域名连接等。

（3）Windows 10 Enterprise（企业版）

Windows 10 企业版以专业版为基础，增添了先进的安全功能，旨在帮助大中型企业防御安全威胁，包括对设备、身份、认证、应用程序和敏感信息的攻击，供微软公司的批量许可客户使用。用户可以选择性部署新技术，包括使用 Windows Update for Business 的选项。

（4）Windows 10 Education（教育版）

该版本以 Windows 10 企业版为基础，面向学校职员、管理人员、教师和学生。它通过将面向教育机构的批量许可计划提供给客户，学校将能够升级 Windows 10 家庭版和 Windows 10 专业版设备。该版本具备企业版中的安全、管理及连接功能。

（5）Windows 10 Mobile（移动版）

Windows 10 移动版面向尺寸较小、配置触控屏的移动设备，如智能手机和小尺寸平板电脑，集成有与 Windows 10 家庭版相同的通用 Windows 应用和针对触控操作优化的 Office。部分新设备可以使用 Continuum 功能，因此连接外置大尺寸显示屏时，用户可以把智能手机用作个人计算机。

（6）Windows 10 Mobile Enterprise（移动企业版）

Windows 10 移动企业版以 Windows 10 移动版为基础，面向企业用户。它将提供给批量许可客户使用，增添了企业管理更新，可及时获得更新和安全补丁软件。

（7）Windows 10 IoT Core（物联网核心版）

Windows 10 物联网核心版面向小型低价设备，主要针对物联网设备。

2. Windows 10 的特点

（1）生物识别技术

Windows 10 新增的 Windows Hello 功能带来了一系列对生物识别技术的支持。除了常见的指纹扫描，系统还能通过面部或虹膜扫描来让用户进行登录。当然，用户需要使用 3D 红外摄像头来获取这些新功能。

（2）Cortana 搜索功能

Cortana 可以用来搜索硬盘中的文件、系统设置、安装的应用，甚至是互联网中的其他信息。作为一款私人助手服务，Cortana 还能像在移动平台那样帮用户设置基于时间和地点的备忘。

（3）平板电脑模式

Windows 10 提供了针对触控屏设备优化的功能，同时还提供了专门的平板电脑模式，“开始”菜单和应用都将以全屏模式运行。如果设置合理，系统会自动在平板电脑与桌面模式之间进行切换。

（4）桌面应用

微软公司回归传统风格，用户可以调整应用窗口的大小，标题栏重回窗口上方，“最大化”和“最小化”按钮也给用户提供了更多的选择和自由度。

（5）多桌面

如果用户没有多显示器配置，但依然需要对大量的窗口进行重新排列，那么 Windows 10 的虚拟桌面应该可以帮到用户。用户可以将窗口放到不同的虚拟桌面中，并在其中进行轻松切换，使原本杂乱无章的桌面变得整洁。

（6）“开始”菜单

微软公司在 Windows 10 中带回了用户期盼已久的“开始”菜单功能，并将其与 Windows 8 开始屏幕的特色相结合。单击屏幕左下角的 Windows 键打开“开始”菜单之后，不仅会在左侧看到包含系统关键设置和应用列表，标志性的动态磁贴也会出现在右侧。

（7）任务切换器

Windows 10 的任务切换器不再仅显示应用图标，而是通过大尺寸缩略图的方式进行内容预览。

（8）贴靠辅助

Windows 10 不仅可以让窗口占据屏幕左右两侧的区域，还能将窗口拖动到屏幕的 4 个角落使其自动拓展并填充 1/4 的屏幕空间。在贴靠一个窗口时，屏幕的剩余空间内还会显示出其他开启应用的缩略图，单击之后可将其快速填充到这块剩余的空间中。

（9）通知中心

通知中心的功能也被加入到了 Windows 10 中，用户可以方便地查看来自不同应用的通知。此外，通知中心底部还提供了一些系统功能的快捷开关，如平板电脑模式、便签和定位等。

（10）新的 Edge 浏览器

微软公司的 Edge 浏览器带来了诸多的便捷功能，如和 Cortana 的整合及快速分享功能。

2.2.2 Windows 10 桌面

Windows 10 对传统的 Windows 桌面进行了改进，重新整合了桌面功能，使用户有了全新的桌面体验。Windows 10 桌面更整洁，也更便于用户浏览。

1. 桌面图标

（1）图标

图标是指在桌面上排列的代表程序、文件和计算机信息等的小图像，它包含图形、说明文字两部分。桌面上可以存放经常用到的应用程序和文件夹图标，用户可以根据自己的需要在桌面上添加各种快捷图标（图标上有个向上的箭头）。图标为用户提供在日常操作下执行程序或打开文档的简便方法，双击图标就可以快速启动相应的程序或文件。桌面上的常用图标主要包括“此电脑”“网络”“回收站”等。常用图标的说明如下。

1）“此电脑”图标：用于管理计算机的所有资源，包括对硬盘、CD-ROM 驱动器和网络驱动器及其连接到计算机的照相机、扫描仪和其他硬件的管理。

2）“网络”图标：用于创建和设置网络连接、共享数据、设备和打印机等各种网络资源。当用户的计算机连接到网络上时，可以通过该图标访问网上的其他计算机并可以共享资源。

3）“回收站”图标：能暂时存放硬盘上被删除的文件或文件夹，Windows 在删除文件或文件夹时，并不是真正从磁盘中删除，而是将其放入“回收站”中。当用户还没有清空回收站时，可以从回收站中还原删除的文件或文件夹。

（2）图标设置

第一次进入 Windows 10 操作系统时，会发现用户熟悉的一些图标可能没有显示在桌面上，因此首先要在桌面上添加这些图标以便使用。在桌面上添加图标的操作步骤如下。

1）在桌面空白处右击，在弹出的快捷菜单中选择“个性化”选项。

2）打开“设置”窗口，在该窗口左侧选择“主题”选项，然后在右侧选择“桌面图标设置”选项。

3）打开如图 2-3 所示的“桌面图标设置”对话框，选择要在桌面上显示的图标，然后单击“确定”按钮完成设置。

完成上述操作后，返回桌面即可看到桌面上出现刚才选取的图标。

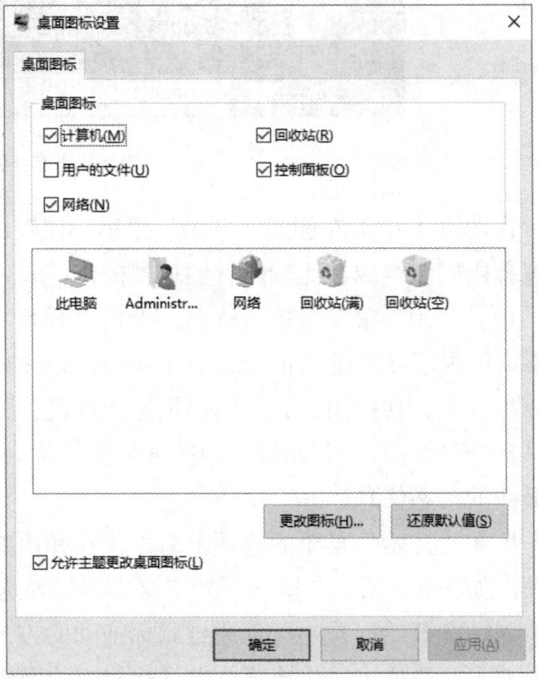

图 2-3　“桌面图标设置”对话框

2. “开始”菜单

“开始”菜单由“开始”菜单和开始屏幕两部分组成，如图 2-4 所示。

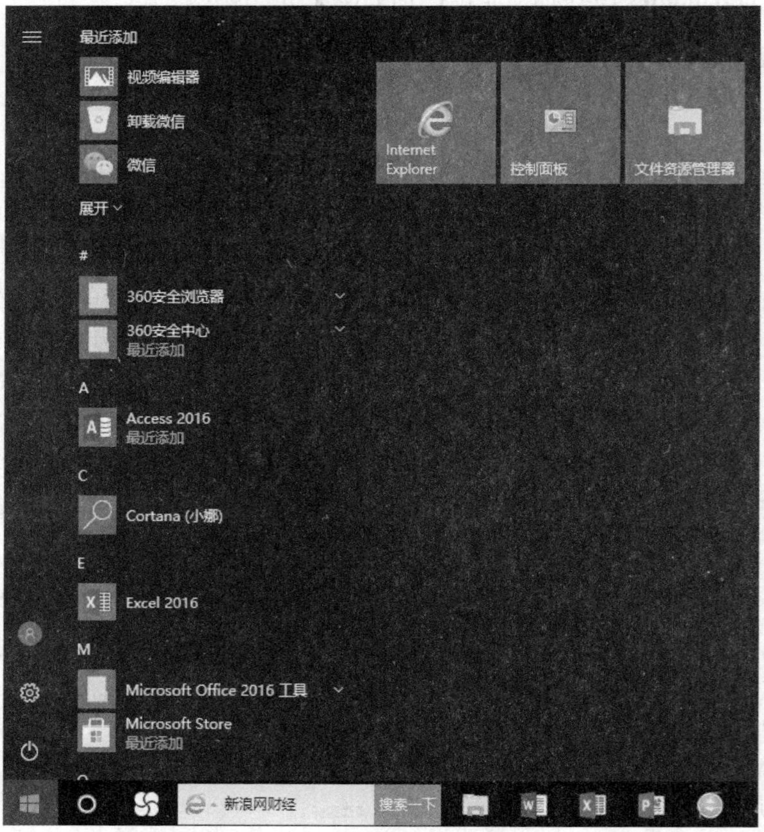

图 2-4 “开始”菜单

在图 2-4 中，左侧是“开始”菜单，比较适合使用计算机的鼠标进行操作；右侧的开始屏幕由磁贴组成，比较适合触摸屏操作。

1）“开始”菜单。单击屏幕左下角“开始”按钮，即可打开“开始”菜单。在“开始”菜单中可以完成 Windows 10 的绝大部分操作，包括启动应用程序、打开文件夹、调整计算机设置、切换用户、注销和锁定计算机、关闭计算机和搜索文件等。

2）开始屏幕。开始屏幕中的方块图像称为“磁贴”，类似快捷方式，但磁贴中的信息是最新的动态信息。

可在“开始”菜单的选项上右击，在弹出的快捷菜单中选择“固定到‘开始’屏幕”选项，如图 2-5 所示，即在开始屏幕中添加该选项的磁贴。

磁贴在开始屏幕中可以通过鼠标拖动的方式移动位置，或进行分组操作。也可以在磁贴上右击，在弹出的快捷菜单中进行相应的操作。

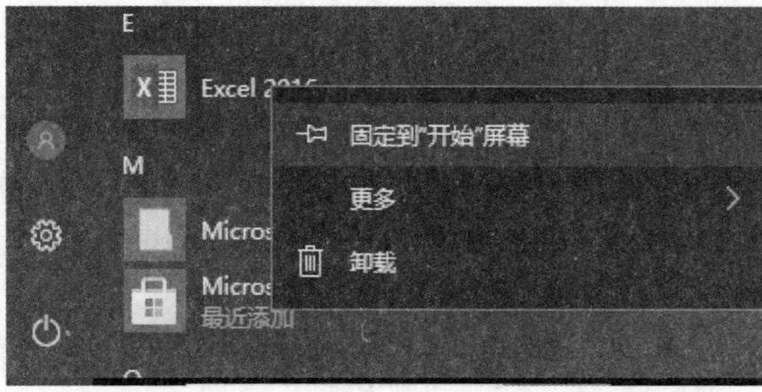

图 2-5 固定到“开始”屏幕

3. 任务栏

任务栏位于屏幕的最下端，默认包括“开始”菜单、搜索框、快速启动区、活动任务区、通知区和显示桌面，如图 2-6 所示。Windows 10 是一个支持多任务的操作系统，可以同时启动多个应用程序，并通过任务栏进行快速切换。

图 2-6 任务栏

用户将常用的程序锁定至任务栏的方法有两种：①如果程序未启动，则在“开始”菜单中的该程序上右击，在弹出的快捷菜单中选择“更多”选项，在级联菜单中选择“固定到任务栏”选项；②如果程序已启动，则在任务栏对应的图标上右击，在弹出的快捷菜单中选择“固定到任务栏”选项。

4. 通知区域

通知区域是指在任务栏右侧由几个小图标和系统时钟组成的区域，主要用于显示在后台运行的应用程序和其他通知，包括系统音量、日期和时间、输入法状态和操作中心等。例如，当 QQ 收到信息时，通知区域的 QQ 图标会不断闪烁。

可以自定义显示或隐藏某个图标，或者只让它在“活动”的时候出现。

具体方法是：选择“开始”→“控制面板”→“任务栏和导航”→“任务栏”→“通知区域”选项，然后选择哪些图标显示在任务栏上。

5. 显示桌面

“显示桌面”按钮被固定在任务栏的最右下角（也就是整个屏幕的最右下角），单击此按钮会将所有窗口缩小到任务栏，显示桌面。再次单击“显示桌面”按钮则恢复到原打开窗口的状态。

2.2.3 鼠标和键盘的基本操作

在 Windows 10 操作系统中，用户可以通过鼠标、键盘和触摸屏对系统进行操作。

1. 鼠标的操作

有关鼠标的操作及含义见表 2-1 和表 2-2。

表 2-1 鼠标操作

操作术语	要领	完成的任务
单击	将鼠标左键快速按下并释放	选中项目
双击	连续两次按下鼠标左键并释放	打开项目
右击	将鼠标右键快速按下并释放	弹出对象的快捷菜单
拖动	按住鼠标左键的同时移动鼠标	将选中的项目移动到新的位置
指向	不按鼠标键，移动鼠标指针到指定位置	指向特定对象
释放	松开鼠标按键	结束操作
滚动	前后滑动鼠标中间的滚轮	在垂直方向移动

表 2-2 常用鼠标指针的形状与含义

鼠标指针形状	含义
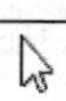	正常状态
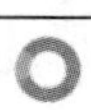	忙
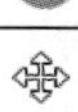	移动
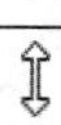	垂直调整
	水平调整
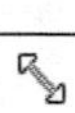	对角调整
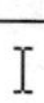	文本选择
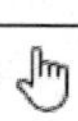	链接选择
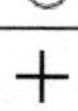	精确选择

2. 键盘的操作

常用的计算机键盘是采用打字机的 QWERTY 键盘按键布局的，主要包括主键盘区、功能键区、控制键区、状态指示区和小键盘区等，如图 2-7 所示。

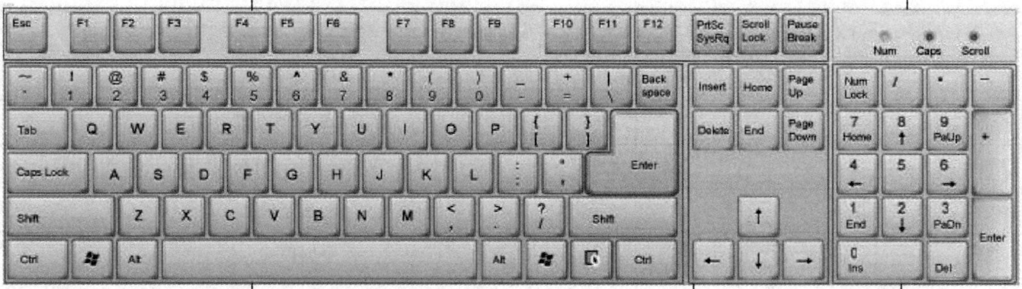

图 2-7　认识键盘

主键盘区包括字母键、数字键、符号键、控制键和 Windows 功能键（表 2-3）。

表 2-3　控制键和 Windows 功能键

键名	功能
Tab	制表定位键，每按一次，光标移动 8 个字符
Caps Lock	大小写锁定
Shift	上档字符、大小写切换，连续选择文件
Ctrl	与其他快捷键构成组合键，如不连续选择文件
Alt	与其他快捷键构成组合键，如按 Alt+Tab 组合键可切换窗口
Space	每按一次，产生一个空字符，光标向右移动一个位置
Backspace	光标向左侧移动一个位置，并删除该位置上的字符
Enter	确认命令输入，输入字符时，按此键光标移动到下一行的行首，表示一个段落的结束
Windows 功能键	用于打开“开始”菜单及作为快捷键使用

功能键区的相关键如表 2-4 所示。

表 2-4　功能键区的相关键

键名	功能
Esc	取消输入的字符或命令，退出程序运行等
F1～F12	功能键，在不同软件中，各键的功能有所不同
F1	系统默认帮助信息
F2	选中文件和文件夹重命名
F3	在资源管理器下搜索文件
F4	显示资源管理器地址栏或浏览器地址栏
F5	刷新键

续表

键名	功能
F6	在桌面上循环切换屏幕元素，在浏览器中定位到地址栏
F7	DOS 下使用
F8	BIOS 启动设置
F9	在 Excel 中计算公式
F10	激活菜单
F11	全屏模式
F12	相当于 Word 中的“另存为”功能
Print Screen（PrtSc）	屏幕复制，将当前屏幕复制到剪贴板
Scroll Lock	屏幕滚动锁定，直到再次按下该键
Pause Break	屏幕显示暂停，按 Enter 键后继续显示

控制键区的相关键如表 2-5 所示。

表 2-5 控制键区的相关键

键名	功能
Insert（Ins）	插入和改写状态转换键
Home	光标快速移动到行首
Page Up	光标移到上一页
Delete	删除光标位置后面的一个字符
End	光标快速移动到行尾
Page Down	光标移到下一页
←、↑、↓、→	方向键，光标向箭头方向移动一个字符

小键盘区是用于快速输入数字，进行加、减、乘、除运算和快速移动光标操作的区域，Num Lock 键是小键盘数字锁定键。

Windows 中常用的组合键如表 2-6 所示。

表 2-6 Windows 中常用的组合键

组合键	操作含义
Windows+E	打开资源管理
Windows+D	显示或隐藏桌面
Alt+F4	结束应用程序
Alt+Tab	切换窗口
Alt+Print Screen	复制活动窗口中的内容
Ctrl+Space	切换中/英文输入法
Ctrl+Alt+Space	调用任务管理器

续表

快捷键	操作含义
Ctrl+Shift	切换中文输入法
Ctrl+S	保存
Ctrl+P	打印
Ctrl+Z	撤销
Shift+Delete	选定项不放入“回收站”，直接将其删除
Shift+Space	输入法全角和半角切换

养成良好的打字姿势和正确的指法，可以减少疲劳，提高打字速度。

键盘指法分区及各手指负责的键盘区域如图 2-8 所示。

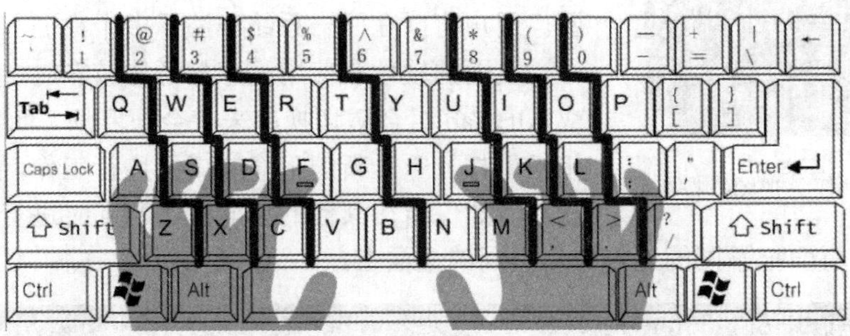

图 2-8 键盘指法示意图

键盘区中的 F 键和 J 键上有一个小小的凸起，这两个键称为母键。开始打字前，先找到 F 键和 J 键，然后将左手小指、无名指、中指和食指分别虚放在 A、S、D、F 键上，将右手的食指、中指、无名指和小指分别虚放在 J、K、L、; 键上，两个大拇指则虚放在 Space 键上。为了提高打字速度，要养成不看键盘打字即“盲打”，这就要求用户要记住每个键的位置。

2.2.4 桌面的基本操作

Windows 10 提供了丰富多彩的桌面，用户可以根据自己的需要，发挥自己的特长，打造极富个性的桌面。

1. Windows 10 的显示设置

在桌面空白处右击，在弹出的快捷菜单中选择“显示设置”选项，在打开的对话框左侧显示有多组选项，包括“屏幕”“声音”“通知和操作”“电源和睡眠”“存储”“平板电脑”“多任务处理”“投影到此电脑”“体验共享”“系统组件”“剪贴板”“远程桌面”“可选项能”“关于”等，可进行相关的设置。

2. 个性化设置

选择“个性化”选项，在打开的窗口中包括“背景”“颜色”“锁屏界面”“主题”“字体”“开始”“任务栏”选项，可进行相关的设置。

3. 新建虚拟桌面

（1）显示“任务视图”按钮

Windows 10 任务栏左侧增加了一个“任务视图”按钮，这是多任务和多桌面的入口，单击该按钮，可显示当前计算机正在运行的程序。如果这个按钮被隐藏，则可在任务栏上右击，在弹出的快捷菜单中选择“显示‘任务视图’按钮”即可将其显示出来，如图 2-9 所示。

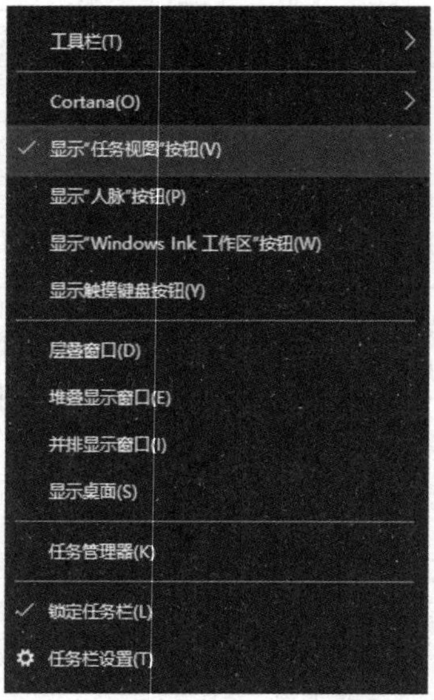

图 2-9　显示“任务视图”按钮

（2）新建桌面

单击“任务视图”按钮，打开的界面如图 2-10 所示，在界面的右侧单击“新建桌面”按钮，可建立一个虚拟桌面。用户可以在同一系统中演示多个桌面。

桌面的软件和应用程序打开比较多时，使用切换按钮或 Alt+Tab 组合键切换起来就会很麻烦，而使用虚拟桌面相当于打开一个新的干净的桌面进行工作，而之前打开的软件依然保留在其他的桌面上。当同时进行多个工作时，可以使用虚拟桌面把不同的工作放在不同的桌面上。

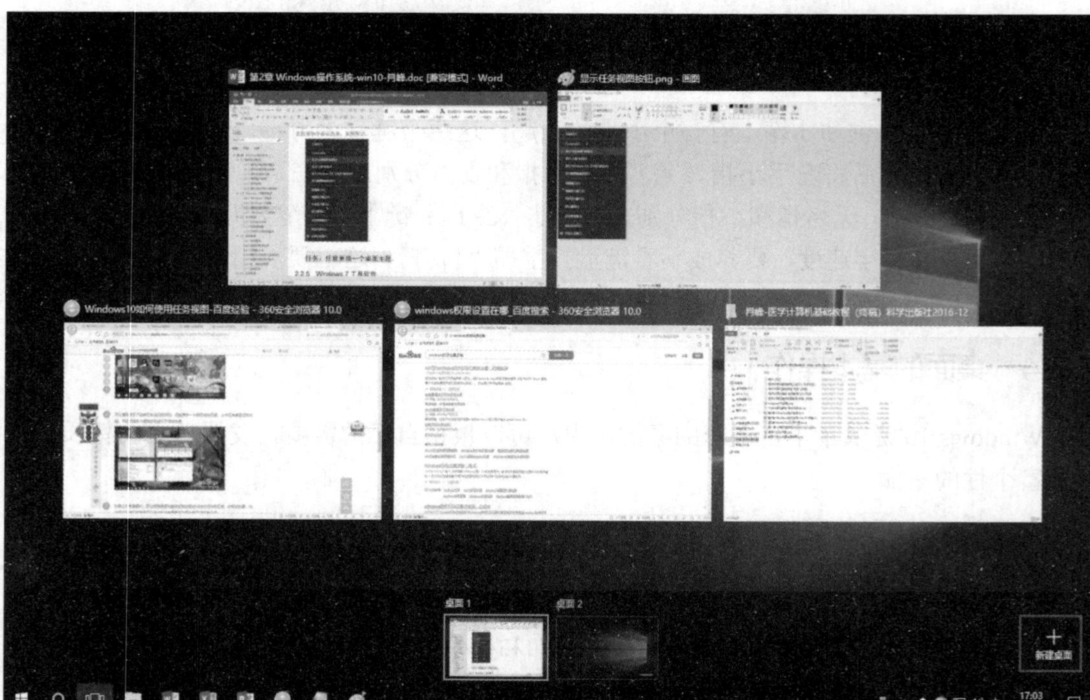

图 2-10　虚拟桌面

（3）桌面的切换

Windows+Tab：打开虚拟桌面的视图界面。

Ctrl+Windows+D：直接新建一个虚拟桌面。

Ctrl+Windows +左/右方向键：切换上/下一个桌面。

Ctrl+Windows+F4：关闭当前的虚拟桌面（关闭虚拟桌面的程序会自动移到相邻的上一个桌面中）。

2.2.5　Windows 10 工具软件

1. 记事本

记事本是 Windows 10 提供的一个小型文本编辑应用程序。它功能简单，编辑文本的容量也较小，通常保存后生成扩展名为.txt 的文本文件，如图 2-11 所示。记事本文件是一个纯文本文件。

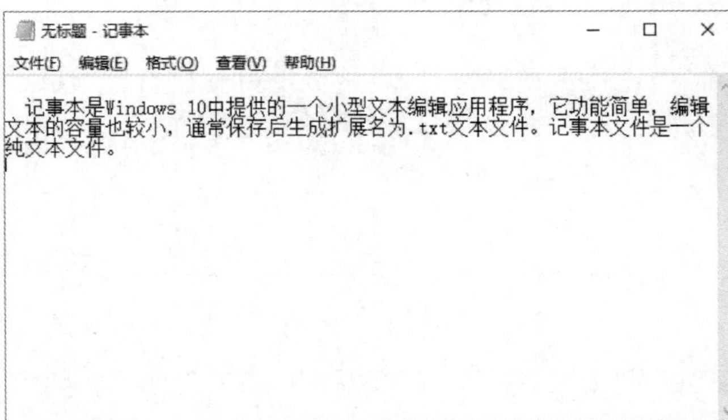

图 2-11　记事本

启动记事本的方法是：选择“开始”→“Windows 附件”→“记事本”选项。

2. 写字板

写字板是 Windows 中内置的文字处理软件。相对于 Word 来说，它的功能比较简单，可完成简单的文档编辑，其文件的默认扩展名为.rtf。

Windows 10 的写字板功能得到了极大增强，颇具 Word 风格。无论程序界面还是字体设置、插入图片、添加链接等主要功能都会让人感觉在使用真正的 Word 编辑文档，如图 2-12 所示。

启动写字板程序的方法是：选择“开始”→“Windows 附件”→“写字板”选项。

3. 画图

画图程序是一个简单的图形处理的应用程序，如图 2-13 所示。利用它可绘制线条和图形、在图中加入文字、对图形颜色进行处理、对图像进行局部的处理和更改、对图像在屏幕上的显示方式进行设置等。画图程序处理的图像格式可以是扩展名为.bmp 的位图文件，也可以是 JPEG、GIF、PNG、TIFF 类型的文件。一些简单的操作，如裁剪、图片的旋转、调整大小等，使用 Windows 10 画图程序可轻松实现。

启动画图程序的方法是：选择“开始”→“Windows 附件”→“画图”选项。

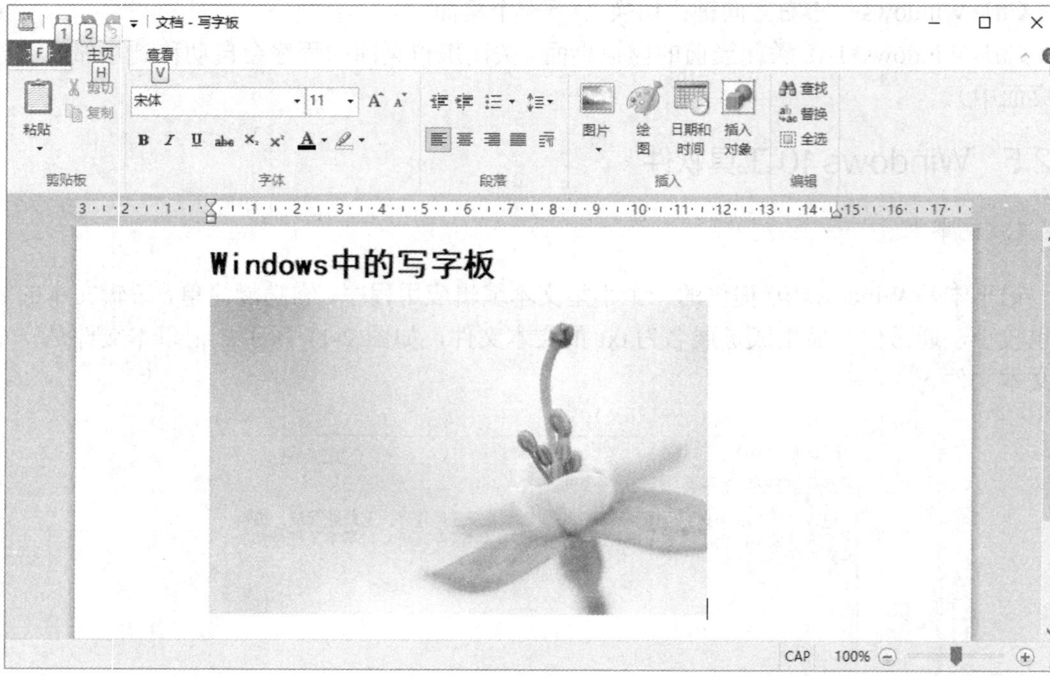

图 2-12　写字板

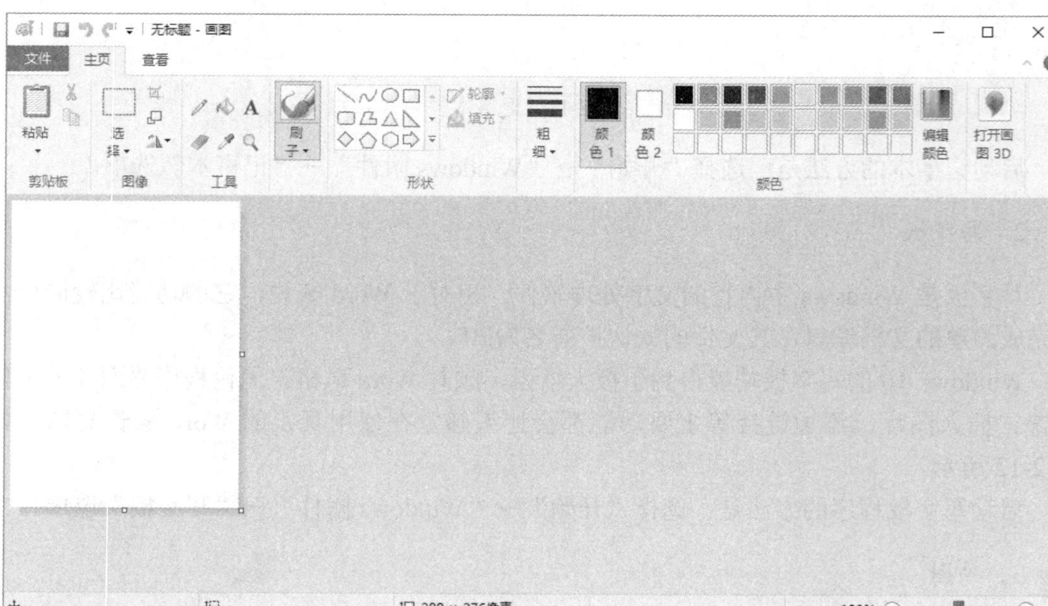

图 2-13　画图

4. 截图工具

虽然 Windows 操作系统提供了 PrintScreen 键可以对整个屏幕进行截图，但由于功能过于简单，并不能满足用户的使用需求。Windows 10 中的截图工具可以实现任意截图、规则截图、Windows 程序窗口和整个桌面等多种方式截图，如图 2-14 所示。

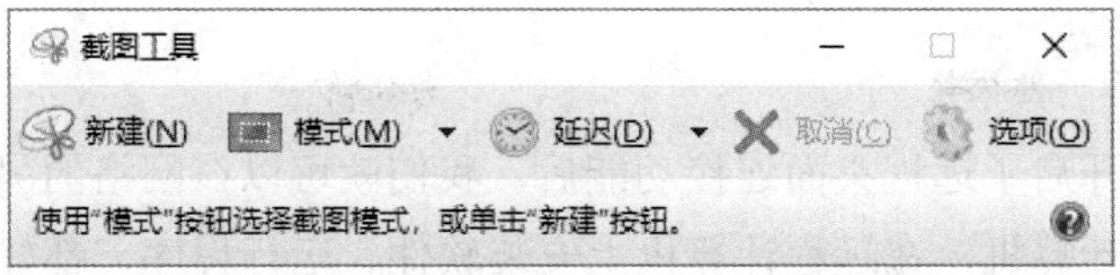

图 2-14 截图工具

5. 步骤记录器

使用 Windows 自带的步骤记录器可制作图文并茂的操作记录。具体使用方法如下。

1）选择“开始”→“Windows 附件”→“步骤记录器”选项，打开“步骤记录器”窗口，如图 2-15 所示。

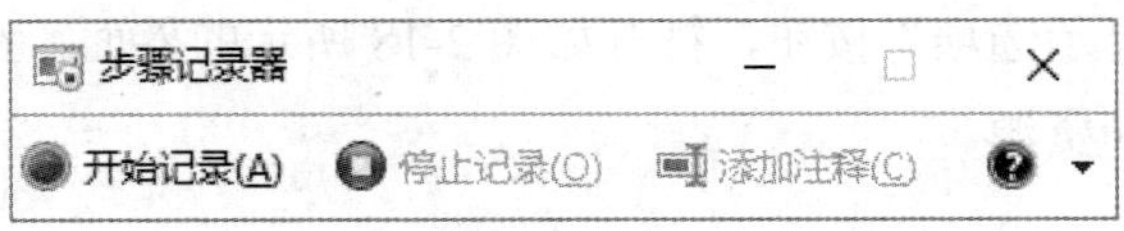

图 2-15 “步骤记录器”窗口

2）直接单击“开始记录”按钮录制操作步骤。

3）完成操作后，在步骤记录器上单击“停止记录”按钮。

步骤记录器将自动生成一个有步骤、有截图和文字说明的步骤记录，如图 2-16 所示。

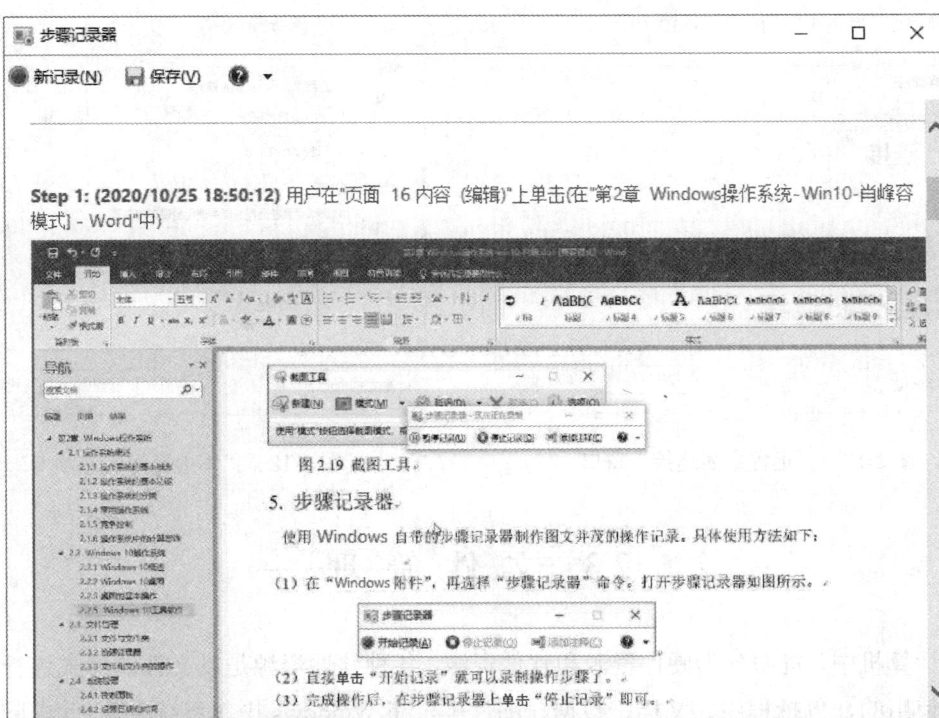

图 2-16 步骤记录器结果

6. 远程桌面连接

当某台计算机开启了远程桌面连接功能后，我们就可以在网络的另一端通过远程桌面功能实时操作这台计算机，在远程计算机上安装软件、运行程序，都好像是直接在本地计算机上操作一样。由于该功能是系统内置的，因此比其他第三方远程控制工具使用更方便、更灵活。

需要注意的是，Windows 远程桌面需要被控端计算机有独立的 IP 地址，因此不太适合普通用户。

选择“开始”→“Windows 附件”→“远程桌面连接”选项，打开“远程桌面连接”窗口，如图 2-17 所示。

单击左下角的“显示选项”按钮，打开如图 2-18 所示的界面，在“本地资源”选项卡中可以设置本地设备和资源。

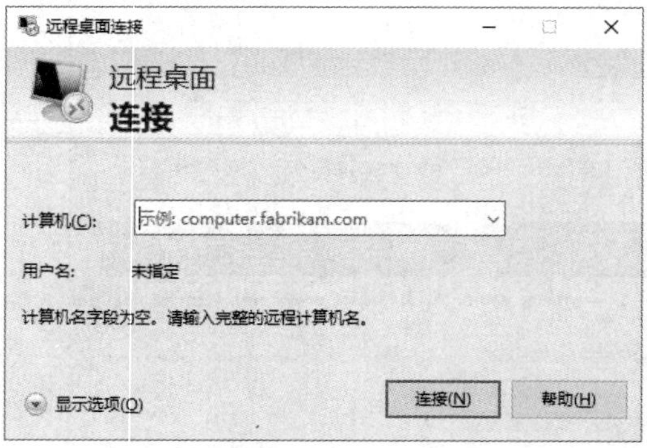

图 2-17 “远程桌面连接”窗口

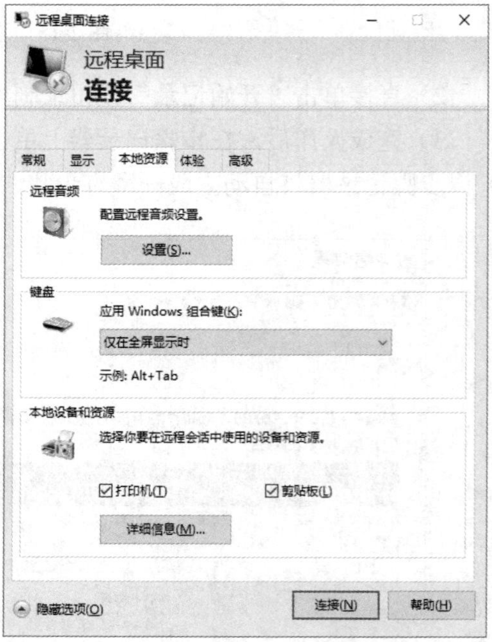

图 2-18 “本地资源”选项卡

2.3 文件管理

在计算机中，资源分为硬件资源和软件资源，各种软件资源是以文件的形式进行存储、管理和使用的，包括程序、文档、数据、图片等。在 Windows 操作系统中，“此电脑”（文件资源管理器）具有强大的文件管理功能，可以实现对系统资源的管理。

2.3.1 文件与文件夹

1. 文件

计算机中文件的含义非常广泛，文件是数据组织的一种形式，如我们写的一封信是一个文件，制作的一个报表是一个文件，一幅图画是一个文件，一首歌也是一个文件。在计算机中，所有的信息都是以文件的形式存储在磁盘上的。

为了便于管理和使用文件，每个文件都有一个名称即文件名，计算机是按文件名来识别文件的。不同的文件系统对文件的命名方式也有所不同，但大体上遵循“主文件名.扩展名”的规则。主文件名由字母、数字、下划线等组成，扩展名由一些特定的字符组成，一般用来标识文件类型。在 Windows 中注意文件名不能包含\、/、:、*、？、“、<、>、|等系统保留字符。Windows 支持长文件名，其长度（包括扩展名）可达 255 个字符，一个汉字相当于两个字符，文件名不区分大小写字母。

在 Windows 中，常用的扩展名及文件类型如表 2-7 所示。

表 2-7　常用的扩展名及文件类型

扩展名	含义	扩展名	含义
.com	系统命令文件	.exe	可执行文件
.sys	系统文件	.bak	备份文件
.doc/.docx	Word 文档	.rtf	带格式的文本文件
.xls/.xlsx	Excel 文档	.zip	ZIP 格式的压缩文件
.ppt/.pptx	PowerPoint 文档	.rar	RAR 格式的压缩文件
.txt	文本文件	.flv	Flash 视频文件
.html	网页文件	.bmp	图形文件
.mp3	音频文件	.jpg	图形文件
.mp4	视频文件	.wav	声音文件
.gif	动画文件	.gho	磁盘映像文件
.bas	BASIC 源程序	.java	Java 语言源程序
.c	C 语言源程序	.jsp	网页文件
.pdf	便携文档格式	.dbf	数据库文件
.hlp	帮助文件	.py	Python 源文件

在实际应用中，有的文件看不到文件扩展名，这并不是因为该文件没有扩展名，而是因为扩展名被隐藏了。可以通过设置，查看文件被隐藏的扩展名。操作步骤如下：在桌面双击“此电脑”图标，打开文件资源管理器，如图 2-19 所示，在该窗口中单击“查看”→“选项”按钮。

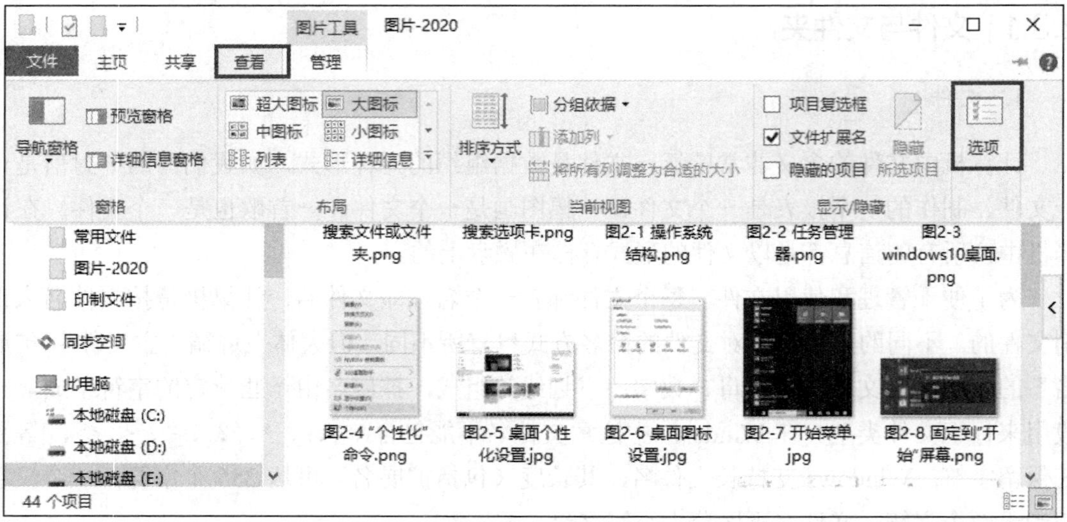

图 2-19 “选项”按钮

打开“文件夹选项”对话框，如图 2-20 所示，取消选中“查看”选项卡中的“隐藏已知文件类型的扩展名”复选框，然后单击“确定”按钮，即可显示文件的扩展名。

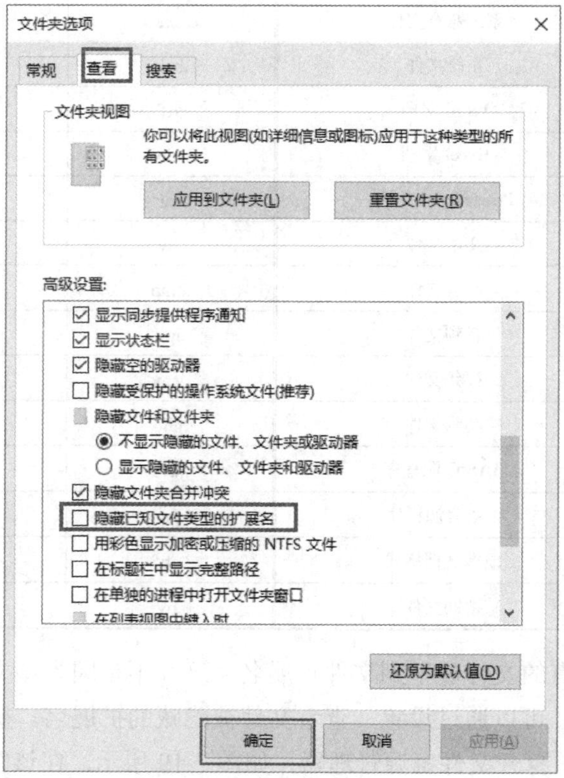

图 2-20 “文件夹选项”对话框

2. 文件夹

文件夹是文件的窗口，可以根据个人需要把相关文件或同类文件放在同一文件夹中，同类文件夹和文件同样又可以放到另一个文件夹中。文件夹既可以包含文件，也可以包含其他的文件夹，只要存储空间不受限制，一个文件夹中可以放置任意多的内容，用户可以对其进行修改、删除、移动、复制等操作。

在创建一个文件夹时也要按给文件命名的方式给文件夹赋予一个名称，但一般不用扩展名。

3. 文件组织结构

文件夹是用来组织和管理磁盘文件的一种数据结构，在 Windows 中，采用树形结构来管理磁盘文件。一个文件夹对应一块磁盘空间，可用来作为其他对象（如子文件夹、文件）的容器。文件夹也可以称为目录。

每个逻辑驱动器最上层的文件夹称为根文件夹，根文件夹是最高一级文件夹，如 C:\ 或 D:\。

子文件夹是指文件夹下的文件夹。如果 A 文件夹下有 B 文件夹，则 B 是 A 的子文件夹，A 是 B 的父文件夹，父文件夹和子文件夹是一个相对概念。树形文件夹结构如图 2-21 所示。

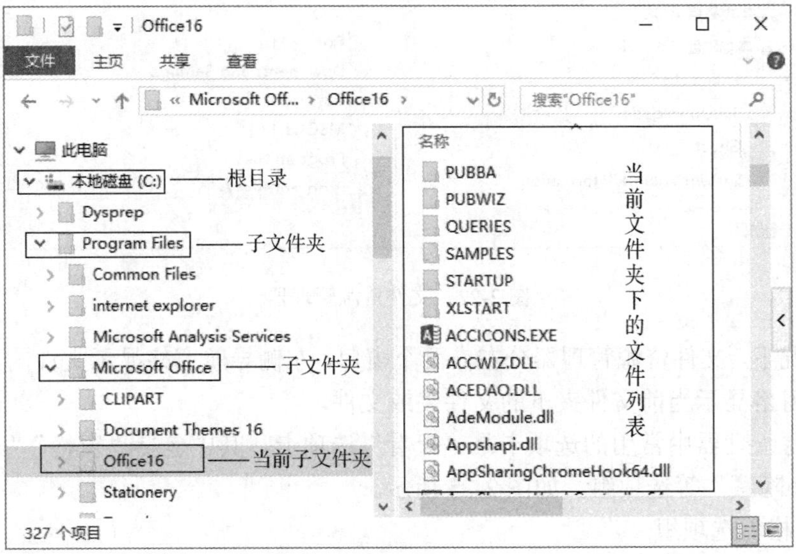

图 2-21 树形文件夹结构

4. 路径

路径是描述文件位置的一条通路，是用户在磁盘上寻找文件时所历经的路线。路径分为绝对路径和相对路径两种。

1）绝对路径：是指从根文件夹开始，到目标文件或文件夹所在位置路径上的所有子文件夹名，如 C:\Program Files\Microsoft Office\Office16\WINWORD.EXE。

2）相对路径：是指从当前文件夹开始，到目标文件或文件夹所在位置路径上的所有子文件夹名。例如，当前文件夹为 Microsoft Office，则上面的文件路径则为\Office16\WINWORD.EXE。

2.3.2 文件资源管理器

文件资源管理器是 Windows 中进行各种文件操作的场所，它的主要任务是管理系统文件和用户文件，实现按名存取，保证文件安全，并提供使用文件的操作和命令。

1. 文件资源管理器的使用

双击 Windows 10 桌面上的“此电脑”图标，打开文件资源管理器，选择相应的磁盘，即可浏览该磁盘上存储的所有文件和文件夹，如图 2-22 所示。

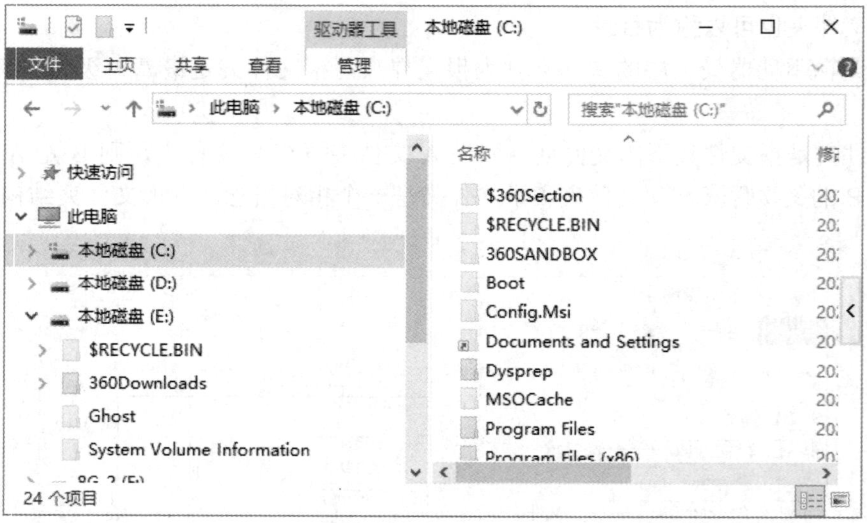

图 2-22　文件资源管理器

默认情况下，文件资源管理器分左右两个窗口，左侧导航窗格显示文件的目录和路径，右侧文件夹窗格显示当前文件夹下的文件夹或文件。

文件资源管理器中常用的选项卡是“查看”选项卡，其中包括“窗格”“布局”“当前视图”“显示\隐藏”等选项组，如图 2-23 所示。

（1）“窗格”选项组

单击“查看”→“窗格”→“预览窗格”按钮，可打开或关闭右侧的预览窗格。预览窗格中可以直接显示文档的预览效果，也可以使用“详细信息窗格”显示文档的详细信息。

（2）“布局”选项组

“布局”选项组中包括“超大图标”“大图标”“中图标”“小图标”“列表”“详细信息”“平铺”“内容”等按钮，可改变文件夹窗口中文件和文件夹的显示方式。用户可根据自己的喜好来选择相应的显示模式。

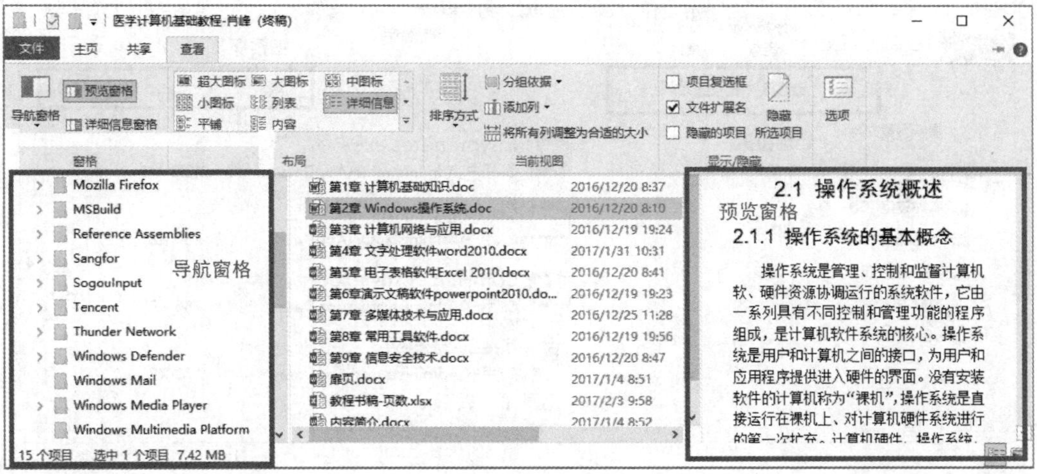

图 2-23　“查看”选项卡

（3）“当前视图”选项组

“当前视图”选项组包括“排序方式”“分组依据”“添加列”“将所有列调整为合适的大小”等按钮，可调整文件夹窗口中文件的排列顺序、分组方式和信息列的合适宽度。

（4）“显示/隐藏”选项组

“显示/隐藏”选项组中包括“项目复选框”“文件扩展名”“隐藏的项目”“隐藏所选项目”等按钮，可给文档加复选框，显示或隐藏文件扩展名，显示或隐藏设置为隐藏属性的项目。

（5）“选项”按钮

单击“选项”按钮，可以打开“文件夹选项”对话框，在该对话框中可进行更多的设置。其中，“查看”选项卡中的“显示隐藏的文件、文件夹和驱动器”单选按钮可以用来显示或隐藏某些文件或文件夹。

2. 搜索文件或文件夹

当用户硬盘上的文件夹和文件太多时，如果要查找某一个或某一类文件，而又不知道该文件在哪一个文件夹中，查找将十分困难，这时可以使用文件资源管理器来搜索文件或文件夹。启动文件资源管理器后，在文件资源管理器的右上部会有一个搜索框，在该搜索框中输入要搜索的关键字，如输入“*.exe”，然后按 Enter 键就会立即在当前位置进行搜索，并即时看见搜索到的反馈信息，如图 2-24 所示。

搜索时可以使用“搜索工具-搜索”选项卡来快速缩小搜索范围。在如图 2-25 所示的窗口中，单击“位置”“优化”“选项”选项组中的相应按钮，可改变查找文件的类型、大小、修改日期等条件，从而快速定位文件位置。

搜索文件时，用户可以使用通配符“*”和“?”。其中，“*”可代替任意个字符，而“?”代替一个字符。

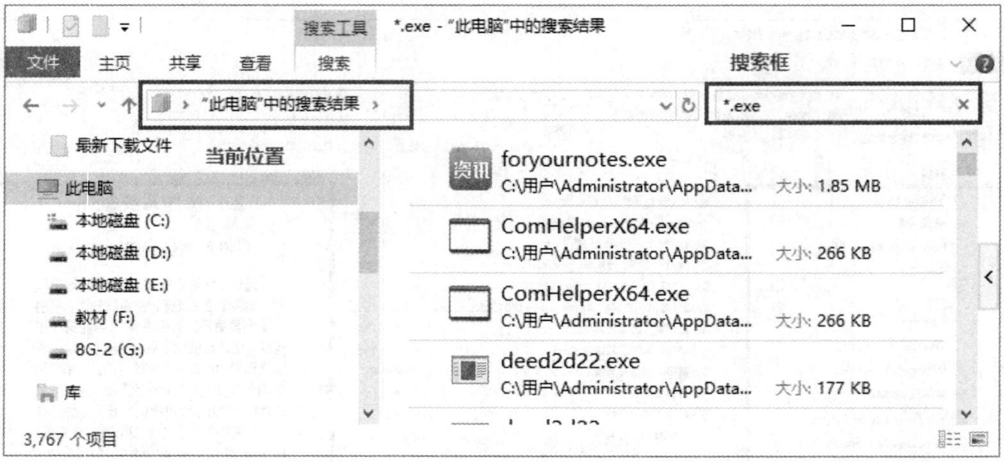

图 2-24 搜索文件或文件夹

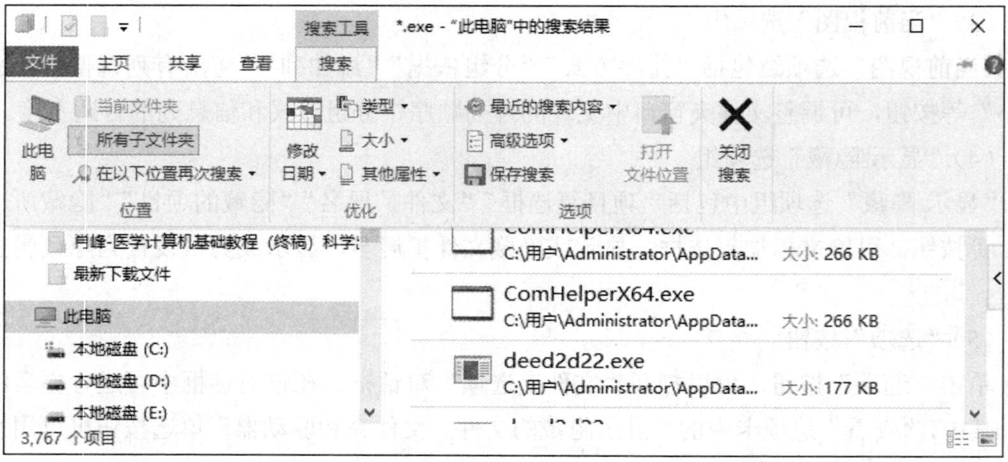

图 2-25 “搜索”选项卡

2.3.3 文件和文件夹的操作

文件和文件夹操作包括文件和文件夹的选择、复制、移动和删除等，这些是日常工作中经常进行的操作。

1. 查看文件或文件夹的属性

文件或文件夹的属性分为以下两种。

1）只读：只能读其内容，不能修改或写入内容。

2）隐藏：使文件或文件夹不可见。

选择要查看的文件或文件夹右击，在弹出的快捷菜单中选择“属性”选项，打开相应的属性对话框，显示所选文件或文件夹详细的属性信息，如该文件或文件夹的名称、位置、大小、创建时间等，如图 2-26 所示。

2. 创建文件夹或文件

可以在桌面上建立新的文件夹，也可以在各驱动器下或某个文件夹中建立新的文件夹。

若要在桌面上建立文件夹，则无须打开任何窗口，只需在桌面的任意空白位置右击，在弹出的快捷菜单中选择“新建”→“文件夹”选项，然后输入新建文件夹的名称即可。

在除桌面外的位置建立文件夹，可在文件资源管理器窗口中，单击“主页”→“新建”→“新建文件夹”按钮，来新建文件夹。使用同样的方法可以新建各种类型的文件。

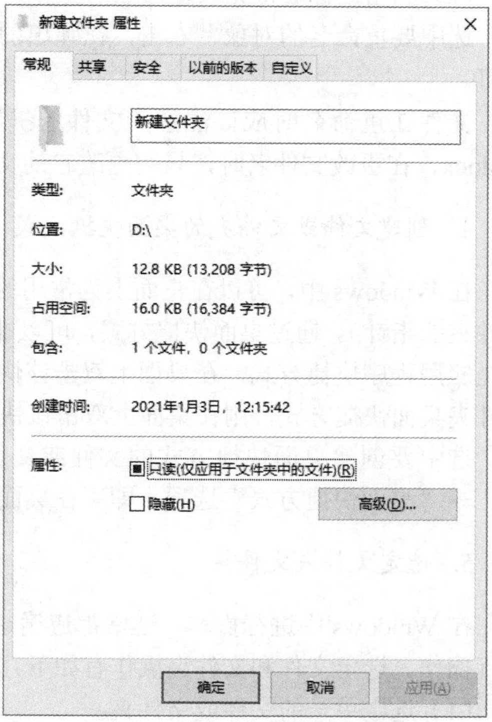

图 2-26　“新建文件夹 属性”对话框

3. 重命名文件或文件夹

在文件资源管理器中可以对选定的文件或文件夹进行重命名，重命名的操作也可以利用菜单或鼠标右键来完成。

（1）利用菜单完成重命名的操作

在文件资源管理器中，选中要重命名的文件或文件夹，单击“主页”→“组织”→“重命名”按钮，被选中的文件或文件夹的名称上出现闪烁的光标，在此处输入新名称即可，如图 2-27 所示。

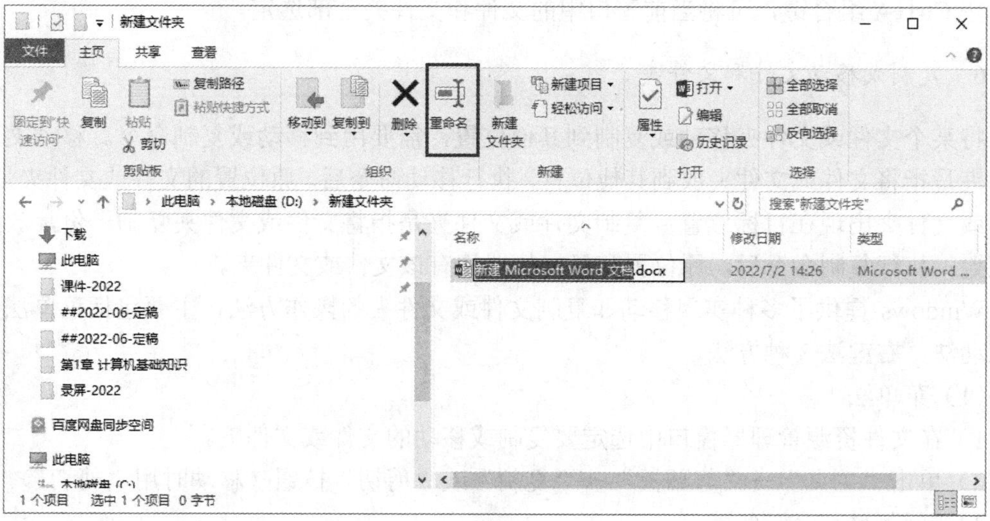

图 2-27　文件重命名

（2）利用鼠标右键完成重命名的操作

选中要重命名的对象，右击，在弹出的快捷菜单中选择“重命名”选项，输入新名称即可。

文件在重命名时应该注意，文件的扩展名一般是默认的，如 Word 2016 的扩展名是.docx，在更改文件名时，只需更改它的文件名，不要修改扩展名。

4. 创建文件或文件夹的桌面快捷方式

在 Windows 中，可以在桌面上为常用的文件或文件夹创建桌面快捷方式（指向文件或文件夹的指针）。通过桌面快捷方式，可以非常方便、快捷地浏览或启动该资源。如果创建的是应用程序快捷方式，在桌面上双击该快捷方式就可以启动该应用程序；如果创建的是文件夹桌面快捷方式，则在桌面上双击该快捷方式就可以打开该文件夹。

选中要创建桌面快捷方式的文件或文件夹，右击，在弹出的快捷菜单中选择“发送到”→“桌面快捷方式”选项，即可在桌面创建快捷方式。

5. 选定文件或文件夹

在 Windows 中进行操作，通常都遵循这样一个原则，即先选定对象，再对选定的对象进行操作。选定文件和文件夹操作有如下几种情况。

（1）选定单一的文件或文件夹

用鼠标直接单击要选定的文件或文件夹。

（2）选定多个连续的文件或文件夹

先选定第一个文件或文件夹，然后按住 Shift 键的同时再选定这些连续文件或文件夹的最后一个。也可以拖动鼠标用围框方式进行选定。

（3）选定多个不连续的文件或文件夹

先选定一个文件或文件夹，然后按住 Ctrl 键的同时再选择其他的文件或文件夹。

（4）选定当前窗口中的全部文件和文件夹

按 Ctrl+A 组合键，可将当前窗口中的文件和文件夹全部选定。

6. 复制或移动文件和文件夹

将某个文件或文件夹移动或复制到其他位置，需要用到移动或复制命令。移动文件或文件夹是指将文件或文件夹放到其他位置，执行移动命令后，原位置的文件或文件夹消失，文件或文件夹出现在目标位置；复制文件或文件夹是指将文件或文件夹复制一份，放到其他位置，执行复制命令后，原位置和目标位置均有该文件或文件夹。

Windows 提供了多种实现移动和复制文件或文件夹的操作方法，主要包括菜单法、鼠标拖动法、右键法 3 种方法。

（1）菜单法

1）在文件资源管理器窗口中选定要复制或移动的文件或文件夹。

2）单击“主页”→“剪贴板”→“复制”或“剪切”按钮（移动时用“剪切”）。

3）打开目标文件夹。

4）单击“主页”→“剪贴板”→“粘贴”按钮，完成操作。

（2）鼠标拖动法

首先选定要移动或复制的文件夹或文件，然后按住鼠标左键直接拖动至目的地即可。左键拖动不会出现菜单，但根据不同的情况，所做的操作可能是移动或复制。

1）如果在同一磁盘内拖动，如从D盘的一个文件夹拖到D盘的另一个文件夹，则为移动；如果在不同磁盘间拖动，如从D盘的一个文件夹拖到E盘的另一个文件夹，则为复制。

2）在拖动的同时按住Ctrl键，则一定为复制；在拖动的同时按住Shift键，则一定为移动。

（3）右键法

1）选定要复制或移动的文件或文件夹。

2）在选定的文件或文件夹上右击，在弹出的快捷菜单中选择“复制”或“剪切”选项（将源文件或文件夹复制到Windows剪贴板中）。

3）选择目标文件夹，右击，在弹出的快捷菜单中选择“粘贴”选项，完成复制或移动操作。

使用组合键进行复制或移动的操作方式是：选择要复制或移动的文件或文件夹，按Ctrl+C或Ctrl+X组合键复制或剪切，再选择目标文件夹，按Ctrl+V组合键粘贴来复制或移动文件或文件夹。

7. 删除文件或文件夹

为了节省磁盘空间，用户可以把无用的文件或文件夹删除。删除文件或文件夹的方法如下。

1）右击选定的文件或文件夹，在弹出的快捷菜单中选择“删除”选项。

2）在文件资源管理器中，选中要删除的文件或文件夹，然后单击“主页”→“组织”→“删除”按钮。

3）选定要删除的对象，然后按Delete键，这是删除文件最快的方法。

4）用鼠标直接把选中的文件或文件夹拖至桌面上的“回收站”图标上。

注意：一般情况下，Windows并不真正删除文件，而是将被删除的项目暂时存放在“回收站”中。删除时，系统会打开“删除文件夹”对话框，如图2-28所示，待用户确认后，系统才将文件删除。

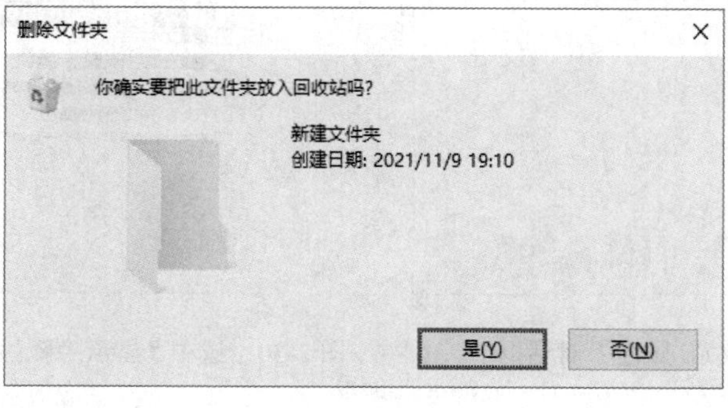

图2-28　“删除文件夹”对话框

如果想把文件直接删除，则可在“回收站”图标上右击，在弹出的快捷菜单中选择“属性”选项，打开“回收站 属性”对话框，如图2-29所示，然后进行相应的设置。

也可以先按Shift键，再执行删除命令，这时被删除的项目将不进入回收站而直接被删除。

进入回收站的文件仅仅是逻辑删除，使用回收站的“还原”功能，用户可以将回收站中的项目恢复到原来的位置。

使用“清空回收站”功能，可以从磁盘上永久删除回收站中所有的文件和文件夹。

回收站中的空间是有一定大小的，当回收站存储满时，系统将提示用户清空回收站。

8. 隐藏文件或文件夹

有些系统文件本身是不可见的，而那些不想被他人浏览的个人文件或文件夹也可以设置成隐藏状态。操作方法如下。

1）选定要设置隐藏的文件或文件夹。

2）右击对象，在弹出的快捷菜单中选择“属性”选项，打开文件或文件夹属性对话框，在属性对话框中设置文件或文件夹的属性为“隐藏”，然后单击“确定”按钮。

当需要查看系统中的隐藏文件或文件夹时，可以将隐藏的文件或文件夹显示出来，具体操作如下。

1）在文件资源管理器中，单击“查看”→“选项”按钮，打开“文件夹选项”对话框。

2）在“查看”选项卡中，选中“显示隐藏的文件、文件夹和驱动器”单选按钮，如图2-30所示。

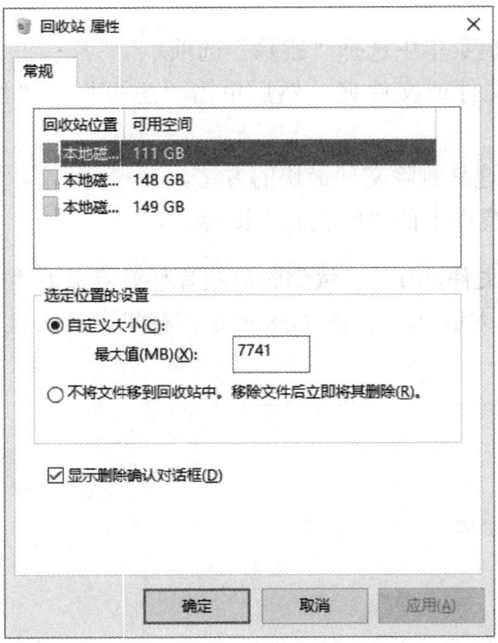

图2-29 “回收站 属性”对话框

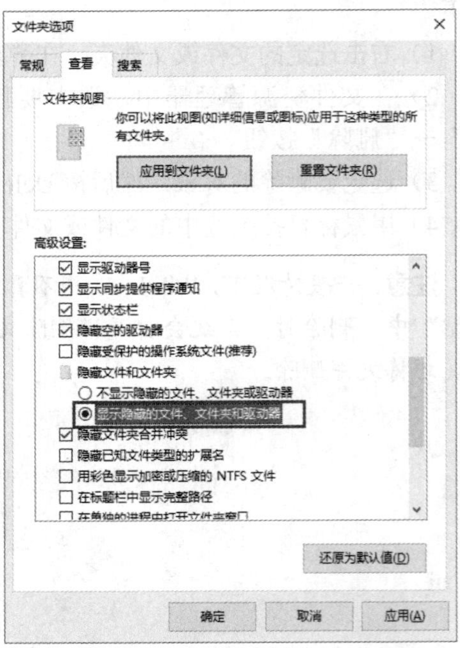

图2-30 选中“显示隐藏的文件、文件夹和驱动器”单选按钮

2.4 系统管理

2.4.1 控制面板

在 Windows 10 中，用户可以利用控制面板进行系统设置，实现工作环境的个性化设置。

选择“开始”→“Windows 系统”→“控制面板”选项即可打开控制面板。

在默认情况下，Windows 10 的控制面板采用“类别”查看方式，在窗口中只提供“系统和安全”“用户帐户”“网络和 Internet”“外观和个性化”“硬件和声音”“时钟、语言和区域”“程序”“轻松使用”等 8 个类别，每个类别又根据实际情况提供了若干个子项目，如图 2-31 所示。

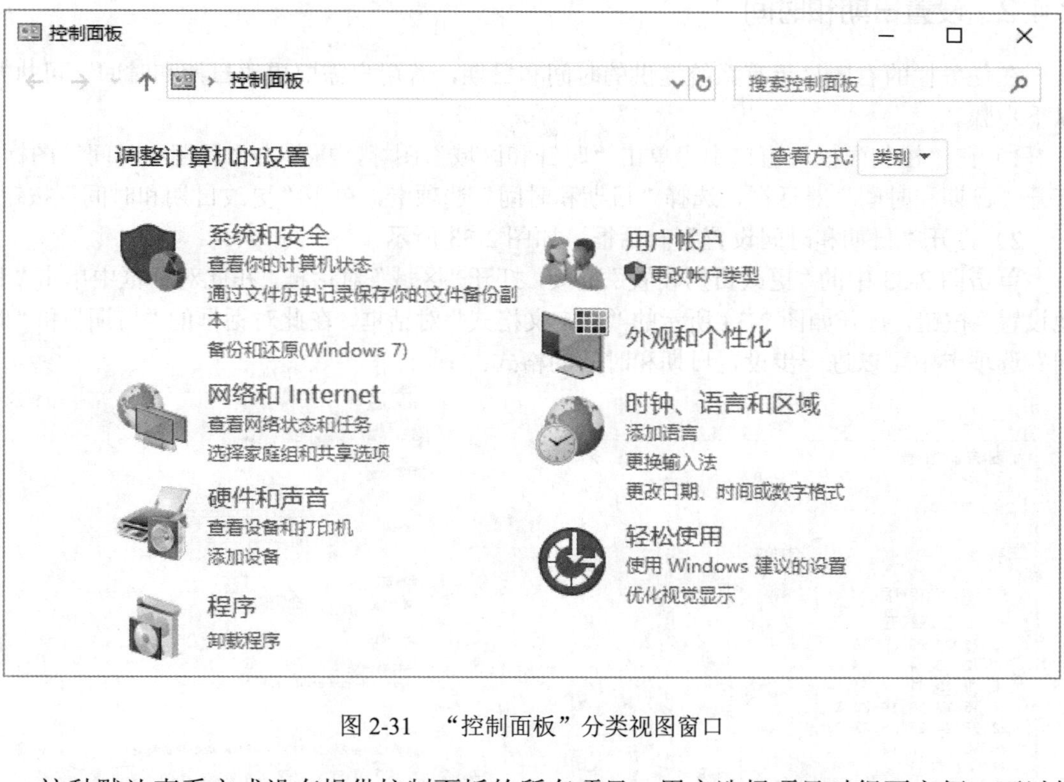

图 2-31 “控制面板”分类视图窗口

这种默认查看方式没有提供控制面板的所有项目，用户选择项目时很不方便，可以将右上角的“查看方式”更改为“小图标”，这样就能直接查看到控制面板中的所有项目，如图 2-32 所示。

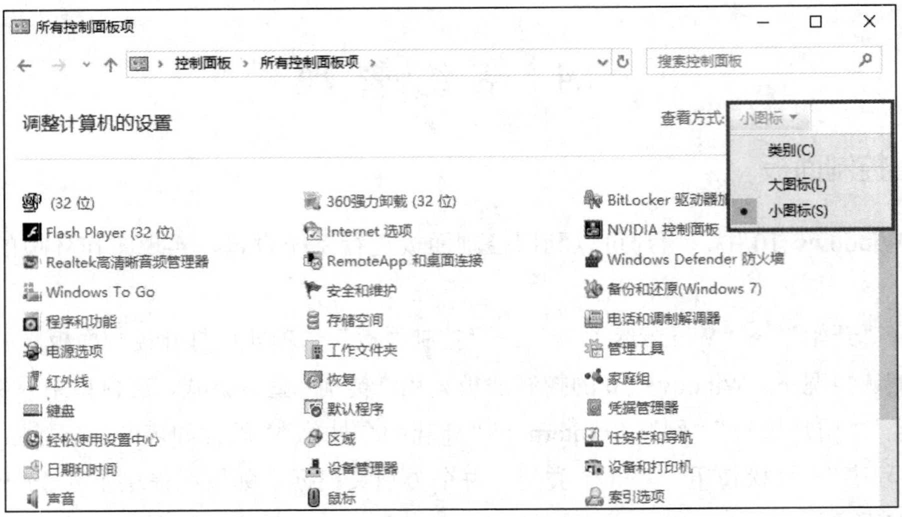

图 2-32 “控制面板”小图标视图窗口

2.4.2 设置日期和时间

在任务栏的右侧显示有系统提供的时间和日期，若用户需要更改日期和时间，可执行以下步骤。

1）在“控制面板”窗口中，单击“时钟和区域”图标，再单击“日期和时间”图标，打开“日期和时间”对话框，选择“日期和时间”选项卡，单击“更改日期和时间”按钮。

2）打开“日期和时间设置”对话框，如图 2-33 所示。

单击图 2-33 中的“更改日历设置”链接，打开“区域”对话框，在此对话框中单击“其他设置”按钮，打开如图 2-34 所示的“自定义格式”对话框，在此对话框的“日期”和“时间”选项卡中可以进一步设置日期和时间的格式。

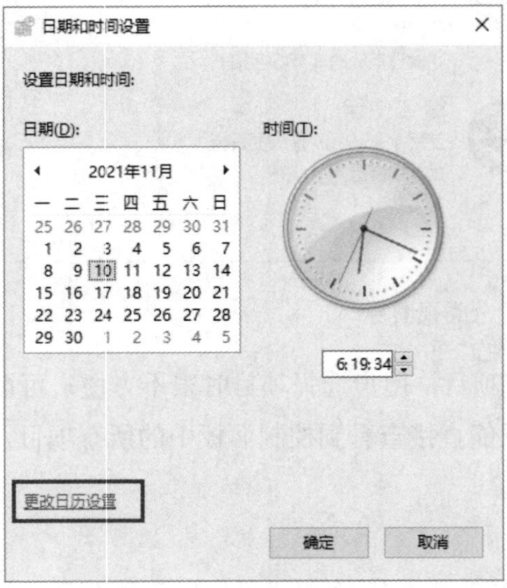

图 2-33 “日期和时间设置”对话框

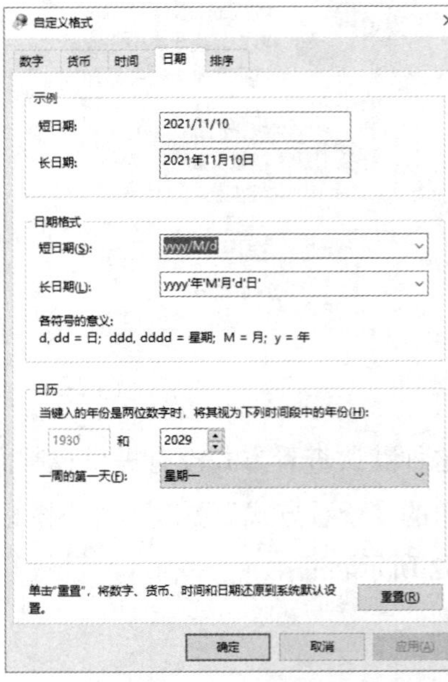

图 2-34 “自定义格式”对话框

由于计算机的时间是通过主板上的电池供电的，时钟存在误差，因此我们可以通过与互联网发布的网联时间定期自动同步来校正本机系统时间。方法是：在“日期和时间”对话框中，选择“Internet 时间”选项卡，单击“更改设置”按钮，在打开的“Internet 时间设置”对话框中选中“与 Internet 时间服务器同步”复选框。

2.4.3 设置输入法

Windows 10 操作系统自带的输入法包括微软拼音、微软五笔输入法等。若计算机系统中没有用户习惯使用的输入法，则用户可下载安装其他的输入法，如搜狗拼音输入法等。

1. 输入法的切换

切换输入法的方法主要有以下几种。

1）单击任务栏通知区域，选择输入法图标进行输入法切换。

2）按 Windows+Space 组合键。

3）按 Ctrl+Shift 组合键。

如果系统中安装了多个输入法，则可选择“控制面板”→“时钟、语言和区域”→“语言”→“高级设置”选项，在打开的窗口中设置默认输入法，如图 2-35 所示。

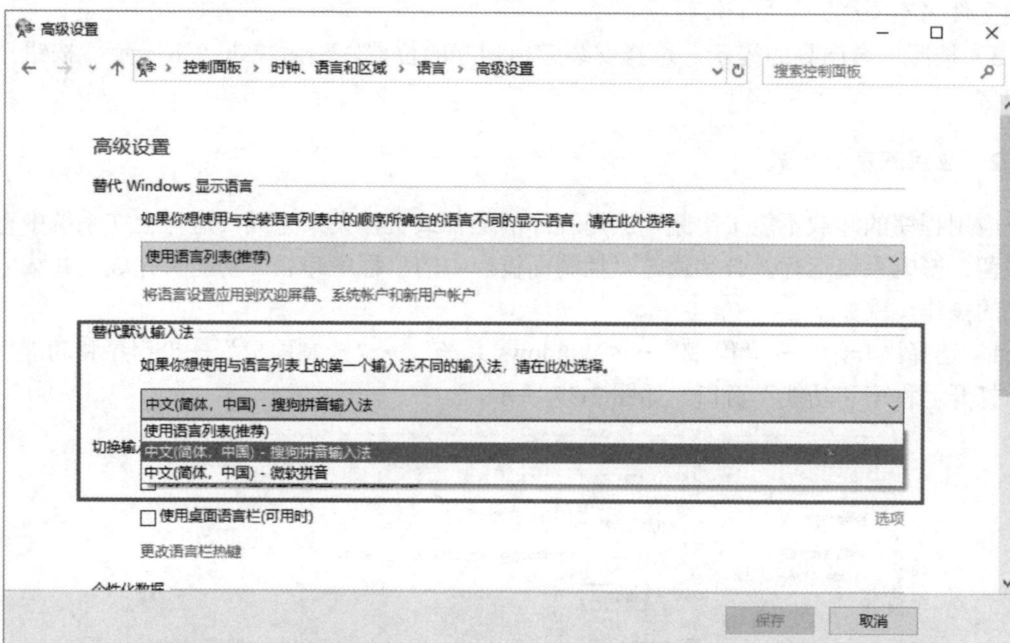

图 2-35 设置默认输入法

2. 输入法的使用

以搜狗拼音输入法为例，切换到某一种输入法后，就会自动显示该输入法的状态栏，如图 2-36 所示为搜狗拼音输入法状态栏。

单击搜狗输入法状态栏上的“输入方式”图标，可打开搜狗输入法的输入方式对话框，包括语音输入、手写输入、特殊符号和软键盘。除键盘输入外，用户可自行选择语音输入和手写输入。特殊符号和软键盘功能也为用户输入提供了极大的方便。

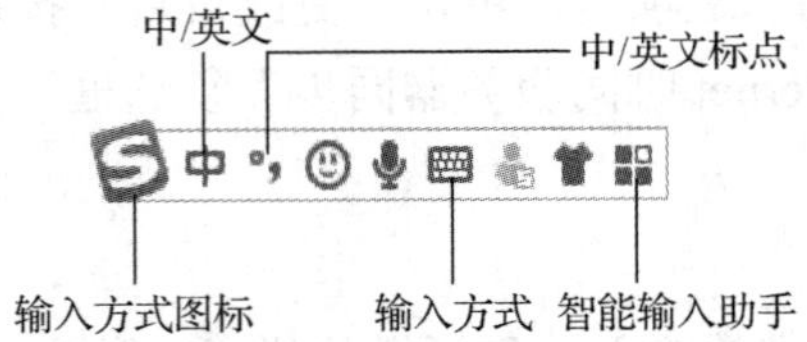

图 2-36 搜狗拼音输入法状态栏

2.4.4 应用程序的安装与卸载

1. 应用程序的安装

Windows 中的应用程序，一般需要通过安装才能使用。这是因为应用程序需要修改注册表、创建应用程序运行环境、安装某些特定的组件、为应用程序创建文件关联、设置启动项和创建快捷方式等。安装应用程序主要有以下几个步骤。

1）下载应用程序的安装文件到本地磁盘中。

2）运行 setup.exe、install.exe、autorun.exe 或应用程序名.exe 文件（不同的应用程序安装文件名不一样）。

3）按照安装向导的提示，选择安装应用程序的位置，然后单击“下一步”按钮，完成安装。

2. 应用程序的卸载

应用程序的卸载不能采用删除应用程序的文件或文件夹来完成，这样会在系统中有文件残留，影响系统运行，必须通过“控制面板”中的“程序卸载”功能来完成。卸载应用程序的操作步骤如下。

1）选择“开始”→“程序”→“Windows 系统”→“控制面板”→“程序和功能”选项，打开“程序和功能”窗口，如图 2-37 所示。

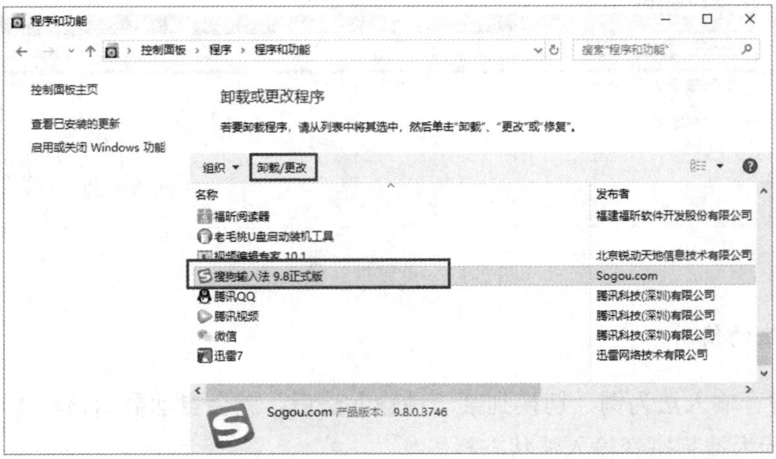

图 2-37 卸载程序

2）选择要卸载的应用程序，单击“卸载/更改”按钮，按系统提示完成卸载即可。

2.4.5 创建和管理用户账户

Windows 10 操作系统支持多用户账户，可以为不同的账户设置不同的权限，它们之间互不干扰，独立完成各自的工作。

Windows 10 中可以建立两种新账户类型，分别是标准账户和管理员账户（administrator）。标准账户可以使用大多数软件，并可以更改不影响其他用户或这台计算机安全性的系统设置。管理员账户对这台计算机具有完全的控制权，可以更改任何设置，还可以访问存储在这台计算机上的所有文件和程序。为了系统的安全，建议平时使用标准账户操作计算机。

在“控制面板”→“用户帐户”选项下，可以更改账户类型或删除用户账户。Windows 系统的用户管理功能，主要包括账户的创建、设置密码、修改账户和设置账户权限等。

2.4.6 硬件的管理

1. 硬件的添加

（1）添加即插即用设备

即插即用设备不需要安装驱动程序，连接或安装设备之后就可以正常使用。常见的即插即用设备大多数是 USB 接口的硬件，如键盘、鼠标、U 盘、移动硬盘和摄像头等。

（2）添加非即插即用设备

非即插即用设备首先需要正确与计算机进行连接，启动计算机进入系统后，系统会自动搜索添加的非即插即用硬件，在系统的提示引导下安装合适的驱动程序才能正常工作。

驱动程序的全称为设备驱动程序，它是一种特殊的程序，相当于硬件和操作系统之间的接口。操作系统只有通过这个接口，才能控制硬件设备的工作。一般情况下，版本越高的操作系统所支持的硬件设备也越多，Windows 操作系统可以自动查找和安装大部分硬件设备的驱动程序，实现处理器、硬盘、光驱、显示器等硬件的驱动。但是，也有一些不能直接被 Windows 识别驱动的设备，如独立显卡、声卡、打印机、扫描仪等，需要单独安装驱动程序，这时可以从网络上下载，也可以通过厂商提供的安装光盘进行驱动程序安装。

也可以下载第三方的驱动设备检测安装软件，检测系统的硬件，并寻找下载合适的驱动软件自动为硬件安装驱动程序，如驱动大师、驱动精灵等。

2. 打印机的添加设置和共享

（1）打印机的添加设置

随着计算机的普及，打印机已成为用户日常工作中常见的一个外部设备。添加打印机的操作步骤如下。

1）将打印机与计算机正确连接。

2）选择“控制面板”→“硬件和声音”→“设备和打印机”选项，打开“设备和打印机”窗口，如图 2-38 所示，单击“添加打印机”按钮，开始安装打印机。

3）系统自动搜索连接到计算机上的打印机，插入打印机厂商提供的驱动程序或从网络上下载型号一致的打印机驱动程序，按提示完成安装即可。

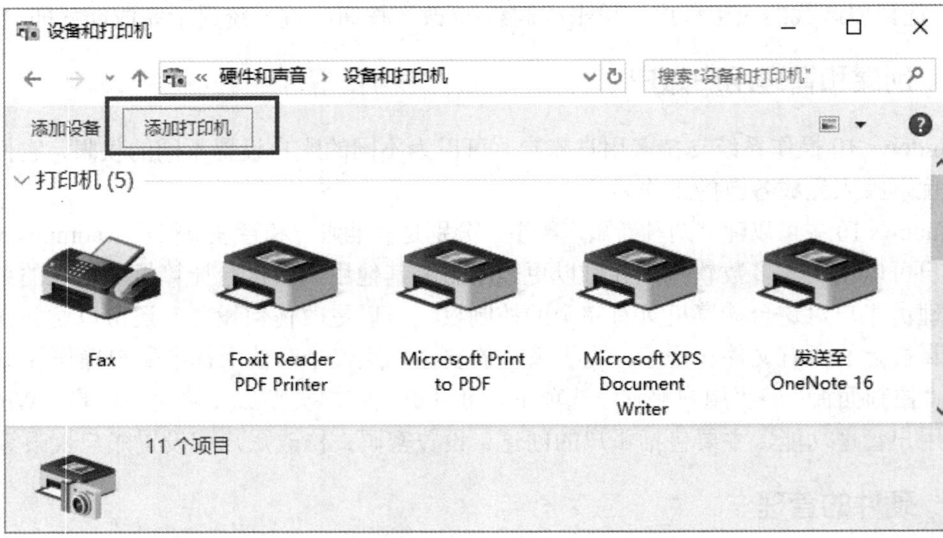

图 2-38 “设备和打印机”窗口

（2）打印机的共享

如果局域网中的某台计算机连接了打印机，可以将该打印机在局域网中共享。具体操作步骤如下。

1）在“设备和打印机”窗口中找到要共享的打印机设备，右击，在弹出的快捷菜单中选择“打印机属性”选项，如图 2-39 所示。

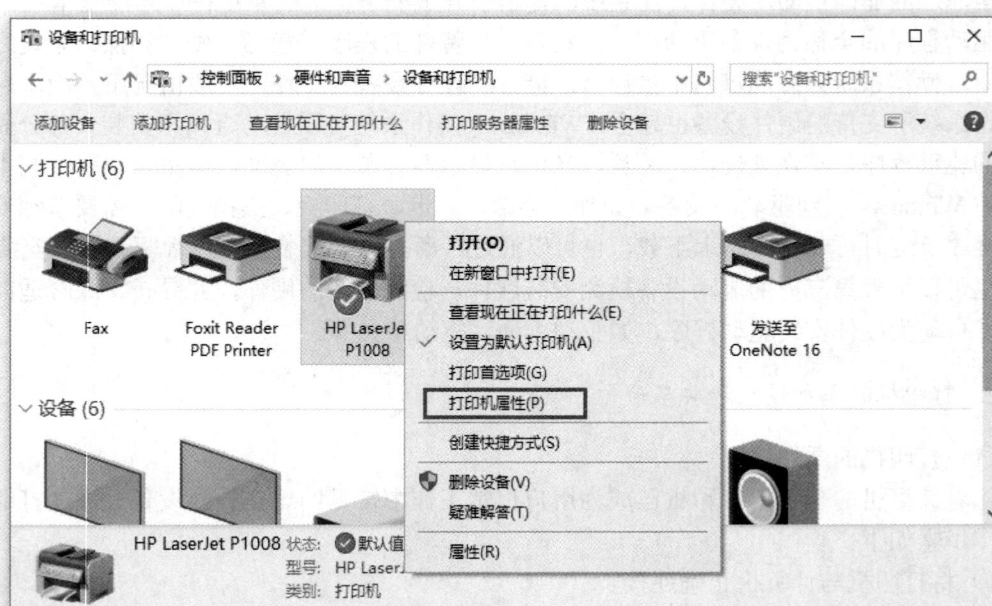

图 2-39 设置共享打印机

2）打开打印机属性对话框，选择“共享”选项卡，选中“共享这台打印机”复选框，为共享打印机命名，如图 2-40 所示，然后单击“确定”按钮完成设置。

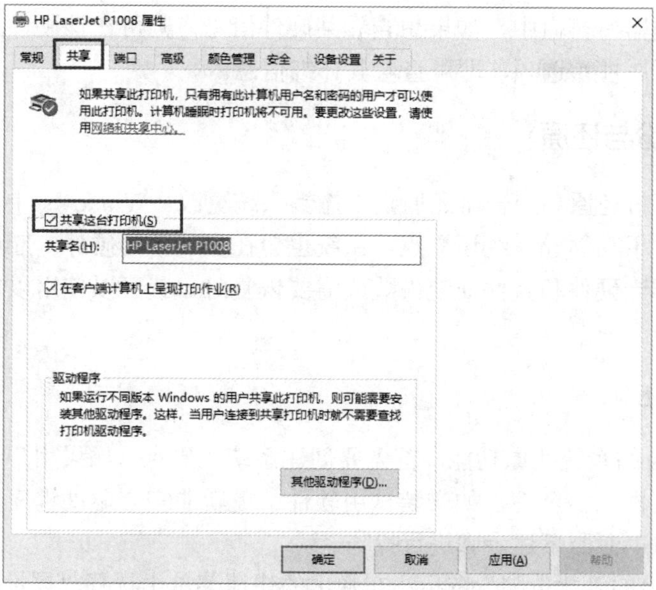

图 2-40　打印机的属性对话框

3. 设备管理器

设备管理器是一种管理计算机设备的工具。使用设备管理器可以查看硬件属性、禁用硬件设备、启用硬件设备等。右击桌面上的“此电脑”图标，在弹出的快捷菜单中选择“属性”选项，打开“设置”窗口，选择“设备管理器”选项，打开“设备管理器”窗口，如图 2-41 所示。如果设备图标前没有出现红色小叉、黄色问号或叹号，则说明该设备工作正常。

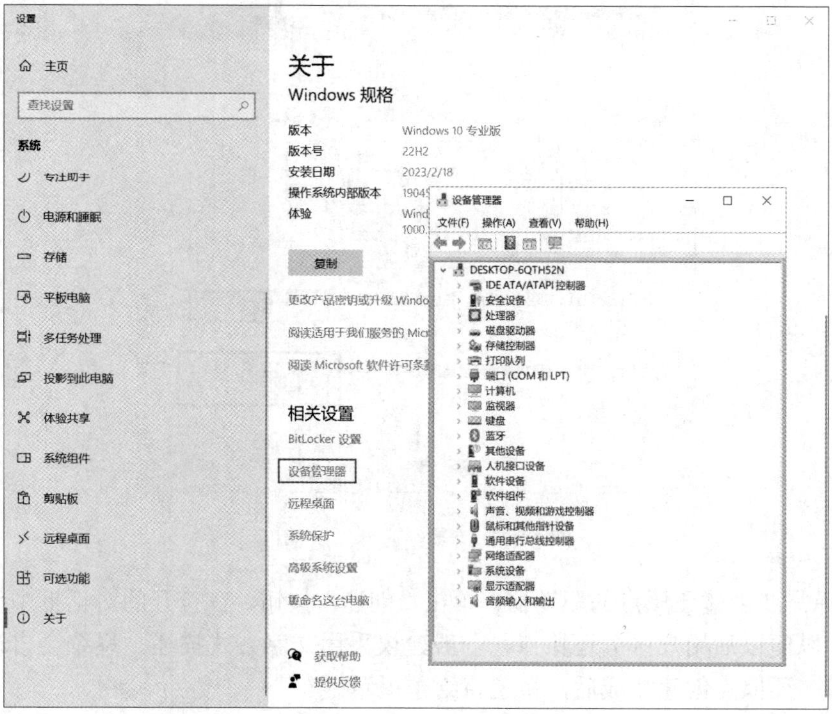

图 2-41　“设备管理器”窗口

在“设备管理器”窗口中，如果想查看某硬件信息，则可在该硬件上右击，在弹出的快捷菜单中选择“属性”选项，即可查看其详细信息。

2.4.7 系统备份与还原

系统可将计算机还原到上一个还原点，撤销系统更改。Windows 中开启系统还原后，用户不仅可以随时手动创建系统还原点，系统也会在安装新的硬件、应用程序时自动创建系统还原点，这样当硬件和软件安装失败或需要恢复时，就可以使用以前创建的系统还原点恢复正常的系统。

1. 创建系统还原点

使用 Windows 的系统还原功能，首先要创建系统还原点。如果用户认为某些操作可能会影响系统的稳定性、安全性，如安装试用软件、更新非官方驱动程序时，需要手动创建一个还原点，则可以参照下述步骤进行操作。

1）右击桌面上的“此电脑”图标，在弹出的快捷菜单中选择“属性”选项，在打开的“设置”窗口中选择“系统保护”选项，打开“系统属性”对话框，如图 2-42 所示。

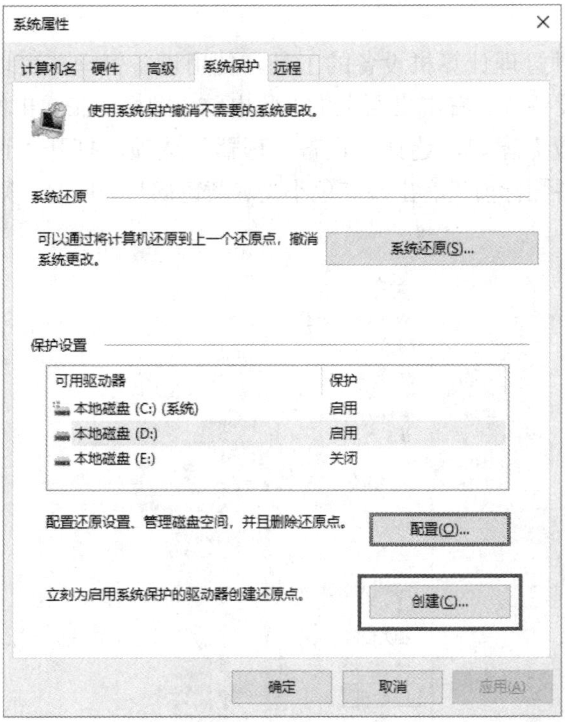

图 2-42 “系统属性”对话框

2）选择需要创建还原点的驱动器，单击“创建”按钮，在打开的对话框中设置还原点描述信息，以便以后用户区分还原点，一般建议采用文字方式描述，系统会自动添加当前日期和时间。还原点创建完成后，系统将给予提示。

注意：如果驱动器保护处于“关闭”状态，即驱动器是“禁用系统保护”状态，则需单击“配置”按钮，在打开的对话框中选中“启用系统保护”单选按钮。

2. 系统还原

在系统还原点创建完成之后，当遇到硬件和软件安装失败或需要恢复时，就可以使用以前创建的系统还原点恢复正常的系统。操作步骤如下。

1）打开“系统属性”对话框。在“系统保护”选项卡中单击“系统还原”按钮，打开“系统还原”对话框。

2）单击“下一步”按钮，在还原向导的提示下，找到要恢复的还原点，按提示完成系统还原即可。

3）重新启动系统完成系统还原操作。

Windows 的备份还原也可以采用 Ghost 方法备份或还原整个磁盘或单一分区。创建时，将整个分区备份为映像文件；修复时，再将映像文件释放到指定的硬盘分区中。

2.5 任务管理器

Windows 的任务管理器提供了有关计算机性能的信息，并显示计算机上所运行的程序和进程的详细信息，如果连接到网络，还可以查看网络状态。

2.5.1 启动任务管理器

启动任务管理器的方法如下。

1）按 Ctrl+Alt+Delete 组合键，在弹出的界面中选择“任务管理器”选项。

2）右击任务栏的空白处，在弹出的快捷菜单中选择“任务管理器”选项，如图 2-43 所示。

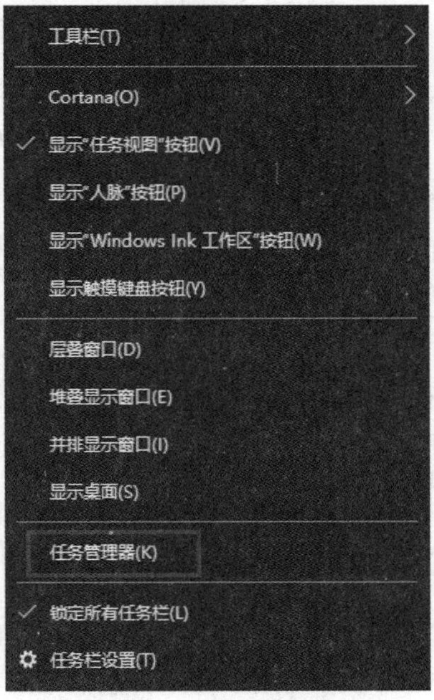

图 2-43 启动“任务管理器”

2.5.2 使用任务管理器

“任务管理器”窗口中包括“文件”“选项”“查看”3 个菜单，以及“进程”“性能”“应用历史记录”“启动”“用户”“详细信息”“服务”7 个选项卡。在该窗口中可以查看当前系统的进程、CPU、物理内存、磁盘、网络的性能、历史记录、启动项、详细信息及服务情况。

1. 进程

“进程”选项卡中显示了所有当前正在运行的进程，如图 2-44 所示，不仅包括应用程序、后台服务等，也包括那些隐藏在系统底层深处运行的病毒程序或木马程序。找到需要结束的进程名，单击“结束任务”按钮，就可以强行终止程序运行。不过这种方式将丢失未保存的数据，如果结束的是系统服务，则系统的某些功能可能无法正常使用。

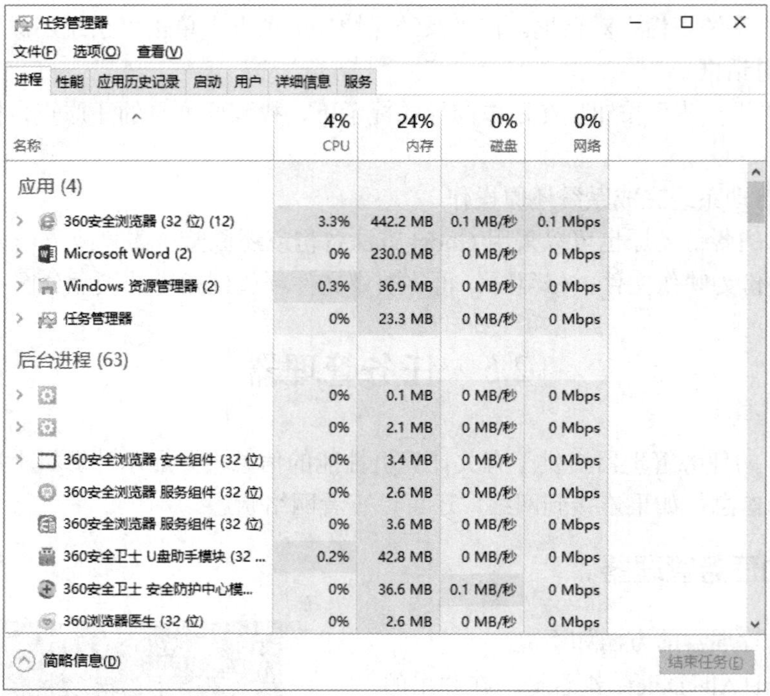

图 2-44 “任务管理器”窗口

当在进程中发现一个可疑进程时，可以直接右击进程列表，在弹出的快捷菜单中选择“在线搜索”选项，直接得到该进程的相关信息，极大地方便了用户的使用。

2. 性能

在“性能”选项卡中，可以清晰地看到 CPU、内存、磁盘和网络等的使用情况，尤其是 CPU 部分，如图 2-45 所示。如果计算机卡顿，则用户可以在该选项卡中查看 CPU 和磁盘的使用率。

3. 启动

“启动”选项卡中显示的是开机自启程序。开机自启程序是导致系统开机缓慢的主要原因，如果不想让某个程序自动启动，则只要选中该程序，然后单击右下角的“禁用”按钮即可。为了帮助用户判断每个程序的速度影响情况，Windows 10 还专门设置了一个“启动影响”列，“高”代表着程序启动将占用较多开机时间，“低”则意味着对系统性能不会构成太大影响。

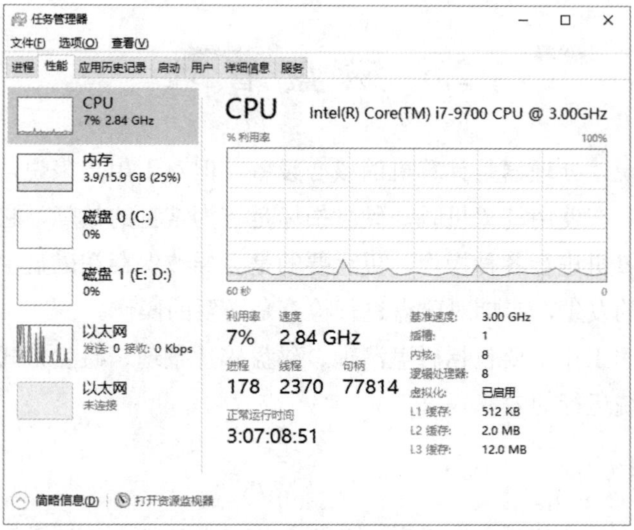

图 2-45 “性能”选项卡

4. 服务

“服务”选项卡是系统中不可或缺的一个比较重要的部分，很多内核程序、驱动程序通过该选项卡来加载。这里的服务管理功能比较简单，用户能做的就是启动和停止服务。如果想要更改服务的属性设置，则需要单击左下角的“打开服务”按钮，进入服务管理器进行设置。也可以在任意服务项上右击，在弹出的快捷菜单中选择“打开服务”选项，如图 2-46 所示。

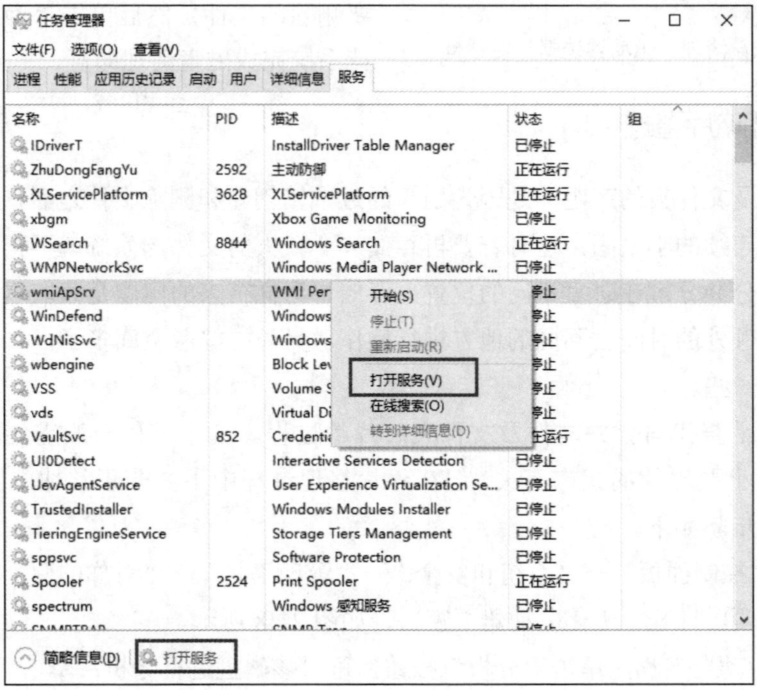
任务管理器
文件(F) 选项(O) 查看(V)
进程 性能 应用历史记录 启动 用户 详细信息 服务
名称 PID 描述 状态 组
IDriverT InstallDriver Table Manager 已停止
ZhuDongFangYu 2592 主动防御 正在运行
XLServicePlatform 3628 XLServicePlatform 正在运行
xbgm Xbox Game Monitoring 已停止
WSearch 8844 Windows Search 正在运行
WMPNetworkSvc Windows Media Player Network ... 已停止
wmiApSrv
WinDefend
WdNisSvc
wbengine
VSS
vds
VaultSvc 852
开始(S)
停止(T)
重新启动(R)
打开服务(V)
在线搜索(O)
转到详细信息(D)
UI0Detect Interactive Services Detection 已停止
UevAgentService User Experience Virtualization Se... 已停止
TrustedInstaller Windows Modules Installer 已停止
TieringEngineService Storage Tiers Management 已停止
sppsvc Software Protection 已停止
Spooler 2524 Print Spooler 正在运行
spectrum Windows 感知服务 已停止
简略信息(D) 打开服务

图 2-46 “服务”选项卡

2.6 磁 盘 管 理

对于计算机来说，处理器是计算机的核心设备，但对于用户来说，系统磁盘才是应用计算机的核心设备。在使用计算机时，硬盘损坏是较为常见的故障，它所带来的影响不仅是无法正常启动计算机进行各种操作，更重要的是会导致保存在磁盘中的数据资料丢失。为了避免这种故障的发生，定期对磁盘进行检查是必要的操作。

磁盘的日常管理工作主要包括磁盘清理、磁盘碎片整理、磁盘格式化等，可有效运用磁盘空间并提高系统运行的效率。

2.6.1 磁盘清理

磁盘清理是指删除计算机中没有用的程序、临时文件等以释放空间，提高系统速度，让系统运行更加流畅。具体操作步骤如下。

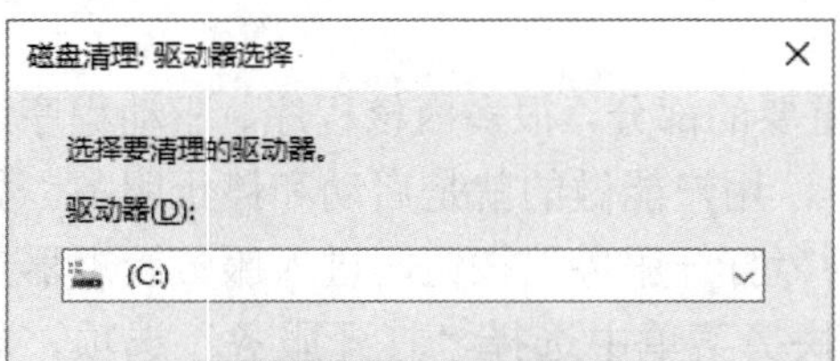

图 2-47 “磁盘清理：驱动器选择”对话框

1）选择“控制面板”→“系统和安全”→“管理工具”→“释放磁盘空间”选项，打开“磁盘清理：驱动器选择”对话框，如图 2-47 所示，选择要进行磁盘清理的驱动器名称，然后单击“确定”按钮。

2）在打开的“磁盘清理”对话框中选择要删除的文件，然后单击“确定”按钮，等待系统完成磁盘清理即可。

2.6.2 磁盘碎片整理

碎片文件及文件夹的产生，是因为磁盘经过频繁创建和删除文件之后，将磁盘空间分割成若干个不连续的小空间，这时若要再存储一个较大的文件，系统就不得不将这一大文件分成许多部分并分散在磁盘不同的位置上存储。这样带来的问题是读取这一文件时，系统要增加一些额外的时间去不同的地方进行操作。另外，零散空间多了，在创建文件及文件夹时也会慢一些。

碎片整理是查找与合并文件及文件夹碎片的过程。这一过程一般需要较长的时间，这与磁盘的大小及碎片的状态有关。但在碎片整理过程中不要非正常地中断计算机的操作。具体操作步骤如下。

1）选择“控制面板”→“系统和安全”→“管理工具”→“对你的驱动器进行碎片整理和优化”选项，打开“优化驱动器”窗口，如图 2-48 所示。

2）选择驱动器名称，单击“分析”按钮，可对该磁盘进行分析；单击“优化”按钮，可对磁盘进行优化。

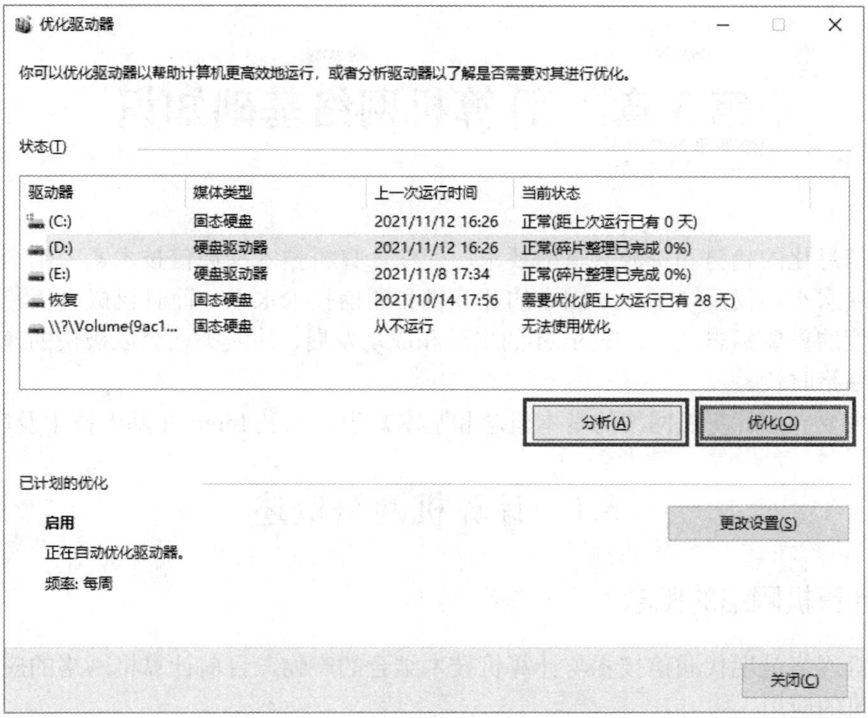

图 2-48　“优化驱动器”窗口

2.6.3　磁盘格式化

磁盘格式化的操作对象是硬盘和 U 盘，磁盘格式化前一定确保硬盘或 U 盘中无有用的数据或数据已经备份。Windows 下的磁盘格式主要有 FAT16、FAT32、NTFS、exFAT 等，不同的磁盘格式有不同的特性。

一块新硬盘在启用之前，实际上要经过一系列处理。首先是低级格式化，然后对硬盘分区，最后进行高级格式化。一般用户经常用到的是高级格式化，具体操作步骤如下。

1）选择“控制面板”→“系统和安全”→“管理工具”→“创建并格式化硬盘分区”选项，打开“格式化”对话框，如图 2-49 所示。

2）在“格式化”对话框中进行各项设置，一般将“文件系统”设置为“NTFS”，然后单击“确定”按钮，进行磁盘格式化。

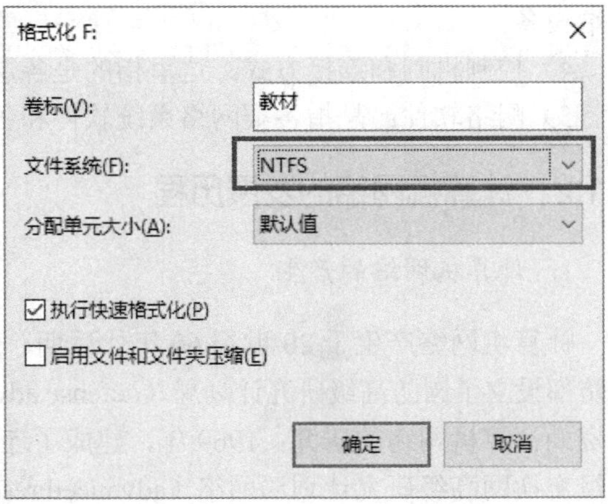

图 2-49　“格式化”对话框

第 3 章 计算机网络基础知识

社会信息化的趋势和资源共享的要求，促使计算机技术和通信技术紧密结合。计算机网络的发展水平不仅反映了一个国家的计算机和通信技术水平，而且已成为衡量其国力及现代化程度的重要标志之一。Internet 的出现和成功发展，使人类社会以极快的速度进入一个全新的网络时代。

本章主要介绍计算机网络的基本概念和基本知识，以及 Internet 基本技术及应用。

3.1 计算机网络概述

3.1.1 计算机网络的概念

计算机网络是现代通信技术与计算机技术结合的产物，目前计算机网络的应用已远远超过计算机的应用。

计算机网络是指利用通信线路和通信设备，把分布在不同地理位置的具有独立处理功能的若干台计算机按一定的控制机制和连接方式互相连接在一起，并在网络软件的支持下实现资源共享的计算机系统。

从计算机网络的定义不难看出，计算机网络包含以下几部分内容。

1）通信线路：是网络连接介质，包括同轴电缆、双绞线、光缆、微波和无线电波等。

2）通信设备：是网络连接设备，包括网关、网桥、集线器、交换机、路由器等。

3）具有独立处理功能的计算机：包括各种类型的计算机、工作站、服务器、数据处理终端设备。

4）控制机制和连接方式：这里指的是各层网络协议和各类网络的拓扑结构。

5）网络软件：是指各类网络系统软件和各类网络应用软件。

3.1.2 计算机网络的发展历程

1. 计算机网络的产生

计算机网络产生于 20 世纪 60 年代后期，只是以传输数字信息为目的。1967 年，美国国防部设立了国防高级研究计划局（defense advanced research projects agency，DARPA），开始资助计算机网络的研究；1969 年，建成了连接美国西海岸的 4 所大学和研究所的小规模分组交换网高级研究计划局网络（advanced research projects agency network，ARPA）。1972 年，该网络发展到具有 34 个接口消息处理器（interface message processor，IMP）的网络。当时，使用的计算机是 PDP-11 小型计算机，使用的通信线路有专用线、无线电波、卫星等。另外，在该网中首次使用了分组交换和协议分层的概念。1983 年，在 ARPA 网上开发了安装在 UNIXBSD 版上的传输控制协议/互联网协议（transmission control protocol/internet protocol，TCP/IP），从而使该网络的应用和规模得到了进一步的扩展。由于使用了用于国际互联的 TCP/IP，ARPA 网也由过去的单一网络发展为世界上最大的连接多种不同网络的互联网——Internet。

2. 计算机网络的发展

随着计算机技术和通信技术的不断发展，计算机网络也经历了从简单到复杂，从单机到多机的发展过程，大致分为以下 4 个阶段。

（1）第一代计算机网络

第一代计算机网络是面向终端的计算机网络。20 世纪 60 年代，随着集成电路的发展，为了实现资源共享和提高计算机的工作效率，出现了面向终端的计算机通信网。在这种方式中，主机是网络的中心和控制者，终端可分布在不同的地理位置并与主机相连，用户通过本地的终端使用远程的主机。这种方式在早期使用的是单主机系统，如图 3-1 所示，后来为减少主机负载出现了多主机联机系统，如图 3-2 所示。

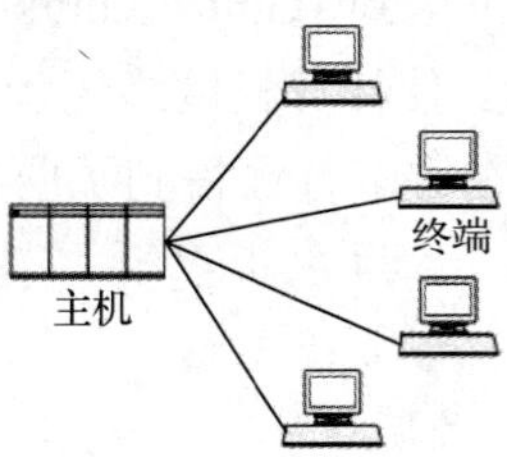

图 3-1　面向终端的单主机系统

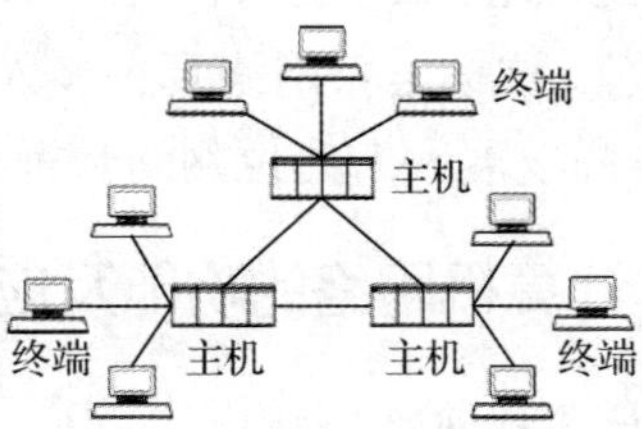

图 3-2　多主机联机系统

（2）第二代计算机网络

第二代计算机网络是计算机通信网络。在面向终端的计算机网络中，只能在终端和主机之间进行通信，子网之间无法通信。从 20 世纪 60 年代中期开始，出现了多个主机互联的系统，可以实现计算机与计算机之间的通信。它由通信子网和用户资源子网（第一代计算机网络）构成，用户通过终端不仅可以共享主机上的软硬件资源，还可以共享子网中其他主机上的软硬件资源，如图 3-3 所示。到了 20 世纪 70 年代初，美国国防部高级研究计划局网络的研制成功标志着计算机通信网络的诞生。

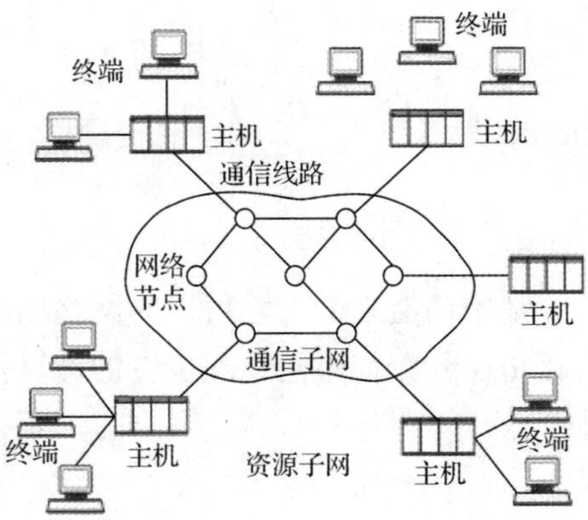

图 3-3　通信子网和资源子网

（3）第三代计算机网络

第三代计算机网络是 Internet，这是网络互联阶段。到了 20 世纪 70 年代，随着微型计算机的出现，局域网诞生了，并以以太网为主进行了推广使用。1974 年，国际商业机器公司（international business machines corporation，IBM）研制了它的系统网络体系结构，其他公司也相继推出本公司的网络体系结构。这些不同公司开发的系统体系结构只能连接本公司的设备。为了使不同体系结构的网络相互交换信息，国际标准化组织（International Standards Organization，ISO）于 1977 年成立专门机构并制定了世界范围内网络互联的标准，称为开放系统互联参考模型（open system interconnection/ reference model，OSI/RM）。它标志着第三代计算机网络的诞生。Internet 自产生以来就飞速发展，是目前全球规模最大、覆盖面积最广的国际互联网。

（4）第四代计算机网络

第四代计算机网络是千兆位网络。千兆位网络也称为宽带综合业务数字网（broadband integrated service digital network，BISDN），它的传输速率可达到 1Gbit/s（bit/s 为每秒传输的比特数）。这标志着网络真正步入多媒体通信的信息时代，使计算机网络逐步向信息高速公路的方向发展。万兆位网络目前也在发展之中，并且也在许多行业得到了应用。

3.1.3 计算机网络的功能及应用

1. 计算机网络的功能

计算机网络的主要功能有以下几点。

（1）硬件资源共享

计算机网络允许网络上的用户共享网络上各种不同类型的硬件设备（如大型计算机、具有特殊功能的处理部件、高分辨率的激光打印机、大型绘图仪及大容量的外存等），从而使用户节省投资，以便集中管理、均衡分担负荷。

（2）软件资源共享

允许 Internet 上的用户远程访问各种类型的数据库，可以得到网络文件传送服务、远程管理服务和远程文件访问，从而可以避免软件研制上的重复劳动及数据资源的重复存储，保证数据的完整性和一致性。

（3）信息共享

信息也是一种资源，Internet 就是一个巨大的信息资源库，每一个接入 Internet 的用户都可以共享这些信息。

（4）通信功能

通信功能是计算机网络的基本功能之一，它可以为网络用户提供强有力的通信手段。建设计算机网络的主要目的就是让分布在不同地理位置的计算机用户之间能够相互通信、交流信息。

（5）集中管理

计算机网络技术的发展和应用，已使现代办公、经营管理等发生了很大的变化。目前，已经有了许多管理信息系统（management information system，MIS）、办公自动化（office automation，OA）系统等，通过这些系统可以实现日常工作的集中管理、提高工作效率、增加经济效益。

（6）分布式处理

网络技术的发展，使分布式计算成为可能。对于大型的课题，可以分为许许多多的小题目，由不同的计算机分别完成，然后集中起来解决问题。

2. 计算机网络的应用

随着计算机网络的不断发展，目前计算机网络在社会上已经应用于各行各业，并且深入家庭生活中。其中，主要的应用有以下几方面。

（1）计算机网络在政府部门的应用

随着国家信息化建设的不断扩展，政府政务上网是目前国内各大中城市政府工作的一项重点工程。政务信息网上公布、项目合同网上招标、网上审批等一系列政府工作都可以在网上进行。它标志着一个城市文明的程度，提高政府政务工作的透明度，更进一步体现公平、公开、公正的政策，同时有利于反腐倡廉工作得到进一步的保障。

（2）计算机网络在企事业单位的应用

在企事业单位，可利用计算机网络实现内部管理自动化、办公自动化、业务信息共享、资源共享，并逐步实现无纸化办公。同时通过 Internet 不断扩大企事业单位的对外影响，加快企事业单位间的联系，提高办事效率，降低办事成本。事实证明，计算机网络给企事业单位带来了不小的经济效益。

（3）计算机网络在科研和教育中的应用

计算机网络的发展，使科技工作者受益匪浅。他们利用计算机网络的功能，在网上查询各种科研信息，进行学术交流、项目合作等工作。这不但扩大了信息搜索范围，提高了查询速度，而且也节省了大量科研经费。

计算机网络在教育行业近几年发展也较快，网上教学、远程教育，使名校、名师的受益人数不断扩大，解决了我国有些地区师资不足的难题。同时也充分利用计算机网络资源共享的功能，解决了许多名校由于校内硬件条件不足、生源扩大受限的问题，使教育者的作用得到了充分的发挥，使受教育者受到更好的教育。

（4）计算机网络在商业中的应用

电子商务是近几年在国内发展较快的一个新模式的贸易活动。利用计算机网络进行企业与企业（business to business，B to B）、企业与消费者（business to customer，B to C）的贸易活动，并且它的发展将会改变传统的经营、管理和人们生活等的方式，同时网上银行业务也发展得非常迅速和广泛，对社会和人类的贡献是难以估量的。

（5）计算机网络在医疗中的应用

社会不断进步，社会化进程越来越快，促进医院信息化程度越来越高。在信息化医院的基础上，进一步建立和完善信息管理系统，极大地提高了医务人员的工作效率及对患者的治疗效果，其具有医疗信息高度共享、减轻医务人员的劳动强度、优化患者诊疗流程等特点。

现在，网络技术在医学领域中各方面的完善，已经成为当今世界上大多数发达国家重点研究的对象，它的产生对社会经济文化、卫生教育等起到了极大推动作用。

3.2 计算机网络的组成

3.2.1 计算机网络的分类

计算机网络可以按地理范围、拓扑结构和传输介质进行分类。

1. 按地理范围分类

（1）局域网

局域网（local area network，LAN）是指将较小地理范围内的各种数据通信设备连接在一起来实现资源共享和数据通信的网络（一般几千米以内）。这个小范围可以是一个办公室、一座建筑物或近距离的几座建筑物，如一个工厂或一个学校。局域网具有传输速度快、准确率高的特点，另外它的设备价格相对低一些，建网成本低。它适合在某一个数据较重要的部门、某一企事业单位内部使用。

（2）广域网

广域网（wide area network，WAN）实际上是指将距离较远的数据通信设备、局域网连接起来实现资源共享和数据通信的网络。它的覆盖面一般较大（一个国家、几个国家，甚至于全球范围），如 Internet 就是最大的广域网。广域网一般利用公用通信网络提供的信息进行数据传输，传输速度相对较慢，网络结构复杂，造价相对较高。

局域网和广域网是一个相对的概念，现在每个单位或家庭都有自己的局域网，局域网通过路由器连接成小型的广域网。广域网包括大大小小不同的子网，子网可以是局域网，也可以是小型的广域网。

2. 按拓扑结构分类

计算机网络的拓扑结构是计算机网络上各节点（分布在不同地理位置的计算机设备及其他设备）和通信链路所构成的几何形状。

常见的拓扑结构有总线型、星形、环形、树形、网状和混合型等。

（1）总线型拓扑结构

总线型拓扑结构采用一条公共线（总线）作为数据传输介质，所有网络上的节点都连接在总线上，通过总线在网络上节点之间传输数据，如图 3-4 所示。

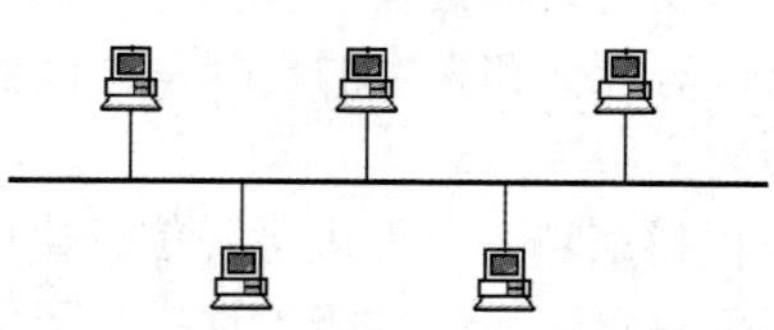

图 3-4 总线型拓扑结构

总线型拓扑结构使用广播式传输技术，总线上的所有节点都可以发送数据到总线上，数据在总线上传播。在总线上，所有其他节点都可以接收总线上的数据，各节点接收数据之后，首先分析总线上的数据的目的地址再决定是否真正接收。

缺点：由于各节点共用一条总线，所以在任一时刻只允许一个节点发送数据，因此，传输数据容易出现冲突现象。同时，同一时刻只能有两个网络节点可以相互通信，网络延伸距离有限，网络容纳的节点数有限。另外，在总线上只要有一个节点或者总线出现问题，将影响整个网络的正常运行。

优点：信道利用率较高、结构简单、建网成本低、布线和后期维护方便、易于扩展。

（2）星形拓扑结构

在星形拓扑结构中，网络上的每个节点都由一条点到点的链路与中心节点（网络设备，如交换机、集线器等）相连，信息的传输是通过中心节点的存储转发技术来实现的，如图 3-5 所示。

缺点：中心节点的负担重，而且一旦中心节点出现故障，将影响整个网络的运行。另外，星形拓扑结构需要大量电缆，建网费用较高。

优点：结构简单、便于管理与维护、易于节点扩充、访问协议十分简单、容易检测和隔离故障。

（3）环形拓扑结构

在环形拓扑结构的计算机网络中，网络上的各节点都连接在一个闭合环形通信链路上，信息的传输沿环的单方向传递，两节点之间仅有唯一的通道，如图 3-6 所示。

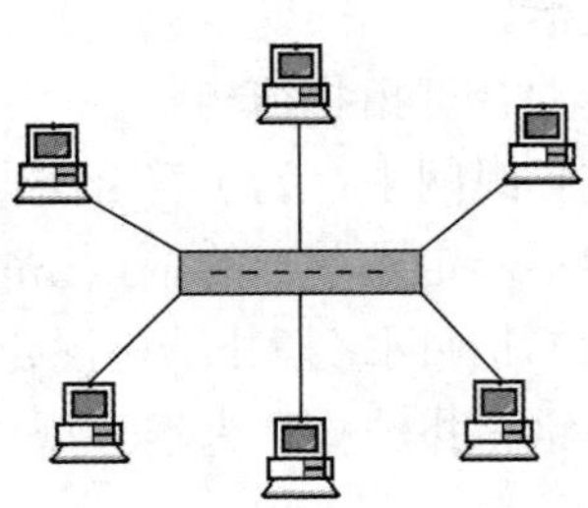

图 3-5 星形拓扑结构

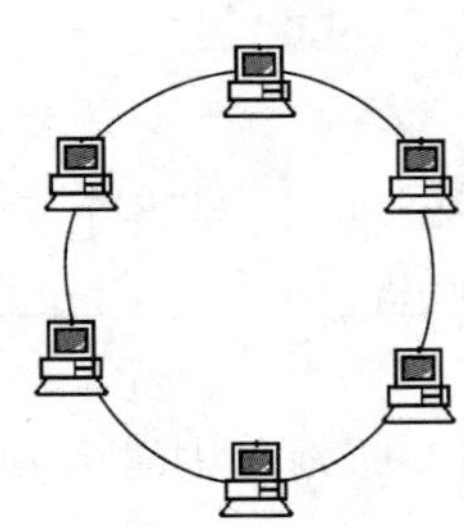

图 3-6 环形拓扑结构

缺点：网络扩充及维护不太方便，可靠性较差，某一节点或环路出现故障，将使整个网络处于瘫痪状态。

优点：网络上各节点之间没有主次关系，各节点负担均衡，传输控制机制较为简单，实时性强。

（4）树形拓扑结构

树形拓扑结构是总线型拓扑结构的拓展，在网络中各节点按一定的层次连接起来，形状像一棵倒置的树，所以称为树形拓扑结构，如图 3-7 所示。

在树形拓扑结构中，顶端的节点称为根节点，它可带若干个分支节点，每个分支节点又可以再带若干个子分支节点，信息的传输可以在每个分支链路上双向传递。

缺点：树形拓扑结构增加了网络复杂性，网络中除底层节点及其连线外，任一节点或连线的故障均影响其所在支路网络的正常工作。

优点：树形拓扑结构与星形拓扑结构相比，降低了通信线路的成本，网络扩充、故障隔离比较方便。

（5）网状拓扑结构

在网状拓扑结构中，网络上的节点连接是不规则的，每个节点都可以与任何节点相连，且每个节点可以有多个分支，信息可以在任何分支上进行传输，如图 3-8 所示。

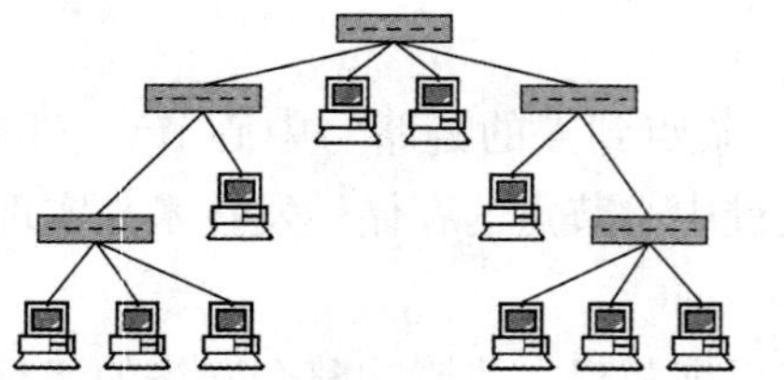

图 3-7　树形拓扑结构

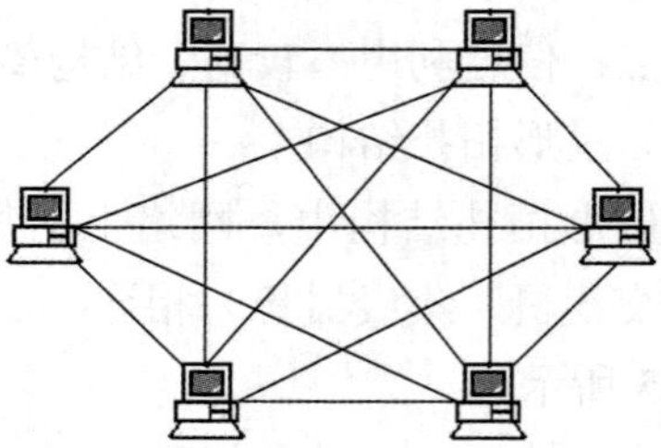

图 3-8　网状拓扑结构

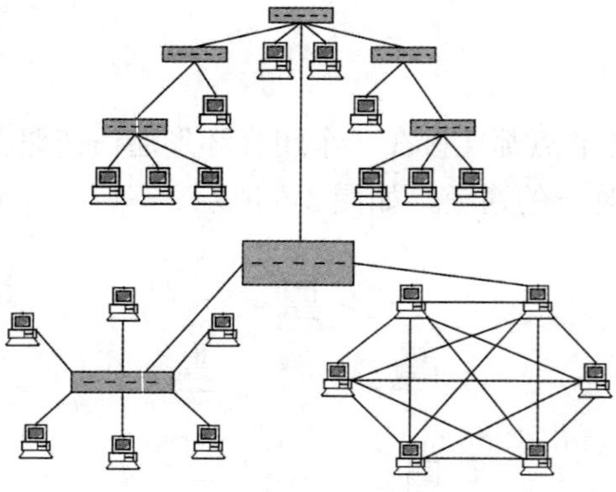

图 3-9　混合型拓扑结构

缺点：结构和控制机制复杂，建网不容易，不易管理和维护。

优点：节点间的路径多，可以减少碰撞和阻塞；局部的故障不会影响整个网络的正常工作，因此可靠性高；网络扩充和主机入网比较灵活。

（6）混合型拓扑结构

在实际组网中，为了符合不同的要求，拓扑结构不一定是单一的，往往是几种结构的混用。将几种网络拓扑结构混合起来构成的一种网络拓扑结构称为混合型拓扑结构，如图 3-9 所示。这种结构可以兼顾单一网络的优点，同时也能在一定程度上弥补缺点。

3. 按传输介质分类

传输介质是计算机网络数据流动的载体，是通信网络中发送方和接收方之间的物理通路。传输介质大体可以分为有线传输介质和无线传输介质两大类。

1）有线网，传输介质包含双绞线、同轴电缆和光纤。

双绞线：其特点是比较经济、安装方便、传输率和抗干扰能力一般，广泛应用于局域网。

同轴电缆：现在逐渐被淘汰。

光纤：特点是传输距离长、传输效率高、抗干扰性强，是高安全性网络的理想选择。

2）无线网，传输介质包含无线电话网、无线电视网、微波通信网和卫星通信网等。

无线电话网：是一种很有发展前途的联网方式。

无线电视网：无法在一个频道上和用户进行实时交互。

微波通信网：通信保密性和安全性较好。

卫星通信网：能进行远距离通信，但价格昂贵。

3.2.2 计算机网络的体系结构

1. 网络协议

网络中的计算机在进行通信时，必须使用通信协议。通信协议是指通信各方事前约定的通信规则，网络如果没有统一的通信协议，计算机之间的信息就无法传递。协议可以简单地理解为各计算机之间进行会话所使用的共同语言。

2. OSI 模型

不同厂商生产的网络设备不同，不同的网络设备上使用的操作系统和应用软件也不相同。为了实现这些设备上数据信息的交换，必须制定一个统一的规则。

国际标准化组织提出了一个通用的网络通信参考模型——OSI 模型。OSI 模型将整个网络系统分成 7 层，每层各自负责特定的工作，各层都有主要的功能，如图 3-10 所示。

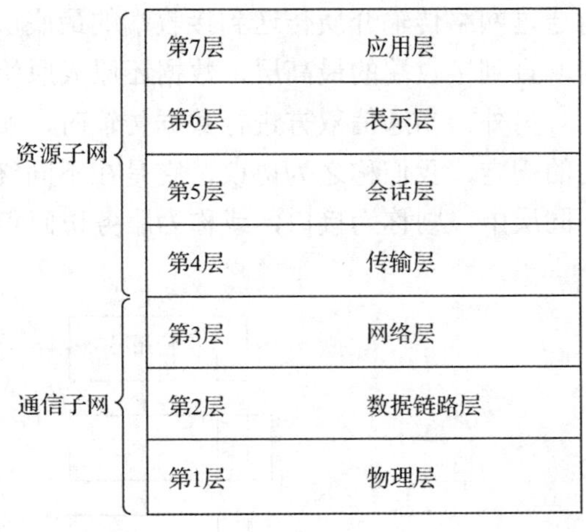

图 3-10 OSI 模型

（1）OSI 模型的分层原则

OSI 模型按网络通信功能性质进行分层，性质相似的工作分在同一层，每一层都有负责的工作范围，层次分得很清楚，彼此不重叠，处理事情时逐层处理，决不允许越层，功能界限清晰，并且每层向相邻的层提供透明的服务。

（2）各层的功能

1）物理层：也称最底层，它提供计算机操作系统和网络线之间的物理连接，它规定了电缆引线的分配、线上的电压、接口的规格，以及物理层以下的物理传输介质等。在这一层传输的数据以比特为单位。

2）数据链路层：主要功能是完成传输数据的打包和拆包的工作。把上一层传来的数据按一定的格式组合成数据块，称为帧（frame），然后将帧按顺序传出。另外，它主要解决数据帧的破坏、遗失和重复发送等问题，目的是把一条可能出错的物理链路变成一条不出差错的理想链路。数据链路层传输的数据以帧为单位。

3）网络层：主要功能是为数据分组进行路由选择，并负责通信子网的流量控制、拥塞控制，要保证发送端传输层所传下来的数据分组能准确无误地传输到目的节点的传输层。网络层传输的数据以分组为单位。一般称第 1～第 3 层为通信子网。

4）传输层：主要功能是为会话层提供一个可靠的端到端连接，以使两通信端系统之间透明地传输报文。传输层是计算机网络体系结构中最重要的一层，传输层协议也是最复杂的，其复杂程度取决于网络层所提供的服务类型及上层对传输层的要求。传输层传输的数据以报文为单位。

5）会话层：主要功能是使用传输层提供的可靠的端到端连接，在通信双方应用进程之间建立会话连接，并对会话进行管理和控制，保证会话数据可靠传送。

6）表示层：主要功能是完成被传输数据的表示工作，包括数据格式、数据转化、数据加密和数据压缩等语法变换服务。

7）应用层：它是OSI模型中的最高层，功能与计算机应用系统所要求的网络服务目的有关。通常是为应用系统提供访问OSI环境的接口和服务，常见的应用层服务有信息浏览、虚拟终端、文件传输、远程登录、电子邮件等。应用层传输的数据以报文为单位。一般称第4～第7层为资源子网。

（3）OSI模型中的数据传输方式

在OSI模型中通信双方在数据传输时由发送端应用层开始向下逐层传输，并在每层增加一些控制信息，可以理解为每层对信息加一层信封，到达最底层源数据被加了7层信封；再通过网络传输介质传送到接收端的最底层，再由下向上逐层传输，并在每层去掉一层信封，直到接收端的最高层，数据还原成原始状态为止。

另外，当通信双方进行数据传输时，实际上是对等层使用相应的规定在沟通。这里使用的规定，我们称之为协议，它是在不同终端上，相同层中实施的规则。如果在同一终端不同层中，则称为接口，或称为服务访问点，如图3-11所示。

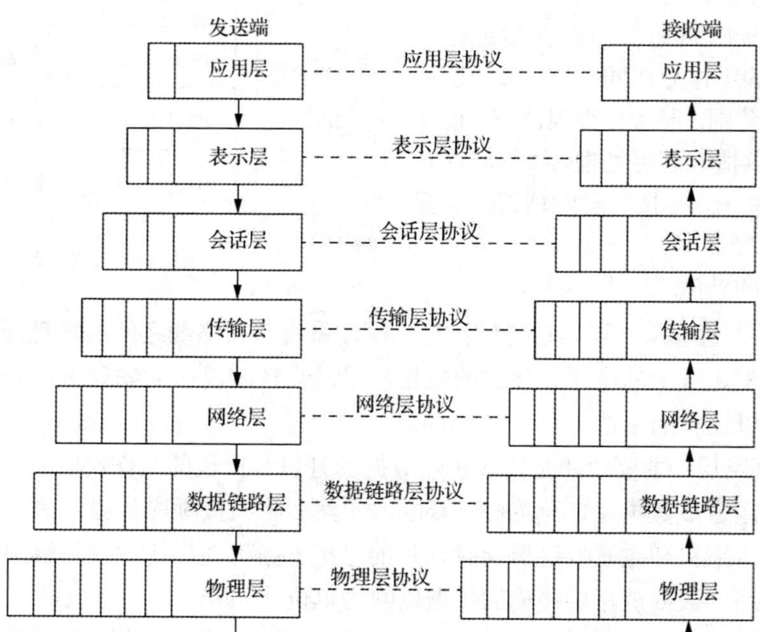

图3-11 OSI模型的通信方式

3. TCP/IP模型

在Internet中普遍使用TCP/IP表示Internet体系结构。虽然它不是OSI的标准协议，但由于它所支持的网络产品大量进入Internet市场，因此人们称TCP/IP为实际的工业标准，它也是今天使用的Internet的标准协议，实际上已成为Internet的代名词。

（1）分层原则

因为TCP/IP模型与OSI模型设计的出发点不同，OSI是为国际标准而设计的，所以考虑的因素多，协议复杂，产品推出较为缓慢；TCP/IP起初是为军用网设计的，重点考虑异构网的互联、可用性、安全性等特殊要求。因此TCP/IP模型分为4层：网络接口层、互联层、传输层和应用层，如图3-12所示。

应用层	Telnet、FTP、SMTP、DNS、HTTP
传输层	TCP、UDP
互联层	IP
网络接口层	局域网、无线网、卫星网、X.25

图3-12　TCP/IP模型

（2）TCP/IP模型中的各层功能

1）网络接口层：它是Internet协议的最底层，它与OSI模型的数据链路层及物理层相对应。在这一层的协议标准也很多，包括各种逻辑链路控制和媒体访问协议，如各种局域网协议、广域网协议等任何可用于IP数据报文交换的分组传输协议。其作用是接收互联层传来的IP数据报；或从网络传输介质接收物理帧，将IP数据报传给互联层。

2）互联层：它与OSI模型的网络层相对应，是网络互联的基础，提供无连接的分组交换服务。互联层的作用是将传输层传来的分组装入IP数据报，选择去往目的主机的路由，再将数据报发送到网络接口层；或从网络接口层接收数据报，先检查其合理性，然后进行寻址，若该数据报是发送给本机的，则接收下来，处理后，再传送给传输层；如果不是发送给本机的，则转发该数据报。另外，还有差错控制、控制报文、流量控制等功能。

3）传输层：传输层与OSI模型的传输层相对应。传输层的作用是提供通信双方的主机之间端到端的数据传送，在对等实体之间建立用于会话的连接。它管理信息流，提供可靠的传输服务，以确保数据可靠地按顺序到达。传输层包括TCP和用户数据报协议（user datagram protocol，UDP）两个协议，这两个协议分别对应不同的传输机制。

4）应用层：应用层与OSI模型中的会话层、表示层和应用层相对应。向用户提供一组常用的应用层协议，提供用户调用应用程序访问TCP/IP互联网络的各种服务。常见的应用层协议包括网络终端协议Telnet、文件传输协议（file transfer protocol，FTP）、简单邮件传送协议（simple mail transfer protocol，SMTP）、域名服务（domain name service，DNS）和超文本传输协议（hyper text transfer protocol，HTTP）。

（3）OSI模型与TCP/IP模型的比较

OSI模型与TCP/IP模型既有相似之处，也存在区别。OSI模型与TCP/IP模型都使用分层结构，但TCP/IP模型只分为4层，简单且高效，其中OSI模型中的高三层，在TCP/IP模型中被合并为应用层，而数据链路层和物理层被合并为网络接口层，两者的关系如图3-13所示。

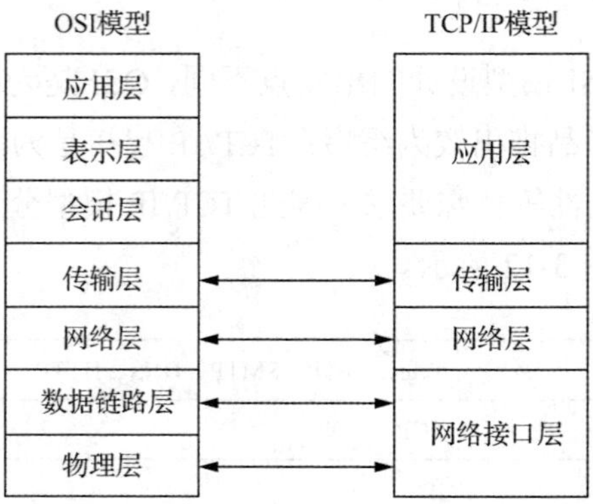

图 3-13 OSI 模型与 TCP/IP 模型的比较

OSI 模型是作为一种标准而被设计出来的，它并没有可应用于实践的协议，但却是目前网络设计所遵循的标准模型；而 TCP/IP 模型是随着互联网的发展而得以发展和完善的，它经历了十多年的实践考验，有着广泛的实践基础，它已经成为事实上的工业标准，在互联网上被广泛应用。

3.2.3 计算机网络的组建

1. 计算机网络系统

一个完整的计算机网络系统，基本组成包括计算机网络硬件系统和计算机网络软件系统，具体包括终端计算机、网络设备、传输介质、网络通信软件、网络设备软件等。

在逻辑上可以将计算机网络分为进行数据处理的资源子网和完成数据通信的通信子网两部分。

资源子网主要负责全网的数据处理业务，包括信息的收集、存储和处理，为用户提供访问网络的能力，向网络用户提供各种网络资源和网络服务。

资源子网主要包括：联网的计算机、终端、外部设备、网络协议及网络软件等。

通信子网的主要任务是连接网络上的各种计算机，完成数据的传输、交换和通信处理。

通信子网主要包括：通信线路（即传输介质）、网络连接设备（如通信控制处理器）、网络协议和通信控制软件等。

2. 计算机网络的硬件

要构成一个计算机网络系统，首先要将计算机及其附属硬件设备与网络中的其他计算机系统连接起来，需要的硬件包括以下几种。

（1）计算机及智能外部设备

1）服务器（server）。服务器是指在网络环境下运行相应的应用软件，为网上用户提供共享信息资源和提供各种服务的一种高性能计算机。它是整个网络的核心，服务器在网络中管理整个网络并处理各工作站的信息请求，还有运行网络中的应用程序并连接一些外部设备，如打印机、光驱、调制解调器等。

2）工作站（workstation）。工作站是一种以个人计算机和分布式网络计算为基础，主要面向专业应用领域，具有强大的数据运算、图形图像处理能力，为专业领域设计开发的高性能计算机。它向服务器提出请求或共享网络资源，并由服务器来管理它。工作站可通过访问服务器获取服务，还可以进行自身的工作。

（2）网络接口设备

1）网络适配器（network adapter），又称网卡。网卡是局域网中的基本部件，是计算机接入网络时必须配置的硬件设备，无论是哪种类型的计算机网络，都要通过网卡才能实现数据通信。它工作在网络物理层和数据链路层之间，是工作站连接网络的基本设备。可以根据需要购买高性能的独立网卡插在主板的扩展槽中，如图 3-14 所示，也可以选购集成网卡的主板。

无线网卡（wireless network adapter）是一种终端无线网络设备，它能够帮助计算机连接到无线网络上。

无线网卡是一种在无线局域网的覆盖下通过无线连接进行上网的无线终端设备。通俗地说，无线网卡是一种不需要连接网线即可实现上网的设备，如最常见的笔记本电脑、智能手机、平板电脑等数码产品内部都集成有无线网卡。对于不具备内部无线网卡的台式计算机，我们可以通过外置无线网卡接入无线网络。如图 3-15 所示，就是通用串行总线（universal serial bus，USB）接口的无线网卡。

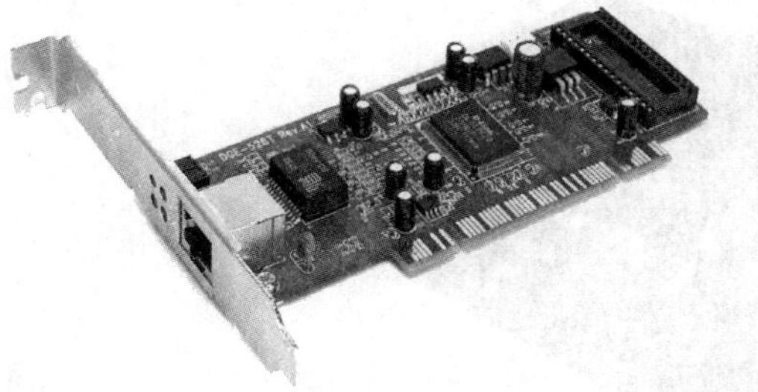

图 3-14 独立有线网卡

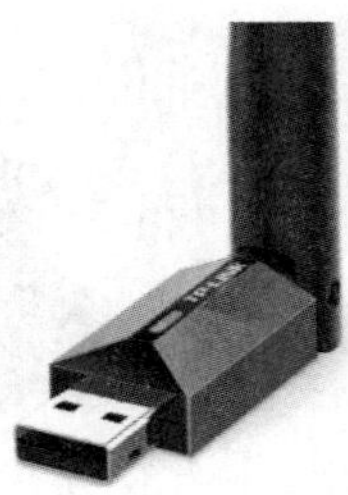

图 3-15 USB 接口的无线网卡

2）交换机（switch）。交换机是一种用于电信号转发的网络设备，它可以为接入交换机的任意两个网络节点提供独享的电信号通路，如图 3-16 所示。交换机能把用户线路、电信电路和其他要互连的功能单元根据单个用户的请求连接起来。

从广义上来看，网络交换机分为两种：广域网交换机和局域网交换机。广域网交换机主要应用于电信领域，提供通信用的基础平台；而局域网交换机则应用于局域网络，用于连接终端设备，如个人计算机及网络打印机等。

3）路由器（router）。路由器是连接 Internet 中各局域网、广域网的设备，它会根据信道的情况自动选择和设定路由，以最佳路径，按前后顺序发送信号，如图 3-17 所示。

图 3-16 交换机

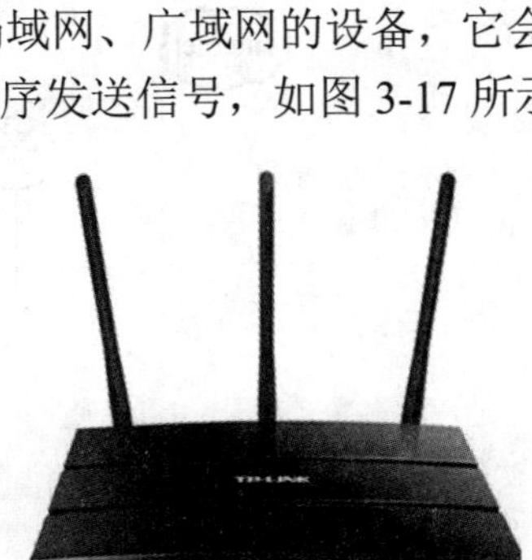

图 3-17 路由器

路由器分本地路由器和远程路由器。本地路由器用来连接网络传输介质，如光纤、同轴电缆、双绞线；远程路由器用来连接远程传输介质，并要求相应的设备，如电话线要配调制解调器，无线要通过无线接收机、发射机。

宽带路由器是近年来新兴的一种网络产品，它伴随宽带的普及应运而生。宽带路由器在一个紧凑的盒子中集成了路由器、防火墙、带宽控制和管理等功能，具备快速转发能力，具有灵活的网络管理和丰富的网络状态等特点。

无线网络路由器（如 D-LINK、TP-LINK、TENDA 等）是一种用来连接有线和无线网络的通信设备，它可以通过 WiFi 技术收发无线信号来与个人数码设备或笔记本电脑等进行通信。无线网络路由器可以在不设电缆的情况下，方便地建立一个计算机网络。

4）中继器（repeater）。中继器是连接网络线路的一种装置，常用于两个网络节点之间物理信号的双向转发工作，如图 3-18 所示。中继器是工作在物理层上的连接设备，适用于完全相同的两类网络的互联，负责在两个节点的物理层上按位传递信息，完成信号的复制、调整和放大功能，以此来延长网络的长度，扩大网络传输的距离。

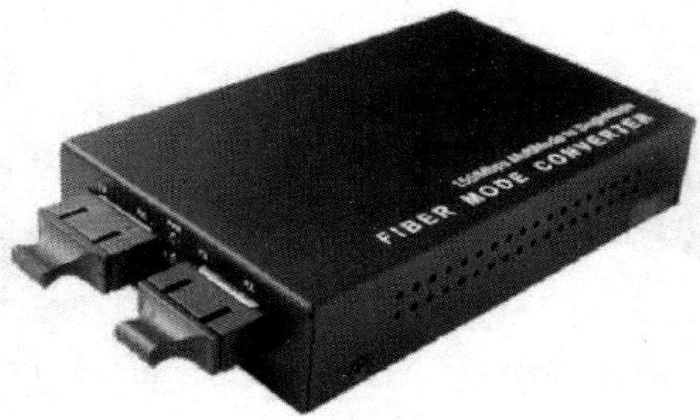

图 3-18　中继器

5）网桥（bridge）。网桥也称桥接器，是连接两个局域网的一种存储/转发设备，它能将一个大的局域网分割为多个网段，或将两个以上的局域网互联为一个逻辑局域网，使局域网上的所有用户都可以访问服务器，如图 3-19 所示。

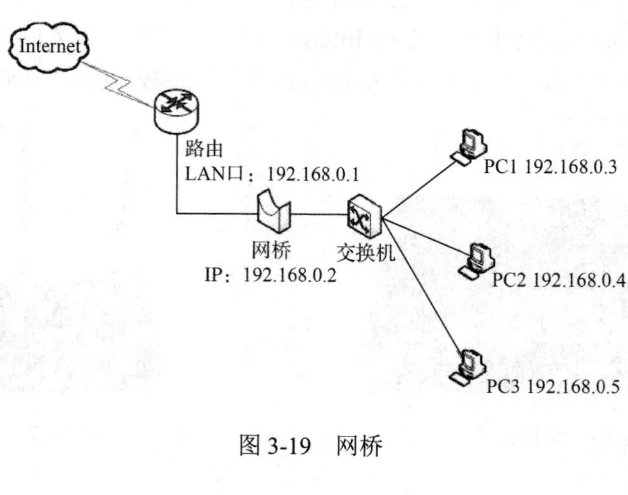

图 3-19　网桥

扩展局域网最常见的方法是使用网桥。最简单的网桥有两个端口，复杂的网桥可以有更多的端口。网桥的每个端口都与一个网段相连。

6）网关（gateway）。网关又称网间连接器、协议转换器。网关在网络层以上实现网络互联，是最复杂的网络互联设备，使用在不同的通信协议、数据格式或语言，甚至体系结构完全不同的两种系统之间。

（3）网络传输通信介质

1）有线传输介质。

① 双绞线（twisted pair）。双绞线是最早出现的传输介质，也是目前使用最广泛的通信介质。它由两根绝缘导线以螺旋形组合在一起，每对双绞线合并作为一根通信线，使用的目的是减少对邻近线的电气干扰，双绞线的名称也由此而来。

在实际使用时，双绞线是由多对双绞线一起包在一个绝缘电缆套管里的，称为双绞线电缆。组建局域网所用的双绞线由 8 根线组成，这 8 根线成对使用，每一对都互相绞合在一起。

双绞线分为屏蔽双绞线（shielded twisted pair，STP）和非屏蔽双绞线（unshielded twisted pair，UTP），如图 3-20 所示。屏蔽双绞线的外层由铝箔包裹，价格相对高一些，但是传输速率比相应的非屏蔽双绞线高，常用于干扰比较大的线路。

② 同轴电缆（coaxial cable）。同轴电缆常用于设备与设备之间的连接，或应用在总线型拓扑结构中。同轴电缆中心轴线是一条铜导线，外面有一层绝缘材料，绝缘材料由网状铜导体包裹，最外层是绝缘层，如图 3-21 所示。

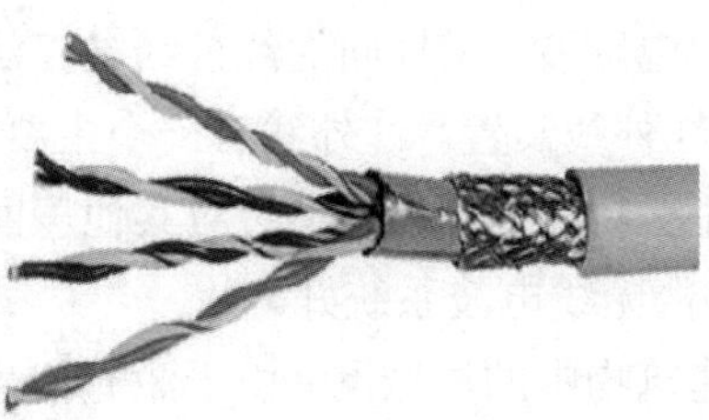

图 3-20　双绞线

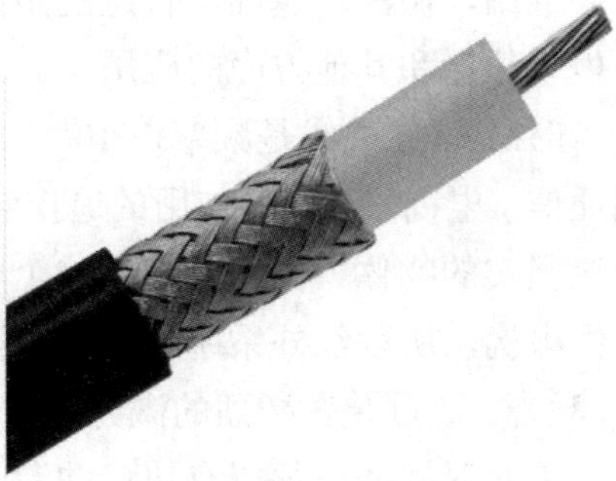

图 3-21　同轴电缆

与双绞线相比，同轴电缆的抗干扰能力强、屏蔽性能好、传输数据稳定、价格也便宜。

③ 光缆（optical cable）。光纤是光导纤维的简写，是一种利用光在玻璃或塑料制成的纤维中的全反射原理而达成的光传导工具。因为光在光纤中的传导损耗比电在电线中的传导损耗低得多，所以光纤被用于长距离的信息传递。

由于光纤是由石英玻璃制成的，质地脆，易断裂，因此在使用前必须由几层保护层和绝缘层包覆，可防止周围环境（如水、火、电击）对光纤的伤害，包覆后的缆线即被称为光缆，如图 3-22 所示。

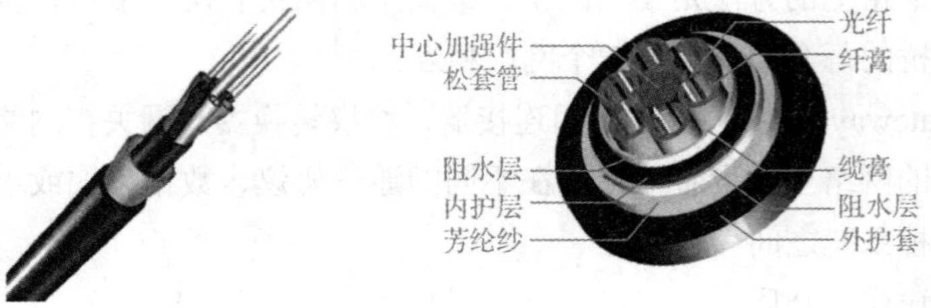

图 3-22 光缆

光缆是为了满足光学、机械或环境的性能规范而制造的，它是利用置于包覆护套中的一根或多根光纤作为传输媒质单独或成组使用的通信线缆组件。光缆主要由光纤和塑料保护套管及塑料外皮构成。

2）无线传输介质。

无线传输介质有：微波、红外线和激光等。在局域网中，一般只使用无线电波和红外线作为传输介质。无线传输介质通常用于广域互联网的广域链路的连接。

无线传输的优点在于安装、移动及变更都较容易，不受环境的限制，但信号在传输过程中容易受到干扰和被窃取，且初期的安装费用较高。

① 微波。微波是频率在 10^8～10^{10}Hz 之间的电磁波。在 100MHz 以上，微波可以沿直线传播，因此可以集中于一点。通过抛物线状天线把所有的能量集中于一小束，便可以防止他人窃取信号和减少其他信号对它的干扰，但是发射天线和接收天线必须精确地对准。由于微波沿直线传播，如果微波塔相距太远，地表就会挡住去路，因此，隔一段距离就需要一个中继站，微波塔越高，传送的距离越远。微波通信被广泛用于长途电话通信、监察电话、电视传播和其他方面的应用。

② 红外线。红外线是频率在 10^{12}～10^{14}Hz 之间的电磁波。无导向的红外线被广泛用于短距离通信。电视、录像机使用的遥控装置都利用了红外线装置。红外线有一个主要缺点：不能穿透坚实的物体，但正是由于这个原因，一间房屋中的红外系统不会对其他房间中的系统产生串扰，所以红外系统防窃听的安全性要比其他无线电波系统好。

③ 激光。通过装在楼顶的激光装置来连接两栋建筑物中的局域网。由于激光信号是单向传输，因此每栋楼房都得有自己的激光及测光的装置。激光传输的缺点之一是不能穿透雨和浓雾，但是在晴天可以工作得很好。

3. 计算机网络的软件

计算机网络如果只有硬件部分是不能实现通信工作的，需要有高性能网络软件管理网络，才能发挥计算机网络的功能。

网络软件是网络的组织者和管理者，在网络协议的支持下，为网络用户提供各种服务。网络软件主要包括网络操作系统、网络通信协议等。

（1）网络操作系统

网络操作系统是一种能代替操作系统的软件程序，是网络的心脏和灵魂，是向网络计算机提供服务的特殊的操作系统，分为服务器（server）及客户端（client）。服务器的主要功能是管理服务器及网络上的各种资源，加以整合并控管流量，从而避免瘫痪；而客户端具有能接收服务器所传递的数据并运用的功能，可以让客户端清楚地搜索所需的资源。

常用的网络操作系统有 Windows 操作系统、NetWare 操作系统、UNIX 操作系统和 Linux 操作系统。

1）Windows 操作系统。Windows 操作系统在局域网中是最常见的，但因为它对服务器的硬件要求较高，且稳定性能不是很高，一般只用在中低档服务器中，高端服务器通常采用 UNIX、Linux 或 Solairs 等非 Windows 操作系统。在局域网中，微软公司的网络操作系统主要有：Windows NT 4.0 Server、Windows 2000 Server/ Advance Server，以及 Windows 2003 Server/ Advance Server 等，工作站系统可以采用任一 Windows 操作系统或非 Windows 操作系统。

2）NetWare 操作系统。NetWare 操作系统虽然已失去了当年雄霸一方的气势，但仍因对网络硬件的要求较低而受到一些设备比较落后的中小型企业的青睐。其常用版本有 3.11、3.12 和 4.10、V4.11，V5.0 等中英文版本，NetWare 服务器对无盘站和游戏的支持较好，常用于教学网和游戏厅。

3）UNIX 操作系统。常用的 UNIX 操作系统的版本主要有：UNIX SUR 4.0、HP-UX 11.0、SUN 的 Solaris 8.0 等。它支持网络文件系统服务、提供数据等应用，功能强大，由 AT&T 和 SCO 公司推出。这种网络操作系统的稳定性和安全性能非常好，但因为它多数是以命令方式来进行操作的，所以不容易掌握，特别是初级用户。正因为如此，小型局域网基本不使用 UNIX 作为网络操作系统，UNIX 一般用于大型的网站或大型的企事业局域网中。常用的 UNIX 网络操作系统版本有 AT&T 和 SCO 公司的 UNIX SVR 3.2、SVR 4.0 和 SVR 4.2 等。UNIX 是针对小型计算机主机环境开发的操作系统，是一种集中式分时多用户体系结构，因其体系结构不够合理，UNIX 的市场占有率呈下降趋势。

4）Linux 操作系统。Linux 操作系统最大的特点就是源代码开放，用户可以免费得到许多应用程序。目前也有中文版本的 Linux，如 REDHAT（红帽子）、红旗 Linux 等，在国内得到了用户充分的肯定，主要体现在其安全性和稳定性方面，它与 UNIX 有许多类似之处。但目前这类操作系统主要应用于中高档服务器中。

总的来说，对特定计算环境的支持使每一个操作系统都有适合自己的工作场合，这就是系统对特定计算环境的支持。例如，Windows 2000 Professional 适用于桌面计算机，Linux 目前较适用于小型的网络，而 Windows 2000 Server 和 UNIX 则适用于大型服务器应用程序。

（2）网络通信协议

计算机网络的功能是实现网络系统的资源共享，所以网络上各计算机系统之间要不断地进行数据交换。但不同的计算机系统可能使用完全不同的操作系统或采用不同标准的硬件设备等，为了使网络上不同的计算机系统能实现相互通信，通信的双方就必须遵守共同一致的通信规则和约定，如通信过程的同步方式、数据格式、编码方式等，即网络通信协议。

网络通信协议就是为计算机网络中进行数据交换而建立的规则、标准或约定的集合。

4. 家庭局域网络的组建

每个家庭都接入了宽带线路，宽带入户一般分为电话线接入、网线接入和光纤接入 3 种方式。

（1）电话线接入

电话线接入是最早的宽带入户方式，也就是非对称数字用户线（asymmetric digital subscriber line，ADSL）拨号上网。用户访问 Internet 时，使用电话线连接调制解调器（俗称宽带猫），宽带猫引出一根网线，连接路由器 WAN 口，通过路由器实现拨号上网，路由器的 LAN 口再接入家庭计算机就可以了，这样就组建了一个网络，路由器的无线接入点可以让智能设备（智能手机、平板电脑等）连接到网络，如图 3-23 所示。

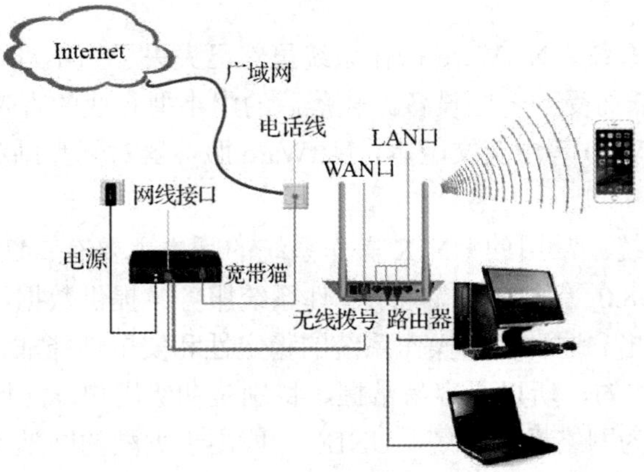

图 3-23　电话线接入

（2）网线接入

网络运营商通过室外设备，直接将一根网线从室外接入到室内，直接连接到路由器的 WAN 口，如图 3-24 所示。

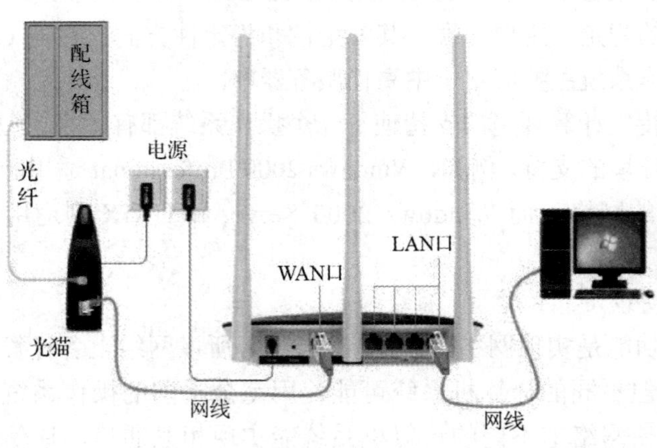

图 3-24　网线接入

（3）光纤接入

如果网络运营商提供的线路是光纤，入户后先接光调制解调器，然后接入路由器的 WAN 口，如图 3-25 所示。

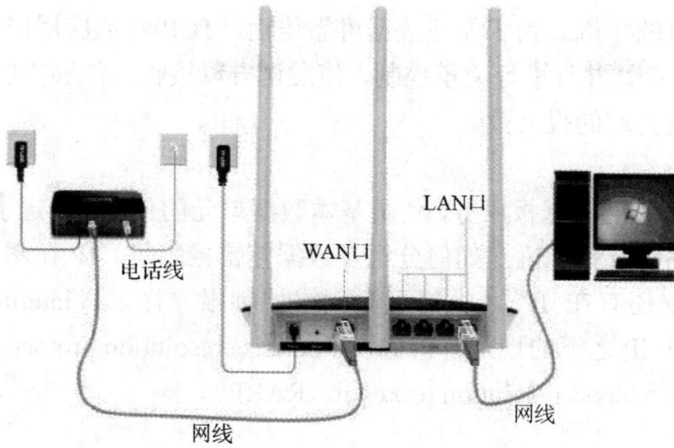

图 3-25　光纤入户

此外，有线电视运营商现在也提供宽带上网服务，连接方式和上述类似。各种宽带接入方式都具有不同的优缺点，可以根据自己的实际情况选择相应的宽带接入方式。

另外，也可以通过无线接入方式进行连接。无线接入是指从交换节点到用户终端之间，全部采用了无线手段，实现了移动设备与网络之间的数据交换，这种方式主要是为了满足移动用户上网的需要。

（1）笔记本电脑

目前生产的笔记本电脑都有蓝牙、无线上网的功能，这都是利用无线传输的技术实现的。用户向网络运营商预购服务费和账号，需要注意的是，不同的网络运营商的无线网卡是不能通用的，其收费标准和方式也不同，有按流量收费的、有按月收费的。

（2）手机上网

目前生产的手机也有蓝牙、无线上网的功能。手机上网不需要另外配置其他设备，只需要对手机进行设置即可。

3.3　Internet 基础

Internet 是世界上最大、覆盖面最广的计算机互联网，它采用 TCP/IP 协议族，将全世界不同国家、不同地区、不同部门和结构类型不同的计算机系统、国家骨干网、广域网、局域网，通过互联设备连接在一起实现资源共享。

3.3.1　Internet 协议

网络协议是计算机系统之间通信的各种规则，只有双方按照同样的协议通信，把本地计算机的信息发出去，对方才能接收。因此每台计算机上都必须安装执行协议的软件。协议是网络正常工作的保证，所以针对网络中不同的问题制定了不同的协议。

1. Internet 网络协议

（1）TCP

TCP 负责数据端到端的传输，是一个可靠的、面向连接的协议，保证源主机上的字节准确无误地传递到目的主机。为了保证数据可靠传输，TCP 对从应用层传来的数据进行监控管理，提供重发机制，并且进行流量控制，使发送方以接收方能够接收的速度发送报文，不会超过接收方所能处理的报文数。

（2）IP

IP 用于提供无连接的数据报服务，负责基本数据单元的传送，规定了数据的确切格式，为传输的数据进行路径选择和确定如何分组及数据差错控制等。IP 在网络层，实际上在这一层配合 IP 的协议还有在 IP 之上的互联网络控制报文协议（internet control message protocol，ICMP），在 IP 之下的地址解析协议（address resolution protocol，ARP）和反向地址解析协议（reverse address resolution protocol，RARP）。

（3）UDP

用户数据报协议（user datagram protocol，UDP）用于提供不可靠的无连接的数据报传递服务，没有重发和查错功能。因此，UDP 适用于不需要 TCP 的顺序与流量控制而希望自己对此加以处理的应用程序。例如，在语音和视频应用中需要传输准同步数据，这时用 UDP 传输数据，如果使用有重发机制的 TCP 来传输数据，就会使某些音频或视频信号延时较长，这时即使这段音频或视频信号再准确也毫无意义。在这种情况下，数据的快速到达比数据的准确性更重要。

2. Internet 应用协议

1）网络终端协议 Telnet：实现互联网中的远程登录功能。

2）FTP：实现互联网中的交互式文件传输功能。

3）SMTP：实现互联网中的电子邮件传输功能。

4）DNS：实现网络设备的名称到 IP 地址映射的网络服务。

5）路由信息协议（routing information protocol，RIP）：实现网络设备之间交换路由信息功能。

6）HTTP：用于 WWW 服务，可传输多媒体信息。

7）网络文件系统（network file system，NFS）：用于网络中不同主机之间的文件共享。

3. 其他协议

1）面向数据报协议 IPX：是局域网 NetWare 的文件重定向模块的基础协议。

2）连接协议 SPX：是会话层的面向连接的协议。

3.3.2 IP 地址

在 Internet 上的每一台主机都有一个与其他任何主机不重复的地址称为 IP 地址。

每个 IP 地址用 32 位二进制数表示，即 4 字节（IPv4 协议中），如 11001011.01100010.01100001.01001111。为了便于记忆，IP 地址通常用十进制数来表示，每 8 位二进制数用一个 0～255 之间的十进制数表示，且每个数之间用小数点分开，如上面的 IP 地址可以用 203.98.97.79 来表示。计算机系统将十进制地址转换成对应的二进制 IP 地址，以识别网络上的互联设备。

1. IP 地址的分类

IP 地址分为 5 类，分别为 A 类、B 类、C 类、D 类和 E 类。其中，A、B、C 类地址是主类地址，D、E 类地址是次类地址。

（1）IP 地址的格式

IP 地址的格式由类别、网络地址和主机地址 3 部分组成，如表 3-1 所示。

表 3-1　IP 地址的格式

类别	网络地址	主机地址

（2）IP 地址的分类

按 IP 地址的格式将 IP 地址分为 5 类，如 A 类地址的类别号为 0，第一字节中剩余的 7 位表示网络地址，后面的 3 个字节用来表示主机地址。具体分类如表 3-2 所示。

表 3-2　IP 地址的分类

位	0	1	2	3	4	5	6	7	8……15	16……23	24……31	地址范围
A 类	0	网络地址 2^7							主机地址 2^{24}			1.0.0.0～126.255.255.255
B 类	1	0	网络地址 2^{14}							主机地址 2^{16}		128.0.0.0～191.255.255.255
C 类	1	1	0	网络地址 2^{21}							主机地址 2^8	192.0.0.0～223.255.255.255
D 类	1	1	1	0	广播地址							224.0.0.0～239.255.255.255
E 类	1	1	1	1	留用							240.0.0.0～255.255.255.255

一般全 0 的 IP 地址不使用，有特殊用途。

从表 3-2 中可以看出 A 类地址的网络数最少，但网络中的主机数目较大，与其对应的 C 类地址网络数较大，但每个网络中的主机数较少。

2. DNS

域名就是 Internet 上主机的名称，我们知道在 Internet 上主机是通过 IP 地址标识的，但是 IP 地址不容易记忆。采用域名来表示主机，一方面容易记忆，同时也便于管理。因此 Internet 上设计了一种用自然语言的符号命名的系统——DNS，它是将域名和 IP 地址相互映射的一个分布式数据库，能够使人更方便地访问 Internet。

域名系统采用分层命名的方式，域名的各部分用小数点分开。一台主机的域名通常由主机名、机构名和顶层域名组成。

例如，大连医科大学校园网的域名为 www.dmu.edu.cn，这是该大学的 www 主机的域名。在这个域名中从右至左越来越具体，最右端的域为顶级域名 cn，表示中国；edu 是二级域名，表示教育机构；dmu 是用户名；www 是主机名。

域名中的顶级域名（域名中的最右部分）分为两大类：一类是由 3 个字母组成的代表机构的种类；另一类是由两个字母组成的，代表国家或地区，如表 3-3 和表 3-4 所示。

表 3-3 机构域名

域名	说明
com	商业机构
edu	教育机构
gov	政府部门
net	网络机构
org	非营利等组织

表 3-4 国家或地区顶级域名

域名	国家或地区	域名	国家或地区
cn	中国	ca	加拿大
de	德国	fr	法国
it	意大利	jp	日本
ru	俄罗斯	us	美国
uk	英国		

Internet 主机的 IP 地址和域名都可以被用来访问该主机，用户在访问网络资源时，都习惯使用域名，但计算机和路由器却只识别 IP 地址。因此，网络中的 DNS 提供主机域名和 IP 地址之间的转换服务。它可以根据输入的域名来查找相对的 IP 地址，如果在本服务系统中没找到，则再到其他服务系统中去查找。

3.3.3 IPv6 技术

IPv6（internet protocol version 6，第 6 版互联网协议）是用于替代 IPv4 的下一代 IP，它的提出最初是因为随着互联网的迅速发展，IPv4 定义的有限地址空间将被耗尽，地址空间的不足必将妨碍互联网的进一步发展。为了扩大地址空间，通过 IPv6 重新定义地址空间。

IPv6 采用 128 位地址长度，几乎可以不受限制地提供地址，其地址数量号称可以为全世界的每一粒沙子编上一个地址。在 IPv6 的设计过程中除了一劳永逸地解决了地址短缺问题，还考虑了在 IPv4 中解决不好的其他问题，主要有端到端 IP 连接、服务质量（quality of service，QoS）、安全性、多播、移动性、即插即用等。

1. IPv6 地址的表示

IPv4 地址表示为点分十进制格式，32 位的地址分成 4 个 8 位分组，每个 8 位分组写成十进制数，中间用点号分隔。IPv6 的 128 位地址则是以 16 位为一分组，每个 16 位分组写成 4 个十六进制数，中间用冒号分隔，称为冒号分十六进制格式。

例如，21DA:00D3:0000:2F3B:02AA:00FF:FE28:9C5A 是一个完整的 IPv6 地址。

IPv6 的地址表示有以下几种特殊情形。

1）IPv6 地址中每个 16 位分组中的前导零位可以去除做简化表示，但每个分组必须至少保留一位数字。

例如，21DA:00D3:0000:2F3B:02AA:00FF:FE28:9C5A，去除前导零位后可写成 21DA:D3:0:2F3B:2AA:FF:FE28:9C5A。

2）某些地址中可能包含很长的零序列，为进一步简化表示法，还可以将冒号十六进制格式中相邻的连续零位合并，用双冒号“::”表示。“::”符号在一个地址中只能出现一次，该符号也能用来压缩地址中前部和尾部的相邻的连续零位。

例如，1080:0:0:0:8:800:200C:417A、0:0:0:0:0:0:0:1、0:0:0:0:0:0:0:0 分别可表示为压缩格式 1080::8:800:200C:417A、::1、::。

3）在 IPv4 和 IPv6 混合环境中，有时更适合采用另一种表示形式：x:x:x:x:x:x:d.d.d.d，其中 x 是地址中 6 个高阶 16 位分组的十六进制值，d 是地址中 4 个低阶 8 位分组的十进制值（标准 IPv4 表示）。

例如，0:0:0:0:0:0:13.1.68.3、0:0:0:0:0:FFFF:129.144.52.38 写成压缩形式为::13.1.68.3、::FFFF.129.144.52.38。

4）要在一个 URL 中使用文本 IPv6 地址，文本地址应该用符号“[”和“]”来封闭。

例如，IPv6 地址 FEDC:BA98:7654:3210:FEDC:BA98:7654:3210 写作 URL 示例为 http://[FEDC:BA98:7654:3210:FEDC:BA98:7654:3210]:80/index.html。

2. IPv6 与 IPv4 的比较

IPv6 相对于 IPv4 有如下显著优势。

1）地址容量大大扩展，由原来的 32 位扩充到 128 位，彻底解决 IPv4 地址不足的问题；支持分层地址结构，从而更易于寻址；扩展支持组播和任播地址，这使数据包可以发送给任何一个或一组节点。

2）大容量的地址空间能够真正地实现无状态地址自动配置，使 IPv6 终端能够快速连接到网络上，无须人工配置，实现了真正的即插即用。

3）报头格式大大简化，从而有效减少路由器或交换机对报头的处理开销，这对设计硬件报头处理的路由器或交换机十分有利。

4）加强了对扩展报头和选项部分的支持，这除了让转发更为有效，还对将来网络加载新的应用提供了充分的支持。

5）流标签的使用让我们可以为数据包所属类型提供个性化的网络服务，并有效保障相关业务的服务质量。

6）认证与私密性：IPv6 把 IPSec 作为必备协议，保证了网络层端到端通信的完整性和机密性。

7）IPv6 在移动网络和实时通信方面有很多改进。IPv6 具备强大的自动配置能力，从而简化了移动主机和局域网的系统管理。

IPv6 技术彻底解决了地址空间耗尽和路由表爆炸等问题，而且为 IP 注入了新的内容，使支持安全、主机移动及多媒体成为IP的有机组成部分。协议的设计使路由器处理报文更加简便，扩展性也更好。IP从IPv4过渡到IPv6已经是历史必然。

3.4 Internet 应用

3.4.1 WWW 服务

WWW（world wide web，万维网）以超文本技术为基础，用面向文件的阅览方式替代通常的菜单列表方式，提供具有一定格式的文本、图形、声音、动画等，将位于Internet上不同地点的相关数据信息有机地编织在一起。WWW提供一种友好的信息查询接口，用户仅需提出查询要求，而到什么地方查询及如何查询则由WWW自动完成。因此，WWW带来的是世界范围的超级文本服务，可以通过Internet从全世界任何地方调来你所希望得到的文本、图像和声音等信息。

WWW是以HTML和HTTP为基础，建立在客户机/服务器模型之上，能够提供面向Internet服务和具有一致性用户界面的信息浏览系统。其中，WWW服务器采用超文本链路来链接信息页，这些信息页既可放置在同一主机上，也可以放置在不同地理位置的主机上。链路由统一资源定位器（uniform resource locator，URL）维持，WWW客户端软件（即WWW浏览器）负责信息显示和向服务器发送请求。

Internet采用超文本和超媒体的信息组织方式，将信息的链接扩展到整个Internet上。用户利用WWW不仅能访问Web Server的信息，而且可以访问FTP、Telnet等网络服务。因此，它已经成为Internet上应用最广和最有前途的访问工具，并在商业范围内发挥着越来越重要的作用。

目前，较流行的浏览器软件主要有Chrome、Edge、QQ、360、搜狗和FireFox等。

WWW浏览器不仅为用户提供了寻找Internet上内容丰富、形式多样的主页信息资源的便捷途径，而且提供了UseNet新闻组、电子邮件与FTP等功能强大的通信手段。

3.4.2 电子邮件

电子邮件（electronic mail，E-mail）是Internet上的重要信息服务方式。E-mail以电子的格式（如Microsoft Word文档、.txt文件等）通过互联网为世界各地的Internet用户提供了一种快速、简单和经济的通信和交换信息的方法。与常规信函相比，E-mail非常迅速，把信息传递时间由几天到十几天减少到几分钟或几秒，而且E-mail使用非常方便，即写即发。与电话相比，E-mail是非常经济的，传输几乎是免费的，而且这种服务不仅仅是一对一的服务，用户可以向一批人发信件。正是由于这些优点，Internet上数以亿计的用户都有自己的E-mail地址，E-mail也成为利用率最高的Internet应用。

E-mail的地址是由用户使用的网络服务器在Internet上的域名地址决定的，它的格式是用户名@主机域名。

其中，符号“@”左侧的字符串是用户的信箱名，右侧是邮件服务器的主机名，如wt001@126.com。

在电子邮件系统中有两种服务器，一个是发信服务器，将电子邮件发送出去；另一个是收信服务器，用于接收来信并保存，即简单邮件传送协议（SMTP）服务器和邮局协议（post office protocol，POP）服务器。SMTP 服务器是邮件发送服务器，采用 SMTP 传递，POP 服务器是邮件接收服务器，即从邮件接收服务器到个人计算机使用 POP3 协议传递，其中有用户的信箱。若用户数量较少，则 SMTP 服务器和 POP 服务器可由同一台计算机担任。

3.4.3 FTP

FTP 的主要作用就是让用户连接上一个远程计算机（这些计算机上运行着 FTP 服务器程序）查看远程计算机上有哪些文件，然后把文件从远程计算机上复制到本地计算机，或把本地计算机上的文件送到远程计算机上。

在 FTP 的使用当中，用户经常遇到两个概念："下载"（download）和"上传"（upload）。"下载"文件就是从远程主机上复制文件至自己的计算机上；"上传"文件就是将文件从自己的计算机上复制到远程主机上。用 Internet 语言来说，用户可通过客户机程序向（从）远程主机上传（下载）文件。

使用 FTP 时必须首先登录，在远程主机上获得相应的权限以后，方可上传或下载文件。也就是说，要向哪一台计算机传送文件，就必须具有哪台计算机的适当授权。换言之，除非有用户 ID 和口令，否则便无法传送文件。这种情况违背了 Internet 的开放性，Internet 上的 FTP 主机何止千万，不可能要求每个用户在每一台主机上都拥有账号。匿名 FTP 就是为解决这个问题而产生的。匿名 FTP 是这样一种机制：用户可通过它连接到远程主机上，并在其中下载文件，而无须成为其注册用户。系统管理员建立了一个特殊的用户 ID，名为 Anonymous，Internet 上的任何人在任何地方都可使用该用户 ID。

3.4.4 搜索引擎

搜索引擎，就是根据用户需求和算法，运用特定策略从互联网检索出指定信息反馈给用户的一门检索技术。搜索引擎依托于多种技术，如网络爬虫技术、检索排序技术、网页处理技术、大数据处理技术、自然语言处理技术等，为信息检索用户提供快速、高相关性的信息服务。它旨在提高人们获取搜集信息的速度，为人们提供更好的网络使用环境。

通常搜索引擎会在这些返回信息或链接下提供一小段来自这些网页的摘要信息以帮助用户判断此网页是否含有自己需要的内容。

1. 具有代表性的搜索引擎

（1）百度搜索引擎

百度是国内最大的商业化全文搜索引擎。其功能完备，搜索精度高，是目前国内技术水平最高的搜索引擎，为众多机构提供后台数据搜索及技术支持。百度搜索引擎界面如图 3-26 所示。

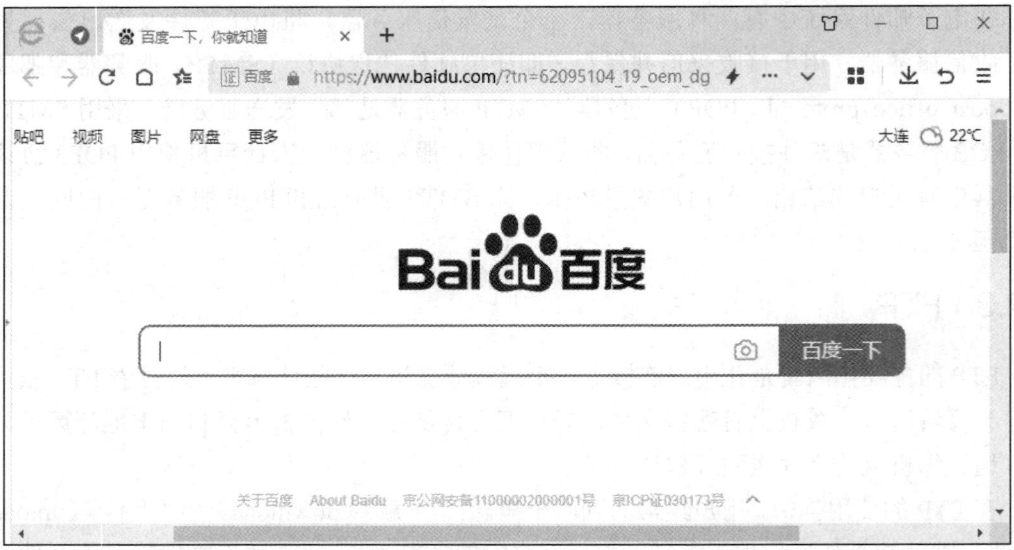

图 3-26　百度搜索引擎界面

（2）必应搜索引擎

必应（Bing）是微软公司于 2009 年推出的全新搜索引擎服务。必应集成了多个独特功能，包括每日首页美图，与 Windows 8.1 深度融合的超级搜索功能，以及崭新的搜索结果导航模式等。用户可登录微软必应首页，打开内置于 Windows 8 操作系统的必应应用，或直接单击 Windows Phone 手机搜索按钮，均可直达必应的网页、图片、视频、词典、翻译、资讯、地图等全球信息搜索服务。

2023 年 2 月，微软公司正式发布新版必应搜索引擎，该引擎使用了聊天机器人 ChatGPT 背后的人工智能技术来回答一些搜索查询，这必将开辟智能搜索的新时代。

2. 搜索引擎的使用

1）搜索关键词提炼。学会从复杂搜索意图中提炼出最具代表性和指示性的关键词对提高信息查询效率至关重要。

2）细化搜索条件。搜索条件越具体，搜索引擎返回的结果就越精确，有时多输入一两个关键词效果就完全不同，多个关键词之间用空格或逗号分开，这是搜索的基本技巧之一。

3）用好逻辑命令。搜索逻辑命令通常是指布尔命令“AND”“OR”“NOT”及与之对应的“+”“-”等逻辑符号命令。用好这些命令同样可使我们的日常搜索应用达到事半功倍的效果。

3.4.5　远程桌面

用户通过远程桌面（remote desktop，RD）可以使用本地计算机登录到另一台远程计算机上，登录成功后，本地计算机就仿佛是远程计算机的一个终端，用户可以用自己的计算机直接操纵远程计算机，享受和本地终端同样的权限。可以说，Internet 上提供的所有服务，通过 RD 都可以使用。

远程登录的前提条件有以下两个。

1）远程的计算机必须开启远程登录功能，如图 3-27 所示。

具体操作是：右击“此电脑”图标，在弹出的快捷菜单中选择“属性”→“远程设置”选项，在打开的“系统属性”对话框中选中“远程”选项卡中的“允许远程连接到此计算机”单选按钮。

2）设置远程登录计算机的用户名和密码。

用户名和密码用来验证你是否具有远程登录该计算机的权限。

RD 的主要用途是使用远程计算机上所拥有的信息资源，如果你的主要目的是在本地计算机与远程计算机之间传递文件，则使用 FTP 会有效得多。

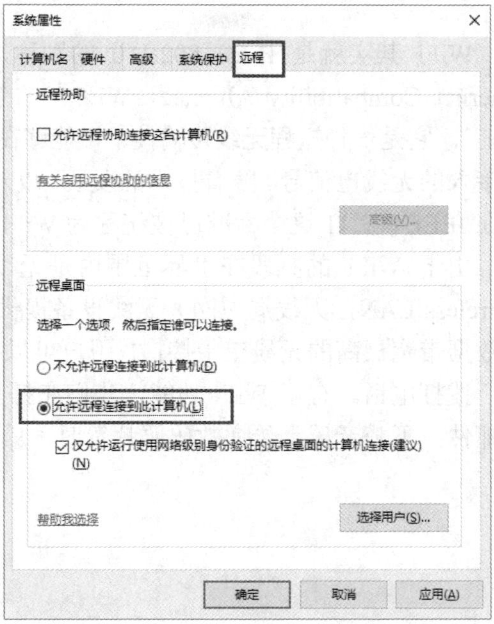

图 3-27　“系统属性”对话框

3.4.6　无线网络技术

无线网络是指无须布线就能实现各种通信设备互联的网络，与有线网络的用途十分类似，最大的不同在于传输介质的不同，利用无线电波技术取代了传统的网线。

无线网络技术涵盖的范围很广，既包括允许用户建立远距离无线连接的全球语音和数据网络，也包括为近距离无线连接进行优化的红外线技术及射频技术等。

1. 红外数据传输和蓝牙技术

红外数据传输（IrDA）技术是一种利用红外线进行点对点通信的技术，是第一个实现无线个人区域网（wireless personal area network，WPAN）的技术。它是一种视距传输，两个相互通信的设备之间必须对准，中间不能被其他物体阻隔，因而该技术只能用于 2 台（非多台）设备之间的连接。通信距离一般为 0～1m，传输速率最快可达 16Mb/s，通信介质为波长 900nm 左右的近红外线。其传输具备小角度（30° 以内）、短距离、直线数据传输、保密性强、传输速率较高等特点，适于传输大容量的文件和多媒体数据。大部分的个人数字助理（personal digital assistant，PDA）及许多手机、笔记本电脑、打印机等产品支持红外数据传输。

蓝牙技术是一种无线数据与语音通信的开放性全球规范，其实质内容是为固定设备或移动设备之间的通信环境建立通用的近距无线接口，将通信技术与计算机技术进一步结合，使各种设备在没有电线或电缆相互连接的情况下，在近距离范围内实现相互通信或操作。其传输频段为全球公众通用的工业、科学和医学（industrial scientific medical，ISM）2.4GHz 频段，提供 1Mb/s 的传输速率和 10m 的传输距离。有了蓝牙接口，就能够实现移动电话、计算机、数码相机、摄像机、打印机、传真机和掌上电脑等的无线连通，而不必为找不到连接线而烦恼。

2. WiFi

WiFi 其实就是 IEEE 802.11b 的别称，是由一个名为无线以太网相容联盟（Wireless Ethernet Compatibility Alliance，WECA）的组织所发布的业界术语，中文译为“无线相容认证”。它是一种短程无线传输技术，能够在数百英尺（1 英尺=0.3048 米）范围内支持互联网接入的无线电信号。随着技术的发展，以及 IEEE 802.11a 及 IEEE 802.11g 等标准的出现，现在 IEEE 802.11 这个标准已被统称为 WiFi。

由于 WiFi 的频段在世界范围内是无须任何电信运营执照的免费频段，因此 WLAN（wireless LAN，无线局域网）无线设备提供了一个世界范围内可以使用的、费用极其低廉且数据带宽极高的无线空中接口。用户可以在 WiFi 覆盖区域内快速浏览网页，随时随地接听、拨打电话。有了 WiFi 功能，我们在打长途电话（包括国际长途）、浏览网页、收发电子邮件、下载音乐、传递数码照片等时，就无须担心速度慢和花费高的问题了。

第 4 章　Office 2016 概述

Microsoft Office 是微软公司开发的一套基于 Windows 操作系统的办公应用软件，凭借其友好的界面，简单、方便、快捷的操作，完善的功能等优点，已经成为办公应用的主流软件之一。Microsoft Office 不断推出新的版本，如 Office 2016、Office 2019 等，其功能上不断完善和强大。2011 年微软公司推出了订阅式、跨平台的办公软件 Office 365，Office 365 与云服务相结合，让任何人使用任何设备可随时随地创建和共享内容。

Office 是一个庞大的办公软件集合，常用组件包括 Word、Excel、PowerPoint、Outlook、Access 等。Office 2016 是微软公司在 2015 年推出的新版本，与以前的 Office 版本比较，Office 2016 的主要特性体现在第三方应用支持、跨平台的通用应用、增强的云服务、支持实时多人协作、Tell Me 功能助手、快捷的数据分析等方面。

4.1　Office 2016 的界面

Office 的组件 Word、Excel 和 PowerPoint 提供了相似的用户界面、通用的操作方法，各组件之间可以方便地传递和共享数据。

下面以 Word 2016 为例，介绍 Office 2016 界面。

4.1.1　开始屏幕和后台视图

1. 开始屏幕

默认情况下，启动 Office 2016 任意组件后，将首先进入开始屏幕界面，如图 4-1 所示。在开始屏幕界面中可以创建新文档、打开最近使用的文档、打开其他文档或通过模板建立新文档，也可以搜索联机模板。

如果希望每次启动程序时，直接进入程序操作窗口，不显示开始屏幕界面，则可以在进入应用程序窗口后，选择“文件”→“选项”→“常规”选项，在弹出的“Word 选项”对话框的“启动选项”选项组中取消选中“此应用程序启动时显示开始屏幕”复选框，如图 4-2 所示。

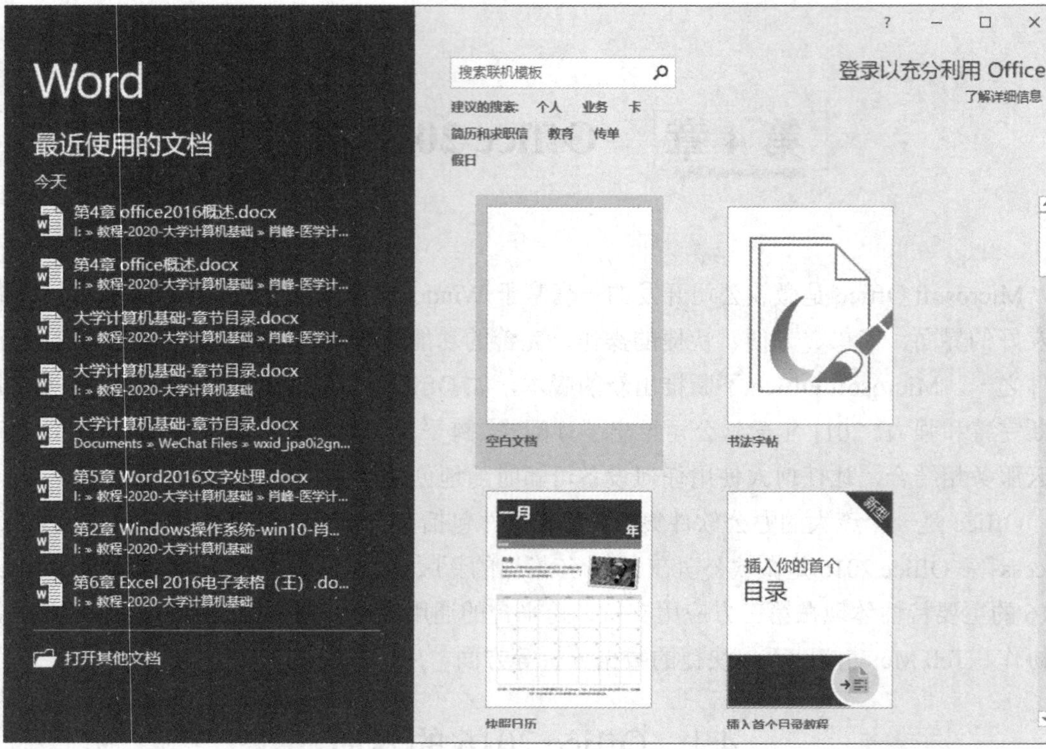

图 4-1 开始屏幕界面

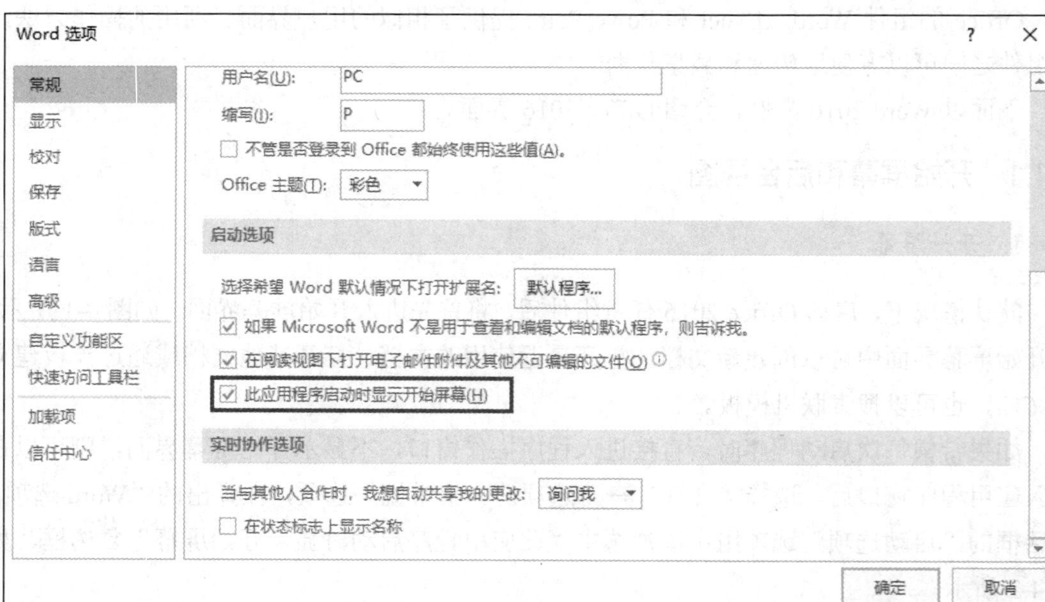

图 4-2 启动时不显示开始屏幕界面

2. 后台视图（“文件”选项卡）

后台视图中包含了用于 Office 文档或应用程序的操作命令集。打开后台视图的方法是：

选择 Office 应用程序工作区中左上角的“文件”选项卡打开后台视图，通过左侧的命令列表，打开对应的对话框，对文档或应用程序进行各种操作。

Word 2016 后台视图中包括“信息”“新建”“打开”“保存”“另存为”“打印”“共享”“导出”“关闭”“账户”“选项”等选项，其中包括应用程序工作环境设置及其他高级设置。

4.1.2　标题栏和快速访问工具栏

启动 Office 2016 应用程序，在开始屏幕中建立新文档或打开已有文档后，进入如图 4-3 所示的界面。这就是应用程序的主界面，也是应用程序的工作区域。

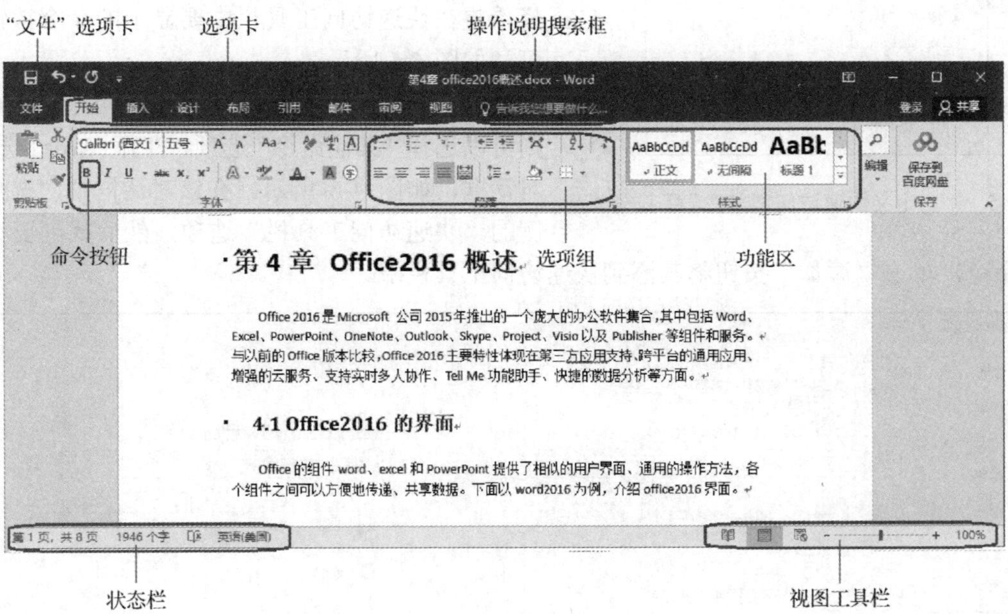

图 4-3　主界面

1. 标题栏

标题栏位于应用程序窗口的顶端，它显示了当前编辑的文档名称、文档是否为兼容模式。标题栏的最右侧是“最小化”“最大化”“关闭”按钮，如图 4-4 所示。

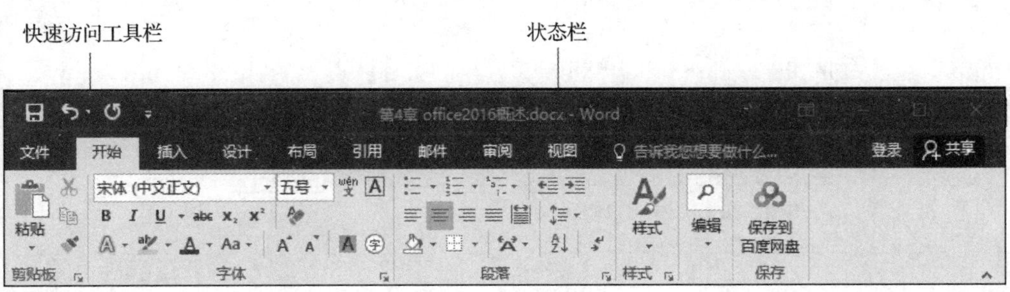

图 4-4　标题栏

2. 快速访问工具栏

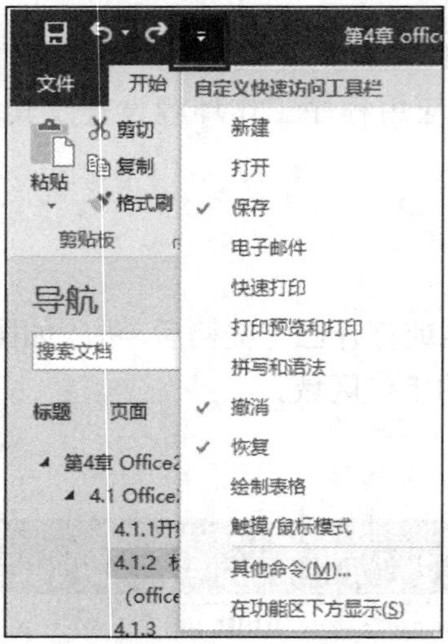

图 4-5 “自定义快速访问工具栏”下拉列表

界面的左上方称为快速访问工具栏，如果有些命令的使用频率较高，则可以把这些命令放在快速访问工具栏中。默认情况下，快速访问工具栏中只包含“保存”“撤消”“恢复”3 个按钮，我们可以根据需要，加入其他命令按钮。具体方法如下。

1）单击快速访问工具栏右侧的“自定义快速访问工具栏”下拉按钮，在弹出的下拉列表中选择希望在快速访问工具栏中要显示的命令按钮即可，如图 4-5 所示。

2）如果要显示的命令没有出现在图 4-5 中，则可以选择“其他命令”选项，打开“Word 选项”对话框，如图 4-6 所示。在该对话框中，选择左侧的“快速访问工具栏”选项，然后找到要添加的命令，单击“添加”按钮将其添到快速访问工具栏中。

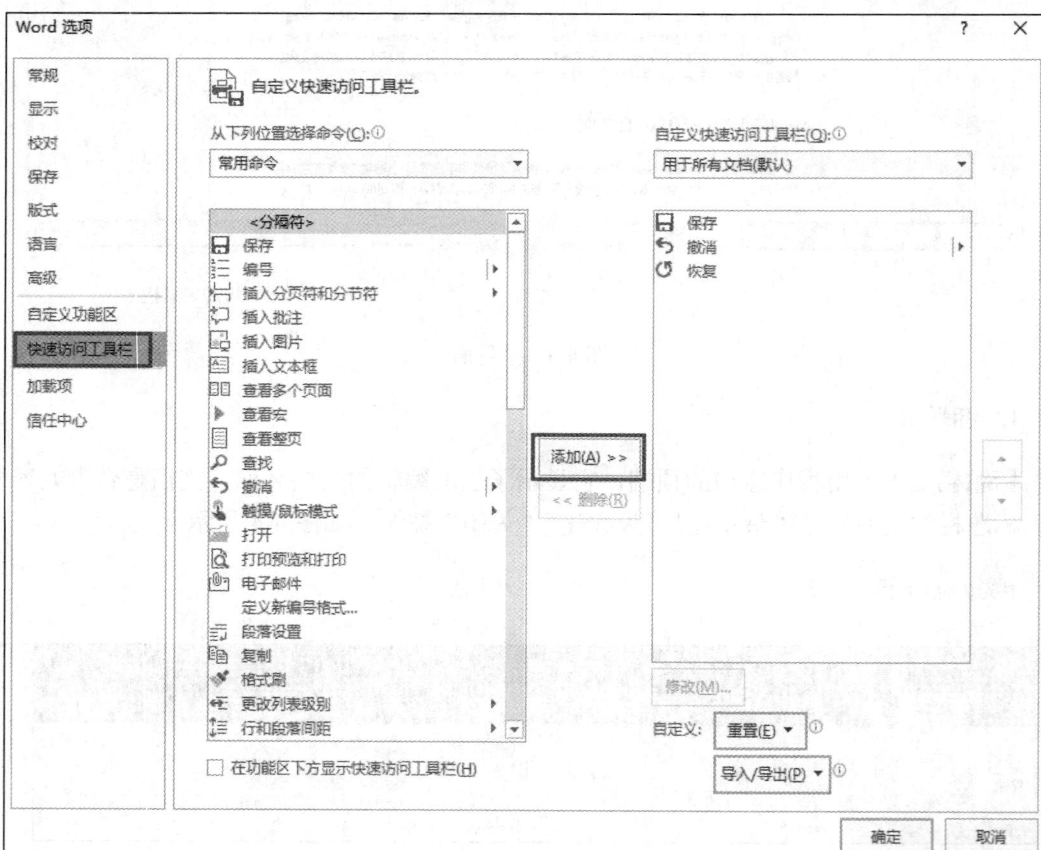

图 4-6 “Word 选项”对话框

4.1.3 功能区和选项卡

功能区是 Office 2016 用户界面的一个按任务分组工具的组件，它将使用频率最高的命令呈现在眼前，主要由选项卡、选项组两部分组成，如图 4-3 所示。

1. 选项卡

功能区是以选项卡的方式对命令进行分组显示的，这样可以方便用户操作。功能区中的小图标称为按钮，单击相应的按钮，就会完成相应的操作。

Word 2016 功能区中默认有“开始”“插入”“设计”“布局”“引用”“邮件”“审阅”“视图”等选项卡。“文件”选项卡是一个特殊的选项卡，它显示的是后台视图。

功能区中的某些选项卡只有在选定操作对象后才会出现，这就是上下文选项卡。上下文选项卡这种智能、灵活方便的显示方式，保证了界面的简洁性。例如，当选定图片后，才会出现“图片工具-格式”选项卡，如图 4-7 所示。

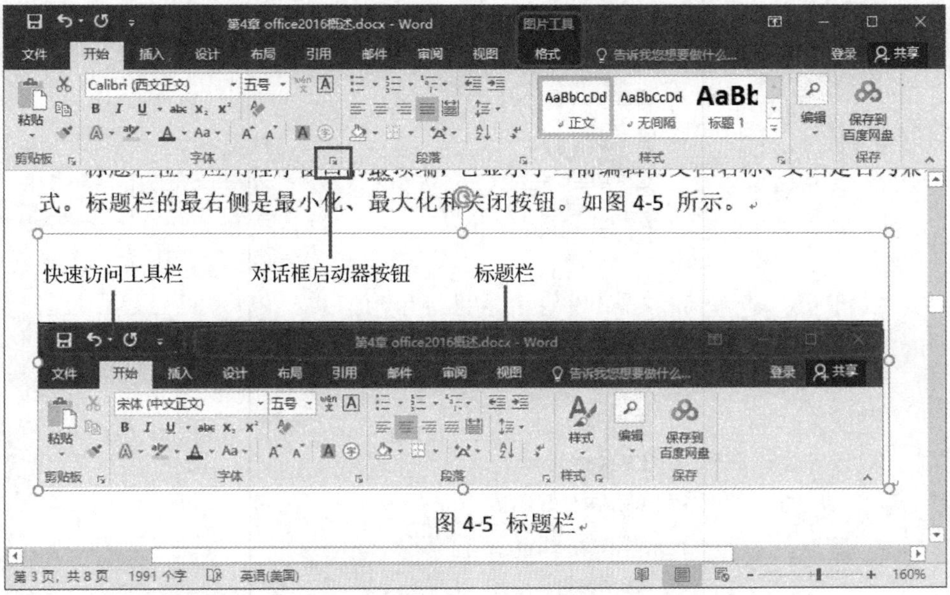

图 4-7 “图片工具-格式”选项卡

2. 选项组

选项组位于选项卡的下方，其中每个选项组中的按钮都可执行一项命令或显示一个命令菜单，每个选项组中集合了所有与该选项组名称相关的操作命令和按钮，选项组中显示了大部分的操作命令，这样就不必再到相应的对话框中进行设置了，使用起来非常方便。单击选项组右下角的对话框启动器按钮，可以打开其所对应的设置对话框。选项组中排列的命令可以是按钮或下拉列表等。

4.1.4 状态栏

状态栏位于窗口的底部，包括状态栏和视图工具栏两部分，如图 4-3 所示。左侧的部分可以显示当前文档的页码、字数、语言和输入的状态等，右侧的视图工具栏包括视图快捷方式、显示比例和缩放滑块等。状态栏也提供自定义的功能，在状态栏的空白处右击，弹出的快捷菜单如图 4-8 所示。根据需要，选择要在状态栏中显示的项目，自定义状态栏。

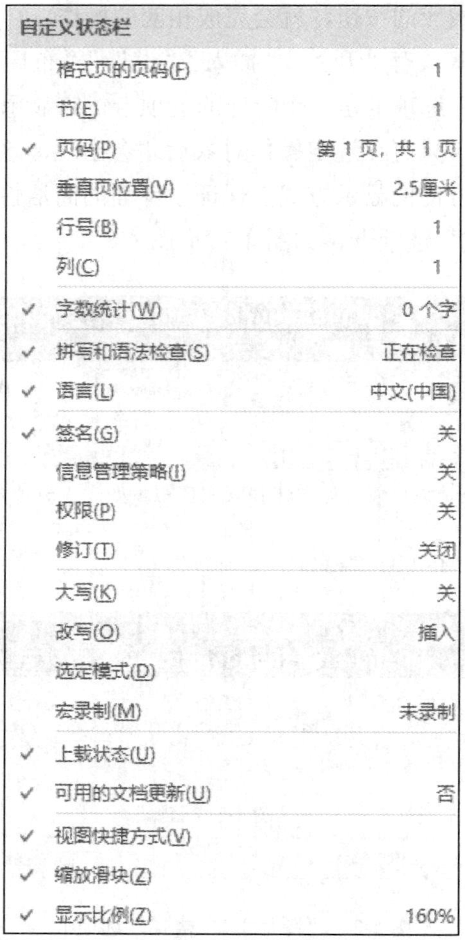

图 4-8 状态栏的快捷菜单

4.1.5 屏幕提示和实时预览

1. 屏幕提示

当鼠标指针指向某个按钮时，系统会自动弹出相应的屏幕提示，如图 4-9 所示，方便用户快速了解该功能的作用及相关信息。

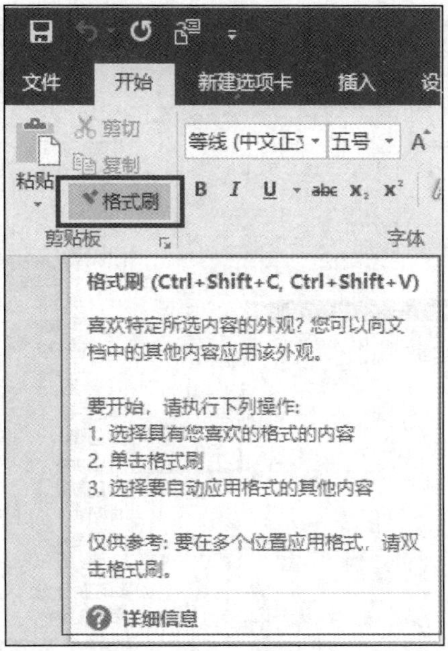

图 4-9　“格式刷”按钮的屏幕提示

2. 实时预览

当鼠标指针移动到相关的命令选项上时，系统会将当前鼠标指针指向的命令选项的效果应用到当前编辑的文档中，以便用户观察该命令应用后的效果。

4.1.6　自定义功能区

Office 提供了根据用户操作习惯自定义功能区选项卡和命令按钮的功能。

在功能区的空白处右击，弹出的快捷菜单如图 4-10 所示。

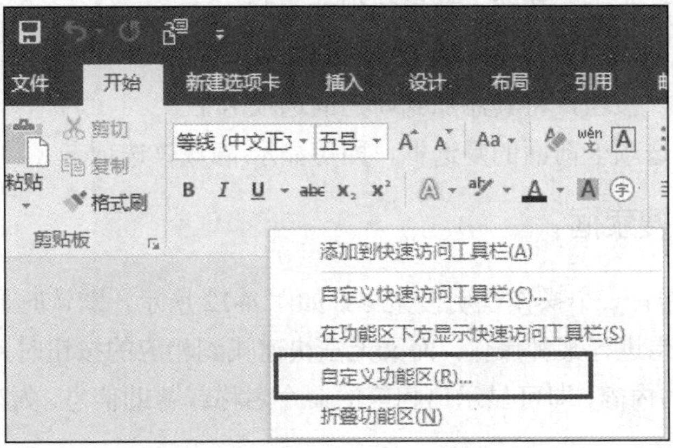

图 4-10　自定义功能区的快捷菜单

选择“自定义功能区”选项，打开“Word 选项”对话框，如图 4-11 所示。

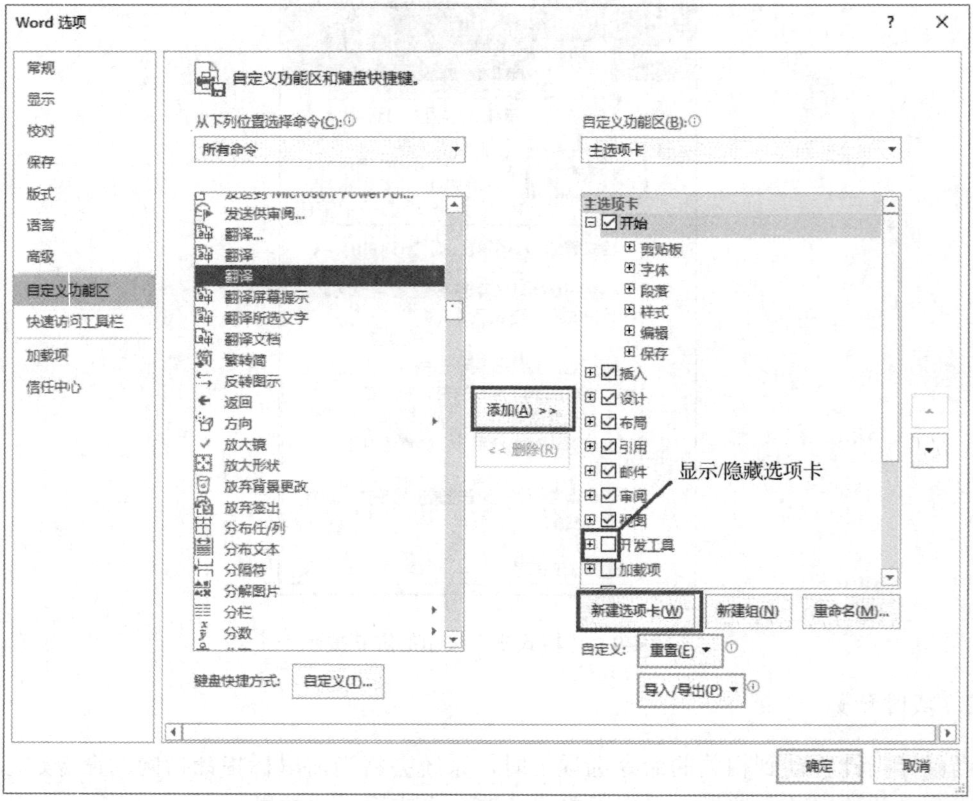

图 4-11 自定义功能区

也可以选择“文件”→“选项”→“自定义功能区”选项，在对话框中进行自定义功能区的设置。

用户可以根据个人需要新建选项卡，操作步骤如下。

1）单击“新建选项卡”按钮，新建选项卡。

2）在左侧选择要添加到新建选项卡中的选项。

3）单击“添加”按钮，将其添加到新建的选项卡中。

4）选中或取消选项卡前面的复选框，即可显示/隐藏该选项卡。

4.1.7 操作说明搜索框

在选项卡的右侧有一个操作说明搜索框，如图 4-12 所示，默认时显示“告诉我您想要做什么…”。当用户想进行某种操作，而又无法快速找到相应的按钮时，直接在操作说明搜索框中输入要搜索的内容，即可显示出相应的命令名称或帮助信息，如在搜索框中输入“插入”，如图 4-13 所示。

选择相应的选项，即可进行插入操作；选择帮助信息，即可显示帮助内容。

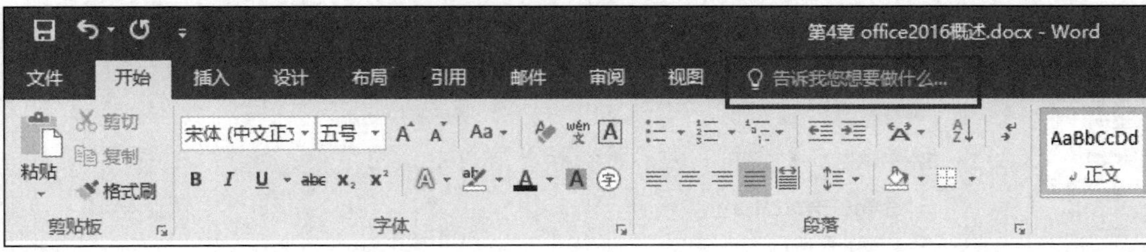

图 4-12　操作说明搜索框

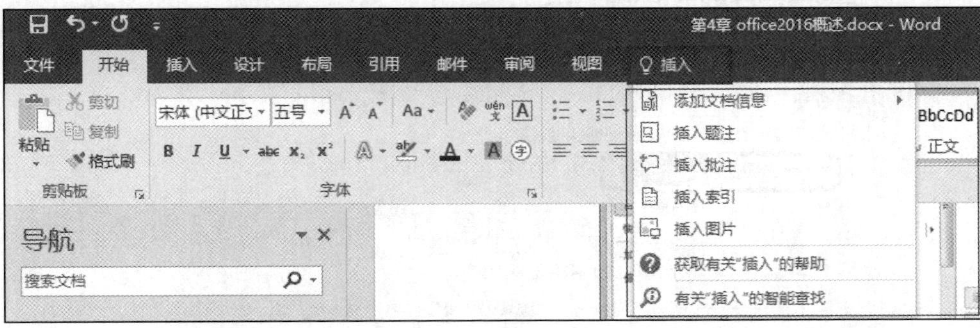

图 4-13　在操作说明搜索框中输入“插入”

4.2　Office 的数据共享

Office 组件之间可以方便地实现数据传输和数据共享，为用户提供了极大的方便。

4.2.1　Office 主题共享

文档主题是一套具有统一设计元素的格式选项，包括主题颜色、主题字体和主题效果。主题颜色是指配色方案，主题字体包括标题字体和正文字体，主题效果包括线条和填充效果等。Office 一般有很多表格、图片、图表、形状等，使用文档主题可以方便快速地设置文档的统一格式，而共享确保了 Office 文档外观风格和格式的高度一致性。

1. Office 统一色彩风格共享

在 Office 2016 中，可以通过任何一个组件为 Office 组件设置统一的背景配色方案。具体方法如下。

1）打开任意一个 Office 组件。

2）在“文件”→“选项”→“常规”→“对 Microsoft Office 进行个性化设置”→“Office 主题”下拉列表中选择需要的主题即可，如图 4-14 所示。

“彩色”主题可以将不同的主题颜色应用于 Office 的不同组件中，使各组件具有不同的个性特点，是 Office 的默认设置。

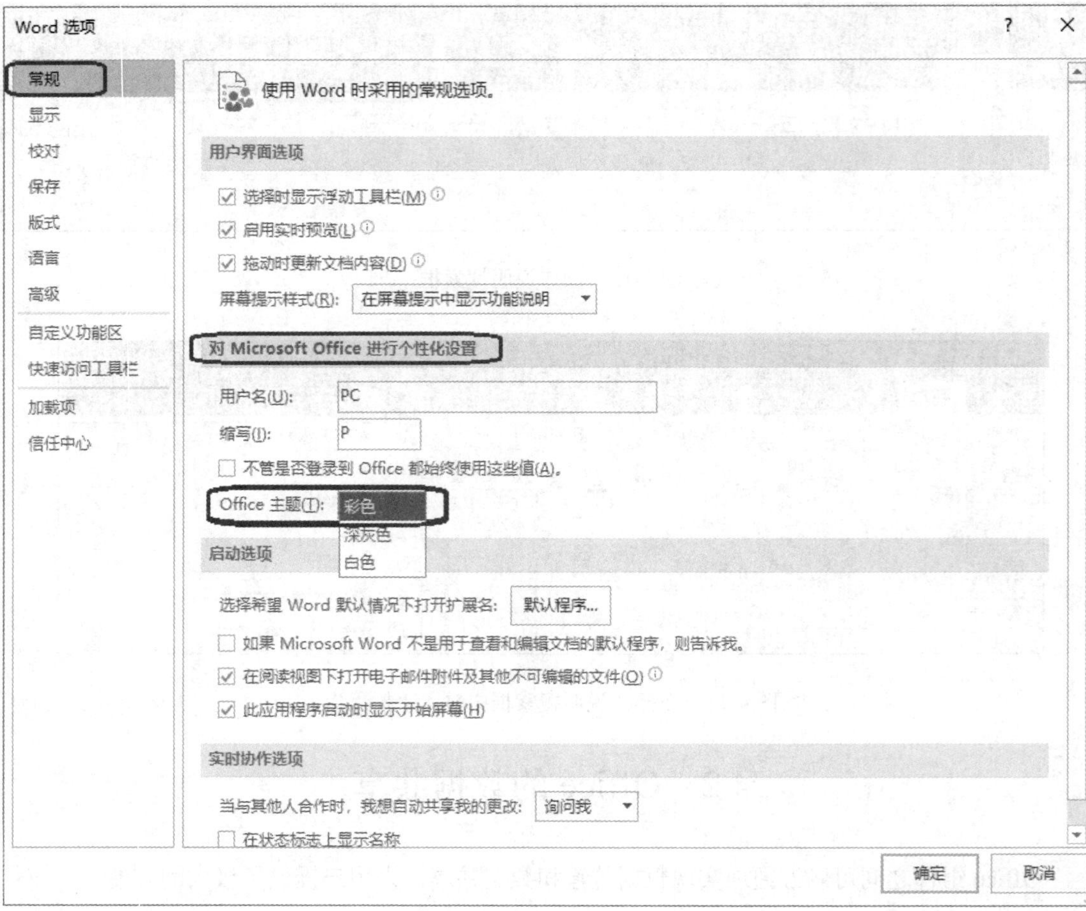

图 4-14　统一 Office 主题

“深灰色”主题可以将所有的 Office 组件都设置成深灰色界面。

“白色”主题可以将所有的 Office 组件都设置成白色界面。

2. Office 自定义主题共享

Office 可以根据用户的需要自定义主题。在任意一个组件中自定义的主题都可以在其他的 Office 组件中调用。

1）自定义 Office 主题。打开文档，根据个人喜好设置主题颜色、主题字体和主题效果。

2）保存自定义主题。选择“设计”→“主题”→“保存当前主题”选项，打开“保存当前主题”对话框，如图 4-15 所示，保存自定义主题。

3）当使用该自定义主题时，打开要应用该主题的 Office 组件，选择“设计”→“主题”→“浏览主题”选项，如图 4-16 所示，在打开的对话框中找到自定义的主题，打开该自定义主题，即可将自定义主题应用到该组件中。

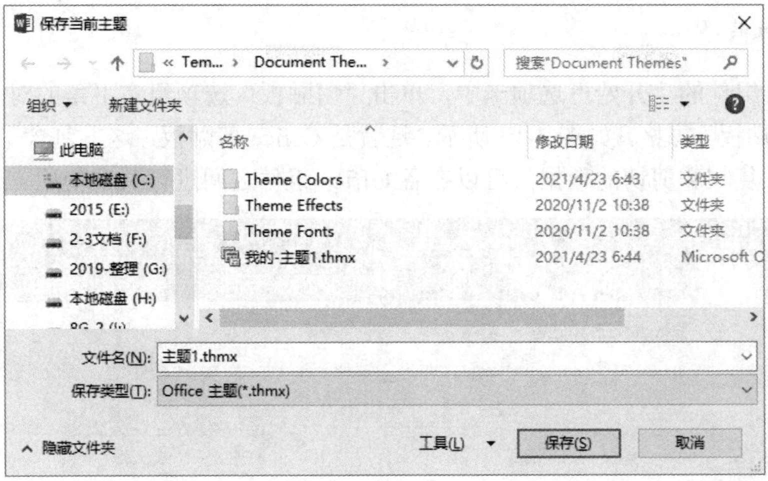

图 4-15　保存当前主题

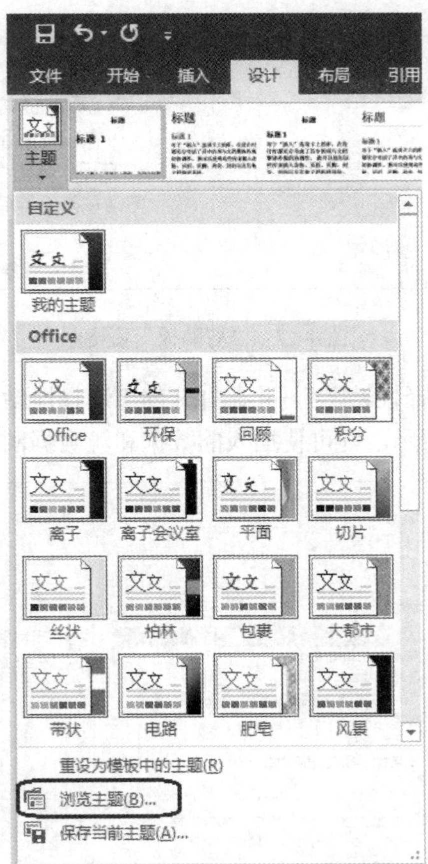

图 4-16　选择“浏览主题”选项

4.2.2　Office 数据共享

Office 组件各具特色，分别用于处理不同类型的文档，为了更好、更高效地处理综合文档，Office 各组件中提供了多种方法，方便各组件之间传递和共享数据。

1. 剪贴板共享

在 Office 组件的“开始”选项卡中，单击“剪贴板”选项组右下角的对话框启动器按钮，打开“剪贴板”窗格，如图 4-17 所示。这就是 Office 剪贴板，这里包含了 Word、Excel 和 PowerPoint 复制和剪切的数据，可以在各 Office 组件之间进行共享使用。

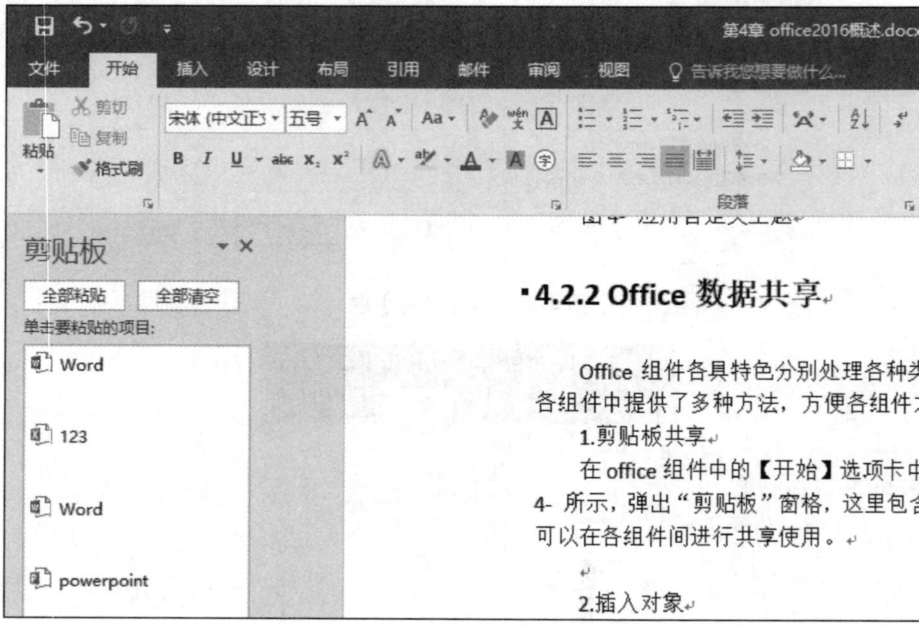

图 4-17 “剪贴板”窗格

如果在粘贴时选择“选择性粘贴”，并在打开的“选择性粘贴”对话框中选中“粘贴链接”单选按钮，如图 4-18 所示，则可使插入的数据和源数据同步更新。

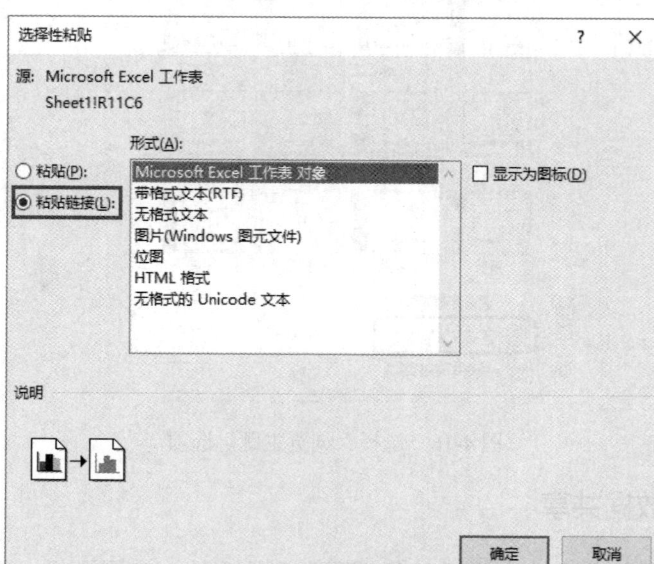

图 4-18 “选择性粘贴”对话框

2. 插入对象共享

在 Word 2016 中，单击“插入”→“文本”→“对象”按钮，在打开的“对象”对话框中选择要插入的对象类型，即可将该对象插入 Word 2016 中，如图 4-19 所示。

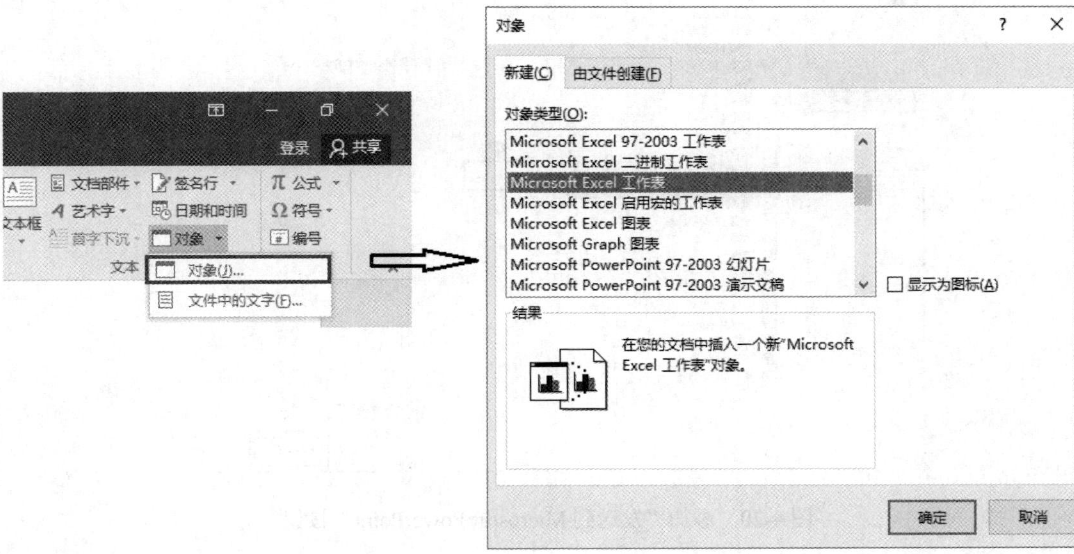

图 4-19　插入对象

例如，在 Word 或 PowerPoint 中插入 Excel 工作表，双击插入的工作表，即可像在 Excel 中一样对工作表进行编辑，编辑完成后，单击工作表之外的其他区域，即可返回原文档中。

3. 组件之间的共享

Word 和 PowerPoint 之间可以更方便地实现数据共享。

（1）Word 文档转 PowerPoint 文稿

Word 的内置样式与 PowerPoint 中的演示文稿有如下对应关系：“标题 1”对应幻灯片中的“标题”；“标题 2”对应幻灯片中的“一级文本”；“标题 3”对应幻灯片中的“二级文本”等。利用这一关系可以快速地制作演示文稿，操作方法如下。

1）编辑 Word 文档，将需要发送到 PowerPoint 文稿中的内容使用内置样式进行设置，即设置为“标题 1”“标题 2”“标题 3”等。

2）在快速访问工具栏中添加“发送到 Microsoft PowerPoint”按钮。

具体方法是：单击“文件”→“选项”→“快速访问工具栏”→“不在功能区中的命令”→“发送到 Microsoft PowerPoint”→“添加”→“确定”按钮，如图 4-20 所示。关闭对话框后，在快速访问工具栏中就会出现“发送到 Microsoft PowerPoint”按钮。

3）在快速访问工具栏中单击“发送到 Microsoft PowerPoint”按钮，即可将 Word 文档发送到 PowerPoint 中。

注意：这种方式只能发送文本到 PowerPoint 中，不能发送图表或图像。

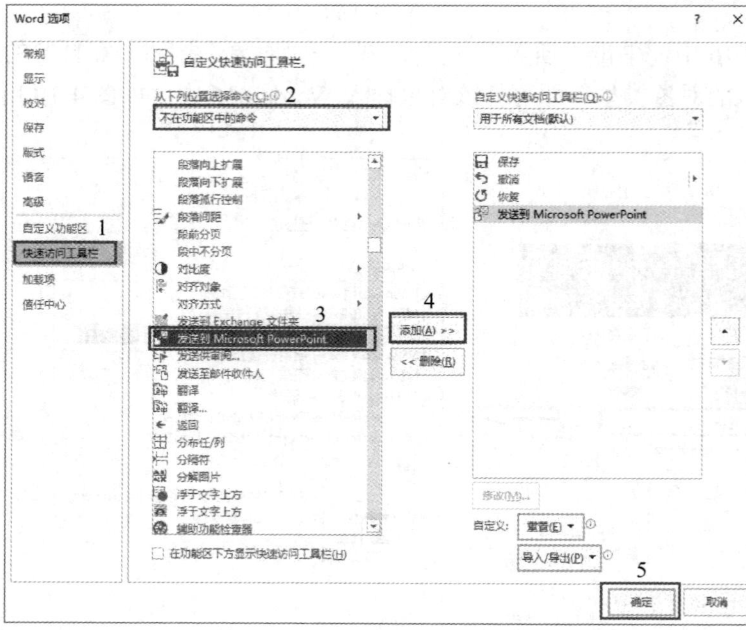

图 4-20　添加“发送到 Microsoft PowerPoint”按钮

（2）在 Word 中创建幻灯片讲义

PowerPoint 中完成的幻灯片也可以在 Word 中生成讲义，方法如下。

1）打开制作好的 PowerPoint 演示文稿。

2）单击“文件”→“导出”→“创建讲义”→“创建讲义”按钮，如图 4-21 所示。

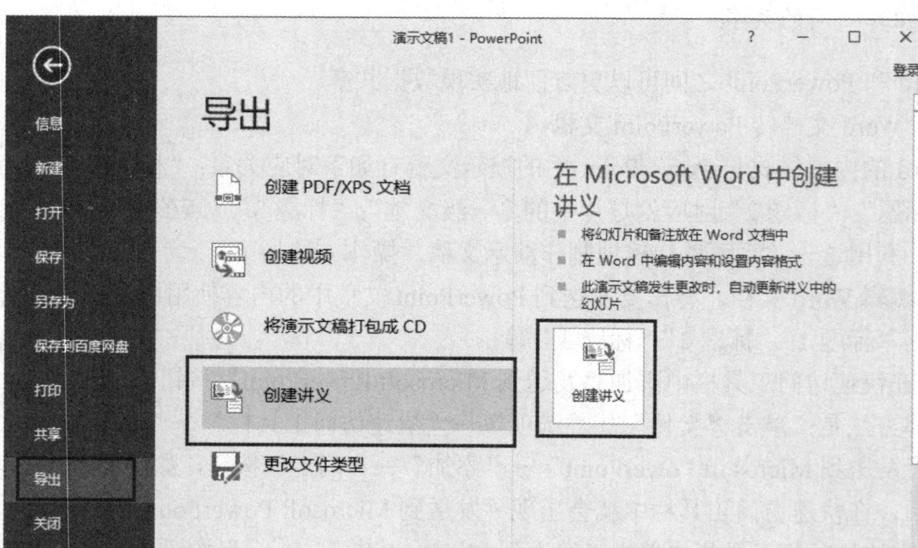

图 4-21　在 Word 中创建讲义

3）打开“发送到 Microsoft Word”对话框，如图 4-22 所示，选择相应的版式，单击“确定”按钮，即可在 Word 中创建相应版式的讲义。

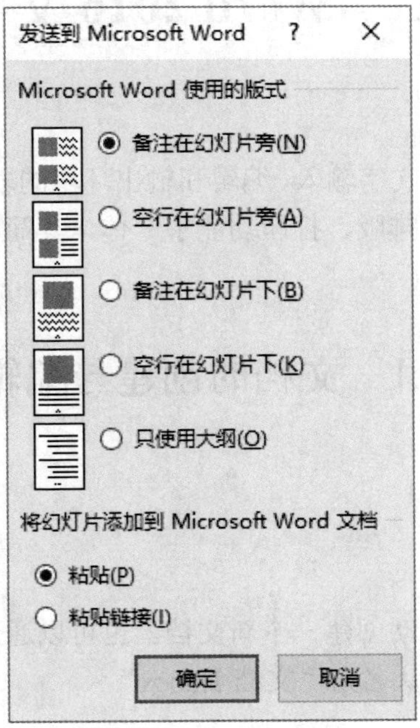

图 4-22　“发送到 Microsoft Word”对话框

第 5 章 Word 2016 文字处理

文字处理软件是能够提供文字输入、编辑和输出环境的软件。Office 组件之一——Word 集文字、表格、图形的编辑、排版、打印功能于一体，其简单、灵活的操作为用户提供了一个良好的文字处理环境。

5.1 文档的创建与编辑

5.1.1 创建与保存文档

1. 新建空白 Word 文档

启动 Word 后，系统会自动创建一个新文档。也可以通过选择“文件”→“新建”选项来新建文档，新建的文档默认名为“文档 1.docx”。

2. 利用模板创建 Word 文档

在 Word 2016 已启动的情况下，可以通过选择模板创建带有格式和内容的新文档，如图 5-1 所示。

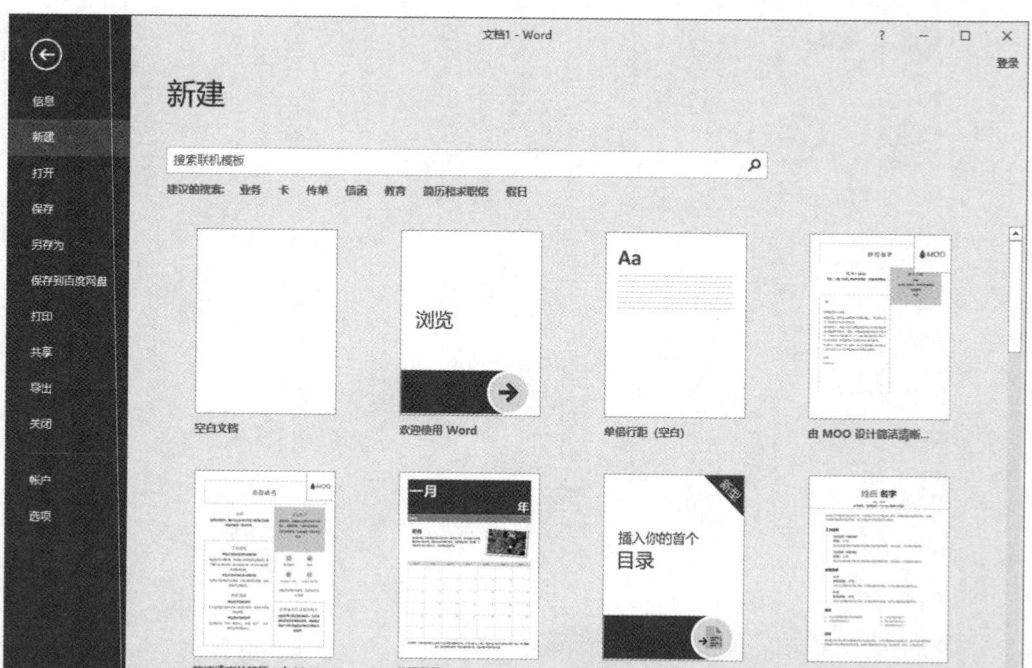

图 5-1 Word 文档模板

3. 保存为其他格式的文档

Word 2016 默认的文档格式类型是“*.docx”，为了便于在不同软件之间传递文档，也可以将文档保存为 Word 97-2003 文档、RTF 或 HTML 格式文件。RTF 是多种软件之间通用的文本格式，而 HTML 格式则是用于制作 Web 页的格式。通过选择“保存类型”下拉列表中的相应选项可实现文档不同格式的切换。

4. 修改文档自动保存选项

Word“自动恢复”功能定期地保存当前编辑文档的临时副本，以保护用户所做的工作。选择“文件”→“选项”→“保存”选项，在“保存文档”选项组中，设置自动保存时间间隔，如图 5-2 所示，在该选项组中也可以设置文件的默认保存格式和默认文件位置。

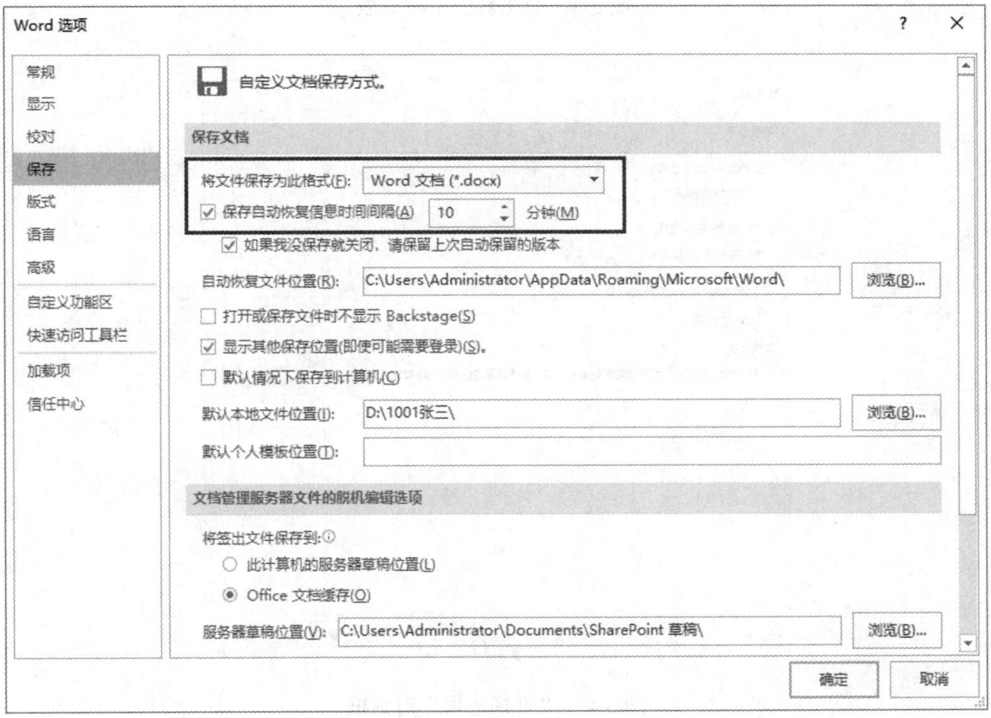

图 5-2　自定义文档的保存方式

5. 保护文档

用户可以为文档设置打开文件或修改文件时的密码。选择“文件”→“另存为”→“浏览”选项，在打开的“另存为”对话框中单击“工具”下拉按钮，弹出的下拉列表如图 5-3 所示，选择“常规选项”选项，打开“常规选项”对话框，如图 5-4 所示，设置“打开文件时的密码”或“修改文件时的密码”，为文件设置打开或修改时的密码。

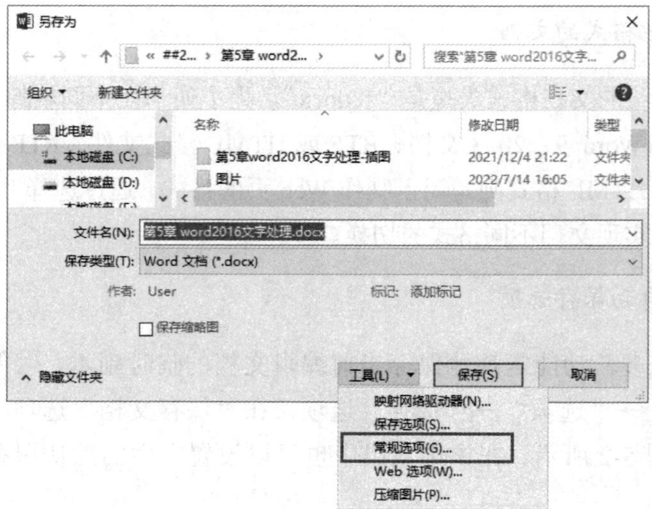

图 5-3 “工具”下拉列表

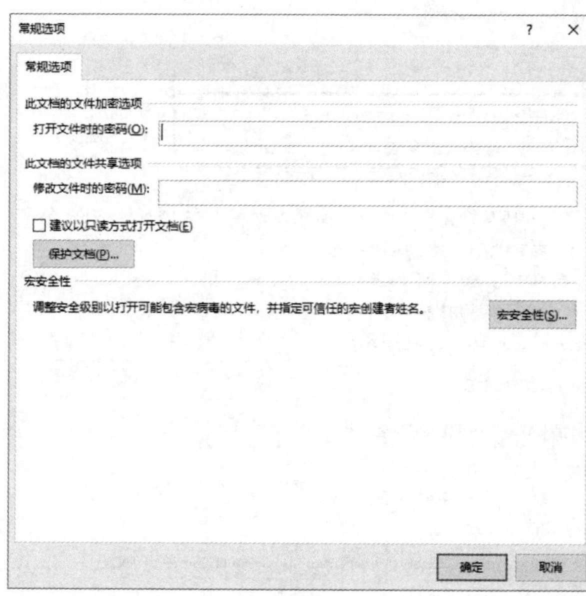

图 5-4 “常规选项”对话框

5.1.2 文本的输入

1. 文字的输入

在文档中输入文字时，需要先确定文字的插入点，将鼠标指针移到文本插入点并单击，光标就会在插入点闪烁，此时便可输入文字了。

输入内容到达右边界时，Word 会自动换行。因此，只有在需要开始新的段落时才按 Enter 键。这时将产生一个新的段落结束标记，两个 Enter 键之间的内容被看作一个自然段。

2. 特殊符号的输入

在输入文本时，有时需要输入一些键盘上无法直接输入的字符，这时可以先将插入点定位到指定位置，然后选择“插入”→“符号”→“其他符号”选项，如图 5-5 所示，打开“符号”对话框，如图 5-6 所示，选择要插入的符号，单击“插入”按钮即可。

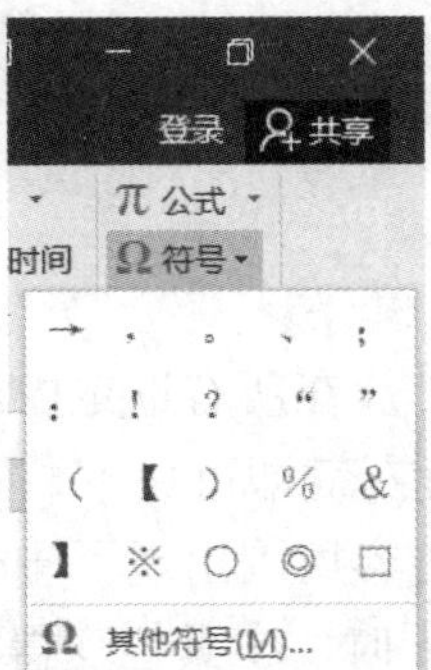

图 5-5　“符号”下拉列表

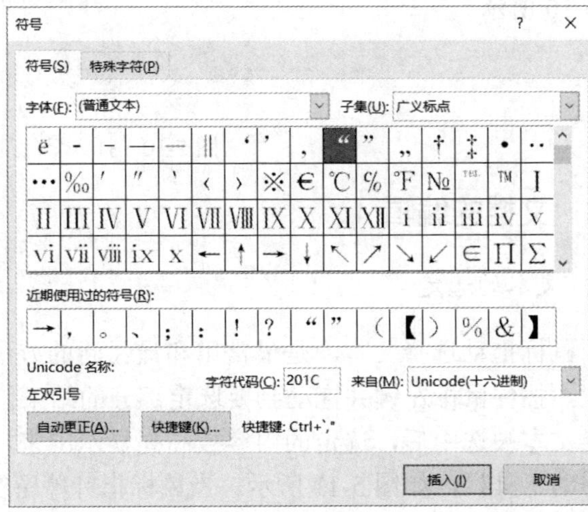

图 5-6　“符号”对话框

3. 通过软键盘输入

在中文输入状态下（此处以搜狗拼音输入法为例），右击输入法状态栏上的软键盘标志，如图 5-7 所示，即可弹出软键盘选择列表，如图 5-8 所示，根据要输入的符号，选择相应的软键盘类型，即可打开相应的软键盘，如图 5-9 所示。选择要输入的符号，就可以输入符号了。再次单击软键盘图标即可关闭软键盘。

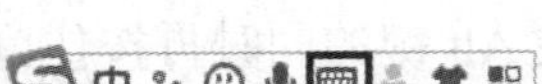

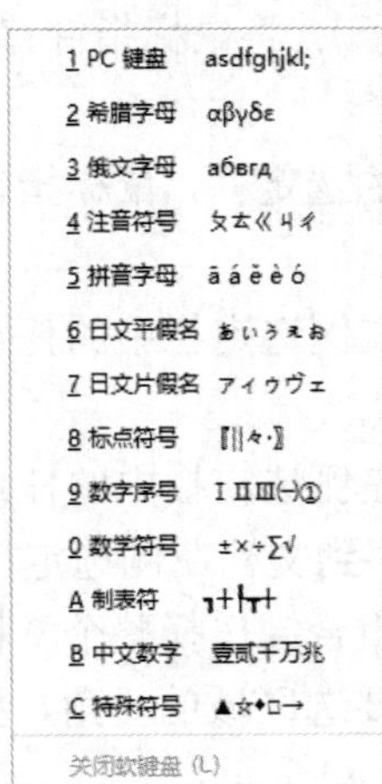

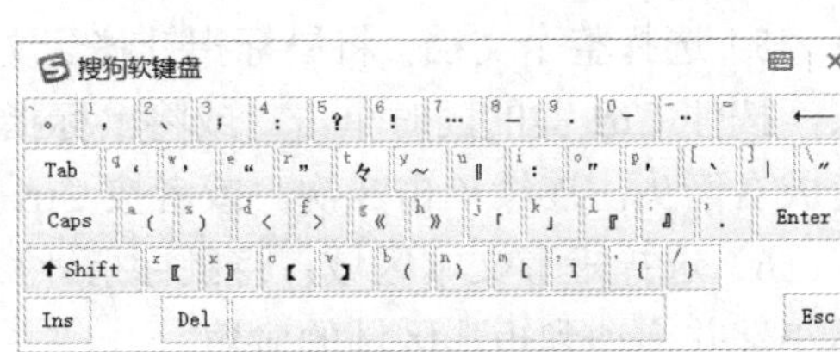

图 5-7　搜狗输入法状态栏　图 5-8　软键盘选择列表　　图 5-9　搜狗软键盘

4. 插入和改写状态

输入文本时有两种状态：插入状态和改写状态。在插入状态下，输入的文本出现在插入点后，同时后面的文本顺序后移；在改写状态下，输入的文本将替换后面的文本。按 Insert 键或单击窗口左下角的状态栏上的“改写”或“插入”按钮，即可在两种状态之间切换，如图 5-10 所示。

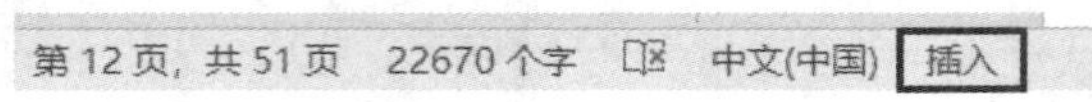

图 5-10 插入/改写状态

5.1.3 文档的编辑

1. 文本的选定

用鼠标拖动选择文本，是最常用和最灵活的方法。将鼠标指针放在所有选定内容的开始位置，按住鼠标左键并拖动到要选定部分的结束位置，释放鼠标左键即可。

当文本被选中后，选定的内容被高亮显示出来，同时在选定内容周围出现了一个半透明的浮动工具栏，如图 5-11 所示。当鼠标指针停留在浮动工具栏上时，工具栏变得清晰，用户可以利用它对文本进行快速编辑。

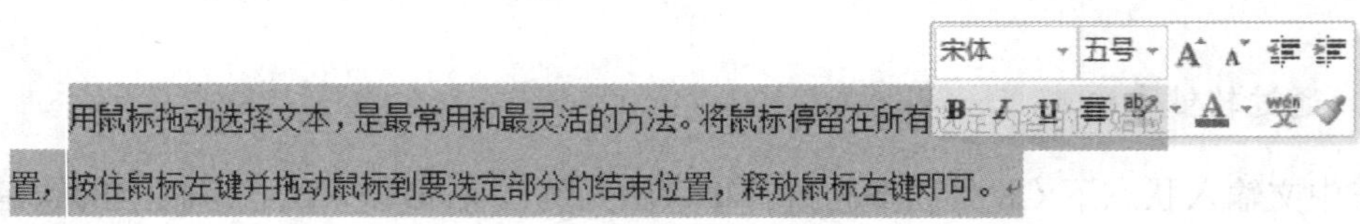

图 5-11 浮动工具栏

1）选择一个单词：双击该单词的任意一个字符。

2）选择一个语句（以句号结束的完整句子）：将鼠标指针移到待选句子的任意位置上，按住 Ctrl 键的同时单击。

3）选择一行：将鼠标指针移到该行左侧的选定栏，鼠标指针变成右箭头（鼠标指针指向右上角），单击。

4）选择一个段落：将鼠标指针移到该段左侧选定栏中的任意位置，鼠标指针变成右箭头，双击；或在要选择的段落中连续单击 3 次。

5）选择整个文档：将鼠标指针移到文档左侧选定栏中的任意位置，鼠标指针变成右箭头，按住 Ctrl 键的同时单击。或将鼠标指针移到文档左侧选定栏中的任意位置，鼠标指针变成右箭头，连续单击 3 次。或者按 Ctrl+A 组合键选择整个文档。

6）选择矩形文本区域：将鼠标指针移到要选区域的一角，按住 Alt 键的同时再按住鼠标左键并拖动到矩形区域的对角。

7）选择格式类似的文本：选中文本，单击“开始”→“编辑”→“选择”下拉按钮，在弹出的下拉列表中选择“选定所有格式类似的文本（无数据）”选项，如图 5-12 所示，即可选中所有与前面选择文本相似格式的全部文本。

需要注意的是，选择格式类似的文本时，要事先在 Word 2016 的“Word 选项”对话框中进行设置，具体操作是选择“文件”→“选项”→“高级”选项，再选中“编辑选项”选项组中的“保持格式跟踪”复选框。

利用该方法，我们可以在 Word 中搜索出与选定文本相同格式的文本，这给格式编辑带来了极大的方便。

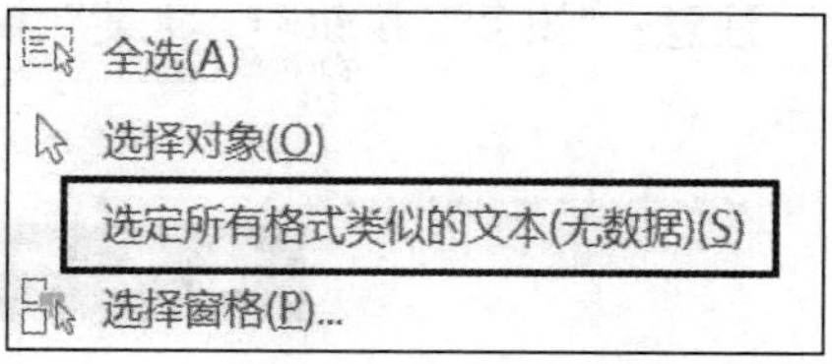

图 5-12　“选择”下拉列表

2. 文本的复制、剪切与粘贴

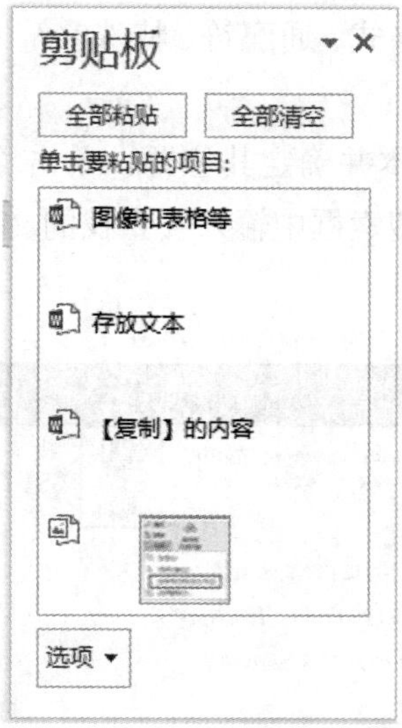

图 5-13　“剪贴板”任务窗格

剪贴板是 Windows 各应用程序之间交换信息的重要工具。单击“开始”→“剪贴板”选项组右下角的对话框启动器按钮，即可打开“剪贴板”任务窗格，如图 5-13 所示。

1）文本的复制：复制一段文字，要分两步完成，先将选定的源内容复制到剪贴板，再从剪贴板将复制的内容粘贴到目标处，这可以使用“剪贴板”选项组中的“复制”和“粘贴”按钮来完成。也可以选中要复制的文本，按 Ctrl+C 组合键进行复制，然后将鼠标指针移动到目标位置，按 Ctrl+V 组合键进行粘贴。

2）格式的复制：格式复制就是将文本的字号、字体、段落设置等应用到新的目标文本上。具体操作如下，选择已经设置好格式的文本，单击“开始”→“剪贴板”→“格式刷”按钮，如图 5-14 所示，复制格式，这时鼠标指针变成小刷子的形状，然后用鼠标选中目标文本，完成目标文本的格式设置。如果需要将设置好的格式应用到多个目标文本上，则选中已经设置好格式的文本后，双击“格式刷”按钮，然后分别选中多个目标文本，完成设置，最后单击“格式刷”按钮，取消格式刷的应用。

3）选择性粘贴：单击“粘贴”下拉按钮，在弹出的“粘贴选项”下拉列表中提供多种粘贴选项，特别是在跨文档粘贴时非常方便。

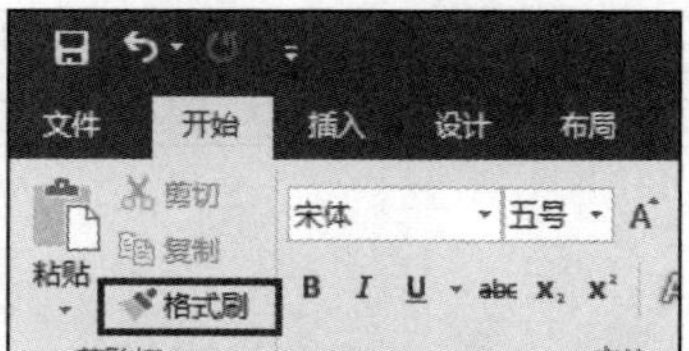

图 5-14　“格式刷”按钮

4）撤销和恢复：若由于操作失误不小心删除了不想删除的内容或不想保留刚刚所做的修改，则可以利用快速访问工具栏中的“撤销”按钮恢复到原来的状态；通过“恢复”按钮还原刚刚被撤销的动作。

注意："恢复"按钮和"重复"按钮在同一位置，在需要的时候会自动出现，如图 5-15 所示。

图 5-15 "恢复"按钮与"重复"按钮

3. 查找和替换

查找和替换是非常高效的编辑功能。例如，在全文中有一个错别字出现了很多次，如果一个一个地修改是很麻烦的，这时就可以使用查找和替换功能，找到这个错别字，替换为正确的字。查找和替换不但可以作用于文字，也可以作用于格式、通配符、特殊字符（如回车、分页符）等。

1）查找：查找文本功能可以帮助用户快速找到指定的文本并确定其位置。单击"开始"→"编辑"→"查找"按钮，打开"导航"任务窗格，在搜索框中输入要查找的文本，则在文档中查找到的文本会以黄色突出显示，如图 5-16 所示。

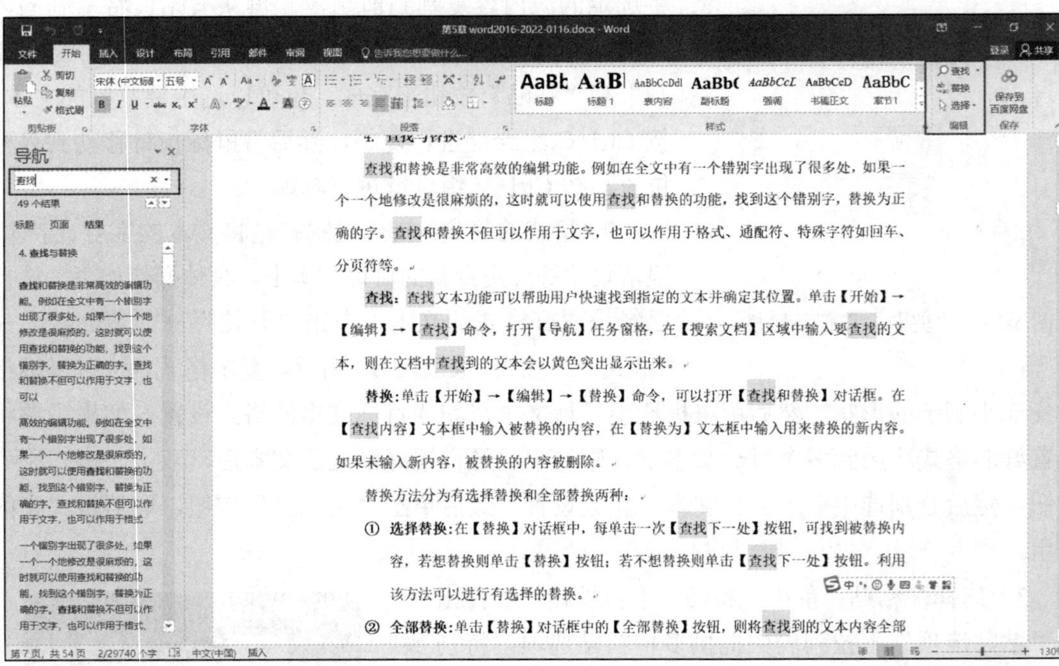

图 5-16 查找文本

2）替换：单击"开始"→"编辑"→"替换"按钮，打开"查找和替换"对话框，如图 5-17 所示。在"查找内容"文本框中输入要查找的内容，在"替换为"文本框中输入用来替换的新内容。如果未输入新内容，单击"替换"按钮后则查找的内容被删除。

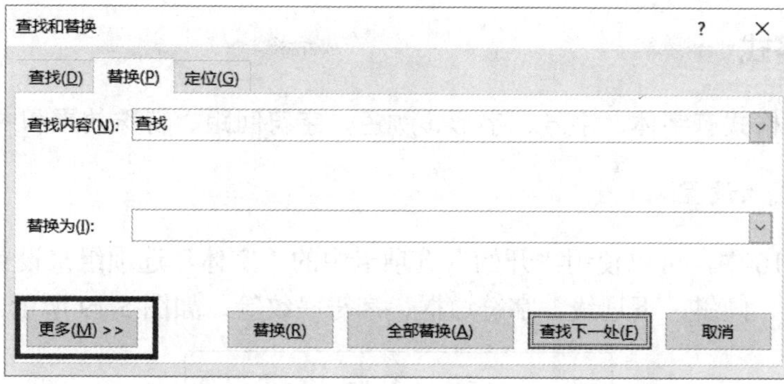

图 5-17　“查找和替换”对话框

若要根据某些条件进行替换，则可单击“更多”按钮，打开扩展对话框，在该对话框中设置所需的选项。如果想替换文本格式或某些特殊字符，则可通过单击“格式”或“特殊格式”按钮进行设置，如图 5-18 所示。

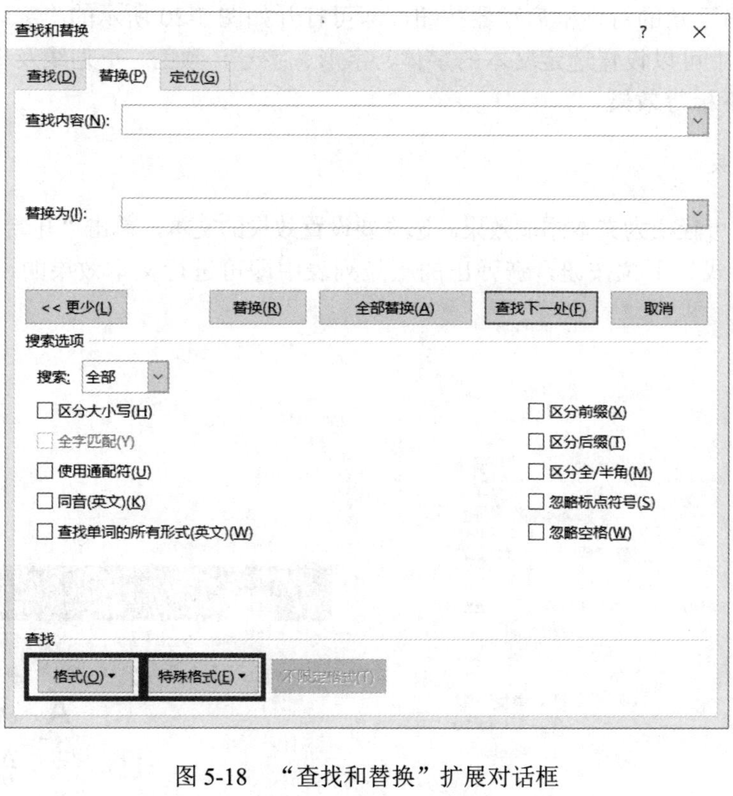

图 5-18　“查找和替换”扩展对话框

5.2　文档的版面设计

一份高质量的文档，不仅要有准确的文字、精美的插图，还要有漂亮的外观，即必须对文档进行必要的排版。对文档进行排版时有 3 种基本的操作对象，即字符、段落和页面，对应着相应的格式设置方法。

5.2.1 文本格式

文本的常见格式有字体、字号、字形、颜色、字符间距、特殊效果和中文版式等。

1. 文本格式及设置

在 Word 2016 中，可以使用“开始”选项卡中的“字体”选项组来设置一些常用的字符格式，如加粗、倾斜、下划线、字符边框、字符底纹等，如图 5-19 所示。

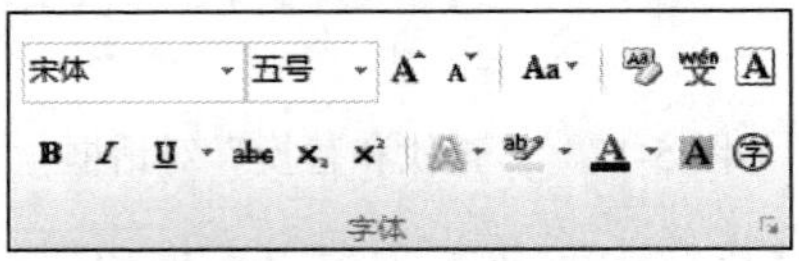

图 5-19 “字体”选项组

为字符设置格式时，应先选择要被设置格式的字符（文本块），然后单击“开始”→“字体”选项组中右下角的对话框启动器按钮，即可打开如图 5-20 所示的“字体”对话框。在“字体”对话框中可以设置选定文本的字体、字形、字号、颜色、下划线及下划线颜色、着重号，以及上下标等效果。

2. 文本效果

Word 2016 可轻松为文本添加效果。选择要设置效果的文本，单击“开始”→“字体”→“文本效果和版式”下拉按钮，在弹出的下拉列表中即可进行文本效果的设置，如图 5-21 所示。

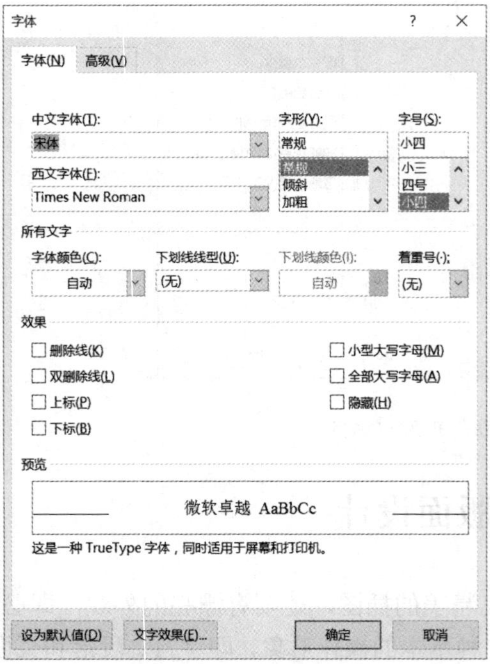

图 5-20 “字体”对话框

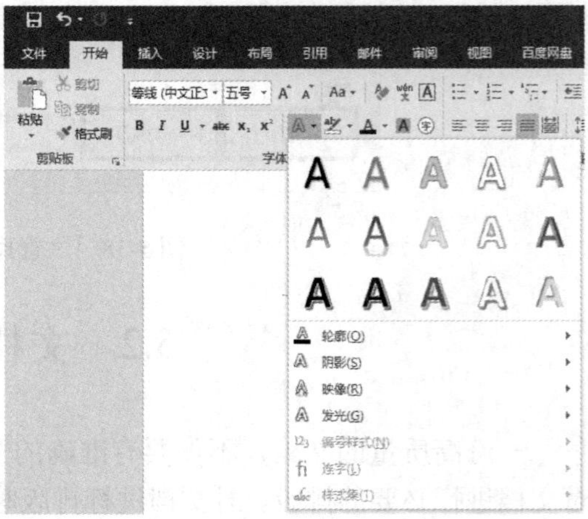

图 5-21 设置文本效果

3. 特殊的中文版式

Word 2016 提供了许多对中文进行特殊处理的方法，如更改大小写、清除所有格式、拼音指南、字符边框、带圈字符、字符底纹等中文版式处理的功能，中文版式设置的命令位于“开始”选项卡的“字体”选项组中。

5.2.2 段落格式

在输入文字时，每输入完一段文档，按 Enter 键，Word 会自动插入一个段落结束标识，并开始一个新的段落。若想查看段落标记，则可单击“开始”→“段落”→“显示/隐藏编辑标记”按钮。如果单击该按钮后，段落标记不能隐藏，则是因为开启了始终显示段落标记功能，可以通过取消选中“Word 选项”对话框中的“段落标记”复选框来关闭该功能，这样就可以隐藏段落标记了。

段落的格式包括对齐方式、缩进、间距等。

1）对齐方式：Word 提供了 5 种段落对齐方式，即左对齐、右对齐、居中、两端对齐和分散对齐。

2）段落缩进：段落缩进可分为首行缩进、悬挂缩进。在“段落”对话框的“缩进”选项组中，如图 5-22 所示，可以精确地设置缩进量；或使用“开始”→“段落”→“减少缩进量”、“增加缩进量”按钮均可以对段落进行缩进调整。也可以使用标尺上的缩进标记对段落进行粗略的调整。

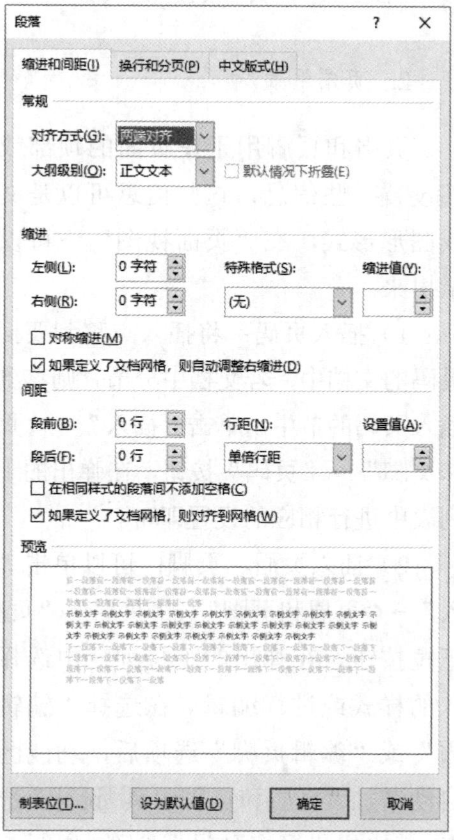

图 5-22 “段落”对话框

3）间距：为了页面结构更清晰，需要调整段间距和行间距。

选择要调整的段落（若只设一段，则将插入点移至该段中的任意位置），在“段落”对话框的“间距”选项组中设置段前间距和段后间距，在“行距”选项组中设置行距。

5.2.3 页面格式

页面排版反映了文档的整体外观和输出效果。页面排版包括页面设置、页眉和页脚、脚注和尾注等。

1. 页面设置

在“布局”选项卡的“页面设置”选项组中，可以进行页面的有关设置，其中包括文字方向、页边距、纸张方向、纸张大小、分栏等常用按钮，如图 5-23 所示。如果进行复杂的设置，可以单击右下角的对话框启动器按钮，在打开的“页面设置”对话框中进行设置，如图 5-24 所示。

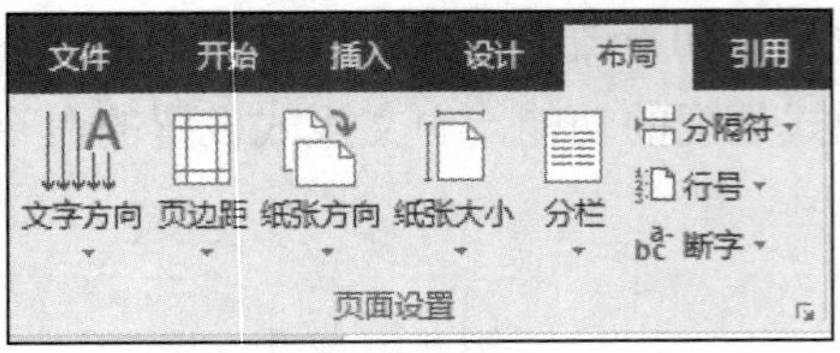

图 5-23 “页面设置”选项组

2. 页眉和页脚

页眉和页脚用于在页面的顶部或底部设置一些信息，这些信息可以是文字或图形形式，在“页面视图”下可以显示出来。

1）插入页码：将插入点移到要插入页码的文档中，若文档中分节，则移到要插入页码的节中。单击“插入”→“页眉和页脚”→“页码”按钮，在弹出的下拉列表中进行相应的设置即可。

2）插入页眉、页脚：可以单击“插入”→“页眉和页脚”→“页眉”/“页脚”下拉按钮，在弹出的下拉列表中选择插入的样式或进行编辑。在选择“编辑页眉”或“编辑页脚”选项后，功能区中自动增加“页眉和页脚工具-设计”选项卡，其中提供了多种设置命令，如图 5-25 所示。编辑完成后，可以单击该选项卡中的“关闭页眉和页脚”按钮回到正文编辑状态。

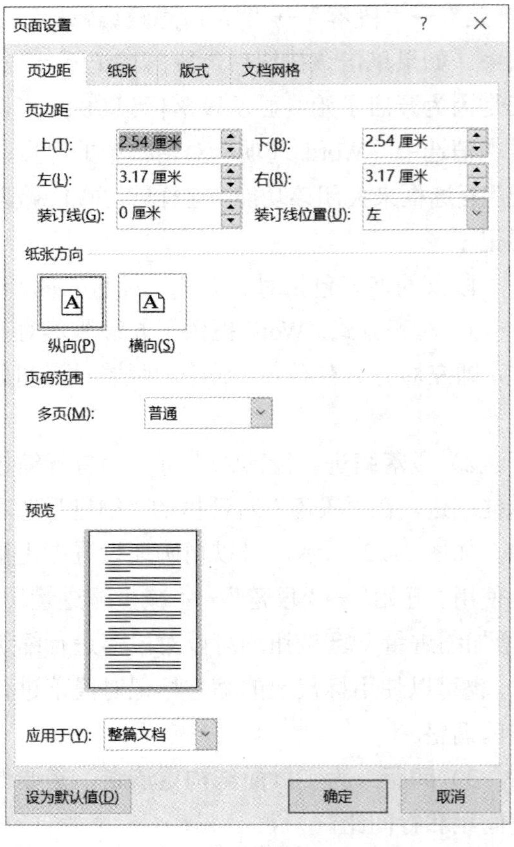

图 5-24 “页面设置”对话框

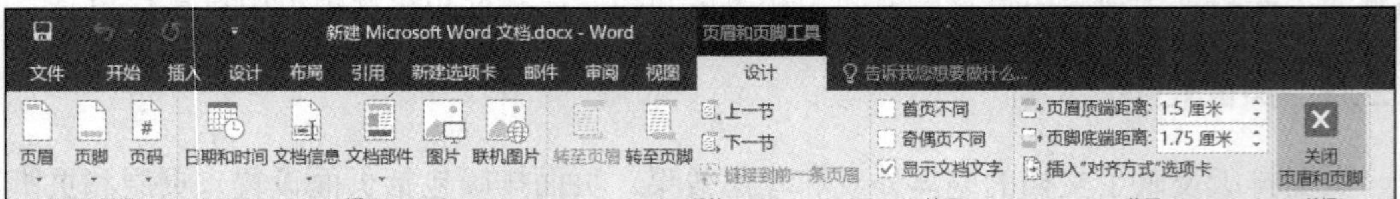

图 5-25 “页眉和页脚工具-设计”选项卡

3. 分节符

如果整篇文档都采用统一的格式，则不需要分节。但有时一篇文档中可能某些部分采用了不同的格式，这时就需要分节。

将插入点移到要分节的位置，单击“布局”→“页面设置”→“分隔符”下拉按钮，弹出的下拉列表如图 5-26 所示，根据情况选择相应的选项，即可设置分节符。

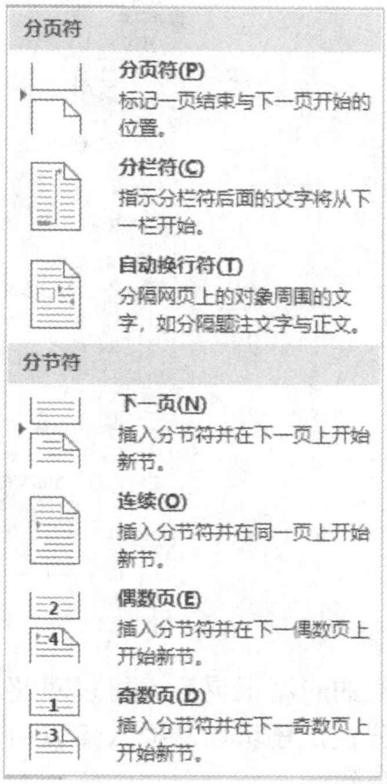

图 5-26 “分隔符”下拉列表

4. 脚注和尾注

脚注和尾注用于给文档中的文本加注释。脚注和尾注各由两个互相链接的部分组成：注释引用标记和与其对应的注释文本。单击“引用”→“脚注”→“插入脚注”/“插入尾注”按钮即可插入相应的内容，如图 5-27 所示。

5. 题注、表目录和交叉引用

在长文档中，经常会使用一定数量的表格、图表、公式、图形、照片等对象，要对这些对象设置自动生成的题注和序号，并在正文中引用这些题注，避免新增、删除对象时人工修改题注和引用时的错误。应用 Word 可轻而易举地实现这些操作，可在“引用”选项卡的“题注”选项组中设置上述功能，如图 5-27 所示。

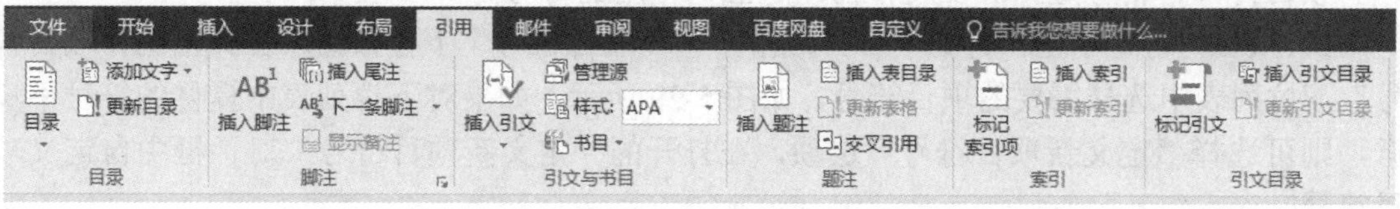

图 5-27 “脚注”选项组

5.2.4 特殊排版格式

1. 分栏

分栏是一种常见的排版技术，在 Word 中的页面视图下可以进行分栏排版操作。单击“布局”→“页面设置”→“分栏”下拉按钮，在弹出的下拉列表中选择需要的分栏形式。也可以选择下拉列表中的“更多分栏”选项，在打开的如图 5-28 所示的“分栏”对话框中进行相应的设置即可。

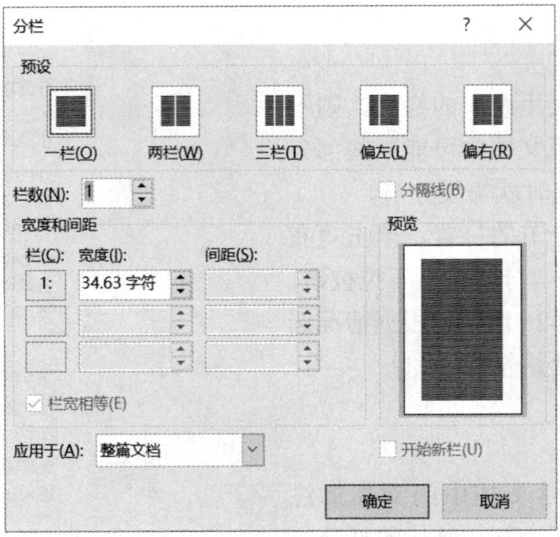

图 5-28 “分栏”对话框

分栏的应用很灵活。可以对整篇文档进行分栏，也可以对本节、选定的节、选定的文本进行分栏，还可以从插入点以后分栏。可以实现多栏，大小可以不相等，各栏之间还可以加分隔线。

2. 首字下沉

首字下沉是指一个段落中首字符加大，常用于文档或章节的开头，首字下沉包括下沉和悬挂两种效果，可以使用“插入”→“文本”→“首字下沉”按钮进行设置。

3. 项目符号和编号列表

项目符号、编号是指放在文本前，起强调作用的符号。

1）项目符号：单击“开始”→“段落”→“项目符号”下拉按钮，在弹出的“项目符号”下拉列表中选择需要的项目符号，如图 5-29 所示。如果对下拉列表中提供的符号不满意，则可选择“定义新项目符号”选项，在打开的“定义新项目符号”对话框中自定义项目符号。

为已有文本添加项目符号时，选中要添加项目符号的文本列表，单击“开始”→“段落”→“项目符号”下拉按钮，在弹出的下拉列表中选择需要的项目符号，选中的文本就会自动添加上项目符号列表。

2）编号：创建编号列表和创建项目符号列表的操作相似。

单击“开始”→“段落”→“编号”下拉按钮，弹出“编号”下拉列表，选择需要的编号格式，或选择“定义新编号格式”选项，在打开的“定义新编号格式”对话框中进行相应的设置。

3）多级列表：单击“开始”→“段落”→“多级列表”下拉按钮，在弹出的下拉列表中选择已有多级列表。

如果 Word 中的样式不符合实际需求，则可以选择“定义新多级列表”选项，在打开的如图 5-30 所示的“定义新多级列表”对话框中定义自己需要的新多级列表。

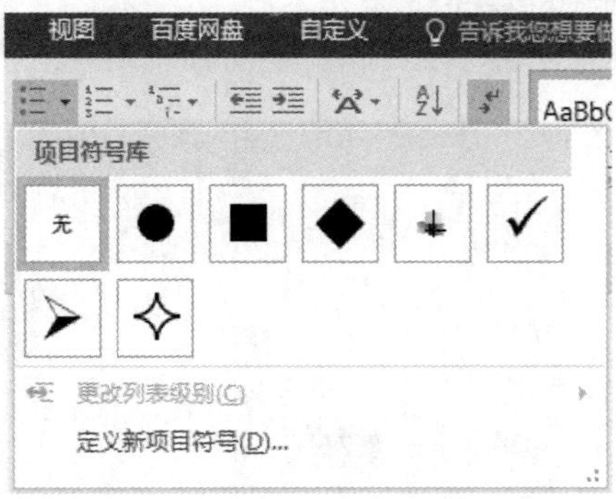

图 5-29　“项目符号”下拉列表

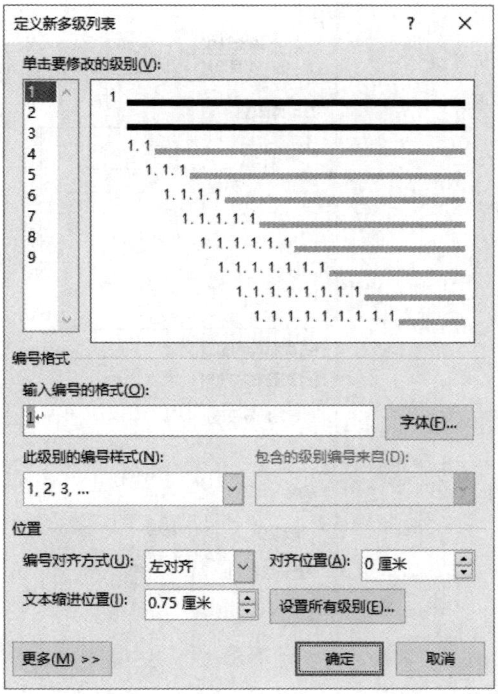

图 5-30　“定义新多级列表”对话框

5.2.5　样式和目录

1. 使用样式

样式是字体、字号和缩进等格式设置的组合。在 Word 中，通过创建和应用样式，可以提高文档排版的效率。Word 中的样式可以分为内置样式和自定义样式，内置样式显示在“开始”选项卡的“样式”选项组中。用户创建自定义样式后，也会显示在该选项组中。Word 提供的内置样式，如标题 1、标题 2、正文等也是自动生成目录的基础。

2. 自动生成目录

在 Word 中，如果合理地使用了内置的标题样式或创建了基于内置标题的样式，则可以方便地自动生成目录，操作步骤如下。

1）首先在文档的各标题处，按标题级别应用不同级别的标题样式。

2）将鼠标指针定位在插入目录的位置，选择“引用”→“目录”→“目录”→“自定义目录”选项，打开“目录”对话框，如图 5-31 所示，选中“显示页码”和“页码右对齐”两个复选框，单击“确定”按钮，即可在指定位置插入目录。

对已经生成的目录可以进行下列操作。

1）在目录中，如果按住 Ctrl 键并单击，则插入点会定位到正文的相应位置。

2）如果正文的内容有修改，需要更新目录，则可以右击目录，在弹出的快捷菜单中选择“更新域”选项，然后根据提示进行更新即可。

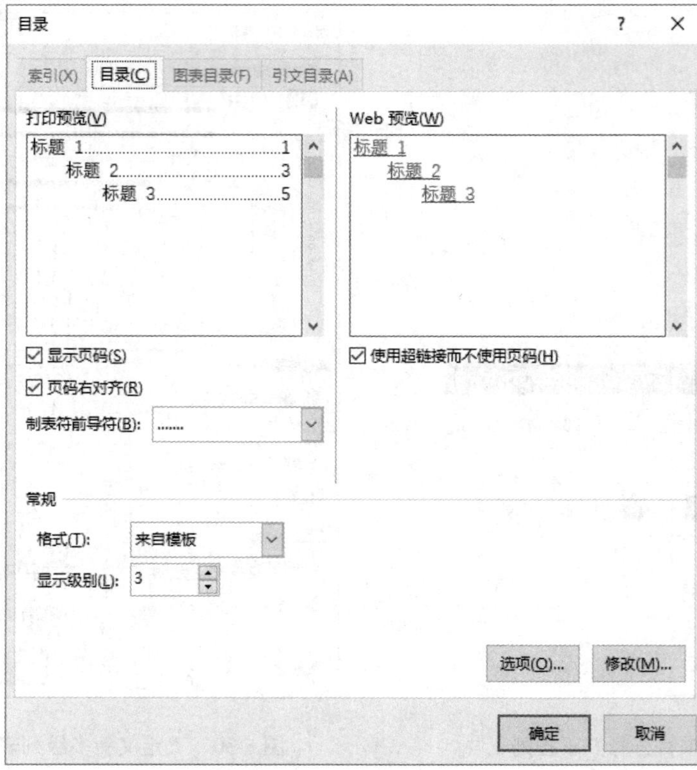

图 5-31 “目录”对话框

5.3 图文混排

Word 的特色之一是可以直接进行图文混排，直接绘制和插入各种图形、图像、公式，生成一个图文并茂的文档。Office 2016 程序提供了强大的图片编辑工具，如艺术效果、校正、颜色、裁剪工具等，可帮助调整 Office 2016 文档中的所有图像，而无须使用其他图片编辑程序。在 Word 2016 中利用“插入”选项卡可以插入图片、联机图片、SmartArt、图表、文本框和公式等多种对象。

5.3.1 图片

1. 插入图片

（1）插入文件中的图片

将鼠标指针定位到要插入图片的位置，单击“插入”→“插图”→“图片”按钮，打开“插入图片”对话框，在其中选择要插入的图片后，单击“插入”按钮即可将选择的图片插入文档中。插入图片后，选中图片时，功能区中将自动出现“图片工具-格式”选项卡，如图 5-32 所示，其中包含“调整”“图片样式”“排列”“大小”等选项组，可以对图片格式进行设置。

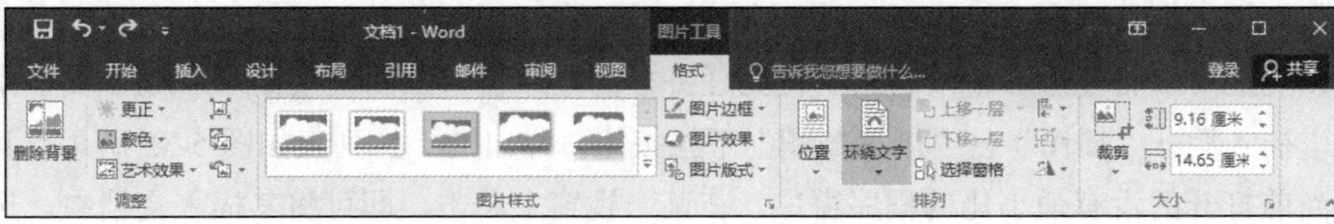

图 5-32　“图片工具-格式”选项卡

（2）插入联机图片

单击“插入”→“插图”→“联机图片”按钮，即可打开“插入图片”对话框，如图 5-33 所示。

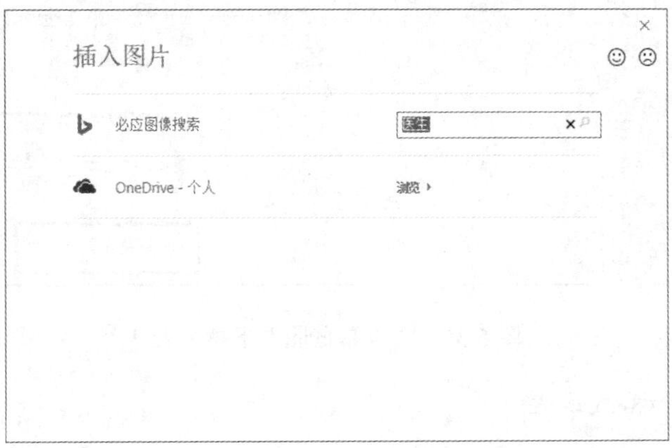

图 5-33　“插入图片”对话框

在该对话框中可以使用必应搜索引擎查找图片，如图 5-34 所示；如果用户注册了 OneDrive 云存储业务，也可以添加其中的图片。

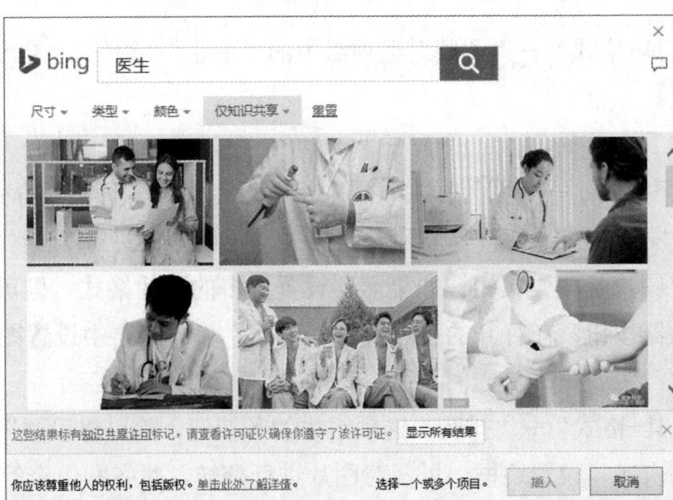

图 5-34　必应搜索插入图片

搜索完成后，选择搜索到的图片，单击“插入”按钮，就可以下载图片并将图片插入 Word 文档中。

（3）插入屏幕截图

该功能可以将任意一个没有最小化到任务栏的程序窗口画面直接插入 Word 文档中。单击“插入”→“插图”→“屏幕截图”下拉按钮，弹出的下拉列表如图 5-35 所示。其中显示当前打开的没有最小化的程序窗口，在某一视窗上单击，即可将其插入文档中。选择“屏幕剪辑”选项，可以随意截取屏幕的部分区域，将其插入文档中。

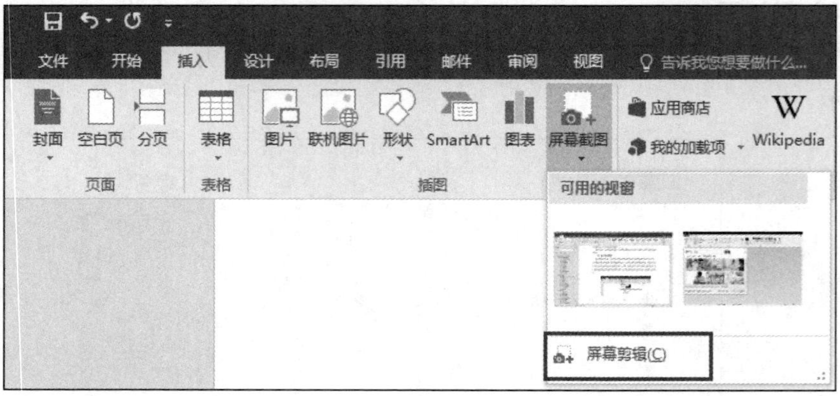

图 5-35 “屏幕截图”下拉列表

2. 图片的编辑和格式设置

对插入的图片可以进行编辑和处理，包括缩放、裁剪和旋转等编辑操作；组合、取消组合、文字环绕方式等图文混排操作；填充、边框线、颜色、对比度和冲蚀等图片处理操作。

（1）调整图片

利用“图片工具-格式”→“调整”选项组中的“更正”“颜色”“艺术效果”等按钮对图片进行效果设置。

（2）图片样式

在“图片工具-格式”→“图片样式”选项组中可以设置多种图片样式和图片效果等，包括阴影、映像、发光和三维旋转等多种专业效果。“图片样式”选项组中还包括“图片边框”“图片效果”“图片版式”按钮。如果需要设置更多的图片格式，则可单击该选项组右下角的对话框启动器按钮，在打开的“设置图片格式”任务窗格中设置图片格式。

（3）排列图片

使用“图片工具-格式”→“排列”选项组中的各按钮，除可以设置图片位置外，还可以调整图片的叠放次序、设置边框，以及对图片进行翻转、对齐和组合等。

单击“图片工具-格式”→“排列”→“位置”下拉按钮，在弹出的下拉列表中选择“其他布局选项”选项，在打开的“布局”对话框中可以设置文字环绕方式，如“四周型”“浮于文字上方”等，如图 5-36 所示。默认插入图片的文字环绕方式是“嵌入型”。

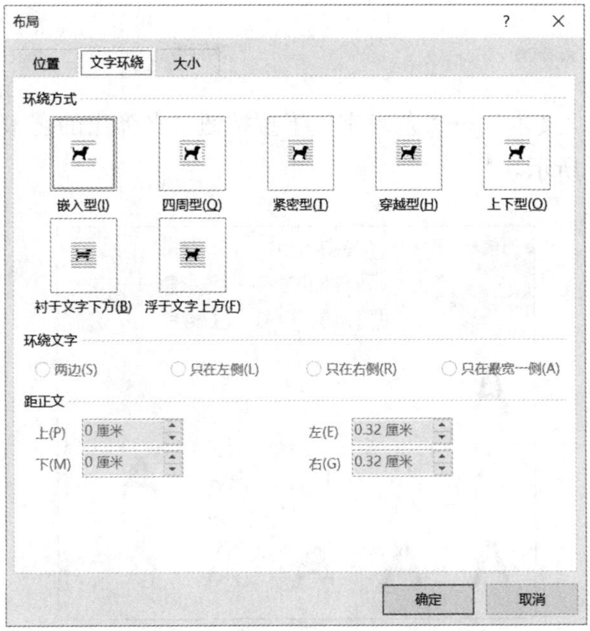

图 5-36　“布局”对话框

5.3.2　文本框

文本框主要用于以图形方式处理文字，即文本框是存放文字的容器。可以将文本框置于页面的任何位置，它可以和其他的文字、图片产生重叠、环绕等效果。

单击“插入”→“文本”→“文本框”下拉按钮，在弹出的下拉列表中提供了几十种常用的内置文本框样式，单击即可直接插入选定样式的文本框。也可以使用“绘制文本框”或“绘制竖排文本框”命令绘制文本框，如图 5-37 所示。

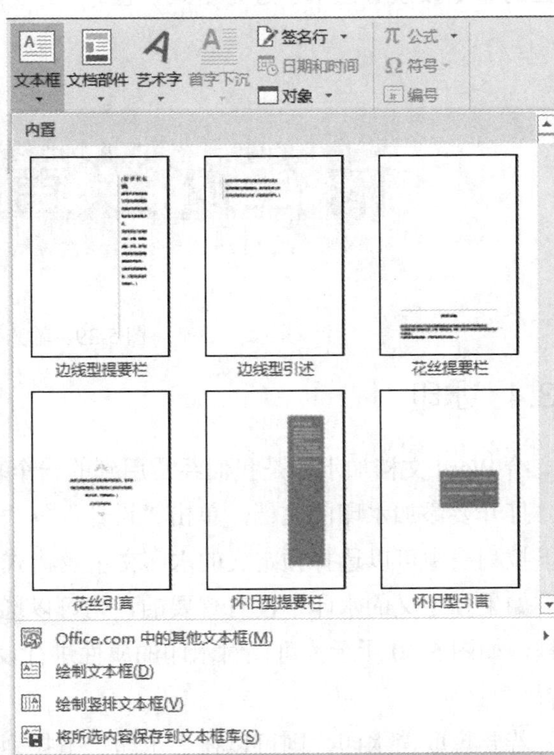

图 5-37　插入文本框

在进行设置边框或改变边框的格式、改变文字环绕方式等操作时，可将鼠标指针移到文本框上使鼠标指针变成带有十字箭头的形状，右击，在弹出的快捷菜单中选择“设置形状格式”、“环绕文字”或“其他布局选项”选项，在打开的相应的对话框中进行相应的设置。

5.3.3 艺术字

单击“插入”→“文本”→“艺术字”下拉按钮，在弹出的艺术字库下拉列表中选择一种样式，如图 5-38 所示。

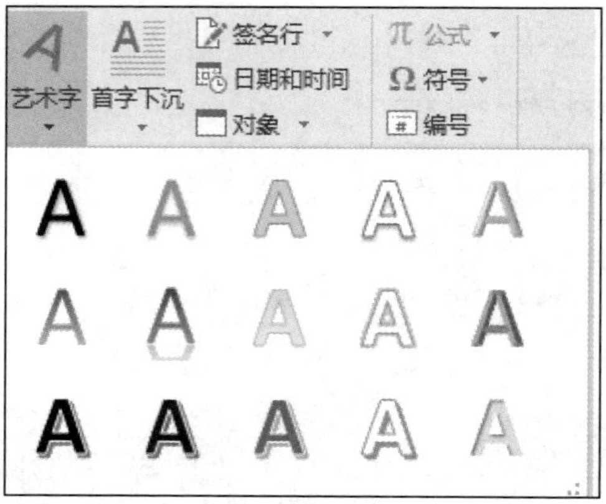

图 5-38 “艺术字”下拉列表

在编辑艺术字文本框中输入艺术字内容，如图 5-39 所示，然后在不同的选项组中使用相应的命令按钮对艺术字进行格式设置。

图 5-39 输入艺术字

5.3.4 水印

给 Word 文档加水印是我们经常用到的一个功能，水印又包括文字水印和图片水印。

打开要添加水印的文档，单击“设计”→“页面背景”→“水印”下拉按钮，在弹出的下拉列表中可以选择预定义的水印文字及格式。

如果预定义的水印中没有想要的，则可以选择“自定义水印”选项，打开“水印”对话框，如图 5-40 所示，可以对水印的属性进行设置，包括“图片水印”和“文字水印”的设置。

若要想取消水印，则可以在“水印”下拉列表中选择“删除水印”选项，然后就可以看到水印被删除了。

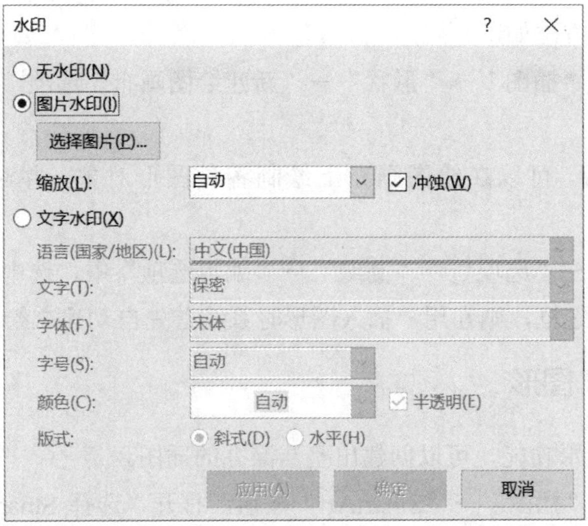

图 5-40 “水印”对话框

5.3.5 形状与绘图画布

1. 形状

Word 2016 自定义了许多形状图形，单击“插入”→“插图”→“形状”下拉按钮，弹出如图 5-41 所示的下拉列表，选择要插入的形状图形，即可将形状图形插入文档中。插入形状后，功能区自动显示“绘图工具-格式”选项卡，在“形状样式”选项组中可以使用“形状填充”“形状轮廓”“形状效果”等按钮设置形状的格式。

如果需要向图形中添加文字，则可以右击该图形，在弹出的快捷菜单中选择“添加文字”选项，然后在“文本”选项组设置文字方向和对齐文本，并创建链接等。

2. 绘图画布

绘图是指一个或一组图形对象，可以包括形状、图表、流程图、线条和艺术字等。向 Word 中插入图形对象时，每个图形对象是独立的，可以通过对象组合形成一个整体，如果将一组图形对象放在一个画布中，则这些图形对象可以作为一个整体来处理。

绘图画布在绘图和文档之间建立了一个框架式的边界，默认情况下，绘图画布没有背景或边框。但可以像处理其他图形对象一样，设置绘图画布的格式。

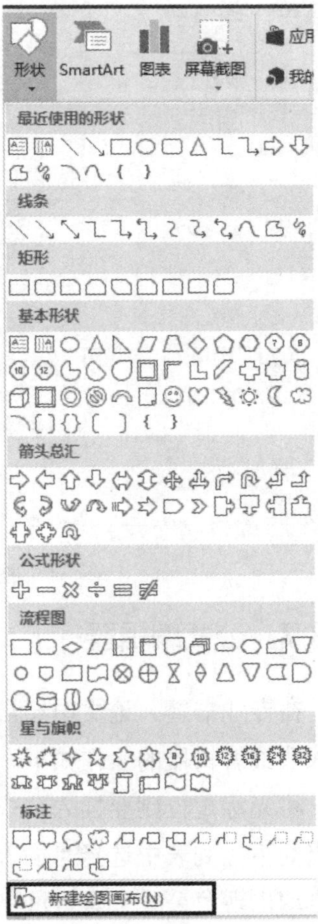

图 5-41 “形状”下拉列表

插入绘图画布的方法如下。

选择“插入”→“插图”→“形状”→“新建绘图画布”选项，即可在文档中插入绘图画布。

插入绘图画布后，可以在绘图画布上绘制各种图形对象，并对绘图画布进行格式设置。

如果在“文件”→“选项”→“高级”→“编辑选项”中，选中“插入自选图形时自动创建绘图画布”复选框，则在用户插入图形时系统首先自动建立绘图画布。

5.3.6 SmartArt 图形

使用 SmartArt 图形功能，可以创建出整洁漂亮的插图。

单击“插入”→“插图”→“SmartArt”按钮，打开“选择 SmartArt 图形”对话框，如图 5-42 所示。选择相应的布局样式，就能绘制出图形框架，依次选择 SmartArt 图形的文本框，显示光标后输入文字即可。

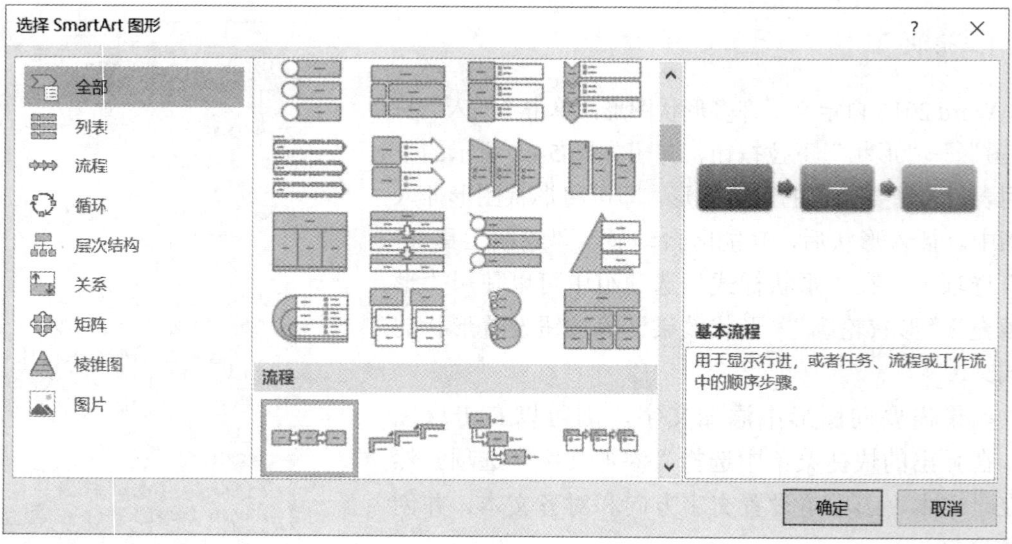

图 5-42 “选择 SmartArt 图形”对话框

5.3.7 公式编辑器

在专业书籍、论文中经常会用到各种公式，在 Word 2016 中可以很方便地编辑公式。插入公式编辑器的操作如下。

将光标定位到要插入公式的位置，单击“插入”→“符号”→“公式”下拉按钮，在弹出的下拉列表中选择“插入新公式”选项，则在插入点位置出现公式编辑控件，功能区中自动出现“公式工具-设计”选项卡，如图 5-43 所示。

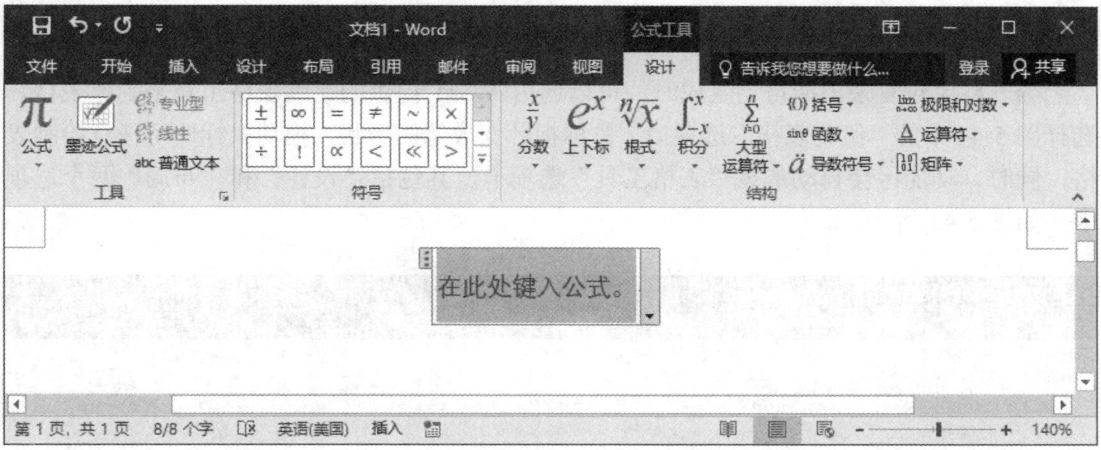

图 5-43 插入公式

5.4 制作表格

在文档中使用表格可以直观、简明地表达文档的含义，Word 中的表格处理包括建立表格、编辑表格、格式化表格，以及对表格中的数据进行排序、计算等。

表格由若干行和列组成，行列的交叉称为单元格。在单元格中可以输入字符、图形甚至另一个表格。

5.4.1 建立表格

1. 制作简单表格

单击“插入”→“表格”→“表格”下拉按钮，在弹出的如图 5-44 所示的下拉列表中拖动鼠标指针，在列表中选择合适的行数和列数，即可在插入点处插入选定行列数的规则表格。选择“插入表格”选项，在打开的“插入表格”对话框中输入行数和列数也可以插入规则表格。

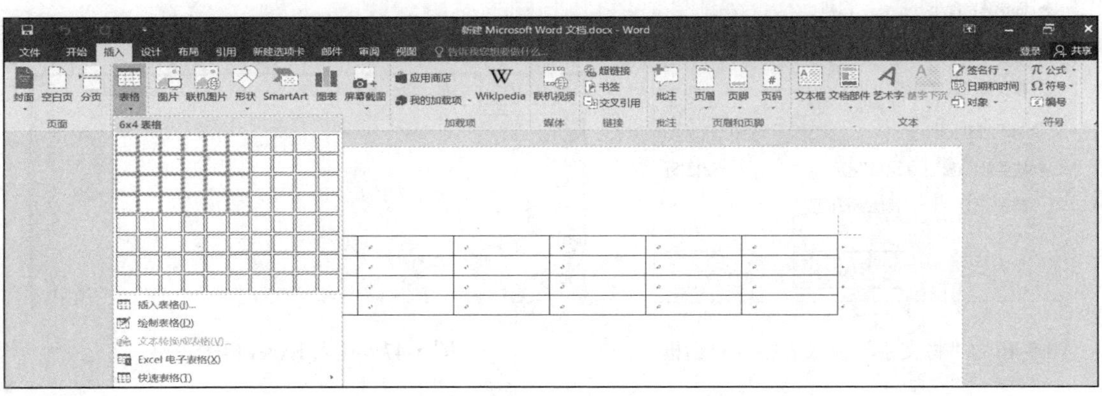

图 5-44 插入表格

2. 制作复杂表格

当表格比较复杂不能自动生成时，可以调用 Word 提供的绘制表格工具来制作表格。选择图 5-44 中的“绘制表格”选项后，鼠标指针变成笔的形状，拖动鼠标即可任意绘制表格，同时，功能区会自动加载“表格工具”选项卡，其包括“设计”和“布局”两个选项卡，如图 5-45 所示。

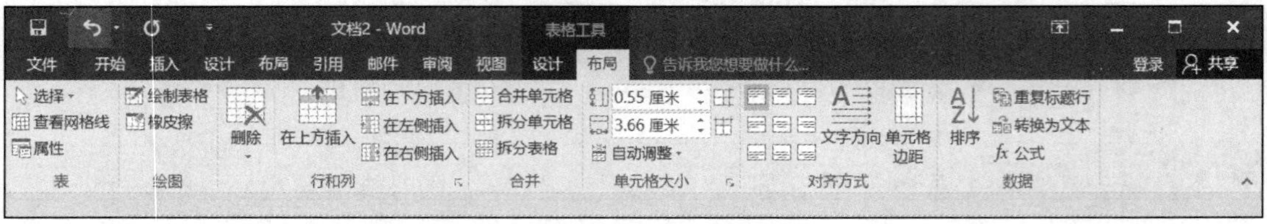

图 5-45 “表格工具-布局”选项卡

3. 将文本转换为表格

如果在输入文档时，将部分文本（具有表的特点）有规律地用逗号、制表符、空格或其他特殊符号分隔，就可以将这些文本转换为表格。首先选择这段文字，然后选择图 5-44 中的“文本转换成表格”选项，打开“将文字转换成表格”对话框，如图 5-46 所示，在对话框中设置行数、列数，选择文字分隔位置后，单击“确定”按钮完成设置。

4. 插入 Excel 电子表格

选择图 5-44 中的“Excel 电子表格”选项，就可以在 Word 中插入 Excel 电子表格了，如图 5-47 所示，用户可以像在 Excel 中一样处理表格中的数据。

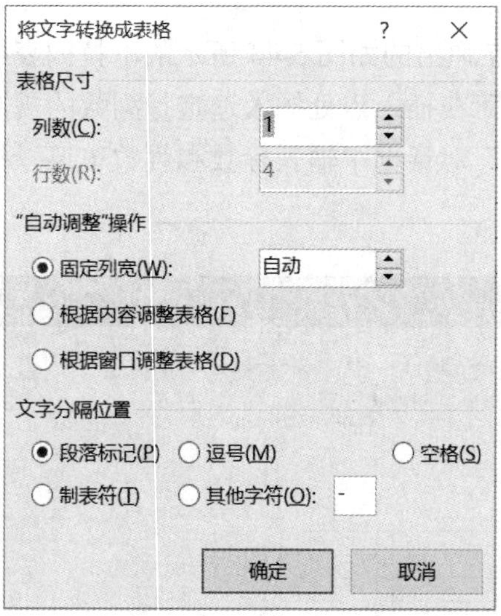

图 5-46 “将文字转换成表格”对话框

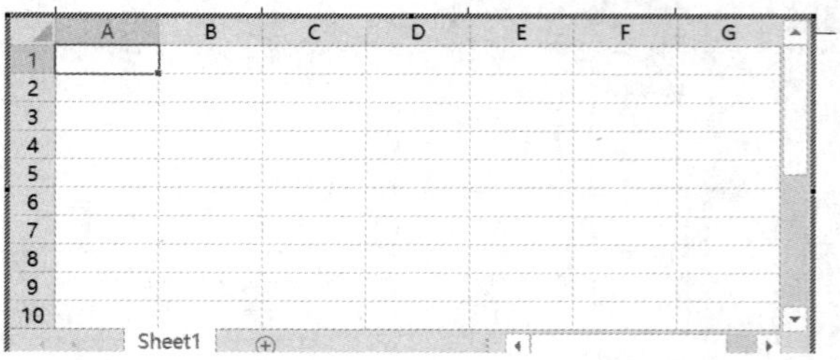

图 5-47 插入 Excel 电子表格

5.4.2　表格的编辑

建立空表以后，还需要对表的内容和格式进行编辑和排版。

1. 表格的选择

对表格操作前要先选定表格中的行、列或单元格。单击“表格工具-布局”→“表”→“选择”下拉按钮，在弹出的下拉列表中可以选择整个表格、行、列或单元格，也可以用鼠标拖动进行选择。

在表格中选择文本与在普通文档中选择文本的方法是一样的。当在表中选择单元格、行、列或整个表格时，可以单击它们左侧或上方看不见的选定栏，即可选择一个单元格、一行、一列或整个表格。

（1）选定一行

将鼠标指针放置在表格左侧的文档选定栏中，当鼠标指针变成指向右侧的空心箭头时↗，单击，即可选定一行。

（2）选定一列

将鼠标指针放置在表格上方靠近边线的位置，当鼠标指针变成垂直向下的实心黑色箭头⬇时，单击，即可选定一列。

（3）选定一个单元格

将鼠标指针放置在单元格左下角，当鼠标指针变成指向右侧的黑色实心箭头⬈时，单击，即可选定一个单元格，如图5-48所示。配合Shift键可以选择连续的单元格，配合Ctrl键可以选择不连续的单元格。

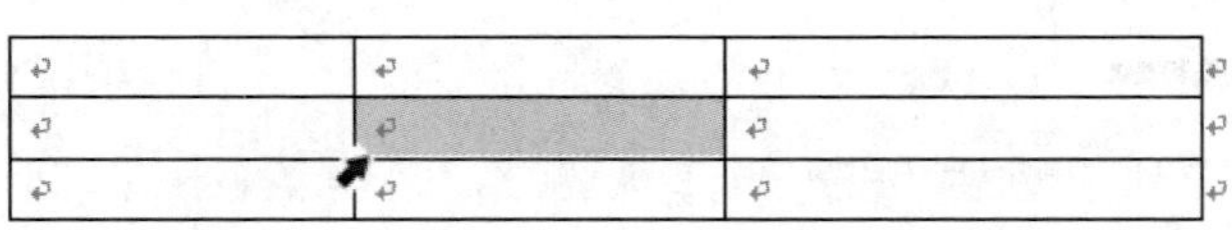

图5-48　选定一个单元格

（4）选择整个表格

将鼠标指针放置在表格的左上角，当鼠标指针变成十字箭头✥时，单击，即可选择整个表格。

2. 表格的插入与删除

（1）插入表格

将鼠标指针放到表格中要插入新表格的位置，单击“表格工具-布局”→“行和列”选项组中的相应按钮插入行或列，也可以单击“行和列”选项组右下角的对话框启动器按钮，在打开的“插入单元格”对话框中进行设置，如图5-49所示。

也可以将鼠标指针移到一行的末尾处，按Enter键插入一个新行。

（2）删除表格

选中要删除的单元格、行或列，单击“表格工具-布局”→“行和列”→“删除”下拉按钮，在弹出的如图5-50所示的下拉列表中选择相应的选项进行操作。

3. 表格的合并与拆分

合并单元格时，首先要选择需要合并的单元格，然后在“表格工具-布局”→“合并”选项组单击“合并单元格”按钮，即可将选中的单元格合并成一个单元格。

在“表格工具-布局”→“合并”选项组中对表格进行合并和拆分设置。拆分单元格时，首先选中要拆分的单元格，然后单击“拆分单元格”按钮，在打开的“拆分单元格”对话框中设置要拆分的行数、列数，如图 5-51 所示。

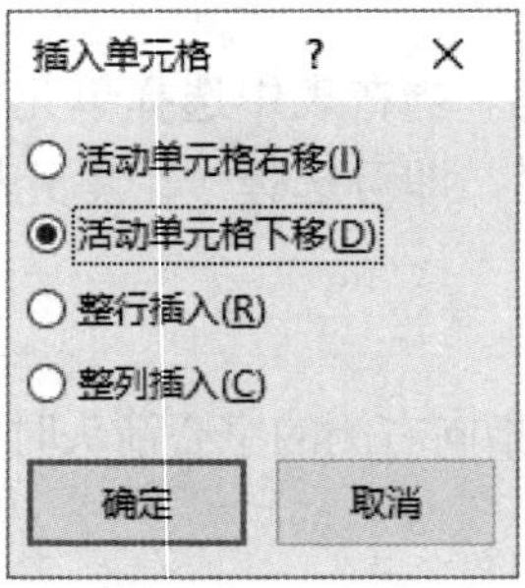

图 5-49 “插入单元格”对话框

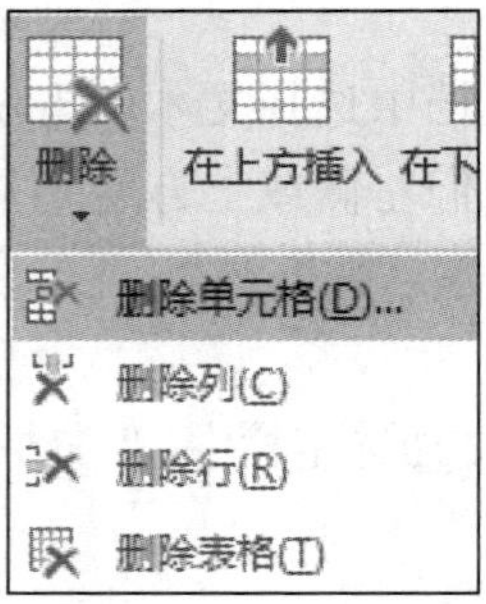

图 5-50 “删除”下拉列表

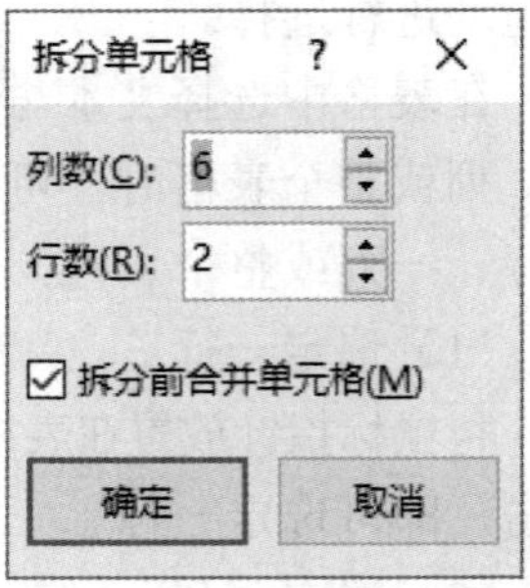

图 5-51 “拆分单元格”对话框

4. 设置表格的边框和底纹

打开 Word 2016 文档窗口，在 Word 表格中选中需要设置边框的单元格或整个表格，单击“表格工具-设计”→“边框”→“边框”下拉按钮，在弹出的下拉列表中选择“边框和底纹”选项，打开“边框和底纹”对话框，如图 5-52 所示。

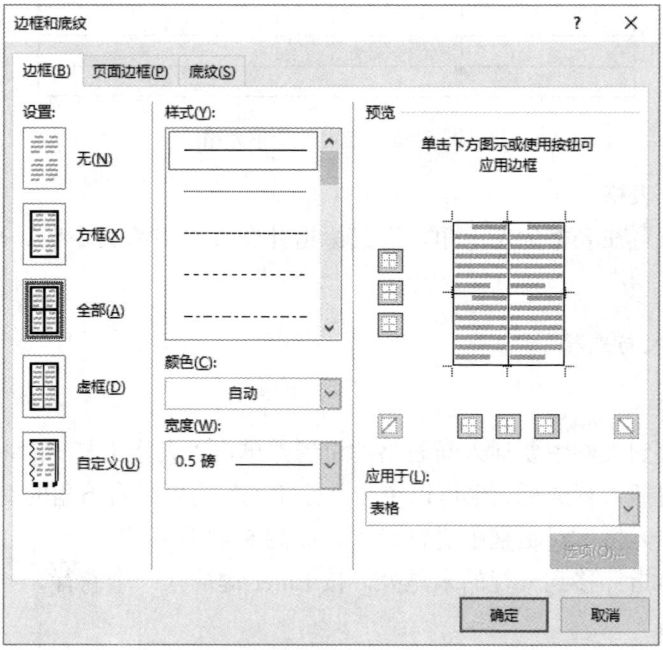

图 5-52 “边框和底纹”对话框

在“样式”列表框中选择边框的样式（如双横线、点线等样式）；在“颜色”下拉列表中选择边框使用的颜色；在“宽度”下拉列表中选择边框的宽度尺寸。在“预览”选项组中，可以通过单击某个方向的边框按钮来确定是否使用该边框。

5. 绘制斜表头

在 Word 文档中，如果需要给表格绘制斜线表头，则可以使用“斜下框线”或“斜上框线”命令为表格添加斜线表头，也可以使用“绘制表格”命令直接绘制斜表头。

5.4.3 表格的格式

表格的格式设置包括外观的格式设置和表格内容的格式设置。

1. 表格外观的格式

将鼠标指针移动到表格的行或列的边线附近，当鼠标指针变成÷或+||+时，拖动鼠标调整表格的行高和列宽，这是对单元格行高和列宽的粗略调整。

精细调整行高和列宽时，可以在表格上右击，在弹出的快捷菜单中选择“表格属性”选项，在打开的“表格属性”对话框的“行”“列”选项卡中对表格的行高和列宽进行设置，如图 5-53 所示；或在“表格工具-布局”选项卡的“单元格大小”选项组中进行设置。

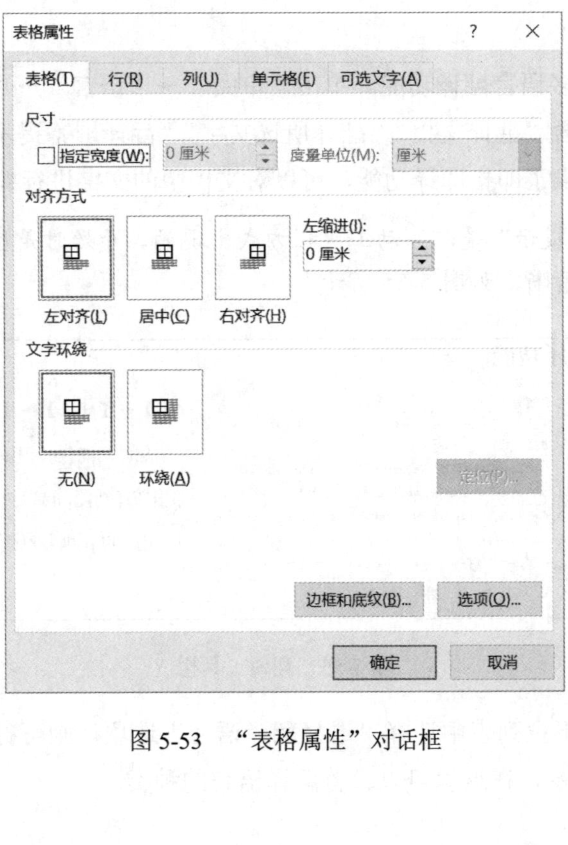

图 5-53 “表格属性”对话框

2. 表格内容的格式

表格内容的格式化包括字体、对齐方式、缩进等，与文本的格式化操作相同。

Word 2016 还提供了百余种预先定义好的格式，有表格的边框、底纹、字体、颜色等，使用时只要选择一种样式，便能快速地编排表格，在“表格工具-设计”→“表格样式”选项组中选择其中一种样式即可。另外，可以通过在“表格样式选项”选项组中选中部分复选框，来选择性地使用排版样式，如图 5-54 所示。

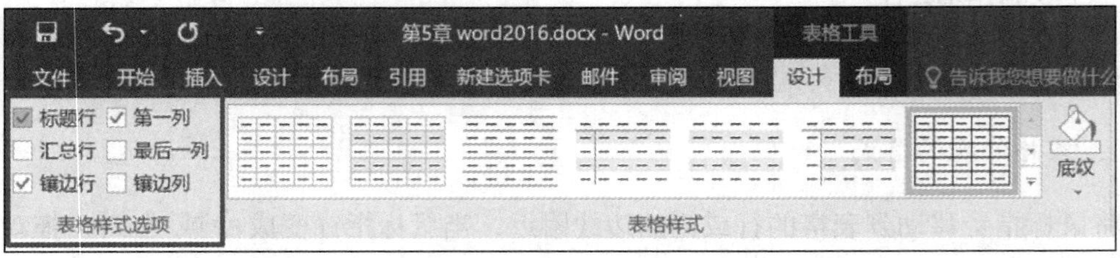

图 5-54 “表格样式选项”选项组

5.5 Word 的高级应用

5.5.1 翻译功能

Word 2016 具有多语言翻译功能。单击“审阅”→“语言”→“翻译”下拉按钮，在弹出的下拉列表中包含“翻译文档”“翻译所选文字”“翻译屏幕提示”等选项，其中“翻译屏幕提示”选项提供了即指即译功能，可以对文档中的文字进行即时翻译。

注意：“翻译屏幕提示”是以浮动工具栏方式出现的，开始时是虚的，当鼠标指针移到工具栏上时才会变得清晰，如图 5-55 所示。

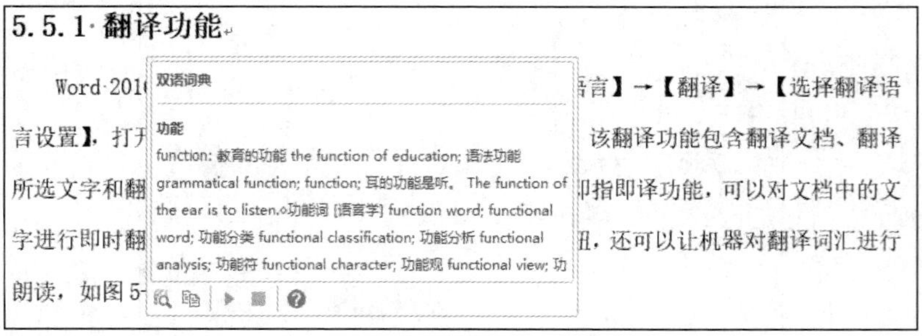

图 5-55 翻译工具栏

如果在“翻译”下拉列表中选择“选择翻译语言”选项，则可打开“翻译语言选项”对话框，如图 5-56 所示，在这里可以设置翻译语言的种类。

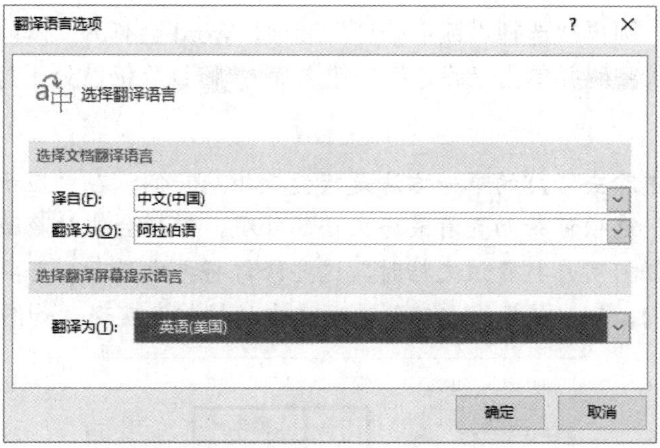

图 5-56　“翻译语言选项”对话框

5.5.2　文档的修订和批注

为便于多个操作者对同一文档进行协同处理，使工作组中的其他用户均可对文档进行审阅，Word 2016 能够自动记录审阅者对文档的修改，审阅功能允许原作者接受或拒绝其他审阅者的修改建议，同时允许不同的审阅者在文档中添加批注。

1. 修订

修订文档的具体操作如下。

单击“审阅”→“修订”→“修订”下拉按钮，在弹出的下拉列表中选择“修订”选项，如图 5-57 所示。

开启修订功能后，在“简单标记”视图下，任何用户对文档进行的更改，都会通过在边缘附近显示红色线条来显示更改的位置，如图 5-58 所示。

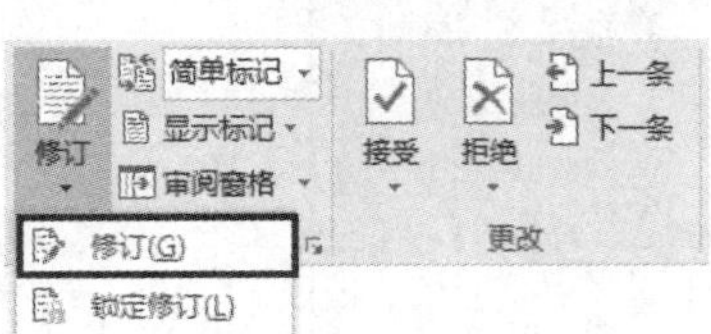

图 5-57　“修订”下拉列表

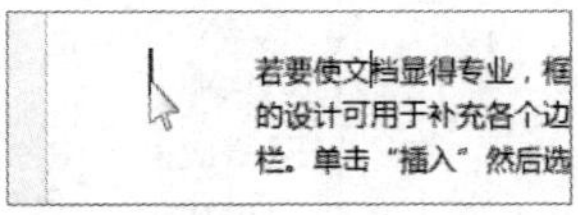

图 5-58　简单标记

若要查看具体的更改内容，则可单击上述红色线条，或者选择“显示以供审阅”下拉列表中的“所有标记”选项，切换至“所有标记”视图进行查看即可。

可以使用“锁定修订”功能，防止其他人关闭修订。选择图 5-57 中的“锁定修订”选项，打开“锁定跟踪”对话框，如图 5-59 所示，输入密码，然后在“重新输入以确认”文本框中再次输入该密码，单击“确定”按钮即可。

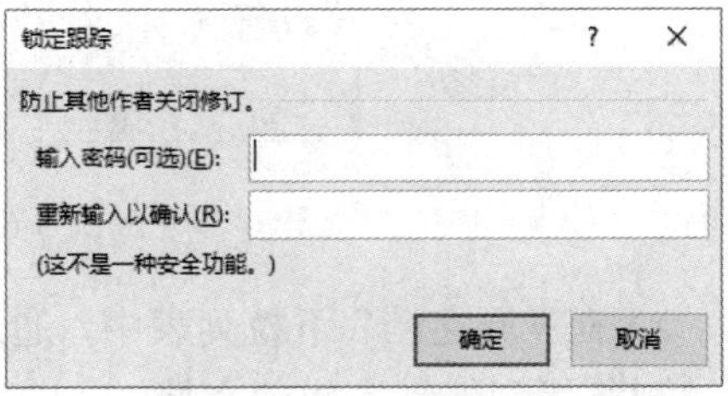

图 5-59　“锁定跟踪”对话框

当修订被锁定时，任何用户都不能关闭更改跟踪，也不能接受或拒绝更改。

若要停止锁定，则再次选择“锁定修订”选项，Word 会打开“解除锁定跟踪”对话框提示输入密码。输入密码并单击“确定”按钮之后，“修订”仍然处于打开状态，但可以接受和拒绝更改。

注意：从文档中除去修订的唯一方法是接受或拒绝它们。在“显示以供审阅”下拉列表中选择“无标记”选项可帮助查看最终文档的外观，但只会暂时隐藏修订。这些修订不会被删除，下次当任何用户打开该文档时，这些修订将再次显示。若要永久删除修订，则必须接受或拒绝它们，可以使用“更改”选项组中的按钮来实现，如图 5-60 所示。

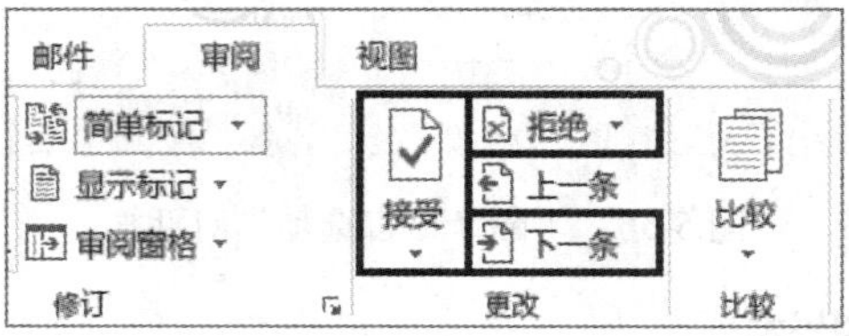

图 5-60 “更改”选项组

文档经过最终审阅后，如果希望通过对比方式查看修订前后文档的区别，则可以使用 Word 2016 的比较功能。比较文档的操作步骤如下。

1）单击“审阅”→“比较”→“比较”下拉按钮，在弹出的下拉列表中选择“比较”选项，打开“比较文档”对话框，如图 5-61 所示。

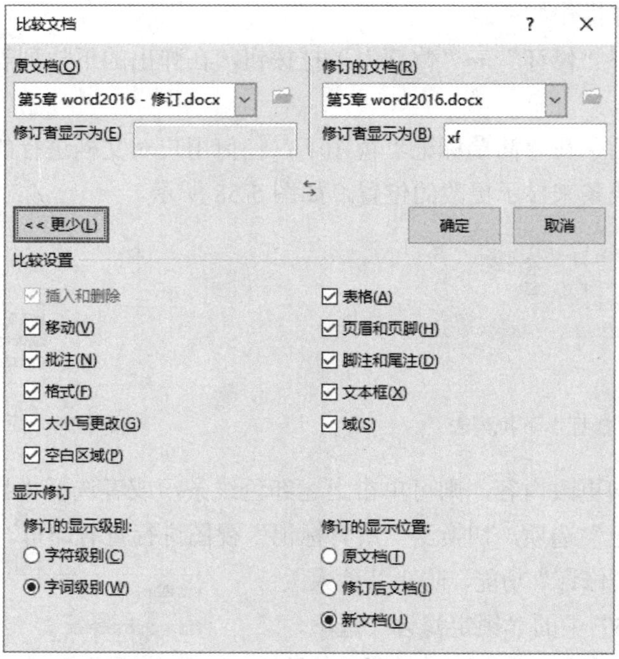

图 5-61 “比较文档”对话框

2）在“原文档”下拉列表中，通过浏览找到原始文档；在“修订的文档”下拉列表中，通过浏览找到修订完成的文档。

3）单击“确定”按钮，两个文档之间的不同之处将突出显示，以供用户查看。

2. 批注

有时在修改其他人的电子文档时，需要在文档中加上自己的修改意见，但又不能影响原有文档的内容和格式，这时就可以插入批注。插入批注的操作步骤如下。

1）选中需要添加批注的文本。

2）单击“审阅”→“批注”→“新建批注”按钮，在打开的批注文本框中输入批注信息，如图 5-62 所示。

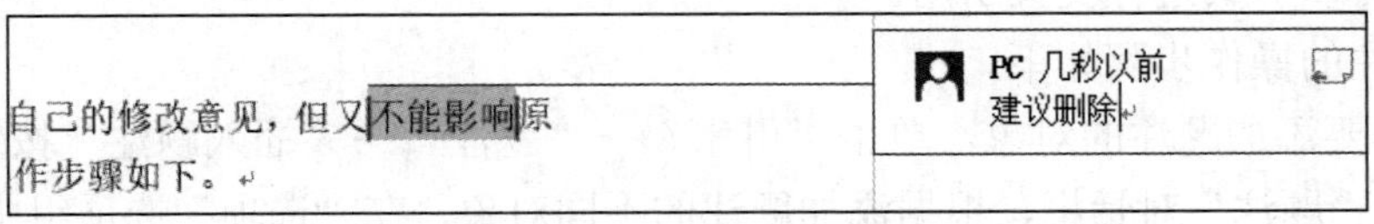

图 5-62 新建批注

如果要删除批注，则可以右击批注文本框，在弹出的快捷菜单中选择“删除批注”选项。

5.5.3 脚注和尾注

在一些文档中，有时需要给文档内容加上一些注释，如果这些注释出现在当前页面的底部，则称为脚注；如果这些注释出现在文档末尾，则称为尾注。

给文档添加脚注的操作步骤如下。

1）选中需要添加脚注的文本。

2）单击“引用”→“脚注”选项组右下角的对话框启动器按钮，打开“脚注和尾注”对话框。

3）选中“脚注”单选按钮，在“格式”选项组中设置“编号格式”“起始编号”等选项，然后单击“插入”按钮。

4）在出现的脚注编辑区输入脚注内容即可，插入脚注后的效果如图 5-63 所示。

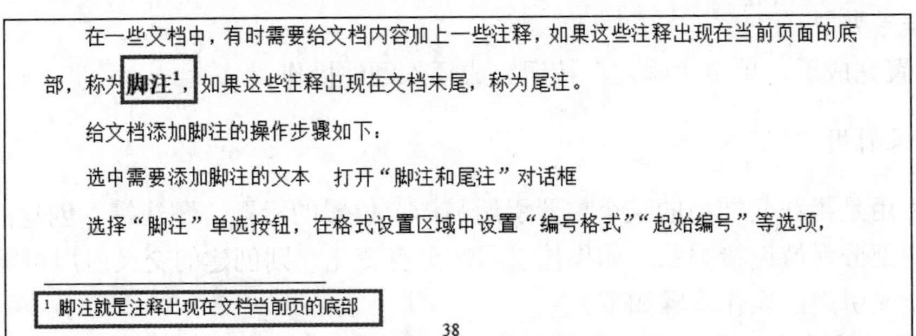

图 5-63 插入脚注

如果要删除脚注文本，则只需要删除文档中的脚注编号即可。

给文档添加尾注的操作与此类似，不同的是尾注显示在整个文档的末尾处，尾注一般用于注明所引用的文献来源。

5.5.4 题注和交叉引用

1. 题注

题注是为文档中的图表、表格、公式或图片等添加的一种编号标签。在文档的编辑过程中，如果要移动、插入或删除带题注的项目，则可以自动更新题注的编号。对带有题注的项目，还可以对其进行交叉引用。

插入题注的操作步骤如下。

1）选中要添加题注的对象，单击“引用”→“题注”→“插入题注”按钮。

2）打开“题注”对话框，根据添加题注的不同对象，在“选项”选项组中选择不同的标签类型，如图 5-64 所示。

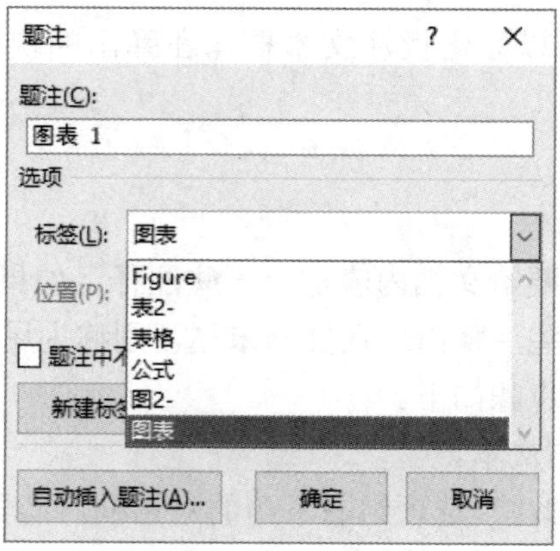

图 5-64　插入题注

3）如果想要使用自定义的标签，则单击“新建标签”按钮，在打开的“新建标签”对话框中为新的标签命名后，新的标签样式将出现在“标签”下拉列表中，还可以为该标签设置位置与编号类型。

4）设置完成后，单击“确定”按钮完成插入题注操作。

2. 交叉引用

交叉引用是指在文档中的某个位置引用另一个位置的标题、题注等。创建的交叉引用将与被引用部分保持链接关系，如果被引用部分有变化，则创建的交叉引用可随之更新。

插入交叉引用的操作步骤如下。

1）在文档中将光标定位到要插入交叉引用的位置，单击“引用”→“题注”→“交叉引用”按钮。

2）打开“交叉引用”对话框，在“引用类型”下拉列表中选择引用类型，在“引用内容”下拉列表中一般选择“只有标签和编号”选项，在“引用哪一个题注”列表框中选择引用的项目，如图 5-65 所示，然后单击“插入”按钮完成插入交叉引用操作。

3）如果引用部分发生变化，可直接在题注或交叉引用内容上右击，在弹出的快捷菜单中选择“更新域”选项，即可方便地完成引用链接的更新，如图 5-66 所示。

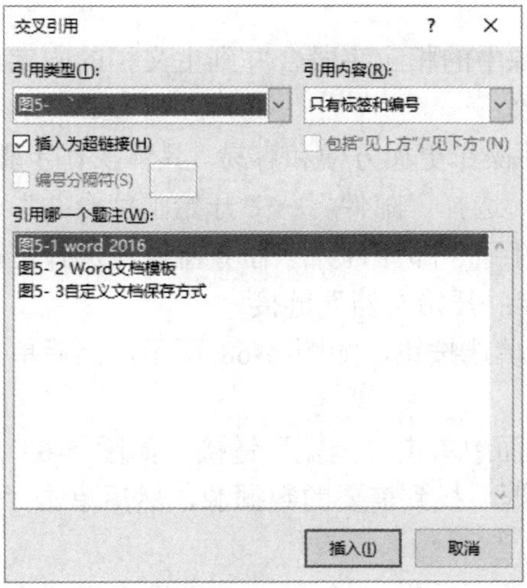

图 5-65 “交叉引用”对话框

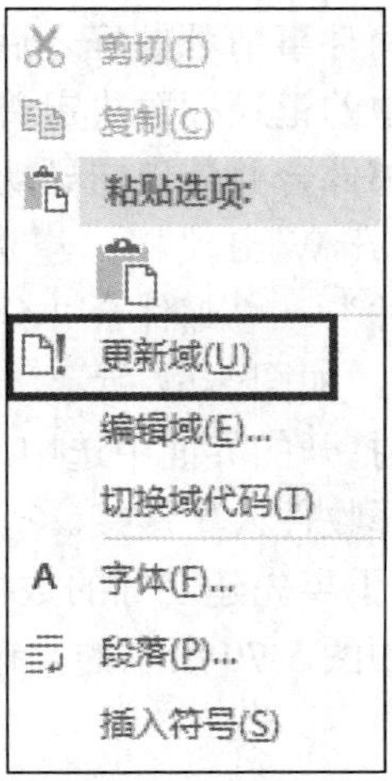

图 5-66 “更新域”选项

5.5.5 邮件合并

邮件合并功能不仅可以批量处理信函、信封等与邮件相关的文档，还可以轻松地批量制作标签、工牌、工资条、成绩单等。

1. 使用邮件合并的前提

使用邮件合并功能通常需具备以下两个条件。

1）需要制作的文档数量比较大，如大量相似的信封、成绩单、邀请函等。

2）这些文档内容分为固定不变的内容和变化的内容，如信封上的寄信人地址和邮政编码、信函中的落款等，这些都是固定不变的内容；而收信人的地址、邮编等就属于变化的内容。

其中，变化的部分由含有标题行的数据记录表存储，可以表现为不同的文件类型。含有标题行的数据记录表通常由字段列和记录行构成，字段列规定该列存储的信息，每条记录行存储着一个对象的相应信息。

2. 邮件合并的基本过程

（1）建立主文档

主文档就是前面提到的固定不变的主体内容，如信函中的落款、信函中的对每个收信人都不变的内容等。

（2）准备好数据源

数据源就是前面提到的含有标题行的数据记录表，其中包含相关的字段和记录内容。数据源表格可以是 Word、Excel、Access 文件或 Outlook 中的联系人记录表。

在实际工作中，数据源通常是事先存在的，如客户通讯录或学生名单等。如果没有现成的数据源，则要根据主文档对数据源的要求建立。

（3）把数据源合并到主文档中

前面两件事情都做好之后，就可以将数据源中的相应字段合并到主文档的固定内容中了，表格中的记录行数决定着主文件生成的份数。

利用邮件合并分步向导功能，可使邮件合并操作更加方便和容易。具体操作步骤如下。

1）打开 Word 文档，建立邮件合并主文档，选择“邮件”→“开始邮件合并”→“开始邮件合并”→“邮件合并分步向导”选项，打开“邮件合并”任务窗格，选择文档类型为“信函”，如图 5-67 所示，然后单击“下一步：开始文档”链接。

2）在打开的界面中选中“使用当前文档”单选按钮，如图 5-68 所示，然后单击“下一步：选择收件人”链接。

3）对于事先建立好的数据源，在打开的界面中单击“浏览”链接，如图 5-69 所示，即可打开如图 5-70 所示的“选取数据源”对话框，找到需要的数据源，然后单击“打开”按钮。

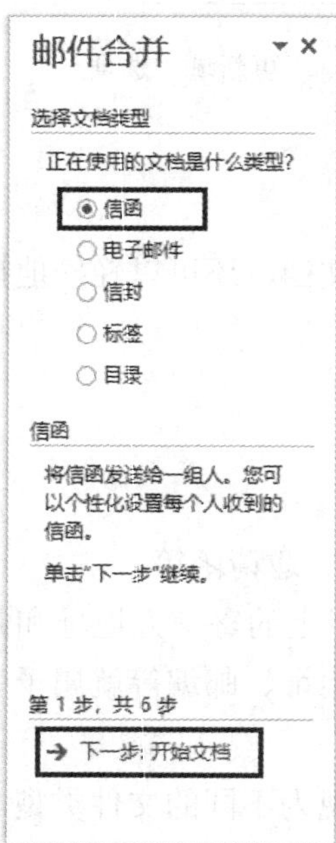

图 5-67 选择文档类型

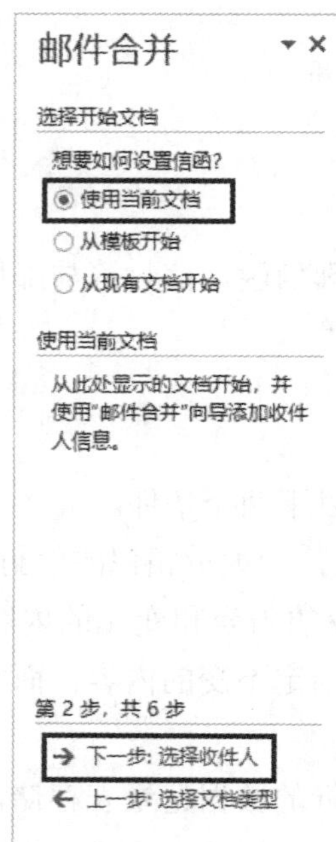

图 5-68 选择开始文档

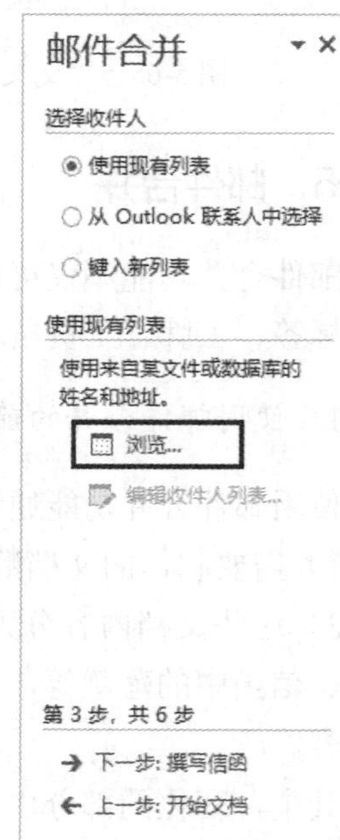

图 5-69 选择收件人

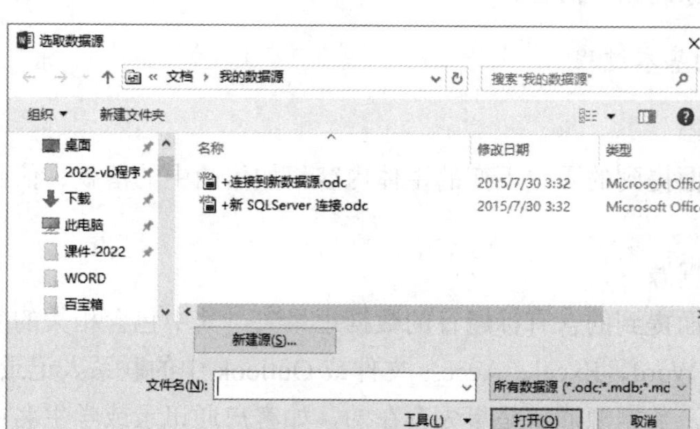

图 5-70 “选取数据源”对话框

4）打开"选择表格"对话框，选择保存信息的工作表名称，默认为 Sheet1$，如图 5-71 所示，然后单击"确定"按钮。

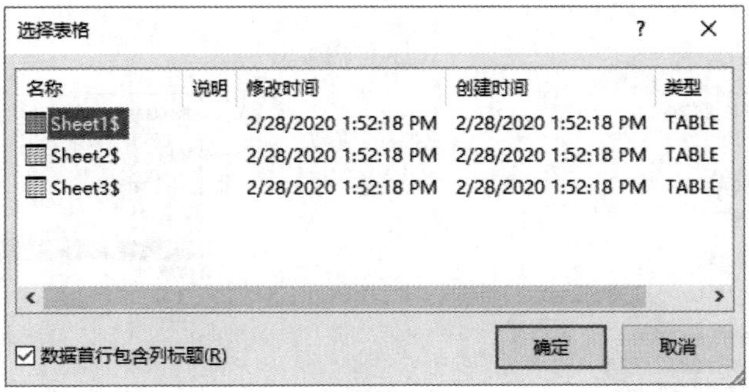

图 5-71 "选择表格"对话框

5）在打开的"邮件合并收件人"对话框中，可以对收件人信息进行修改，修改完成后，单击"确定"保存，如图 5-72 所示。

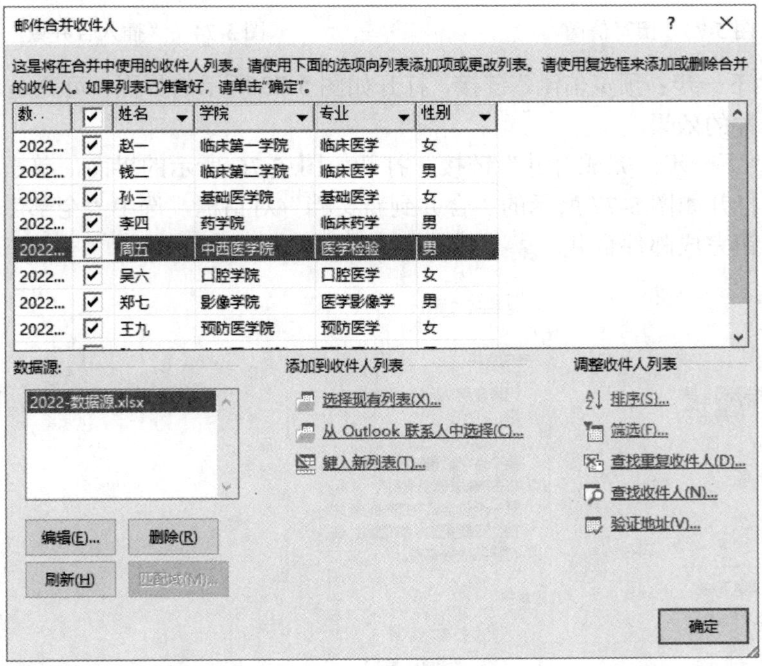

图 5-72 "邮件合并收件人"对话框

6）单击"邮件合并"任务窗格中的"下一步：撰写信函"链接，打开如图 5-73 所示的界面，先选择要插入合并域的位置，然后单击"其他项目"链接，打开"插入合并域"对话框，如图 5-74 所示，在主文档中插入合并域。

也可以直接使用"邮件"选项卡中的"插入合并域"按钮直接插入合并域。具体方法是，先选择要插入合并域的位置，然后单击"邮件"→"编辑和插入域"→"插入合并域"按钮，也可以打开如图 5-74 所示的"插入合并域"对话框，插入相应的合并域。

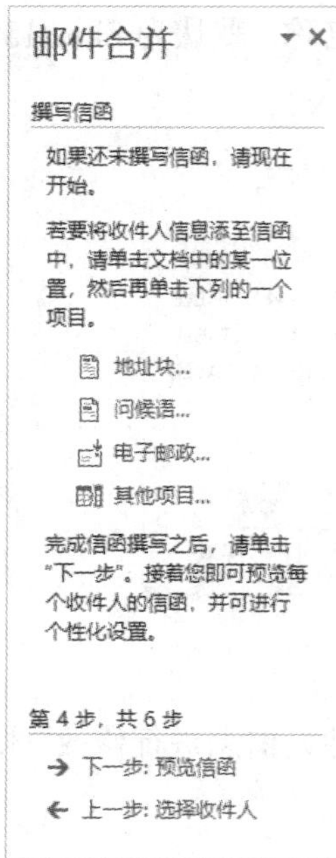

图 5-73　撰写信函

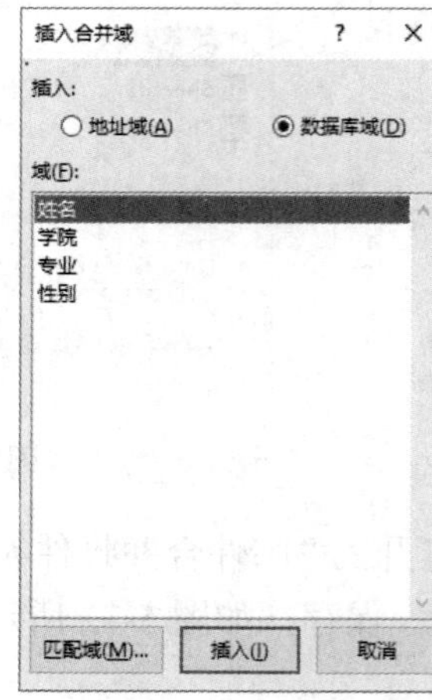

图 5-74　“插入合并域”对话框

7）单击“下一步：预览信函”链接，打开如图 5-75 所示的界面，可通过单击<<或>>按钮预览邮件合并的效果。

8）单击“下一步：完成合并”链接，打开如图 5-76 所示的界面，单击“编辑单个信函...”链接，打开如图 5-77 所示的“合并到新文档”对话框，选中“全部”单选按钮，单击“确定”按钮完成邮件合并。

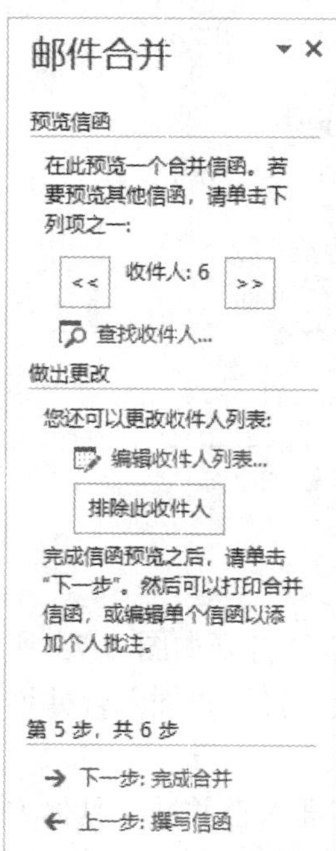

图 5-75　预览信函

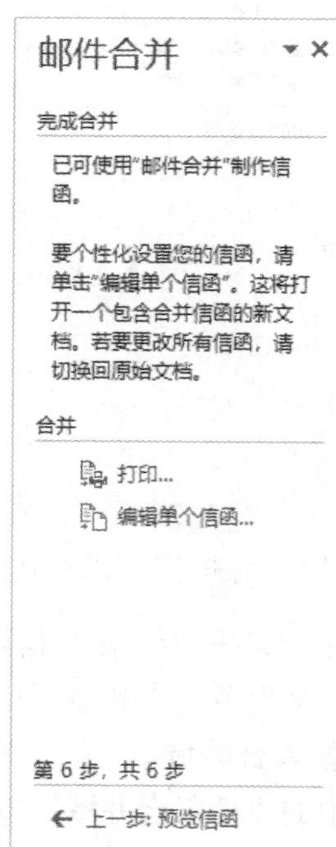

图 5-76　完成合并

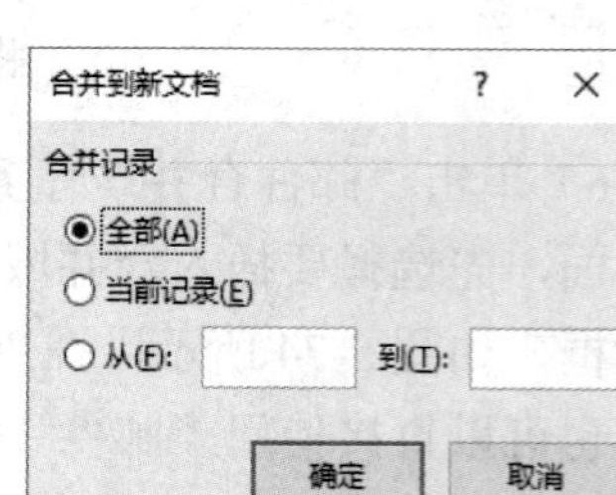

图 5-77　“合并到新文档”对话框

5.6 打 印 文 档

1. 打印预览

利用 Word 的打印预览功能，可以在正式打印之前看到文档的打印效果。如果对打印效果不满意，则还可以对文档进行修改。

与页面视图相比，打印预览可以更真实地表现文档外观，如图 5-78 所示。在打开的“打印”窗口右侧预览区域可以查看 Word 文档的打印预览效果，用户所做的纸张方向、页面边距等设置都可以通过预览区域查看效果。此外，用户还可以通过调整预览区下方的滑块改变预览视图的大小。

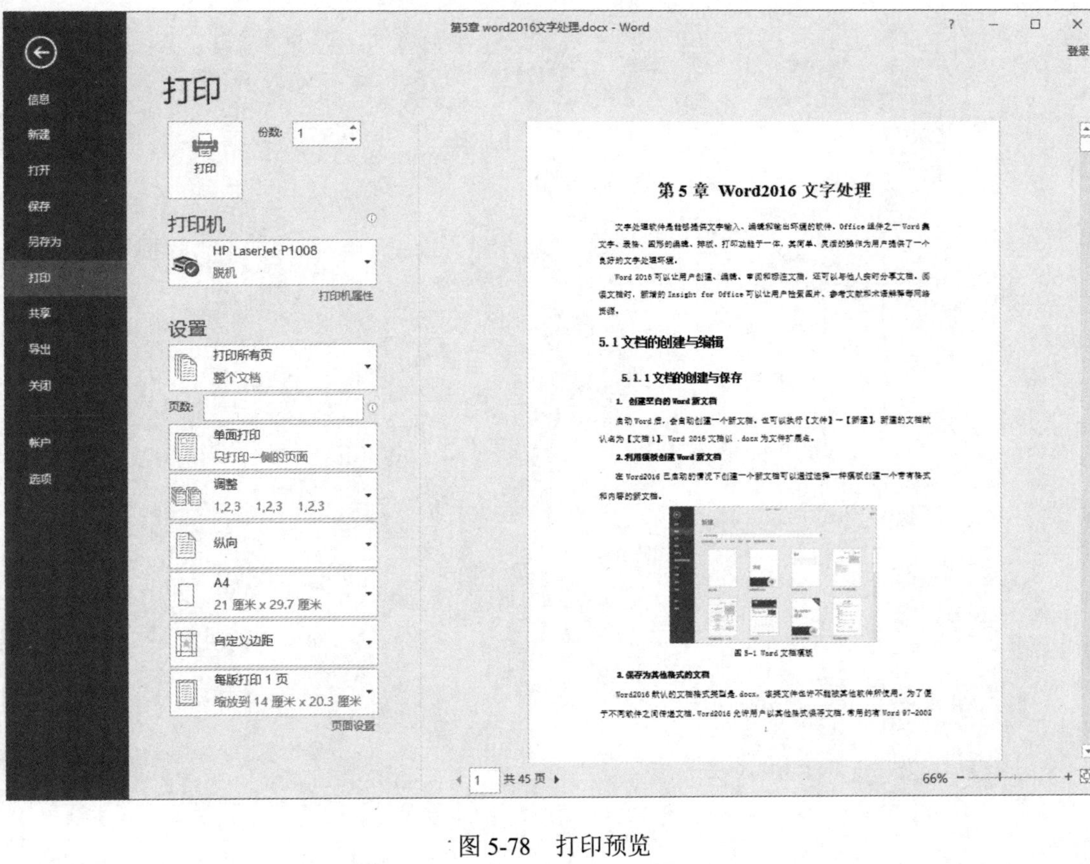

图 5-78 打印预览

2. 打印输出

在打印之前，必须将打印机准备就绪。文档打印的操作步骤如下。

1）在文档编辑状态下，选择“文件”→“打印”选项。

2）在打开界面的“打印机”下拉列表中选择要使用的打印机名称，一般使用默认打印机。

3）在“设置”选项组中选择打印范围。

“打印所有页”选项是指打印文档的全部文本；“打印当前页面”选项是指只打印光标所在的这一页；“自定义打印范围”选项是指打印文档中所选定的部分文本。“页数”选项是指在其后的文本框中输入要打印的准确页码（如果要打印某一页，则直接输入该页码；如果要打印连续的几页，则在起始页与末尾页码之间添加连字符“-”；如果是打印不连续的多页，则在两页之间添加逗号）。

4）在“打印”界面中还可以设置单面/双面打印、多份打印顺序、打印方向、纸型、边距等内容。

5）最后单击“打印”按钮，即可开始打印文档。

第 6 章 Excel 2016 电子表格

Excel 2016 是 Microsoft Office 2016 的核心组件之一。使用 Excel 可以对各种数据进行处理、统计分析和辅助决策等操作，广泛地应用于管理、统计和金融等领域，是数据处理及分析的理想工具。

6.1 Excel 2016 的基本概念

1. 工作簿

在 Excel 中，用于保存数据信息的文件称为工作簿，工作簿文件的扩展名为.xlsx。

2. 工作表

工作表包含在工作簿内，用来存储和处理数据。每个工作表都是由若干行、若干列组成的一个二维表格。工作表的名称显示在工作表标签上，一个工作簿默认只有一个工作表，其名称为 Sheet1，可根据用户需要添加工作表，最多可达到 255 个。也可以根据需要修改工作表的名称。在同一时刻，只能对一个工作表进行编辑、处理，此时，这个工作表被称为活动工作表。

3. 行、列、单元格

在工作表中，行以数字标识（行号），列以英文字母标识（列标）。一行与一列交叉处即为一个单元格，单元格是组成工作表的最小单位。单元格用于输入和编辑数据。

4. 单元格的地址

在工作表中，每个单元格都有其固定的地址。单元格与地址是一一对应的。单元格地址用列标和行号来表示。列标采用大写英文字母表示，行号用阿拉伯数字 1、2、3…表示，如 B2 表示第 B 列和第 2 行交叉处的单元格。

5. 活动单元格

活动单元格是指当前正在使用的单元格。当单击选择某单元格，使之成为活动单元格时，其四周会出现一个绿色边框，且单元格的地址会显示在名称框中，输入数据时只能在活动单元格中进行。

6. 填充柄

填充柄是指当移动鼠标指针到活动单元格右下角时，鼠标指针形状显示为“+”（黑十字形），这就是填充状态。这时按住鼠标左键或右键拖动填充柄，即可完成对单元格的数据、格式、公式的复制和填充。

6.2 Excel 2016 的基本操作

6.2.1 工作簿的基本操作

1. 新建工作簿

启动 Excel 2016 后，需要选择使用哪个工作簿模板，如图 6-1 所示。如果单击空白工作簿模板，则系统将自动建立一个名为“工作簿 1”的空白工作簿，该工作簿包含一个名为 Sheet1 的空白工作表；如果单击其他模板，则根据该模板创建相应的工作簿。创建一个新工作簿的方法如下。

1）首先添加“新建”命令到快速访问工具栏（方法：单击“自定义快速访问工具栏”下拉按钮，在弹出的下拉列表中选择“新建”选项），然后就可以使用快速访问工具栏中的“新建”按钮或按 Ctrl+N 组合键，直接建立一个新的空白工作簿。

2）选择“文件”→“新建”→“空白工作簿”选项，然后单击“创建”按钮，即可创建一个空白工作簿。

3）选择“文件”→“新建”选项，可以在图 6-1 列出的模板中选择一个所需的 Excel 模板或搜索联机模板，如搜索“血压和血糖跟踪表”模板并单击，在打开的对话框中单击“创建”按钮，即可创建一个基于现有模板的工作簿，如图 6-2 所示。

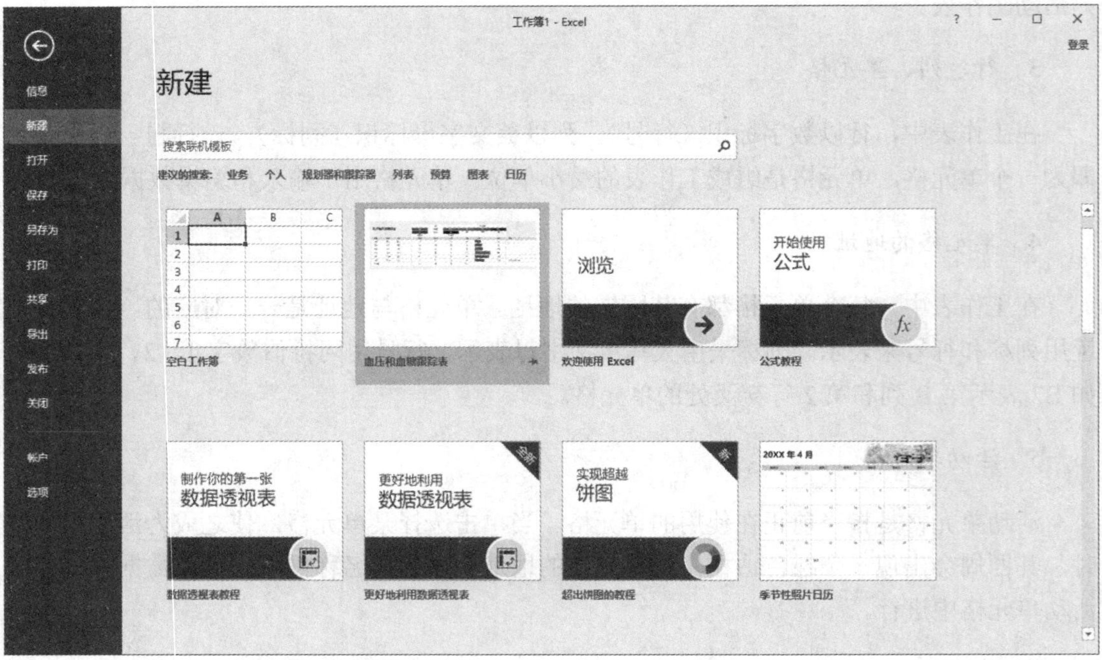

图 6-1　Excel 2016 模板

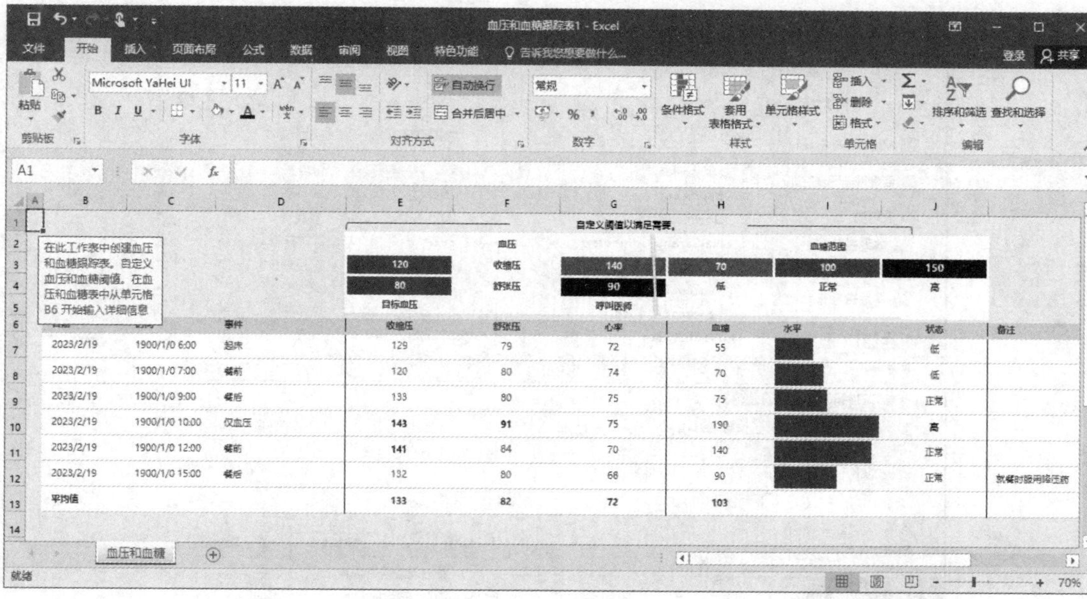

图 6-2 血压和血糖跟踪表

2. 打开工作簿

打开工作簿的方法有以下几个。

1）双击要打开的工作簿文件图标（以.xlsx 为扩展名），即可打开该工作簿。

2）选择“文件”→“打开”选项，或者单击快速访问工具栏中的“打开”按钮，在打开的界面中选择要打开的文件即可。

3. 保存工作簿

1）手动保存工作簿。单击快速访问工具栏中的“保存”按钮或选择“文件”→“保存”或“另存为”选项，即可保存工作簿。

2）自动保存工作簿。选择“文件”→“选项”选项，在打开的“Excel 选项”对话框中选择左侧的“保存”选项，在右侧的“保存工作簿”选项组中选中“保存自动恢复信息时间间隔”复选框，并设置间隔时间，然后单击“确定”按钮。

3）加密码保存工作簿。如果不想让其他人打开工作簿，则可对工作簿进行加密码保护。选择“文件”→“另存为”选项，在打开的“另存为”界面中单击“浏览”按钮，在打开的“另存为”对话框中选择“工具”下拉列表中的“常规选项”选项，如图 6-3 所示。在打开的“常规选项”对话框中可以设置“打开权限密码”和“修改权限密码”，如图 6-4 所示，然后单击“确定”按钮。

要取消工作簿的密码，其操作为：打开“常规选项”对话框，然后删除之前所设置的密码即可。

4）还可以使用下列方法用密码保护工作簿：单击“文件”→“信息”→“保护工作簿”下拉按钮，在弹出的下拉列表中选择“用密码进行加密”选项，在打开的“加密文档”对话框中设置密码，然后单击“确定”按钮即可。

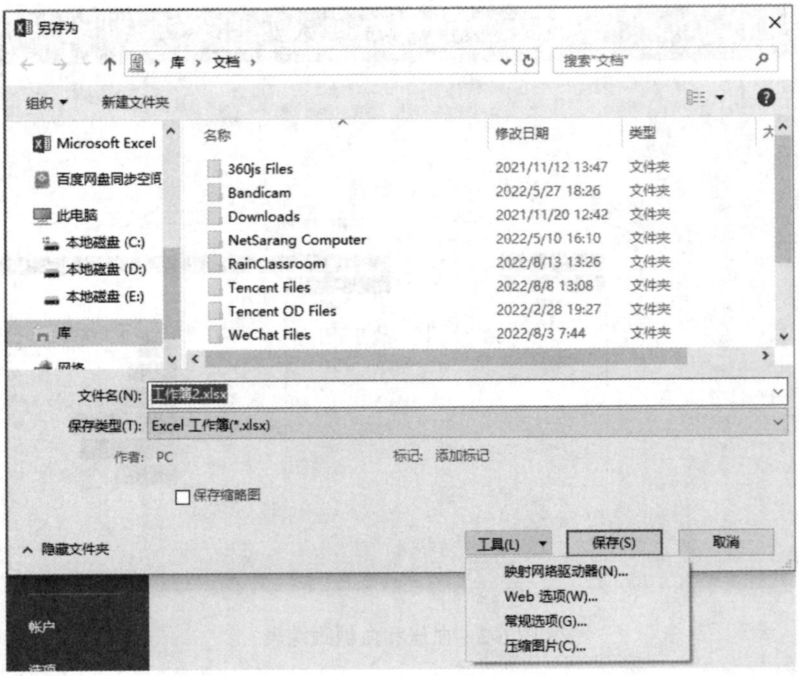

图 6-3　“另存为”对话框

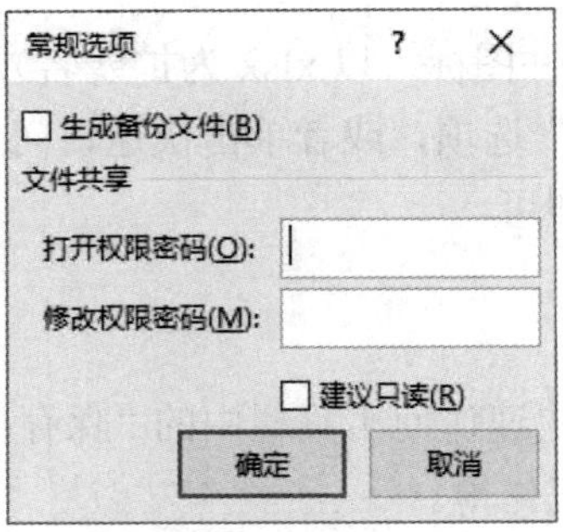

图 6-4　设置打开和修改权限密码

4. 关闭工作簿

当工作簿操作完成而不再使用时，应及时将其关闭。关闭工作簿的常用方法如下。

1）选择“文件”→“关闭”选项。

2）单击工作簿窗口右上角的“关闭”按钮。

5. 设置新建工作簿的默认工作表数量

如果 Excel 默认的 1 个工作表不够用，除通过插入新工作表来增加工作表数量外，还可以改变工作簿中默认的工作表数量。方法如下：选择“文件”→“选项”，在打开的“Excel 选项”对话框中选择左侧的“常规”选项，在右侧的“新建工作簿时”选项组中将“包含的工作表数”设置为所需数值即可。

6.2.2 工作表的基本操作

工作表的基本操作包括工作表的切换、选择、插入、删除、重命名、移动或复制和设置工作表标签颜色等。

1. 切换工作表

单击工作表标签，可以在不同的工作表之间进行切换。

2. 选择单个工作表

要选择单个工作表，使其成为当前活动工作表，只要单击相应的工作表标签即可。

3. 选择多个工作表

如果要在工作簿的多个工作表中输入相同的数据，则可以先选择这些工作表，然后输入数据。选择多个工作表的方法有以下几种。

1）若要选择一组相邻的工作表，则单击第一个工作表的标签，按住 Shift 键，再单击最后一个工作表标签。

2）若要选择不相邻的工作表，则单击第一个工作表的标签，按住 Ctrl 键，再分别单击要选择的工作表标签。

3）若要选择工作簿中的所有工作表，则右击其中某一个工作表标签，然后在弹出的快捷菜单中选择“选定全部工作表”选项。

选择多个工作表时，在标题栏中文件名的右侧将出现“工作组”字样。此时，向工作组中的任意一个工作表的单元格中输入数据或进行格式化，工作组中的其他工作表中单元格也会出现同样的数据和格式。

若要取消对工作表的选择，则只需要单击任意一个未选择的工作表标签或右击工作表标签，在弹出的快捷菜单中选择“取消组合工作表”选项即可。

4. 插入工作表

除可以预先设置默认的工作表的数量外，还可以在工作簿中根据需要随时插入新的工作表。插入工作表的方法有以下几个。

1）单击窗口底部最右侧工作表标签右侧的“新工作表”按钮，即可在所有工作表标签的右侧插入一个空白工作表。

2）右击任意工作表标签，在弹出的快捷菜单中选择“插入”选项，在打开的“插入”对话框中选择“工作表”选项，然后单击“确定”按钮。

3）在“开始”选项卡的“单元格”选项组中，选择“插入”→“插入工作表”选项，即可在当前工作表标签的左侧插入一个空白工作表。

5. 删除工作表

如果不再需要某个工作表，则可以将该工作表删除。删除工作表的方法有以下几个。

1）右击要删除的工作表标签，在弹出的快捷菜单中选择“删除”选项，即可将该工作表删除。

2）在“开始”选项卡的“单元格”选项组中，选择“删除”→“删除工作表”选项，即可删除当前工作表。

6. 重命名工作表

为了让工作表名称更切合实际需要，可以对工作表重新命名。重命名工作表的方法有以下几个。

1）右击工作表标签，在弹出的快捷菜单中选择“重命名”选项。此时，该工作表的标签名称被选择（反显状态），然后输入新的名称并按 Enter 键即可。

2）双击工作表标签名称，此时，该工作表的标签名称被选择，然后输入新的名称并按 Enter 键即可。

7. 移动或复制工作表

利用工作表的移动或复制功能，可以实现在同一个工作簿或在不同工作簿间移动或复制工作表。

1）移动工作表：单击要进行移动操作的工作表标签，按住鼠标左键向左或向右拖动，到达目标位置后再释放鼠标左键，即可移动工作表。

2）复制工作表：按住 Ctrl 键，单击要进行复制操作的工作表标签，拖动工作表标签到达目标位置后，先释放鼠标左键，再松开 Ctrl 键，即可复制工作表。此时，复制的工作表与原工作表完全相同，只是在复制的工作表名称后附带一个有括号的标记。

通过快捷菜单移动或复制工作表的方法如下。

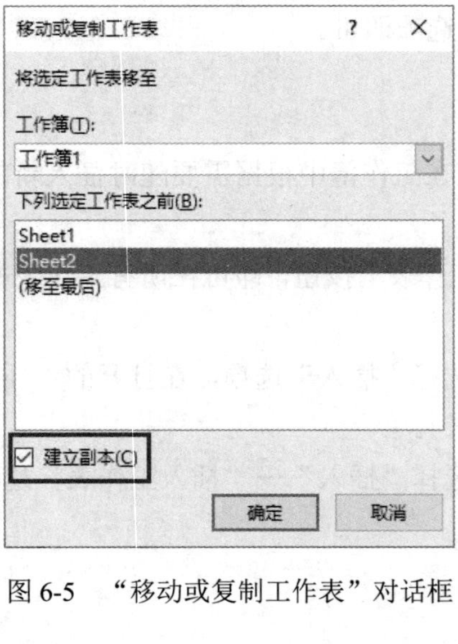

图 6-5 “移动或复制工作表”对话框

① 右击要移动或复制的工作表标签，在弹出的快捷菜单中选择“移动或复制”选项，打开“移动或复制工作表”对话框，如图 6-5 所示。

② 在“工作簿”下拉列表中选择目的工作簿。

③ 在目的工作簿中选择要放在哪个工作表的前面。

④ 如果要复制工作表，则选中“建立副本”复选框，否则只是移动工作表，图 6-5 所示是复制工作表到 Sheet2 之前。

⑤ 单击“确定”按钮，即可完成工作表的移动或复制操作。

8. 设置工作表标签颜色

通过给工作表标签设置不同的颜色，可以更好地区别工作表。方法如下：在要设置颜色的工作表标签上右击，在弹出的快捷菜单中选择“工作表标签颜色”选项，在其级联菜单中选择所需设置的颜色即可。或者在“开始”选项卡的“单元格”选项组中，在“格式”→“工作表标签颜色”级联菜单中进行设置。

6.2.3 选择操作

在 Excel 中同样遵循“先选择，后操作”的原则，即先选择要操作的单元格或区域，然后进行操作。选择单元格或区域的方法如下。

1. 选择一个单元格

直接单击欲选择的单元格，当单元格四周呈现绿色边框时，则选择了该单元格。该单元格被称为活动单元格或当前单元格，可在其中输入数据或对数据进行编辑。

2. 选择连续单元格区域

同时选择多个单元格，被称为选择单元格区域。选择多个单元格又可分为选择连续的多个单元格和选择不连续的多个单元格。如果要选择连续的单元格区域，则单击欲选择单元格区域左上角的第一个单元格，按住鼠标左键拖动至该区域右下角的最后一个单元格，然后释放鼠标键，则选择了该区域。或单击欲选择区域的左上角的单元格，按住 Shift 键，再单击欲选择区域的右下角的单元格。

3. 不相邻单元格区域的选择

先选择第一个单元格区域，按住 Ctrl 键，然后分别选择其他的单元格区域。

4. 选择行或列

1）选择一行或一列：直接单击工作表中的行号或列标，即可选择相应的一行或一列。

2）选择相邻多行或多列：先选择一行（或一列），按住鼠标左键沿行号（或列标）拖动，则选择了相邻的多行（或多列）。

3）选择不相邻多行或多列：按住 Ctrl 键分别单击要选取的行号（或列标），即可选择不相邻的多行（或多列）。

5. 全选工作表单元格

按 Ctrl+A 组合键或单击工作表左上角行列交叉处的“全选单元格”按钮，即可选择工作表的所有单元格。

6. 取消选择

如果要取消选择，则单击工作表中的任意一个单元格即可。

6.2.4 行、列、单元格的插入与删除

1. 行、列的插入

选择要插入行或列的位置，在“开始”选项卡的“单元格”选项组中，选择“插入”→“插入工作表行”或“插入工作表列”选项，如图 6-6 所示。或者右击单元格，在弹出的快捷菜单中选择“插入”选项，然后在打开的“插入”对话框中选择“整行”或“整列”单选按钮。

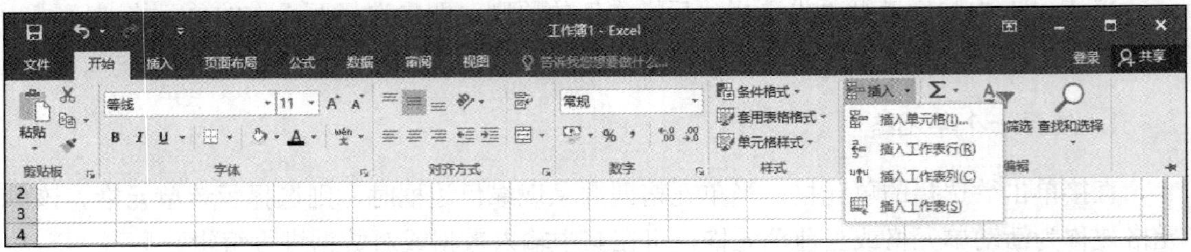

图 6-6 插入行、列

2. 单元格的插入

选择要插入单元格的位置，在“开始”选项卡的“单元格”选项组中，选择“插入”→“插入单元格”选项，或者右击单元格，在弹出的快捷菜单中选择“插入”选项，在打开的“插入”对话框中选择插入后活动单元格的移动方式即可。

3. 行、列的删除

选择要删除的行、列，在“开始”选项卡的“单元格”选项组中，选择“删除”→“删除工作表行”或“删除工作表列”选项。

4. 单元格的删除

选择要删除的单元格，在“开始”选项卡的“单元格”选项组中，选择“删除”→“删除单元格”选项，在打开的“删除”对话框中选择删除后单元格的填补方式，即可将当前选中单元格删除。

6.2.5 工作表、行、列的隐藏与取消隐藏

1. 隐藏与取消隐藏工作表

如果工作表中的内容不希望让人看到，则可以将工作表隐藏起来。当需要时再将其显示出来。

操作方法如下。

1）右击要隐藏的工作表的标签，在弹出的快捷菜单中选择“隐藏”选项，则选择的工作表即被隐藏。

2）选择要隐藏的工作表，在“开始”选项卡的“单元格”选项组中，选择“格式”→

“隐藏和取消隐藏”选项，如图 6-7 所示，然后选择“隐藏工作表”选项，此时该工作表将从当前工作簿中消失。

要显示被隐藏的工作表时，右击工作表标签，在弹出的快捷菜单中选择“取消隐藏”选项，在打开的“取消隐藏”对话框中的“取消隐藏工作表”列表框中选择要取消隐藏的工作表，再单击“确定”按钮，即可将隐藏的工作表重新显示出来。

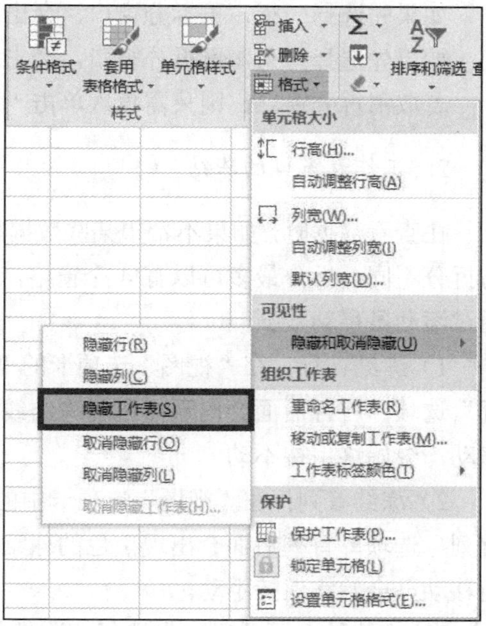

图 6-7 “隐藏和取消隐藏”级联菜单

2. 行、列的隐藏与取消隐藏

其操作方法与工作表的隐藏与取消隐藏类似，隐藏行（或列）时，先选择要隐藏的行（或列）。取消隐藏的行（或列）时，至少要选择隐藏的行（或列）的前后各一行（或各一列），然后执行有关的“取消隐藏”命令。

也可以使用鼠标拖动的方法实现行、列的隐藏与取消隐藏操作，将鼠标指针移向行号、列标的边缘时，鼠标指针变成带上下箭头的单十字（“‡”，对行操作）或左右箭头的单十字（“+”，对列操作），此时可以按住左键拖动鼠标将相应的行或列隐藏起来。对于隐藏起来的行或列，将鼠标指针移向行号、列标的边缘时，鼠标指针变成中间双线并具有上下箭头的鼠标指针形状时（“≑”，对行操作）或中间是双线并具有左右箭头的鼠标指针形状（“╫”，对列操作），此时，按住鼠标左键拖动即可将隐藏的行、列取消隐藏。

6.2.6 工作表窗口的拆分与冻结

在浏览或修改工作表数据时，如果需要将工作表中的标题一直显示在工作表的最上方，或者需要同时查看工作表的不同部分数据，则需要冻结或拆分工作表窗口。

1. 工作表窗口的拆分

窗口拆分是指将一个窗口拆分成几个窗格，以便在不同的窗格中显示同一工作表的不同部分。工作表窗口的拆分有水平拆分、垂直拆分和水平垂直同时拆分 3 种，即在工作表窗口中加上水平拆分线、垂直拆分线或同时加上水平拆分线和垂直拆分线。窗口最多可拆分成 4 个窗格。

如果任意选择一个单元格，在“视图”选项卡中，单击“窗口”选项组中的“拆分”按钮，在工作表窗口中会出现两条粗的交叉的拆分线，分别出现在活动单元格的左侧和上方，形成 4 个独立的窗格，直接用鼠标拖动各条拆分线可以调整各拆分窗格的大小。这时，水平方向出现的两个滚动条分别负责垂直拆分线左右两部分的窗格，垂直方向出现的两个滚动条分别负责水平拆分线上下的两部分窗格。

如果先选择一行，再拆分窗口，会出现上下两个窗格。

如果先选择一列，再拆分窗口，会出现左右两个窗格。

若取消拆分窗口，则只需再次单击“拆分”按钮或双击拆分线即可。

2. 工作表窗口的冻结

在查看数据时，如果不希望某些数据随窗口的移动而移动，则可采用窗口的冻结操作。与拆分不同，拆分最多可以有 4 个窗格，可以各自操作，而冻结只有没被冻结的窗格可以通过滚动条移动数据。

1）冻结首行：在“视图”选项卡的“窗口”选项组中，选择“冻结窗格”→“冻结首行”选项，首行后面会出现黑色的冻结线，冻结线上面的首行不会随着滚动条上下移动而移动，会始终保持不动。

2）冻结首列：在“视图”选项卡中的“窗口”选项组中，选择“冻结窗格”→“冻结首列”选项，首列后面会出现黑色的冻结线，冻结线左面的首列不会随着滚动条左右移动而移动，会始终保持不动。

3）冻结最上面几行：先选择欲冻结的行后面与之相邻的一行，然后在“视图”选项卡中的“窗口”选项组中，选择“冻结窗格”→“冻结拆分窗格”选项，上面这几行后面会出现黑色的冻结线，冻结线上面的行不会随着滚动条上下移动而移动，会始终保持不动。

4）冻结最左面几列：先选择欲冻结列后面与之相邻的一列，然后在“视图”选项卡中的“窗口”选项组中，选择“冻结窗格”→“冻结拆分窗格”选项，左面这几列后面会出现黑色的冻结线，冻结线左面的列不会随着滚动条左右移动而移动，会始终保持不动。

5）其他冻结方式：如果任意选择一个单元格，在“视图”选项卡中的“窗口”选项组中，选择“冻结窗格”→“冻结拆分窗格”选项，在工作表窗口中会出现两条交叉的冻结线，分别出现在活动单元格的左侧和上方，形成 4 个独立的窗格。这时，水平方向的滚动条只负责垂直冻结线右侧内容的滚动，垂直方向出现的滚动条分别负责水平冻结线下方内容的滚动操作。

也可以先拆分窗口再冻结。如果拆分的是上下两个窗格，在“窗口”选项组中选择“冻结窗格”→“冻结拆分窗格”选项，则上面的窗格会被冻结；如果拆分的是左右两个窗格，在“窗口”选项组中选择“冻结窗格”→“冻结拆分窗格”选项，则左面的窗格会被冻结。

3. 取消冻结窗格

若要取消冻结窗格，则在“视图”选项卡中的“窗口”选项组中选择“冻结窗格”→“取消冻结窗格”选项。

6.3 工作表的数据编辑

6.3.1 一般数据输入

1. 文本型数据

文本通常包含汉字、英文字母、数字、空格及其他能从键盘输入的符号。一般情况下，文本默认为水平方向左对齐，垂直方向居中。

如果要在单元格中输入具有前导 0 的数字符号，如 010135，此时不能直接输入，输入这类数据时，一种方法是将单元格格式设置为“文本”后再输入数字符号；或者，先输入一个西文单撇号，再输入有前导 0 的数字符号，如输入“'010135”。

在输入文本时，如果文本的长度超出了单元格的宽度，则会出现两种情况：一种是当此单元格的右侧为空白单元格时，超出的文本内容会完整地显示；另外一种情况是当此单元格右侧的单元格不为空时，则超出单元格中的文本不会显示出来，但单元格中的文本内容并不丢失，此时需要增加单元格的宽度才可将文本内容完整显示出来。

当在单元格中输入文本并需要分行显示时，输完一行后按 Alt+Enter 组合键即可分行。

2. 数值型数据

数值型数据不仅包括 0～9 这 10 个数码，而且包括+、-、E、e、$、/、%、小数点及千分位等特殊符号（如$1,000），数值型数据在 Excel 单元格中默认右对齐。

当在单元格中输入带分数时，应在整数和分数之间输入一个空格，如果输入的分数小于 1，则应先输入一个“0”和一个空格，再输入分数。

有时单元格中输入的数值与显示的数值会不相同，如果输入数据太长，则 Excel 自动以科学记数法表示，如输入 123456789123，显示为 1.23457E+11，代表 1.23457×10^{11}。

当输入的小数超过预先设置的小数位数时，超过的部分自动四舍五入显示。Excel 计算时以输入数值为准。

3. 日期型数据

在使用 Excel 进行各种统计报表时，需要输入日期和时间。输入日期时，一般使用“/”或“-”来分隔日期的年、月、日。年份通常用两位数来表示，如果输入时省略了年份，则 Excel 会以当前的年份作为默认值。输入时间时，使用“:”（冒号）来将时、分、秒隔开。

如果要在同一单元格中输入日期和时间，则它们之间要用空格隔开。

用户可以使用 12 小时制或 24 小时制来显示时间。如果使用 12 小时制格式，则在时间后加上一个空格，然后输入 AM（表示上午）、PM（表示下午）；如果使用 24 小时制格式，则不必使用 AM 或 PM。

快速输入当前日期，可以使用 Ctrl+;组合键。

快速输入当前时间，可以使用 Ctrl+Shift+;组合键。

4. 输入特殊符号

在实际应用中，可能需要输入一些特殊符号，如℃、☆、‰等，在 Excel 2016 中可以轻松输入这类符号。一种方法是通过软键盘输入；另一种方法是通过“符号”对话框插入，如图 6-8 所示，插入“℃”符号。

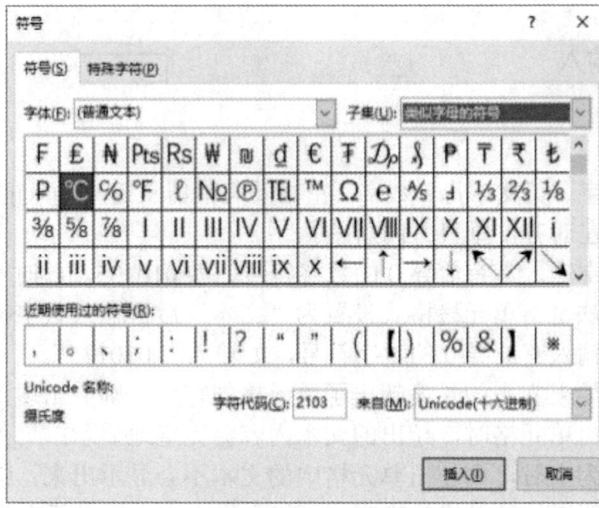

图 6-8　输入特殊符号

5. 输入阿拉伯数字自动转中文大小写数字

（1）输入阿拉伯数字自动转中文小写数字

选中要输入中文小写数字的单元格区域，在“开始”选项卡的“数字”选项组中单击右下角的对话框启动器按钮，在打开的“设置单元格格式”对话框的“数字”选项卡中选择“分类”列表框中的“特殊”选项，然后选择“类型”列表框中的“中文小写数字”选项，如图 6-9 所示，单击“确定”按钮。这样，在设置此格式的单元格中输入阿拉伯数字时，会自动转换为对应的中文小写数字。

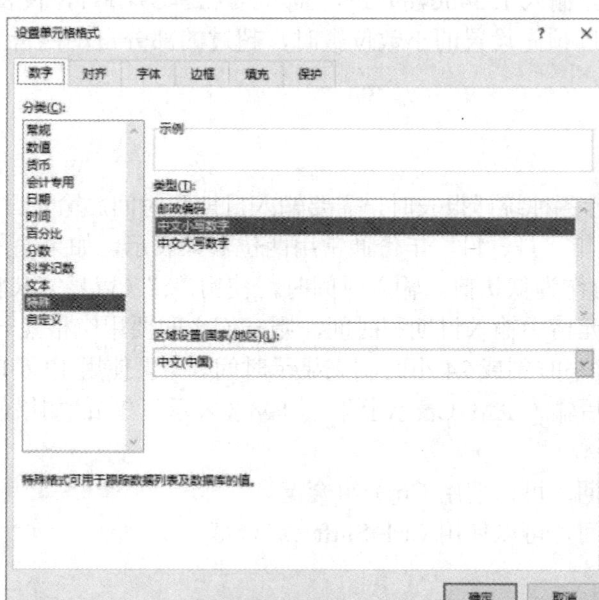

图 6-9　阿拉伯数字转换中文小写数字

（2）输入阿拉伯数字自动转中文大写数字

选中要输入中文大写数字的单元格区域，在“开始”选项卡的“数字”选项组中单击右下角的对话框启动器按钮，在打开的“设置单元格格式”对话框的“数字”选项卡中选择“分类”列表框中的“特殊”选项，然后选择“类型”列表框中的“中文大写数字”选项，单击“确定”按钮。这样，在设置此格式的单元格中输入阿拉伯数字时，会自动转换为对应的中文大写数字。

6.3.2 批量数据输入

1. 在多个单元格中输入相同数据

当需要在多个区域输入相同的数据时，除了复制与粘贴，还可以使用下列方法：先选择要输入相同数据的多个单元格区域，然后输入数据，输入完数据后按 Ctrl+Enter 组合键，就可以在选择的多个单元格区域中输入相同的数据。

2. 数据自动填充

如果要在一个连续的单元格区域中输入有规律的数据，则可以使用 Excel 数据自动填充功能，它可以方便地输入等差、等比及预定义的数据序列。

（1）自动填充

自动填充是根据初始值决定其后的填充项。方法是先选择初始值所在的单元格，移动鼠标指针到该单元格右下角的填充柄处，然后按住鼠标左键拖动至需要填充的最后一个单元格即可。填充可以实现如下功能。

当单个单元格内容为纯文本、纯数字或公式时，填充相当于数据复制，不过公式中若涉及单元格地址，则单元格地址会发生相应的变化。例如，在 A1 单元格中输入数值 2020 后，移动鼠标指针到 A1 单元格的填充柄，然后按住鼠标左键拖动到 A4 单元格，则在 A1～A4 单元格中同时输入了 2020；如果在 B1 单元格中输入公式“=A1+1”后，移动鼠标指针到 B1 单元格的填充柄，然后按住鼠标左键拖动到 B4 单元格后，B1、B2、B3、B4 单元格的值都变成 2021，但是，单击 B1～B4 单元格中任意一个单元格，会发现其中填充的内容是不一样的，B2 单元格中填充的是“=A2+1”，B3 单元格中填充的是“=A3+1”，B4 单元格中填充的是“=A4+1”。

当单个单元格内容为文字与阿拉伯数字混合体时，填充时文字不变，最右侧的数字递增。例如，在 C1 单元格中输入“评委 1”后，移动鼠标指针到 C1 单元格的填充柄，按住鼠标左键水平向右或垂直向下，后面的单元格会以“评委 1”“评委 2”“评委 3”……这个序列填充单元格。

当单个单元格内容为预设的自动填充序列中的成员时，则按预设序列填充单元格。Excel 预先设置了一些常用的序列，如甲、乙、丙等及星期一、星期二等，供用户按需选用。用户还可以使用“文件”→“选项”→“高级”→“编辑自定义列表”按钮来查看并添加序列。

（2）等差数列的填充

填充自定义增量的等差数列的方法：首先选择输入等差数列前两个值的单元格作为初始区域，然后拖动填充柄，就能得到等差数列。

例如，在 E1 单元格和 E2 单元格中分别输入 1 和 5，选择 E1、E2 这两个单元格后，拖动填充柄，即可输入增量值为“4”的数据系列。

数字要实现等差值为 1 的填充，除先输入前两个数值后再拖动填充柄填充的方法外，还可以使用下列方法：先输入第一个单元格的值后，将鼠标指针指向该单元格右下角的填充柄，然后按住 Ctrl 键，此时鼠标指针变成一小一大两个十字形，拖动填充柄填充，就能得到等差值为 1 的序列。

（3）等比数列的填充

输入等比数列，如输入等比数列“1、3、9、27、81”，其操作过程如下：选择某个单元格并输入第一个数值 1，然后选择这个单元格和要填充序列的单元格，在“开始”选项卡的“编辑”选项组中，选择“填充”→“序列”选项，在打开的“序列”对话框中设置序列产生在“行”还是“列”，选中“等比序列”单选按钮，并设置步长值为“3”，如图 6-10 所示，然后单击“确定”按钮，即可实现等比值为“3”的数据填充。

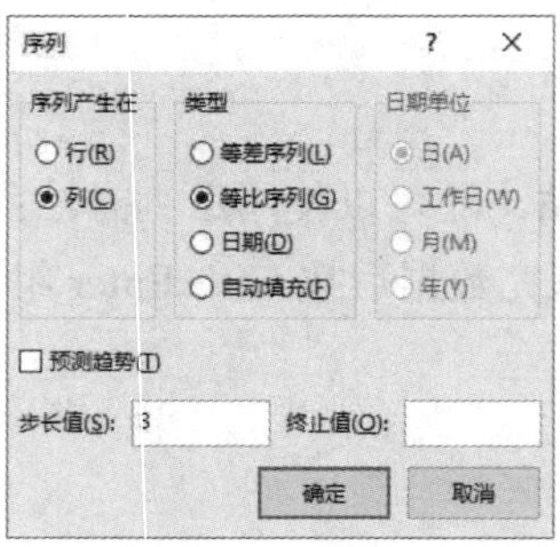

图 6-10 “序列”对话框

（4）新增自定义序列

可以根据需要新增自定义序列，方法如下。

1）选择“文件”→“选项”选项，打开“Excel 选项”对话框，选择左侧的“高级”选项，然后在右侧单击“编辑自定义列表”按钮，如图 6-11 所示，打开“自定义序列”对话框，如图 6-12 所示。

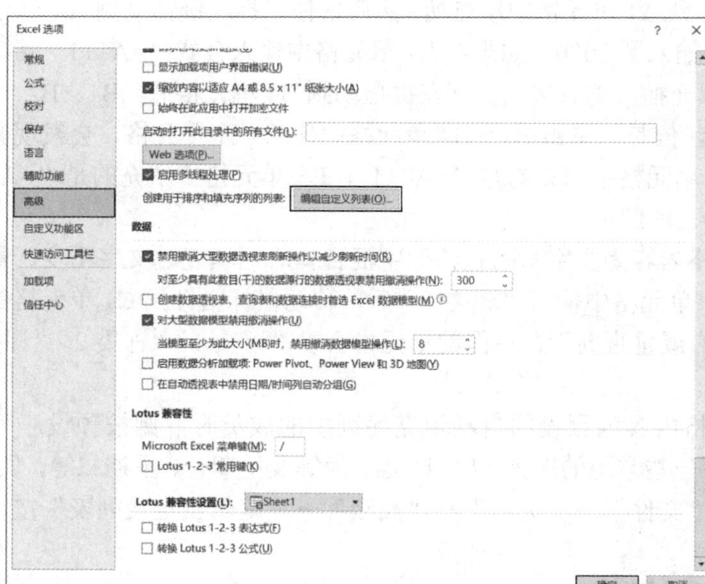

图 6-11 “编辑自定义列表”按钮

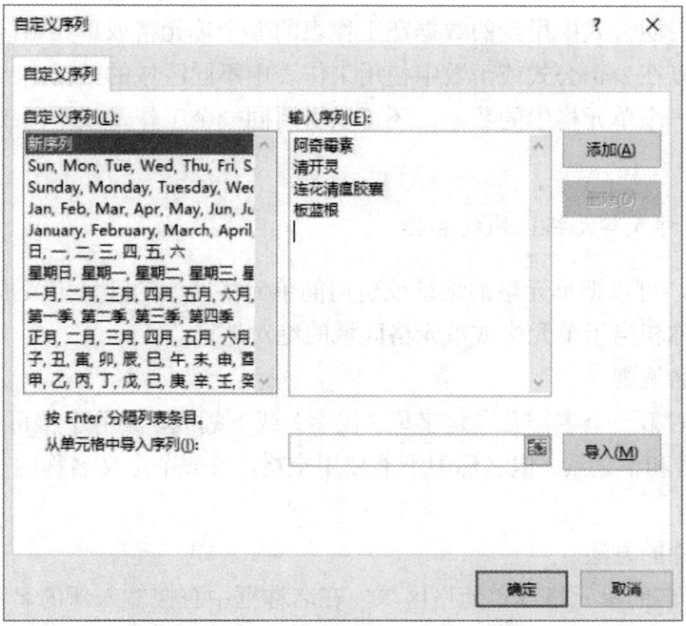

图 6-12 “自定义序列”对话框

2）在“输入序列”列表框中输入自定义的序列项，在每项末尾按 Enter 键隔开（或者直接输入用逗号分隔的各项），然后单击“添加”按钮，新定义的序列将自动出现在“自定义序列”列表框中。

也可以通过导入的方式，导入在单元格区域中已经输入的序列。

（5）删除自定义序列

在“自定义序列”对话框中，选择用户自己添加的序列（默认的序列是不能删除的），然后单击“删除”按钮即可。

3. Power Query 导入数据

1）从文本文件中导入数据。方法：在“数据”选项卡的“获取外部数据”选项组中，单击“自文本”按钮，在打开的“导入文本文件”对话框中选择相关文件即可。

2）从网站上导入数据。方法：在“数据”选项卡的“获取外部数据”选项组中，单击“自 Web”按钮，在打开的“新建 Web 查询”对话框中进行相应的设置。

3）导入其他来源的数据，如导入 Access 数据库数据、SQL Server 数据库文件、Hadoop 的 HDFS 或 OData 提要等。

6.4 公式和函数的应用

6.4.1 公式或函数中引用地址

在 Excel 2016 中，无论是使用公式还是函数进行数据计算，都需要引用单元格中的数据。引用的方法是将单元格作为一个整体，以单元格地址的形式进行描述。引用单元格地址的方式有相对引用、绝对引用、混合引用及名称引用。

单元格地址表明公式中用到的数据在工作表的哪个单元格或单元格区域中。通过引用单元格地址，可以在一个公式或函数中使用工作表中不同区域的数据，也可以在几个公式或函数中使用同一个单元格中的数据，还可以引用同一个工作簿或不同工作簿上其他工作表中的数据。

1. 单元格名称或单元格区域的名称

在 Excel 中，可以把单元格的地址或引用的单元格区域的地址定义成一个有意义的名称。被定义的名称相当于单元格或单元格区域的绝对地址。

（1）名称命名规则

定义的名称的第一个字符必须是字母（汉字）或下划线，其他字符可以是大小写字母、数字、中英文符号和下划线，但名称中不能使用空格，每一个定义名称的长度不能超过 256 个字符。

（2）定义名称的方法

1）选中要命名的单元格或单元格区域，在名称框中直接输入新的名称后按 Enter 键。

2）右击要命名的单元格或单元格区域，在弹出的快捷菜单中选择“定义名称”选项，打开“新建名称”对话框，如图 6-13 所示，在“名称”文本框中输入名称，然后单击“确定”按钮即可。

3）在“公式”选项卡的“定义的名称”选项组中，单击“定义名称”按钮，在打开的“新建名称”对话框设置名称即可。

（3）“名称管理器”对话框

在“公式”选项卡的“定义的名称”选项组中，单击“名称管理器”按钮，打开“名称管理器”对话框，如图 6-14 所示。在这里可以对名称进行管理，可以创建、编辑、删除、查找在工作簿中使用的所有名称。

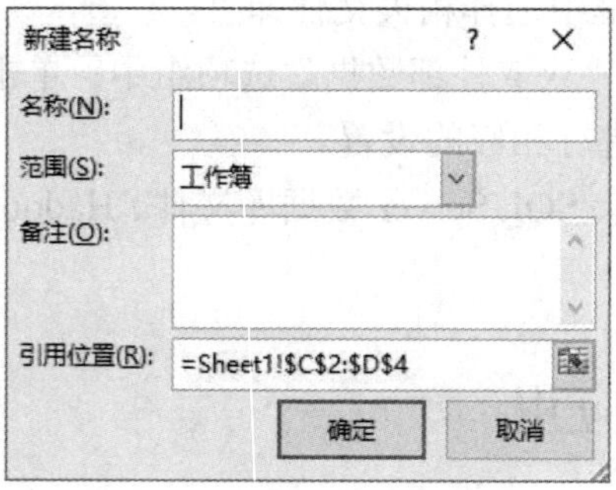

图 6-13 “新建名称”对话框

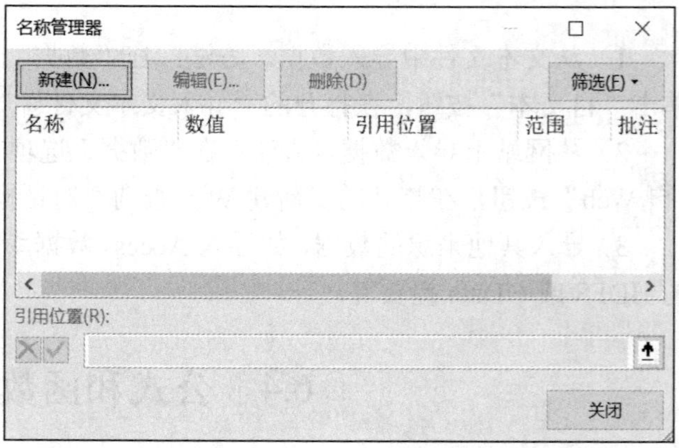

图 6-14 “名称管理器”对话框

2. 在公式或函数中使用单元格地址或单元格区域地址

1）在公式或函数中直接输入单元格地址或单元格区域地址。

2）引用已定义的名称。

3. 相对地址引用

相对地址是指使用单元格的行号和列标表示单元格地址的方法，如 A1、D1、E2 等表示的是单元格的相对地址，B1:C6 表示的是单元格区域的相对地址。引用相对地址的操作称为相对引用，相对引用时，当把一个含有单元格相对地址的公式复制到一个新的位置时，公式中的单元格地址会相应变动。

4. 绝对地址引用

有时在公式或函数中并不希望单元格地址变动。这时，就必须使用绝对地址引用。绝对地址的表示方法是，在行号、列标前面加一个“$”符号，如$A$1:$D$5。使用绝对地址引用的公式无论粘贴到哪个单元格，所引用的绝对地址部分是始终不变的。

5. 混合地址引用

混合地址引用是指在单元格地址中，既有绝对地址引用，也有相对地址引用。

在某些情况下，公式复制或填充只想保留行地址固定不变或只保留列地址固定不变，这时就可以使用混合引用。混合引用有列绝对引用和行绝对引用。例如，$A1 是一个列不变行变的混合地址引用。当把含有混合引用的单元格内容复制到另一单元格时，其中的绝对引用不变，相对引用发生改变。

（1）列绝对引用

保持单元格引用的列地址固定不变（列绝对引用），而行地址是可以变的（行是相对引用）。例如，在 B3 单元格中输入公式“=$A3”，并复制到 G9 单元格中，则 G9 单元格中的内容变为“=$A9”。

（2）行绝对引用

保持单元格引用的行地址固定不变，而列地址是可变的。例如，B8 单元格中的公式是“=F$8”，将其完全复制到 C8 单元格则变为“=G$8”，列名由 F 变成 G。

6. 引用同一个工作簿中不同工作表中的单元格

在使用公式或函数进行运算时，有时需要使用同一工作簿中其他工作表上的数据，引用格式为工作表名!单元格区域地址。

例如，在工作表 Sheet1 的 A1 单元格中引用 Sheet2 中的 B2:F8 单元格区域进行求和计算，在 A1 单元格中应输入“=SUM(Sheet2!B2:F8)”。

7. 创建到另一个工作簿中的单元格区域的外部引用

外部引用（也称链接）是对另一个 Excel 工作簿中的某个工作表的单元格或单元格区域的引用，也可以是对另一个工作簿中的已定义名称的引用。

当前工作簿要对另一个工作簿（提供数据源的工作簿）进行外部引用时，要根据提供数据源的工作簿在 Excel 中是处于打开状态还是关闭状态，在公式中使用两种不同的引用方式。

（1）工作簿打开时的引用方式

当提供数据源的工作簿在 Excel 中处于打开状态时，外部引用需要用方括号（[ ]）将工作簿名称括起来，然后是工作表名称和感叹号（!），接着是公式要计算的单元格区域的地址引用。

例如，对“样例.xlsx”工作簿中的工作表 Sheet1 中的 B2:F8 单元格区域求和，当“样例.xlsx”工作簿处于打开状态，外部引用方式为“=SUM([样例.xlsx]Sheet1!$B$2:$F$8)”。

（2）工作簿关闭时的引用方式

当提供数据源的工作簿未在 Excel 中打开源工作簿时，外部引用要使用完整路径，即将相应路径用单引号（'）括起来。

例如，对 “样例.xlsx”工作簿中的工作表 Sheet1 中的 B2:F8 单元格区域求和，当“样例.xlsx”工作簿处于关闭状态，外部引用为“=SUM('d:\Excel 2016 书稿\[样例.xlsx]Sheet1'!B2:F8)”。

外部引用也可以链接到其他工作簿中已定义名称（可以是代表单元格、单元格区域的名称）。

例如，将“样例.xlsx”工作簿中的工作表 Sheet1 中的 B2:F8 单元格区域定义名称为“区域 1”，如果“样例.xlsx”工作簿处于打开状态，对 B2:F8 单元格区域求和的外部引用方式为“=SUM(样例.xlsx!区域 1)”。

6.4.2 公式的应用

公式是由用户自己设计并结合常量数据、单元格地址引用、运算符等元素进行数据处理和计算的算式，使用公式有助于分析工作表中的数据。公式可以像数值、文字及日期一样存放在单元格中，公式中可以使用加、减、乘、除、乘方等算术运算，也可以使用字符的连接运算或比较运算等。

注意：公式或函数中只能使用英文的标点符号，而不能使用中文标点符号。

1. 公式的表达形式

公式是由常量、变量、运算符、函数、单元格引用等组成的，公式必须以等号“=”开头，如“=12.5^2*3.14159”（常量运算）、“=A2*0.7+B2*0.3”（公式中引用单元格地址）、“=ABS(A2+C2)”（函数中引用单元格地址）。

2. 公式中的运算符

运算符用来对公式中的各种元素进行运算操作。Excel 中包含算术运算符、比较运算符、文本运算符和引用运算符。

1）算术运算符：算术运算符用来完成基本的数学运算，如加（+）、减（-）、乘（*）、除（/）、百分比（%）、乘方（^）。

2）比较运算符：比较运算符用来对两个值进行比较，其产生的结果为逻辑值 TRUE（真）或 FALSE（假）。比较运算符有等于（=）、大于（>）、小于（<）、大于等于（>=）、小于等于（<=）、不等于（<>）。

3）文本运算符：文本运算符“&”用来将两个文本（字符串）或其他数据连接成一个组合文本。例如，C1、D1 单元格中的值分别是 2、5，在其他的单元格中输入“='C1+D1=' & C1+D1”，则在这个单元格中会显示“C1+D1=7”，这里“&”连接了文本“C1+D1=”和算术表达式 C1+D1 的计算结果。

4）引用运算符：引用运算符用来将单元格区域合并运算。

引用运算符有以下几个。

① 区域引用（冒号“:”），冒号左侧是区域的左上角单元格地址，冒号右侧是区域的右下角单元格地址，如 A1:E5，A1 是引用区域的左上角单元格地址，E5 是引用区域的右下角单元格地址，A1:E5 表示对 A1 到 E5 这个矩形区域的单元格同时进行引用。

② 联合引用（逗号“,”），表示多个引用合并为一个引用，如“=AVERAGE(A1,A2)”，表示引用 A1 单元格地址和 A2 单元格地址；“=SUM(A1:D3,E2:G6)”表示，联合引用两个区域求和。

③ 交叉引用（空格），表示引用两个区域交叉（重叠）部分，如在某个单元格中输入的公式为“=SUM(A1:B4 B2:C5)”，则结果是计算两个区域的交叉区域 B2:B4 中的数值和，相当于输入公式“=SUM(B2:B4)”。

3. 运算符的优先级

如果公式中同时用到了多个运算符，Excel 将按下列优先级顺序进行运算。

运算符的优先级为冒号、逗号、空格、负号（取负）、%（取百分数）、^（乘幂）、*和/（乘和除）、+和-（加和减）、&（连接符）、比较运算符。

如果公式中包含了相同优先级的运算符，如公式中同时包含乘法和除法运算符，则 Excel 将从左到右进行计算。

如果要修改运算顺序，则可以借助小括号，即把公式中需要先计算的部分放到小括号内。

4. 输入公式

在指定的单元格中输入自定义的公式，其格式为“=公式”。

具体操作步骤如下。

1）单击要输入公式的单元格。

2）输入“=”。

3）输入由数据、单元格地址引用和运算符组成的表达式。

4）按 Enter 键，或单击公式编辑栏中的“ √ ”按钮，完成公式的输入。

例如，计算 C2:E2 单元格区域中数值的和，并将结果保存在 F2 单元格中，按上述步骤，先单击 F2 单元格，然后输入公式“=C2+D2+E2”，按 Enter 键，在 F2 单元格中就显示出计算结果，如图 6-15 所示。

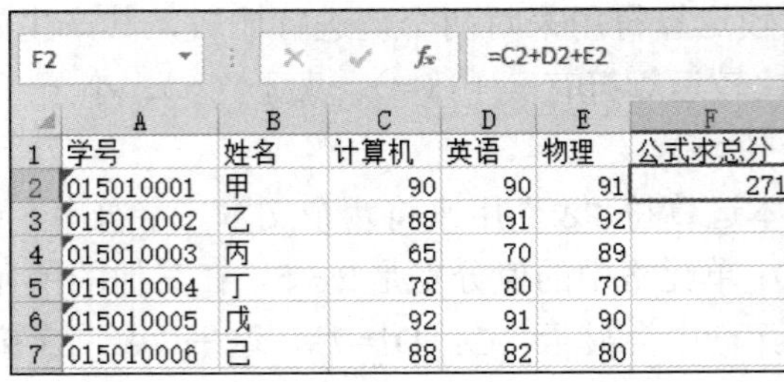

F2 =C2+D2+E2

	A	B	C	D	E	F
1	学号	姓名	计算机	英语	物理	公式求总分
2	015010001	甲	90	90	91	271
3	015010002	乙	88	91	92	
4	015010003	丙	65	70	89	
5	015010004	丁	78	80	70	
6	015010005	戊	92	91	90	
7	015010006	己	88	82	80	

图 6-15 公式求和

5. 复制公式

如果要重复使用某个计算公式，不必逐个输入公式，这是因为公式具有可复制性。如果希望在连续的区域中使用相同的公式，则可以通过拖动单元格的填充柄进行公式的复制。如果公式所在单元格区域并不连续，则还可以借助“复制”和“选择性粘贴”功能来实现公式的复制。

使用填充柄复制公式的操作步骤如下。

1）单击已经输入公式的单元格。

2）将鼠标指针指向当前单元格右下角的填充柄，当鼠标指针变为“+”时，按住鼠标左键并拖至想要填充的最后一个单元格为止。

例如，在 F2 单元格中输入了计算公式“=C2+D2+E2”，如果移动鼠标指针指向 F2 单元格右下角的填充柄，当鼠标指针变为“+”时，按住鼠标左键向下拖动，就会在 F3、F4、F5、F6、F7 等单元格中复制公式，如图 6-16 所示，且引用的单元格地址发生了变化，以 F4 单元格为例，如图 6-17 所示，这里填充的公式为“= C4+D4+E4”。

复制公式也可以通过双击 F2 单元格的填充柄快速填充 F3:F7 单元格区域。

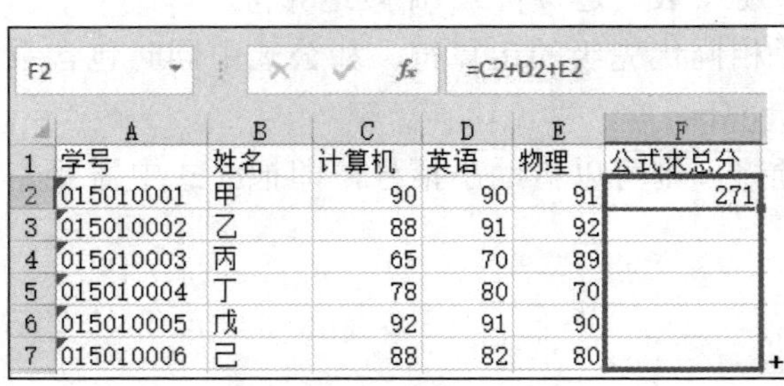

F2 =C2+D2+E2

	A	B	C	D	E	F
1	学号	姓名	计算机	英语	物理	公式求总分
2	015010001	甲	90	90	91	271
3	015010002	乙	88	91	92	
4	015010003	丙	65	70	89	
5	015010004	丁	78	80	70	
6	015010005	戊	92	91	90	
7	015010006	己	88	82	80	

图 6-16 使用填充柄复制公式

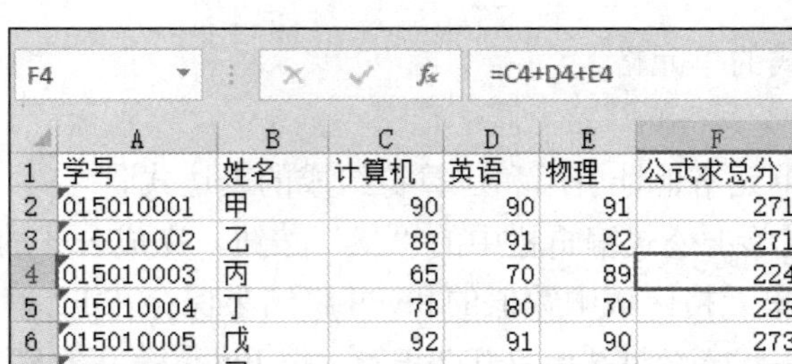

F4 =C4+D4+E4

	A	B	C	D	E	F
1	学号	姓名	计算机	英语	物理	公式求总分
2	015010001	甲	90	90	91	271
3	015010002	乙	88	91	92	271
4	015010003	丙	65	70	89	224
5	015010004	丁	78	80	70	228
6	015010005	戊	92	91	90	273
7	015010006	己	88	82	80	250

图 6-17 复制后的公式

6.4.3　函数的应用

使用公式计算虽然很方便，但公式只能完成简单的数据计算，对于复杂的运算需要使用函数来完成。

Excel 函数具有唯一的名称且不区分大小写，它决定了函数的功能和用途，通常由函数名、左括号、参数列表和右括号构成。函数的一般格式为函数名（参数 1，参数 2，…），如 SUM(A1:D5)。另外，有一些函数比较特殊，没有参数，它仅由函数名和成对的小括号构成，如 NOW()函数、RAND()函数。

注意：使用函数时，也和输入公式一样，要使用符号“=”开始。

1. “自动求和”按钮

求和是最常用的函数，因此 Excel 中提供了专门的“自动求和”按钮，供用户快速自动地进行计算。使用“自动求和”按钮的常用方法如下。

首先选中需要输入函数的单元格，如图 6-18 中的 G2 单元格，再单击“开始”→“编辑”→“自动求和”按钮，进入如图 6-18 所示的编辑状态，此时需要对系统自动选择的单元格区域进行修改，重新选择单元格区域为 C2:E2，如图 6-19 所示，然后单击编辑栏左侧的“√”按钮或按 Enter 键，计算出来的甲同学的总分会显示在 G2 单元格中。按住鼠标左键拖动 G2 单元格的填充柄或双击 G2 单元格的填充柄，可以将求和函数复制到 G3:G7 单元格区域。

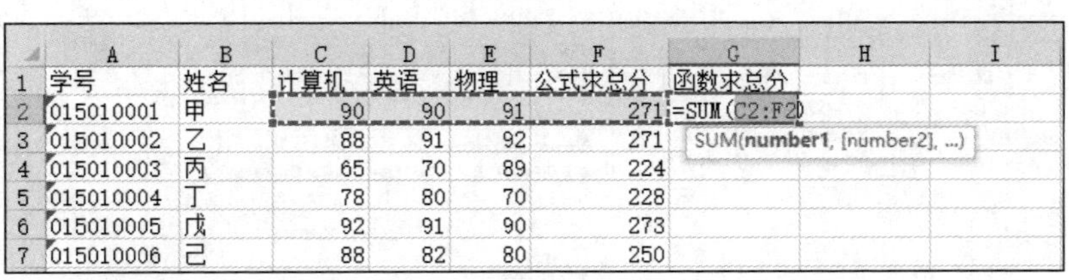

图 6-18　SUM()函数求和

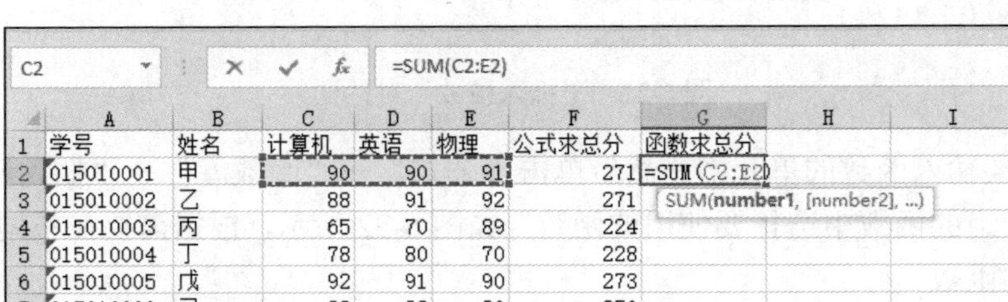

图 6-19　重新选择求和区域

“自动求和”按钮除包含求和功能外，在其下拉列表中还可以根据需要使用如图 6-20 所示的其他函数。

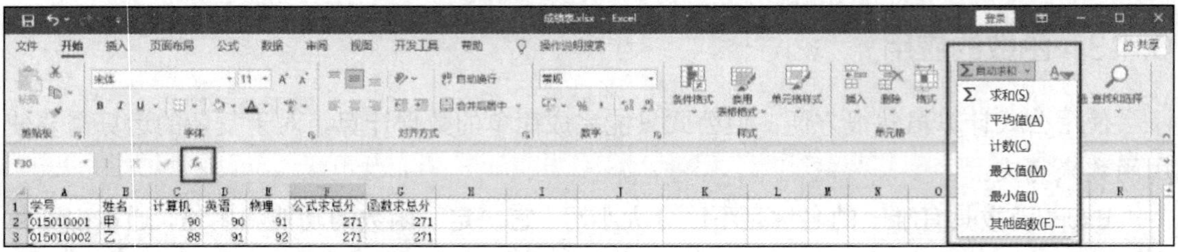

图 6-20 通过“自动求和”按钮使用其他函数

2. “公式”选项卡

对于复杂的函数，还可以利用函数向导。方法如下。

1）首先选择要输入函数的单元格，然后单击编辑栏左侧的“插入函数”按钮，打开如图 6-21 所示的“插入函数”对话框。

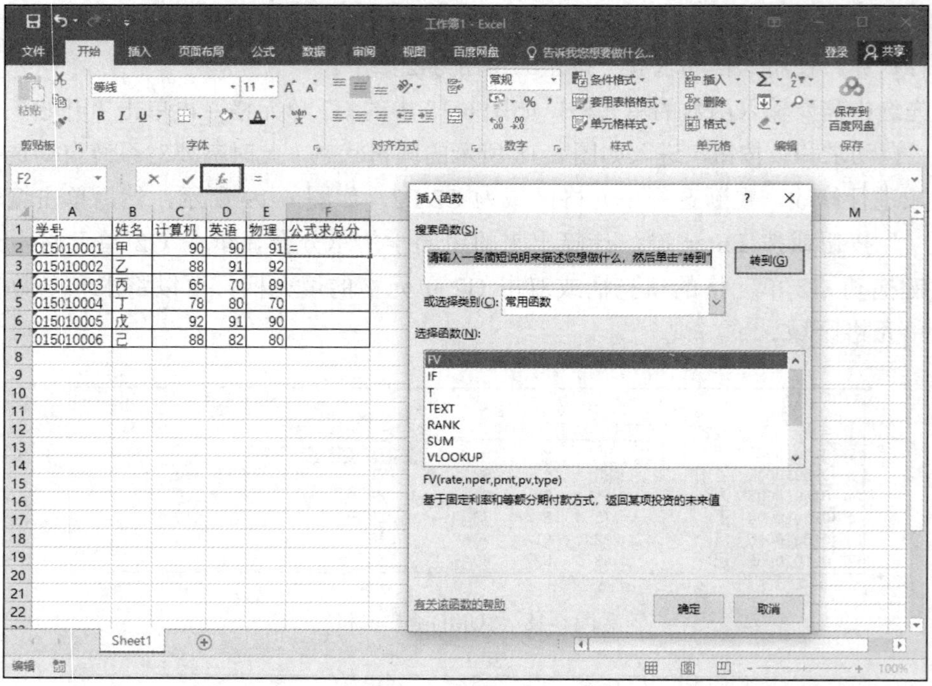

图 6-21 “插入函数”对话框

2）选择要输入函数的单元格，然后单击“公式”→“函数库”→“插入函数”按钮，或者在按类分组的函数中选择要使用的函数，如图 6-22 所示，根据需要在不同的类中可以找到所需要的函数。

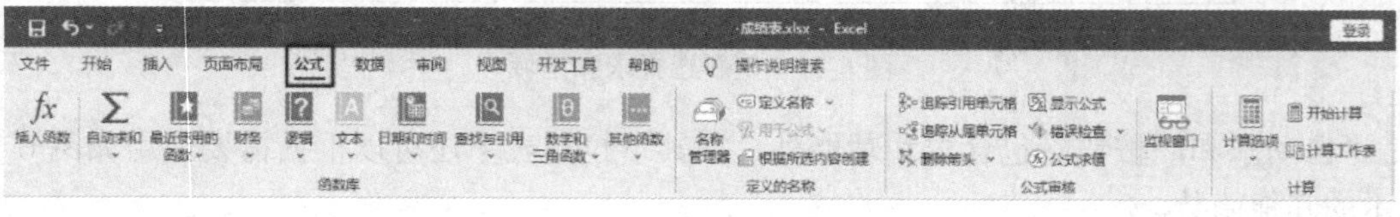

图 6-22 “公式”选项卡

6.4.4 常用函数

1. 逻辑函数

（1）IF()函数

函数格式：IF(logical_test,[value_if_true],[value_if_false])。

函数功能：如果条件（logical_test）为 TRUE，则返回条件为“真”时对应的值；如果该条件为 FALSE，则返回条件为“假”时的取值。

（2）IFNA()

函数格式：IFNA(value,value_if_na)。

函数功能：如果 value 解析为 NA 错误，则返回指定的 value_if_na；否则，返回 value。

（3）IFERROR()

函数格式：IFERROR(value,value_if_error)。

函数功能：如果 value 是错误的，则返回 value_if_error；否则，返回 value。

（4）AND()函数

函数格式：AND(logical1,[logical2],…)。

函数功能：当所有参数的计算结果为 TRUE 时，函数的结果为 TRUE；只要有一个参数的计算结果为 FALSE，则函数的结果为 FALSE。

（5）OR()函数

函数格式：OR(logical1,[logical2],…)。

函数功能：任何一个参数逻辑值为 TRUE，则返回 TRUE；当所有参数的逻辑值均为 FALSE 时，返回 FALSE。

2. 日期和时间函数

（1）DAYS()函数

函数格式：DAYS(end_date,start_date)。

函数功能：返回两个日期之间相差的天数。

（2）NOW()函数

函数格式：NOW()。

函数功能：返回当前日期和时间。

（3）TODAY()函数

函数格式：TODAY()。

函数功能：返回当前日期。

（4）YEAR()函数

函数格式：YEAR(serial_number)。

函数功能：返回 serial_number 中的年份。

（5）MONTH()函数

函数格式：MONTH(serial_number)。

函数功能：返回 serial_number 中的月份。

（6）WEEKDAY()函数

函数格式：WEEKDAY(serial_number,[return_type])。

函数功能：返回日期当天是星期几。

参数说明：

① serial_number 表示某一天的日期，是日期格式的参数。可以使用 DATE 函数输入日期，或者将日期作为其他公式或函数的结果输入。例如，使用函数 DATE(2016,10,28)输入 2016 年 10 月 28 日。如果日期以文本形式输入，则会出现问题。

② return_type 可选，表示返回的数字含义。

参数 1 或省略：返回 1～7，数字 1 代表星期日，2 代表星期一，……，数字 7 代表星期六。

参数 2 返回 1～7，数字 1 代表星期一，2 代表星期二，……，数字 7 代表星期日。

3. 数学和统计类等相关函数

（1）LARGE()函数

函数格式：LARGE(array,k)。

函数功能：返回数组 array 中第 *k* 个较大值，如返回第 3 个较大值。

（2）SMALL()函数

函数格式：SMALL(array,k)。

函数功能：返回数组 array 中第 *k* 个较小值，如返回第 3 个较小值。

（3）ABS()函数

函数格式：ABS(number)。

函数功能：计算 number 的绝对值。

（4）COUNT()函数

函数格式：COUNT(value1,[value2],…)。

函数功能：统计参数列表中数字的个数。

说明：这些参数只有数字类型的数据才被统计在内。

（5）COUNTA()函数

函数格式：COUNTA(value1,[value2],…)。

函数功能：统计区域中不为空的单元格的个数。

说明：COUNTA()函数不会对空单元格进行计数。

（6）COUNTBLANK()函数

函数格式：COUNTBLANK(range)。

函数功能：统计指定区域（range）中空白单元格的个数。

说明：即使单元格中含有返回值为空文本（"）的公式，该单元格也会计算在内，但包含零值的单元格不计算在内。

（7）COUNTIF()函数

函数格式：COUNTIF(range,criteria)。

函数功能：对区域（range）中满足单个指定条件（criteria）的单元格进行计数。

参数说明：

① range 必需，要对其进行计数的一个或多个单元格。空值和文本值将被忽略。

② criteria 必需，指定的条件。在条件中可以使用通配符，即问号（?）和星号（*）。问号匹配任意单个字符，星号匹配任意一系列字符。

（8）SUM()函数

函数格式：SUM(number1,[number2],…])。

函数功能：求参数的和。

（9）SUMIF()函数

函数功能：按给定条件对指定单元格求和。

函数格式 1：SUMIF(range,criteria)。

函数功能：对在区域(range)中满足条件(criteria)的单元格求和。

函数格式 2：SUMIF(range,criteria,[sum_range])。

函数功能：在区域（range）中满足条件（criteria）的行中，在同行上对 sum_range 区域中的值求和。

（10）SUMIFS()函数

函数格式：SUMIFS(sum_range,criteria_range1,criteria1,[criteria_range2,criteria2],…)。

函数功能：对一个区域中满足多个区域条件的单元格求和。

参数说明：

① sum_range，需要对其中数据求和的区域。

② criteria_range1，第一个条件区域。

③ criteria1，第一个条件区域的条件。

④ criteria_range2、criteria2 等，附加的其他条件区域及其关联条件，最多允许 127 个区域/条件对。

要点：SUMIFS()函数和 SUMIF()函数的参数顺序有所不同。具体而言，sum_range 参数在 SUMIFS()函数中是第一个参数，而在 SUMIF()函数中则是第三个参数。

与 SUMIF()函数中的区域和条件参数不同，SUMIFS()函数中每个 criteria_range 参数包含的行数和列数必须与 sum_range 参数相同。

可以在条件中使用通配符，即问号（?）和星号（*）。如果要查找实际的问号或星号，则在字符前输入波形符 (～)。

例如，如果需要对区域 A1:A20 中符合以下条件的单元格的数值求和：B1:B20 中的相应数值大于 0 且 C1:C20 中的相应数值小于 10，则可以使用公式“=SUMIFS(A1:A20,B1:B20,">0",C1:C20,"<10")”。

（11）AVERAGE()函数

函数格式：AVERAGE(number1,[number2],…)。

函数功能：计算参数的平均值。

（12）AVERAGEIF()函数

函数功能：计算区域内满足给定条件的所有单元格的平均值（算术平均值）。

函数格式 1：AVERAGEIF(range,criteria)。

函数功能：对区域（range）中满足条件（criteria）的单元格求平均值。

函数格式 2：AVERAGEIF(range,criteria,[average_range])。

函数功能：在区域（range）中满足条件的行中，在同行上对 average_range 中的值求平均值。

（13）AVERAGEIFS() 函数

函数格式：AVERAGEIFS(average_range,criteria_range1,criteria1,[criteria_range2, criteria2],…)。

函数功能：对一个区域内满足多个区域条件的单元格计算平均值（算术平均值）。

参数说明：

① average_range，要计算平均值的区域。

② criteria_range1，第一个条件区域。

③ criteria1，第一个条件区域的条件。

④ criteria_range2、criteria2 等附加的其他条件区域及其关联条件，最多允许 127 个区域/条件对。

（14）INT()函数

函数格式：INT(number)。

函数功能：将数字向下舍入到最接近的整数。是依照给定数的小数部分的值，将其四舍五入到最接近的整数。

例如，INT(8.9)的结果为 8，INT(−8.9)的结果为−9。

（15）TRUNC()函数

函数格式：TRUNC(number)。

函数功能：截尾取整，将数字的小数部分截去，返回整数。

（16）ROUND()函数

函数格式：ROUND(number,num_digits)。

函数功能：将数四舍五入为指定的位数。

（17）MOD()函数

函数格式：MOD(number,divisor)。

函数功能：返回两个数相除的余数。number 为要计算余数的被除数，divisor 为除数。

例如，MOD(5,2)的结果为 1，MOD(5,−2)的结果−1，结果的符号和除数相同。

（18）PI()函数

函数格式：PI()。

函数功能：返回π的值（3.14159265358979），精确到小数点后 14 位。

（19）MAX()函数

函数格式：MAX(number1,[number2],…)。

函数功能：返回一组值中的最大值，忽略文本和逻辑值。

（20）MIN()函数

函数格式：MIN(number1,[number2],…)。

函数功能：返回一组值中的最小值，忽略文本和逻辑值。

（21）RANK.EQ()函数

函数格式：RANK.EQ(number,ref,[order])。

函数功能：返回一个数字在数字列表中的排位。

参数说明：

order 可选，任意数字，指明数字排位的方式。如果 order 为 0 或省略，则对数字的排位是基于 ref 为按照降序排列的列表；如果 order 不为 0，则对数字的排位是基于 ref 为按照升序排列的列表。

（22）RANK()函数

函数格式：RANK(number,ref,[order])。

函数功能：返回一个数字在数字列表中的排位。Excel 2016 提供该函数是为了保持与 Excel 2007 和早期版本的兼容性。

（23）RAND()函数

函数格式：RAND()。

函数功能：返回大于等于 0 且小于 1 的随机数。

4. 查找与引用函数

（1）VLOOKUP()函数

函数格式：VLOOKUP(lookup_value,table_array,col_index_num,[range_lookup])。

函数功能：在 table_array 区域中的第一列中查找 lookup_value 所在的行，返回该区域相同行上指定单元格中的值。

参数说明：

① lookup_value 是 VLOOKUP()函数的第 1 个参数，代表要查找的目标值。将在第二个参数指定区域的第 1 列中查找与 lookup_value 值相同的单元格。

② table_array 是 VLOOKUP()函数的第 2 个参数，代表查找范围。注意，查找的目标值一定要在该区域的第一列。

③ col_index_num 是 VLOOKUP()函数的第 3 个参数，返回值所在的列。例如，“2”表示返回的值是在参数 2 区域中的第 2 列。如果在第 2 个参数中找到与第 1 个参数相同的单元格，则返回第 2 列的内容。

④ range_lookup 是可选参数，是 VLOOKUP()函数的第 4 个参数，如果输入值是 0 或 FALSE，则只查找精确匹配值；如果输入值为 1 或 TRUE，则返回近似匹配值。如果缺少这个参数，则默认为返回近似匹配值。

提示：如果 range_lookup 为 TRUE 或省略，则必须按升序排列 table_array 第 1 列的值，否则 VLOOKUP 可能无法返回正确的值。如果 range_lookup 为 0 或 FALSE，则不需要对 table_array 第 1 列的值进行排序。

（2）HLOOKUP()函数

函数格式：HLOOKUP(lookup_value,table_array,row_index_num,[range_lookup])。

函数功能：在 table_array 区域的第一行中查找 lookup_value 所在的列，返回该区域相同列上指定单元格中的值。

（3）COLUMN()函数

函数格式：COLUMN(ref)。

函数功能：返回引用的列，参数 ref 可选，如果省略，则返回当前单元格的列号。

（4）CHOOSE()函数

函数格式：CHOOSE(index_num,value1,value2,⋯)。

函数功能：根据索引值 index_num，返回 value1、value2 等列表中的第 index_num 个。

5. 文本函数

（1）EXACT()函数

函数格式：EXACT(text1,text2)。

函数功能：比较两个字符串是否严格相同（区分大小写），返回 TRUE 或 FALSE。

（2）CONCATENATE()函数

函数格式：CONCATENATE(text1,[text2],⋯)。

函数功能：将几个字符串合并为一个字符串，也可以用&运算符代替 CONCATENATE 函数来连接字符串。

（3）MID()函数

函数格式：MID(text,start_num,num_chars)。

函数功能：取子串，即返回字符串中从指定位置开始的特定数目的字符。

参数说明：

① text，包含要提取字符的字符串。

② start_num，从第几个字符串开始取子串。字符串中第一个字符的 start_num 为 1，以此类推。

③ num_chars，返回子串的字符个数。

（4）LEFT()函数

函数格式：LEFT(text,[num_chars])。

函数功能：返回字符串中最左侧的 num_chars 个字符。

（5）RIGHT()函数

函数格式：RIGHT(text,[num_chars])。

函数功能：返回字符串中最右侧的 num_chars 个字符。

（6）TRIM()函数

函数格式：TRIM(text)。

函数功能：删除字符串中最左侧和最右侧的空格。

（7）LEN()函数

函数格式：LEN(text)。

函数功能：返回字符串中的字符个数。

（8）VALUE()函数

函数格式：VALUE(text)。

函数功能：将数字字符串转换成数字。

例如，VALUE("123")+1 的结果为 124。

6.4.5 Excel 常见的错误信息

当某单元格中设置的计算公式无法求解时，Excel 将在该单元格中以错误值的形式显示出错提示。错误值可以使用户迅速判断出发生错误的原因。表 6-1 中列出了常见的错误值的提示信息及其含义。

表 6-1　Excel 常见的错误值的提示信息及其含义

错误值	说明	错误值	说明
#DIV/0!	除数为零	#NAME?	不能识别公式中使用的名称
#REF!	在公式中引用了无效的单元格	#NUM!	数字有问题
#VALUE	参数或操作数类型错误	$NULL!	指定的两个区域不相交
#N/A!	没有可用的数值	####	单元格宽度不够

6.5 格式化工作表

6.5.1 行高与列宽的调整

在编辑工作表时，如果需要调整行高或列宽，则可以使用下列方法。

1. 鼠标拖动法

移动鼠标指针到要调整列宽的边界上，当鼠标指针变为双箭头时，拖动鼠标，直至宽度适合时释放鼠标左键，即可改变列宽。

另外，当鼠标指针变为双箭头后，双击列宽的边界，会自动调整列宽宽度，以便存放下该列数据。

行高的调整方法与列宽的调整方法类似，这里不再赘述。

2. 精确设置行高、列宽

选择需要设置的行或列，单击“开始”→“单元格”→“格式”下拉按钮。

以设置列宽为例，在弹出的下拉列表中选择“列宽”选项，打开“列宽”对话框，如图 6-23 所示，在该对话框中可直接输入列宽值。调整行高的方法与之相同，这里不再赘述。

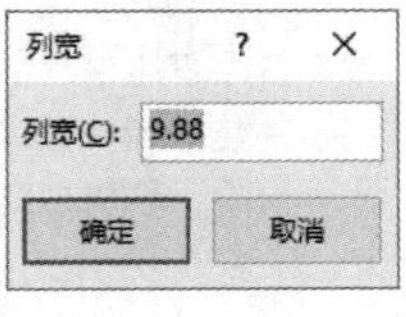

图 6-23　“列宽”对话框

3. 自动调整行高、列宽

选择需要设置的行或列，单击“开始”→“单元格”→“格式”下拉按钮，在弹出的下拉列表中选择“自动调整行高”(或“自动调整列宽”)选项，系统会将行或列自动调整到最佳程度。

还可以通过“设置单元格格式”对话框进行格式设置。打开“设置单元格格式”对话框的方法如下。

1）选择需要格式化的单元格或单元格区域后，单击“开始”→“单元格”→“格式”下拉按钮，在弹出的下拉列表中选择“设置单元格格式”选项，打开“设置单元格格式”对话框。

2）右击需要格式化的单元格或单元格区域后，在弹出的下拉列表中选择“设置单元格格式”选项，同样会打开“设置单元格格式”对话框。

3）选择需要格式化的单元格或单元格区域后，在“开始”选项卡中，可以单击“字体组”选项、“对齐方式”选项组、“数字”选项组右下角的对话框启动器按钮来打开“设置单元格格式”对话框，只是默认选择的选项卡不同。

6.5.2 格式化工作表的高级方法

1. 使用样式

样式（与 Word 中的样式性质相同）是指预定义并成组保存的已设置的格式，如字体大小、边框、图案、对齐方式和保护等。对于不同的单元格或单元格区域，如果要求具有相同的格式，则使用样式可以快速地统一设置。

选中需要使用样式的单元格或单元格区域后，单击“开始”→“样式”→“单元格样式”下拉按钮，在弹出的下拉列表中根据需要选择提供的样式，如图 6-24 所示。

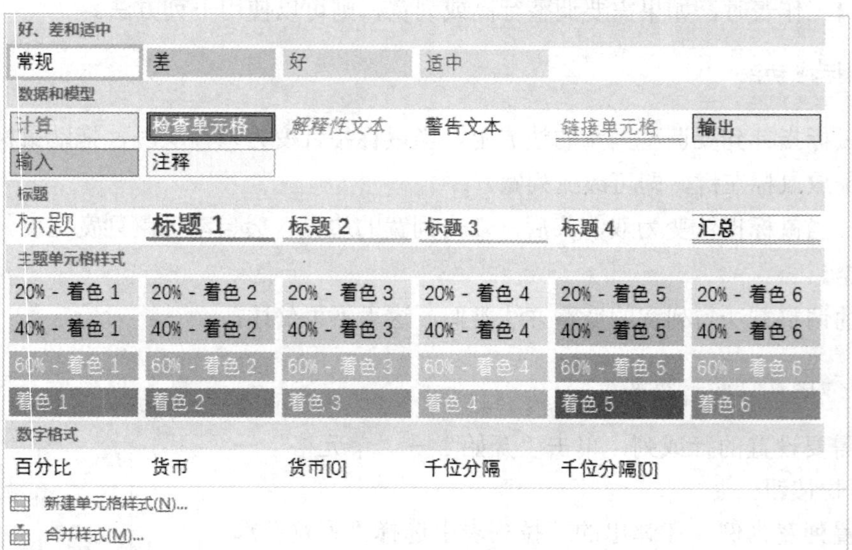

图 6-24 “单元格样式”下拉列表

2. 套用表格格式

套用表格格式是指将数字格式、对齐格式、字体、边框线、图案、颜色、列宽和行高等应用到选择的单元格区域上。

“套用表格格式”下拉列表中提供了多种表格边框格式，可以快速地对表格进行修饰。

选择需套用表格格式的单元格区域，单击“开始”→“样式”→“套用表格格式”下拉按钮，在弹出的下拉列表中，根据需要选择适合的表格风格，如图6-25所示。

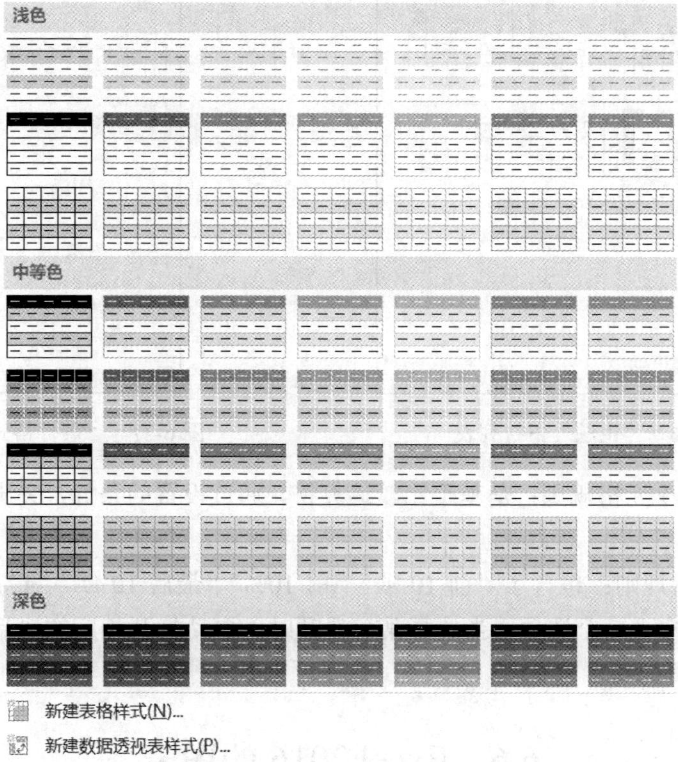

图6-25　“套用表格格式”下拉列表

3. 使用主题

在“页面布局”选项卡中，使用主题也可以快速地设置单元格区域的颜色、字体、效果，如图6-26所示。

4. 条件格式

条件格式是指将满足指定条件的数据设置为特殊的格式，以突出显示；不满足条件的数据保持原有的格式，从而方便用户直观地查看和分析数据。

使用条件格式，一方面可以利用预置条件进行快速格式化，另一方面还可以自定义规则进行高级格式化。

条件格式的设置方法：选择要设置条件格式的单元格或单元格区域，单击“开始”→“样式”→“条件格式”下拉按钮，在弹出的如图6-27所示的下拉列表中选择相应的选项，设置对应的格式。其各项含义如下。

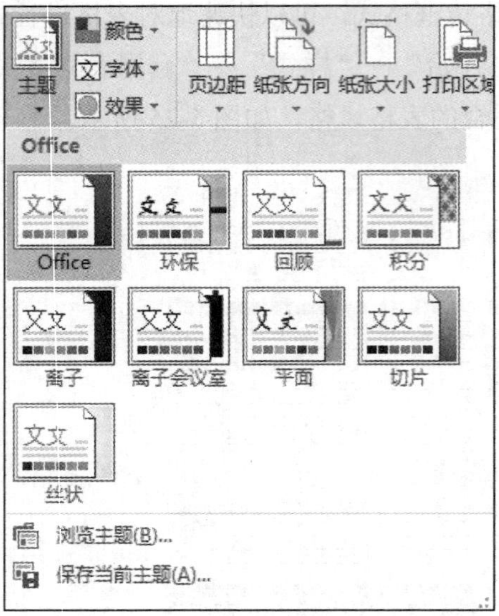

图 6-26 “主题”下拉列表

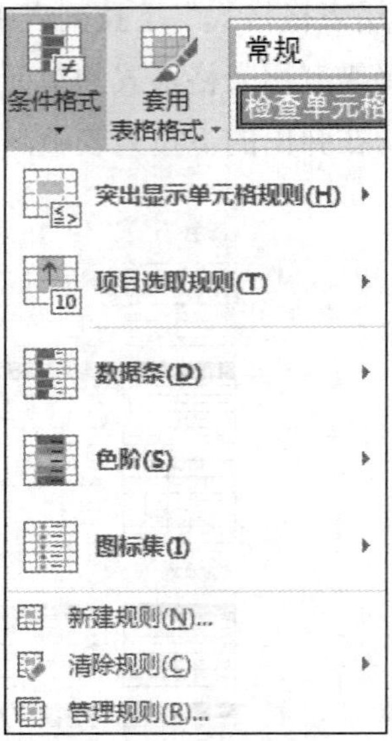

图 6-27 “条件格式”下拉列表

1）突出显示单元格规则：是基于比较运算符，通过设置的条件，突出显示满足条件的数据。

2）最前/最后规则：包含了“前 10 项”“前 10%”“最后 10 项”“最后 10%”“高于平均值”“低于平均值”6 个选项。当选择某一选项时，自动打开相应的对话框，在对话框中根据需要进行设置即可。

6.6 Excel 2016 的图表

在 Excel 2016 中，图表是指将工作表中的数据用图形方式表示出来。应用图表可以把数据和数据间的关系更加直观、形象地表示出来，帮助用户更好地分析和比较数据。

Excel 中的图表按显示位置的不同分为两种，一种是嵌入式的图表，即图表和数据源在同一个工作表中；另一种是独立图表，即图表和数据源不在同一个工作表中。

6.6.1 图表的基本构成和类型

1. 图表的基本构成

1）图表区：是指整个图表对象。一般在图表的空白位置单击即可选择整个图表区，如图 6-28 所示。

2）绘图区：通过坐标轴来界定的区域，包括所有数据系列、分类名、刻度线标志和坐标轴标题等。

3）数据标签：可以用来标识数据系列中数据点的详细信息，数据标签代表源于数据表单元格的单个数据点或值。

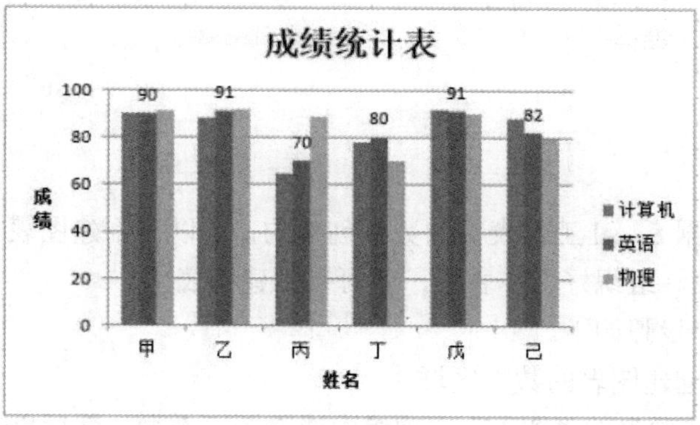

图 6-28　图表示例

4）数据系列：数据系列是指在图表中绘制的相关数据，这些数据源自数据表的行或列。图表中的每个数据系列具有唯一的颜色和图案，并且在图表的图例中表示，可以在图表中绘制一个或多个数据系列。但饼图中只有一个数据系列。

5）图表标题：对整个图表的说明性文本，可以自动在图表顶部居中。

6）坐标轴：用于做度量的参照框架。一般图表有 *X*轴、*Y*轴，*X*轴通常为水平坐标轴并包含分类，*Y* 轴通常为垂直坐标轴并包含数值。三维表有第三个轴，即 *Z*轴。饼图和旭日图没有坐标轴。

7）刻度线：类似于直尺分隔线的短度量线，与坐标轴相交。

8）图例：是一个方框，用来标识图表中的数据系列或分类指定的图案或颜色。

2. 图表的类型

Excel 2016 提供了多种图表类型可供用户选用，如图 6-29 所示。

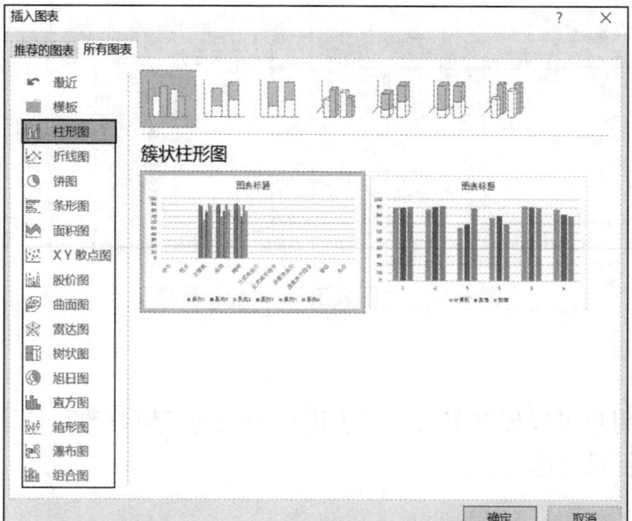

图 6-29　图表的类型

6.6.2 图表操作

1. 创建图表

Excel 图表是依据 Excel 工作表中的数据创建的，所以在创建图表之前，首先要创建一个含有数据的工作表。组织好工作表后，就可以创建图表了。

创建图表的操作步骤如下。

1）首先选择要创建图表的数据区域。

2）在“插入”选项卡的“图表”选项组中选择图表类型，然后单击要使用的图表子类型，如选择柱形图中的簇状柱形图，就创建了图表。

调整生成的图表的位置与比例。移动鼠标指针到图表上，当鼠标指针变为十字箭头形状时，按住鼠标左键拖动就可以移动图表。将鼠标指针移向图表的边框或四角，当鼠标指针形状变为双向箭头时，按住鼠标左键拖动就可以调整图表的大小。

添加图表元素：如果要增加图表标题、坐标轴标题、数据标签、图例的位置等，则单击图表，功能区出现“图表工具”选项卡，如图 6-30 所示。在“设计”选项卡的“图表布局”选项组中，选择“添加图表元素”下拉列表中的“图表标题”“轴标题”“数据标签”“图例”等选项就可以完成相应的操作。

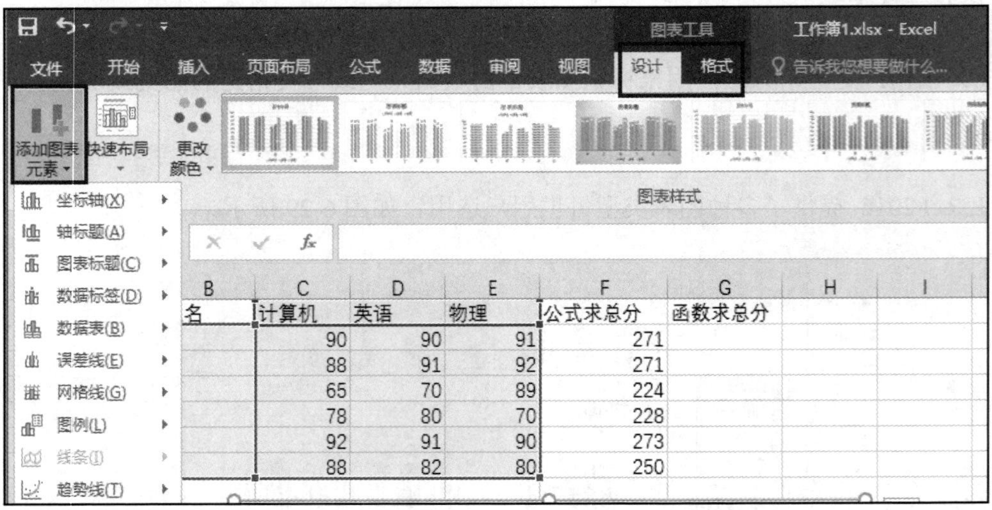

图 6-30 “图表工具-设计”选项卡

2. 编辑图表

建立图表后，用户可以根据需要对图表进行相应的编辑修改。使用“图表工具”选项卡中的相应按钮进行设计即可。

3. 移动图表

移动鼠标指针到图表区，当鼠标指针变成十字箭头形状时，按住鼠标左键拖动即可移动图表；也可以右击图表区空白处，在弹出的快捷菜单中选择“移动图表”选项，在打开的对话框中选择图表对象的位置。若在不同工作簿和工作表之间移动图表，则可以使用剪切、粘贴的方法。

4. 复制图表

先选择图表，然后进行复制粘贴。

5. 缩放与调整图表比例

移动鼠标指针到图表边框或四角上时，鼠标指针形状变成双向箭头，这时按住鼠标左键并拖动，可以调整图表的比例和大小。

6. 删除图表

使图表处于激活状态，使用快捷菜单中的“剪切”命令或按 Delete 键均可删除图表。

7. 增加图表数据

增加图表数据时，可以根据数据区域是否相邻，采用多种方法进行操作。

若数据在相邻区域，首先选中图表，则作为图表数据源的数据区域将显示控制点，使用鼠标拖动控制点，将要增加的数据包含进来，则图表会同步完成数据源更新。

如果数据不在相邻的区域，则需要通过右击图表，在弹出的快捷菜单中选择“选择数据”选项；或者单击“图表工具-设计”→“数据”→“选择数据”按钮，在打开的“选择数据源”对话框中单击“添加”按钮，在打开的“编辑数据系列”对话框中，分别选择要添加的数据系列的名称及数据所在的单元格区域，然后单击“确定”按钮，即可添加数据系列。

8. 删除图表数据

若想删除图表中的数据系列，则先选择要删除的数据系列（在图表中单击要删除的数据系列，在该列数据的图示中出现小方块，表示选中），再按 Delete 键删除；或者右击该数据系列，在弹出的快捷菜单中选择“删除”选项即可。也可以单击“图表工具-设计”→“数据”→“选择数据”按钮，在打开的“选择数据源”对话框中删除数据。

9. 修改图表数据

直接修改工作表中的数据后，相应的图表数据就会随之改变。

6.6.3 使用图表工具编辑和格式化图表

在 Excel 中，为了方便对图表进行编辑操作，专门设置了一组“图表工具”选项卡，大多数的图表操作可以通过这组“图表工具”选项卡来实现。如果要使用图表工具编辑和格式化已经创建好的图表，需要单击图表，“图表工具”选项卡会自动出现在功能区上方。

6.7 数据的处理和分析

建立工作表的目的是处理和分析数据。除用公式、函数、图表等方法处理数据外，还可以采用数据排序、数据筛选、分类汇总、数据透视表与数据透视图、模拟运算和分析等方法。熟练、灵活地应用这些数据处理方法，既可以快速、高效地处理数据，又能够提供形象、具体、直观的处理结果。

6.7.1 数据排序

工作表中的数据输入完成后，表中数据的顺序是按输入数据的先后顺序排列的。若要使数据按照用户要求指定的顺序排列，则要对数据进行排序。Excel 提供了多种方法对工作表中的数据进行排序。

1. 单一条件排序

单一条件排序是指按工作表中的某一列数据的大小进行排序。方法是，单击要排序数据所在的任一单元格，再单击“数据”→“排序和筛选”→“升序”或“降序”按钮即可。也可以使用“开始”→“编辑”→“排序和筛选”→“升序”或“降序”按钮。

2. 多重条件排序

多重条件排序是指将表格中的多列数据分别作为主要、次要排序条件对表中的数据进行排序，方法如下。

首先单击工作表数据区域中的任一单元格，再选择“数据”→“编辑”→“排序和筛选”→“排序”选项，打开“排序”对话框，如图 6-31 所示。先确定主要关键字及排序方式，然后单击“添加条件”按钮添加次要关键字并确定排序方式，可以添加多个次要关键字，设置完成后，单击“确定”按钮，表中数据按设好的多重条件进行排序。

也可以选择“开始”→“编辑”→“排序和筛选”→“自定义排序”选项，此时也会打开如图 6-31 所示的对话框，设置排序方法同上所述。

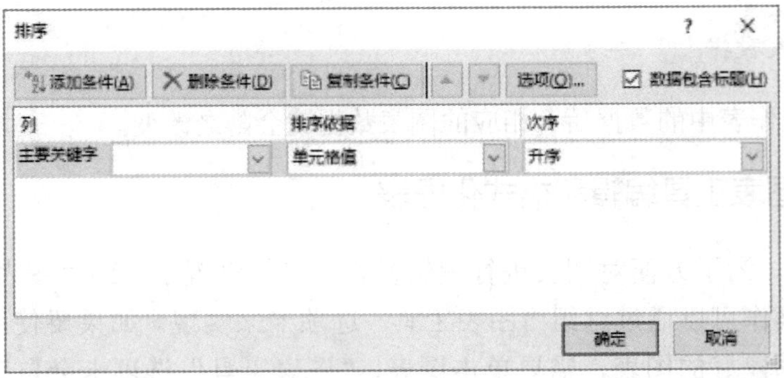

图 6-31 “排序”对话框

6.7.2 数据筛选

数据筛选是只显示工作表中满足条件的数据，隐藏不满足条件的数据。这样可以快速查看和使用所需的数据。Excel 数据筛选有自动筛选和高级筛选两种方式。

1. 自动筛选

自动筛选的操作方法是首先单击数据列表中的任意单元格，然后单击“数据”→“排序和筛选”→“筛选”按钮，如图 6-32 所示。这时列标题单元格右侧会显示一个下拉按钮，单击任何一个下拉按钮，可以设置自动筛选的条件，Excel 会根据条件自动筛选出满足条件的全部数据。

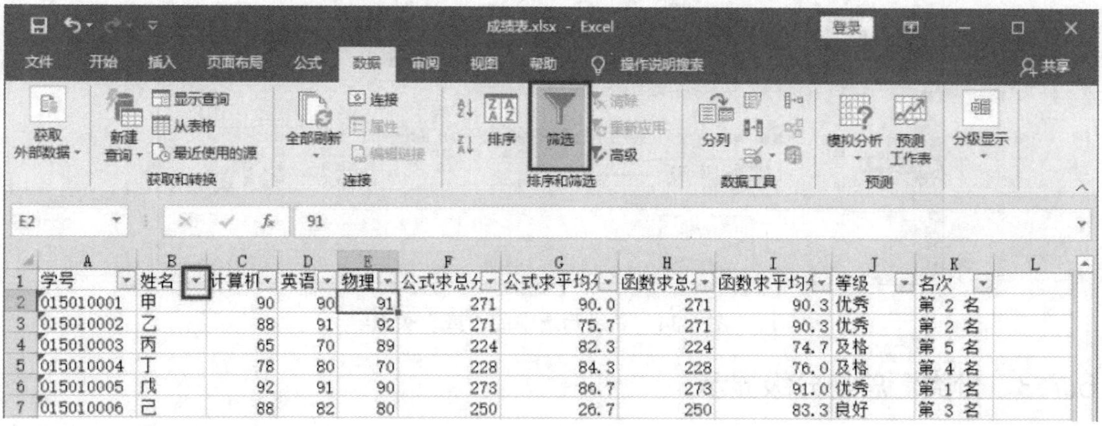

图 6-32　“筛选”按钮

提示：再次单击“数据”→“排序和筛选”→“筛选”按钮，即可取消自动筛选状态。

2. 高级筛选

对多列数据进行“与”的关系筛选时，可以通过多次使用自动筛选命令解决。但对于多列数据筛选的条件是“或”的关系，自动筛选就无能为力了，而高级筛选则可以快速地解决这个问题。

使用高级筛选，首先要设置条件区域，条件区域至少有两行，第一行是进行高级筛选的列标题名称，随后的行则是相应的筛选条件。

在条件区域中，同一行上的条件之间是“与”的关系，如图 6-33 所示；而不同行上的条件之间是“或”的关系，如图 6-34 所示。

提示：如果要取消高级筛选，则直接单击“排序和筛选”→“清除”按钮，即可恢复到原始数据状态。

在设置自动筛选的条件时，可以使用通配符，其中问号（？）代表任意单个字符，星号（*）代表任意一组字符。

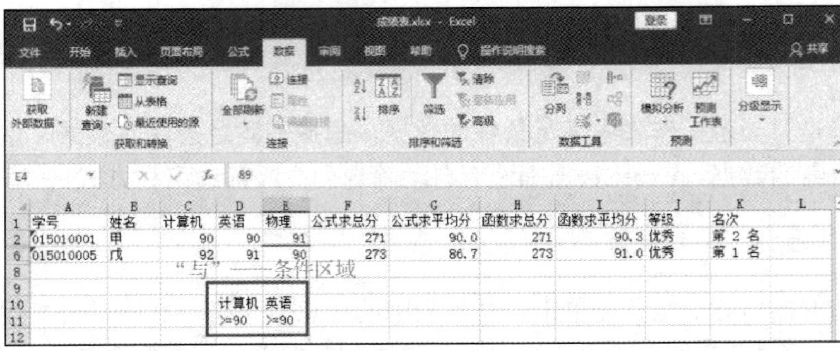

图 6-33 高级筛选中的“与”关系

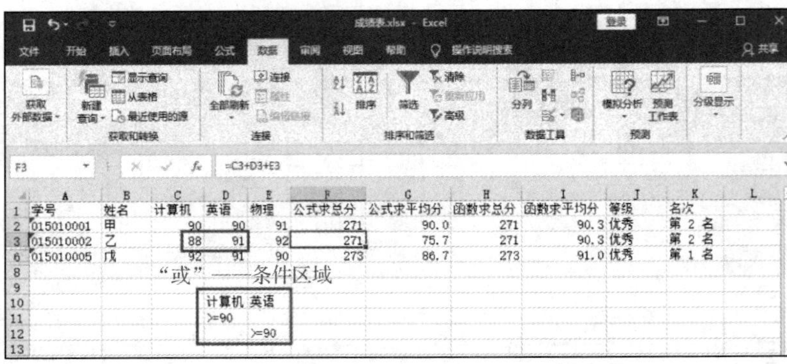

图 6-34 高级筛选中的“或”关系

6.7.3 分类汇总与分级显示

分类汇总是 Excel 中常用的功能之一。分类汇总是指将数据列表中的数据先依据一定的标准分组，然后对同组数据应用分类汇总函数得到相应行的统计结果。分类汇总的结果可以按分组明细进行分级显示，以便于显示或隐藏每个分类汇总的明细行。

需要特别指出的是，在进行分类汇总操作之前，必须先对需要分类的数据项（字段）进行排序，然后按该字段进行分类，并分别对各类数据的数据项进行统计汇总。下面以图 6-35 所示的某药店日销售流水数据为例来介绍分类汇总的步骤。

某药店日销售流水账					
药品中文名	剂型	产品规格	单价	数量	金额
维尔亚	片剂	4mg*14片	15	2	30.00
必洛斯	片剂	8mg*7片	24	4	96.00
盐酸左氧氟沙星滴眼	滴眼剂	5ml	17.9	3	53.70
盐酸环丙沙星滴眼液	滴眼剂	5ml	15	1	15.00
板蓝根颗粒	颗粒剂	10g*20袋	9.8	3	29.40
滴通鼻炎水	其它	10毫升/瓶	19.8	1	19.80
阿莫西林胶囊	胶囊剂	0.25g*10粒*5板	13.8	2	27.60
红霉素肠溶片	片剂	0.125g*100片	20	1	20.00
维尔亚	片剂	4mg*14片	15	2	30.00
盐酸左氧氟沙星滴眼	滴眼剂	5ml	17.9	3	53.70
板蓝根颗粒	颗粒剂	10g*20袋	9.8	5	49.00
维尔亚	片剂	4mg*14片	15	6	90.00
盐酸左氧氟沙星滴眼	滴眼剂	5ml	17.9	3	53.70
维尔亚	片剂	4mg*14片	15	4	60.00
板蓝根颗粒	颗粒剂	10g*20袋	9.8	5	49.00
必洛斯	片剂	8mg*7片	24	4	96.00

图 6-35 某药店日销售流水账

1. 分类汇总

操作步骤如下。

1）对数据列表中需要分类汇总的字段进行排序（升序或降序均可），本例中对“药品中文名”升序排序。

2）在排序后的数据列表中单击任一单元格。

3）单击“数据”→“分级显示”→“分类汇总”按钮，打开“分类汇总”对话框如图 6-36 所示。

4）在“分类字段”下拉列表中，选择进行分类的字段名（注意，所选字段必须与已排序字段相同），这里选择已排序的“药品中文名”作为分类字段。

5）在“汇总方式”下拉列表中，选择用于分类汇总的方式，如求和、求平均值等；在“选定汇总项”列表框中，选择要进行汇总的数值字段（可以是一个或多个），这里要对“数量”和“金额”进行求和汇总，所以，选择“汇总方式”为“求和”，如图 6-36 所示。

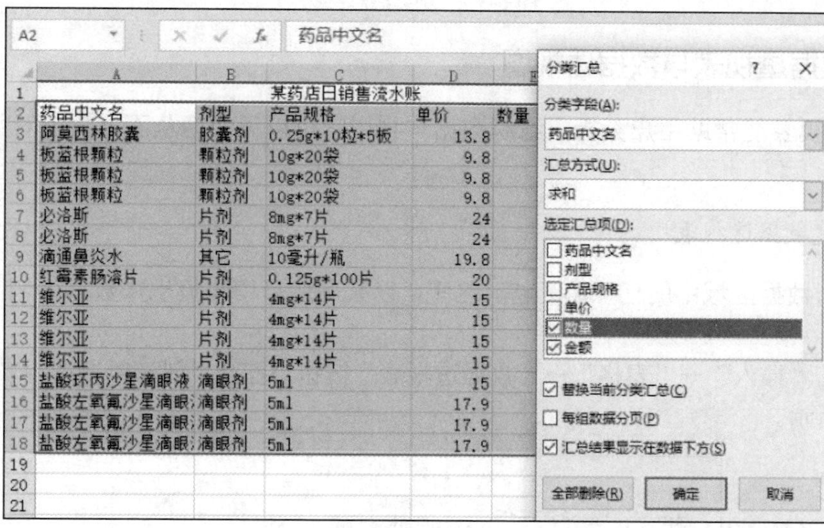

图 6-36 设置分类汇总方式和汇总项

6）默认选中“替换当前分类汇总”和“汇总结果显示在数据下方”复选框，如果选中“每组数据分页”复选框，则添加分页符，将每组数据分页。单击“确定”按钮，完成汇总操作，结果如图 6-37 所示。从图 6-37 中可以看到，对于每种药品，当日销售数量和销售额都汇总出来了，根据汇总结果，可以分析出哪种药品当日销售量多、库存是否需要补货等。

提示： 如果需要恢复到原始数据，则在“分类汇总”对话框中单击“全部删除”按钮即可。

2. 分级显示

在分类汇总结果中，可以通过单击左侧的分级显示符号，显示、隐藏明细数据。

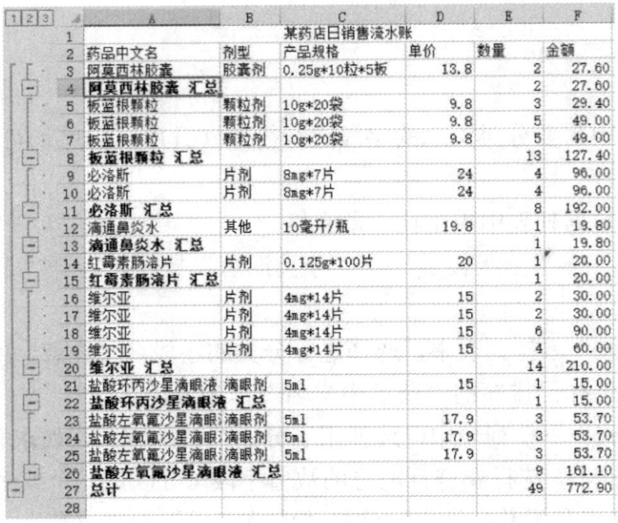

	A	B	C	D	E	F
1			某药店日销售流水账			
2	药品中文名	剂型	产品规格	单价	数量	金额
3	阿莫西林胶囊	胶囊剂	0.25g*10粒*5板	13.8	2	27.60
4	**阿莫西林胶囊 汇总**				2	27.60
5	板蓝根颗粒	颗粒剂	10g*20袋	9.8	3	29.40
6	板蓝根颗粒	颗粒剂	10g*20袋	9.8	5	49.00
7	板蓝根颗粒	颗粒剂	10g*20袋	9.8	5	49.00
8	**板蓝根颗粒 汇总**				13	127.40
9	必洛斯	片剂	8mg*7片	24	4	96.00
10	必洛斯	片剂	8mg*7片	24	4	96.00
11	**必洛斯 汇总**				8	192.00
12	滴通鼻炎水	其他	10毫升/瓶	19.8	1	19.80
13	**滴通鼻炎水 汇总**				1	19.80
14	红霉素肠溶片	片剂	0.125g*100片	20	1	20.00
15	**红霉素肠溶片 汇总**				1	20.00
16	维尔亚	片剂	4mg*14片	15	2	30.00
17	维尔亚	片剂	4mg*14片	15	2	30.00
18	维尔亚	片剂	4mg*14片	15	6	90.00
19	维尔亚	片剂	4mg*14片	15	4	60.00
20	**维尔亚 汇总**				14	210.00
21	盐酸环丙沙星滴眼液	滴眼剂	5ml	15	1	15.00
22	**盐酸环丙沙星滴眼液 汇总**				1	15.00
23	盐酸左氧氟沙星滴眼	滴眼剂	5ml	17.9	3	53.70
24	盐酸左氧氟沙星滴眼	滴眼剂	5ml	17.9	3	53.70
25	盐酸左氧氟沙星滴眼	滴眼剂	5ml	17.9	3	53.70
26	**盐酸左氧氟沙星滴眼液 汇总**				9	161.10
27	**总计**				49	772.90
28						

图 6-37 分类汇总结果

6.7.4 数据透视表与数据透视图

数据透视表能帮助用户分析、组织数据。利用它可以很快地从不同角度对数据进行分类汇总。

1. 创建数据透视表

1）单击数据区域中的任一单元格。这里，以某药店日销售流水账数据为例，创建数据透视表。

2）单击“插入”→“表格”→“数据透视表”按钮，打开“创建数据透视表”对话框，如图 6-38 所示。

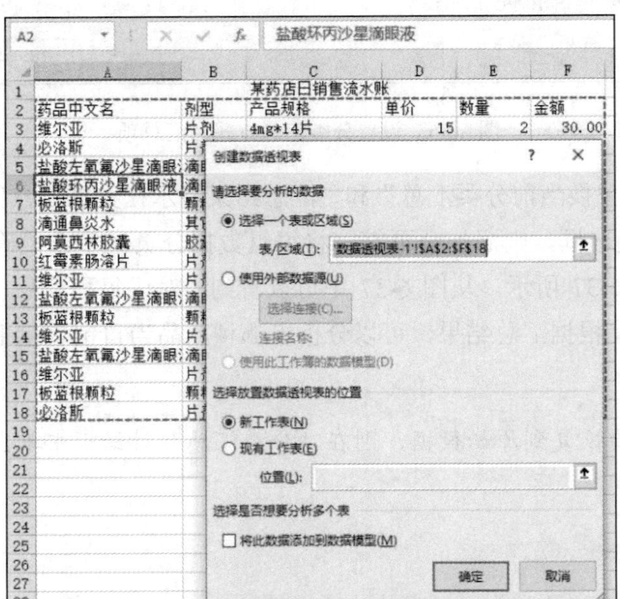

图 6-38 “创建数据透视表”对话框

3）选择要分析的数据，可以是当前工作表，或者是一个工作表中的部分数据区域，甚至可以是外部数据源。数据透视表的存放位置可以是现有工作表，也可以是一个新建的工作表，本例中选择“新工作表”来放置数据透视表的位置。然后单击“确定”按钮，打开布局窗口。

4）在“数据透视表字段”任务窗格中，选择要添加到报表中的字段，或者通过拖动某个字段到“行”“值”“筛选”“列”区域。还可以在“行”“列”“值”“筛选”区域间拖动字段。本例中选择“药品中文名”“数量”“金额”字段，生成的数据透视表如图 6-39 所示。

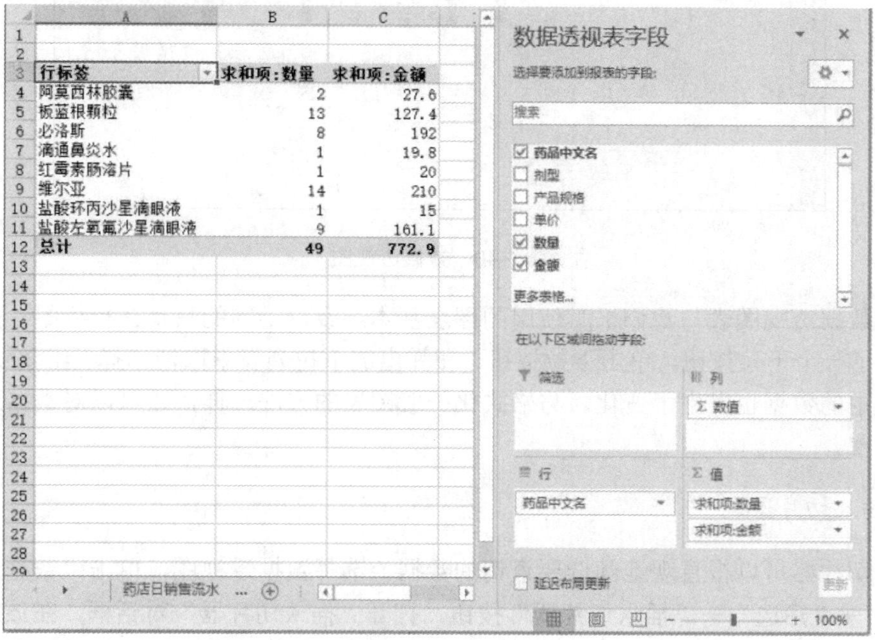

图 6-39　生成的数据透视表

2. 创建数据透视图

数据透视表对于汇总、分析、浏览和呈现汇总数据非常有用，数据透视图则提供了交互式数据分析的图表。

数据透视图提供了数据透视表中的数据的图形表示形式。与数据透视表一样，数据透视图也是交互式的。可以更改数据的视图，查看不同级别的明细数据，或通过拖动字段、显示或隐藏字段中的选项来重新组织图表的布局。创建数据透视图时，数据透视图筛选将显示在图表区中，以便排序和筛选数据透视图的基本数据。相关联的数据透视表中的任何字段布局更改和数据更改将立即在数据透视图中反映出来。

与标准图表一样，数据透视图显示数据系列、类别、数据标记和坐标轴。还可以更改图表类型及其他选项，如标题、图例位置、数据标签和图表位置等。

根据数据透视表直接生成数据透视图的方法：在已生成的数据透视表中单击，显示“数据透视表工具”选项卡，单击“分析”→“工具”→“数据透视图”按钮或“推荐的数据透视表”按钮，在打开的对话框中选择图表的样式后，单击“确定”按钮，就可以直接创建出数据透视图，如图 6-40 所示。

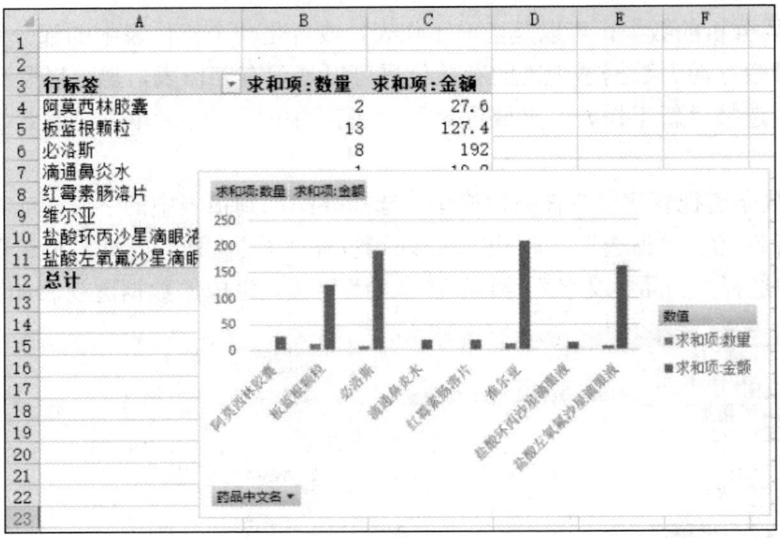

图 6-40　数据透视图

这个数据透视图表与我们平时使用的图表基本一致，不同的只是在行标签“药品中文名”旁多了一个下拉按钮，单击下拉按钮，在弹出的下拉列表中取消选择“维尔亚”，可以看到图表中的数据也发生了变化。与格式化一般图表的方法一样，还可以对数据透视图进行格式设置。

3. 插入切片器

通过切片器可以很直观地筛选要查询的数据。选择数据透视图，单击“数据透视图工具-分析”→“筛选”→“插入切片器”按钮，打开“插入切片器”对话框，在该对话框中选择所需的字段，即可插入如图 6-41 所示的切片器。

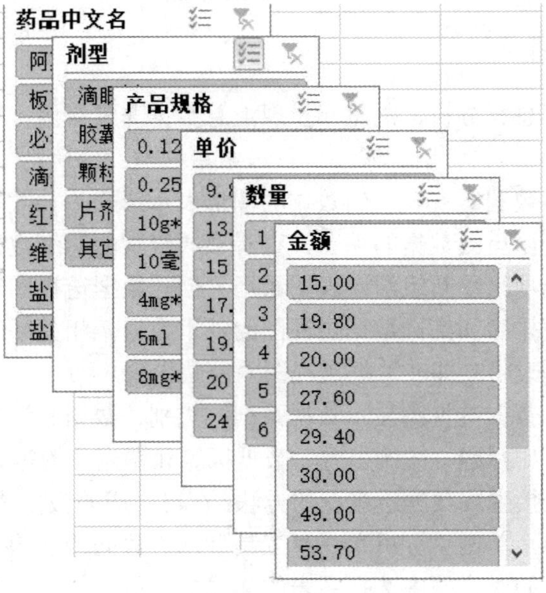

图 6-41　切片器

在切片器中的“药品中文名”上任意单击一个药品，即可筛选出该药品的相关信息，如数量、金额、单价等，同时，数据透视表和数据透视图上也显示相应的数据。

提示：隐藏切片的方法如下：选择“开始”→“编辑”→“查找和选择”→“选择窗格”选项，打开“选择”任务窗格，在该任务窗格中可以单击每个字段名右侧的眼睛图标，隐藏或显示该字段切片。

如果要删除切片，则选择该切片，按 Delete 键即可；或者右击该切片，在弹出的快捷菜单中选择“删除”选项。

6.7.5　模拟分析和预测工作表

“预测”选项组具有很强的数据处理和分析功能，使用“预测”选项组中的相关按钮可以设置数据的有效性、圈释无效数据，以及进行模拟分析和合并计算。

模拟分析是指通过更改某个单元格中的数值，来查看更改对工作表中引用该单元格的公式结果的影响。通过使用模拟分析工具，可以在一个或多个公式中使用不同的几组值来分析所有不同的结果。

Excel 中附带了 3 种模拟分析工具：单变量求解、模拟运算表和方案管理器。

1. 单变量求解

Excel 的单变量求解功能相当于公式的逆运算。公式的求解过程是输入数值，通过公式计算得到结果；而单变量求解过程是输入结果，通过该功能求出得到这个结果的变量值应该是多少。

单变量求解可用来解决下面这类问题：一个引用几个单元格（代表公式中的变量）的公式的计算结果是某个固定值，求解某个单元格（代表公式中的一个变量）的取值应为多少时才能得到这个结果。

以销售某图书为例，已知图书的成本、折扣和发行册数，预测单价是多少才能达到固定的利润。

上述问题的单变量求解步骤如下。

1）在工作表中输入基础数据及计算公式。如图 6-42 所示，在 A2:A6 单元格区域中输入“单价”“折扣”“每册书的成本”“发行册数”“利润”，在 B3:B5 单元格区域中分别输入折扣是 0.88、每册书的成本是 18、发行数量是 5000，在 B6 单元格中输入计算利润的求解公式“=(B2*B3-B4)*B5”，即利润=（单价×折扣-每册书的成本）×发行册数。

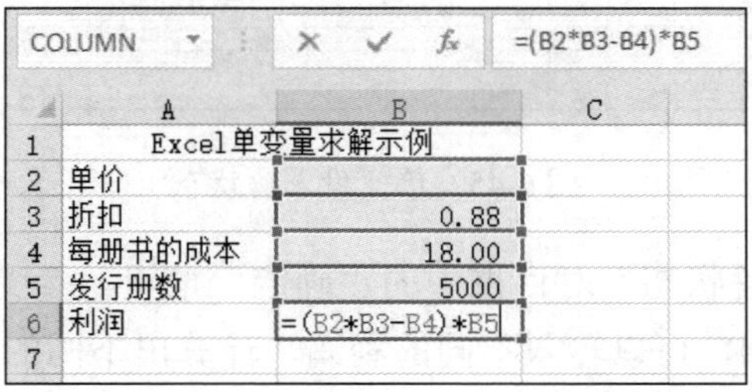

图 6-42　用单变量求解计算单价和利润之间的关系

2）选择公式所在的单元格，这里选择利润公式所在的 B6 单元格，目的是测算定价是多少时才能够达到预定的利润目标。

3）选择“数据”→“预测”→“模拟分析”→“单变量求解”选项，打开“单变量求解”对话框，如图 6-43 所示。

4）在该对话框中设置用于单变量求解的各项参数，这里，必须保证“目标单元格”文本框中显示的是利润公式所在的单元格，否则，需要重新进行选择。

然后，在“目标值”文本框中输入希望达到的利润值，如输入 30000。

“可变单元格”选择单价（作为可变单元格）所在的 B2 单元格，如图 6-44 所示。

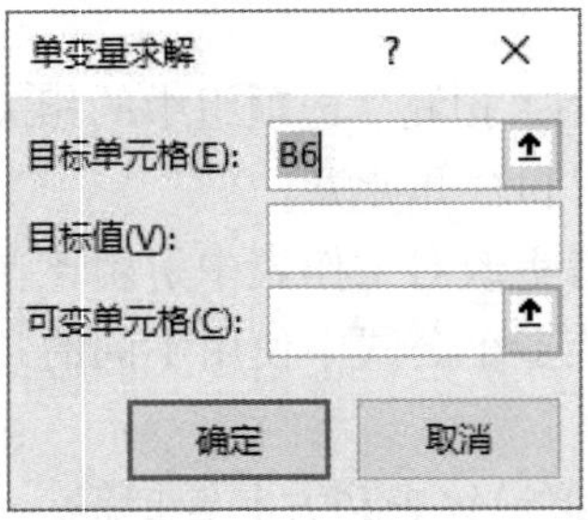

图 6-43 “单变量求解”对话框

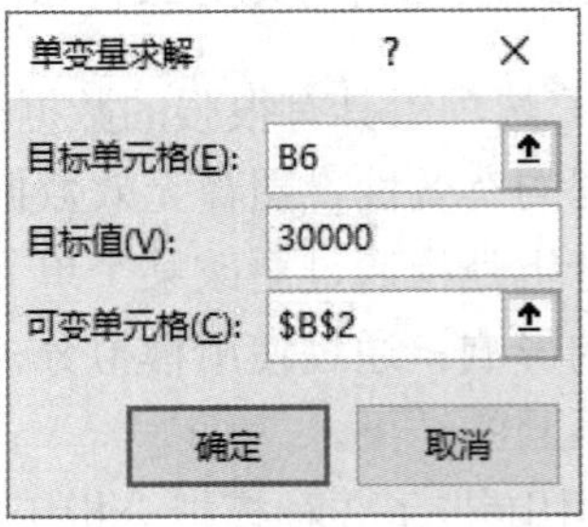

图 6-44 设置用于单变量求解的各项参数

5）单击“确定”按钮，打开“单变量求解状态”对话框，同时数据区域中的可变单元格 B2 中显示单变量求解值，如图 6-45 所示。

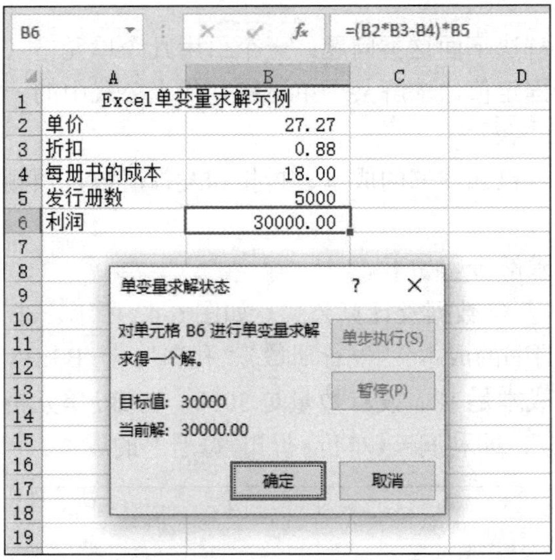

图 6-45 单变量求解状态

6）单击“单变量求解状态”对话框中的“确定”按钮，接受这个计算结果。

7）重复步骤 2）～6），可以输入不同的利润，计算出不同的单价。

2. 模拟运算表

模拟运算表和方案管理器实际上是假设分析。

假设分析可以理解为当求解变量变动时，对公式计算结果的影响，即当某一个或几个变量变动时，结果值会怎样变动。

模拟运算表也有其局限性，模拟运算表最多可以处理两个变量，但可以获取与这些变量相关的若干个不同的值。

根据模拟运算表处理变量个数的不同，分为单变量模拟运算表和双变量模拟运算表两种类型。

对于模拟运算表，我们可以用 $y=f(x)$ 或 $y=f(x_1,x_2)$ 来表示单、双变量模拟运算表。其中 x、x_1、x_2 都是变量，f 表示的是最终的结果和变量之间的关系。

这个关系可能就是一般的数学运算，也可能是其他我们还不了解的关系，但是不管怎样，我们知道结果和变量之间存在这样的关系就行了。在应用的时候我们要知道哪些是变量，哪些是结果。结果是通过关系 f 得出的。我们所需要做的就是把这个关系告诉 Excel，变量在什么地方，在什么地方引用关系就可以了。

（1）创建单变量模拟运算表

1）在工作表中输入基础数据和公式。这里以建立一个销售图书折扣和利润之间的关系为例进行说明。在 A1:E2 单元格区域中输入如图 6-46 所示的数据，其中 E2 单元格中输入的是利润的求解公式，即利润=（单价×折扣−每册书的成本）×销售册数。

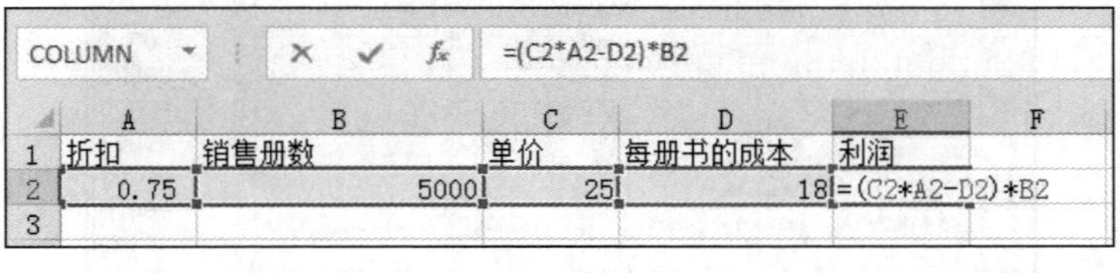

图 6-46 输入单变量模拟运算表的数据和公式

2）选择要创建模拟运算表的单元格区域，其中第一列（或第一行）要包含代表变量的单元格和代表公式的单元格，这里选择的是 A2:E12 单元格区域，如图 6-47 所示。其中，A2 单元格中的折扣为变量值，E2 单元格引用了该变量的利润计算公式，目的是测算不同折扣下利润值的变化情况。

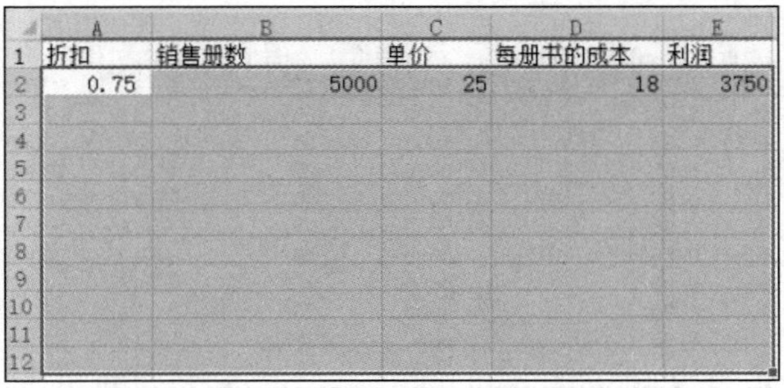

图 6-47 设置创建单变量模拟运算表的单元格区域

3）选择“数据”→“预测”→“模拟分析”→“模拟运算表”选项，打开如图 6-48 所示的“模拟运算表”对话框。

4）指定变量值所在的单元格。在模拟运算表中，如果变量值输入在第一列单元格中，则应在“输入引用列的单元格”文本框中，选择第一个变量值所在的位置。如果模拟运算表变量值输入在一行中，则应在“输入引用行的单元格”文本框中，选择第一个变量值所在的位置。

这里，需要在“输入引用列的单元格”文本框中单击，然后从数据列表中单击 A2 单元格，如图 6-49 所示。这里因为我们选用“折扣”作为变量，所以不同的折扣将会在 A2 单元格后面的单元格中输入。

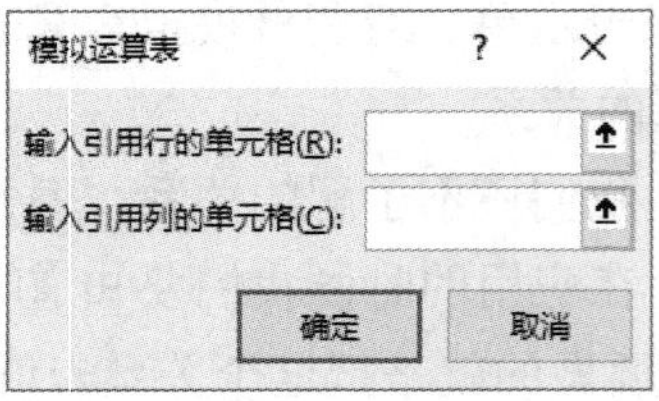

图 6-48 “模拟运算表”对话框

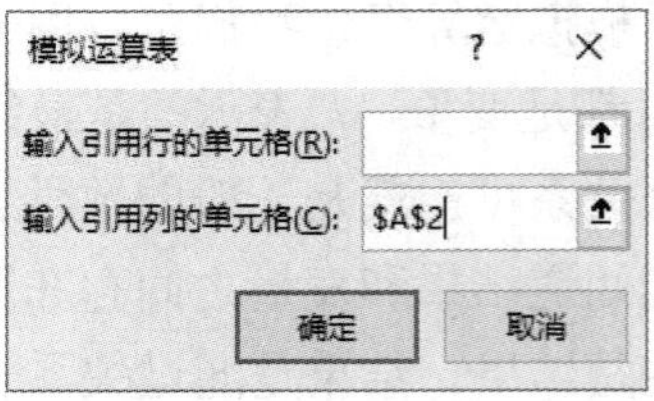

图 6-49 输入引用列的单元格

5）单击“确定”按钮，选择的单元格区域中自动创建单变量模拟运算表，如图 6-50 所示。

	A	B	C	D	E
1	折扣	销售册数	单价	每册书的成本	利润
2	0.75	5000	25	18	3750
3		5000	25	18	-90000
4		5000	25	18	-90000
5		5000	25	18	-90000
6		5000	25	18	-90000
7		5000	25	18	-90000
8		5000	25	18	-90000
9		5000	25	18	-90000
10		5000	25	18	-90000
11		5000	25	18	-90000
12		5000	25	18	-90000

图 6-50 自动创建单变量模拟运算表

6）在“折扣”列中的 A3:A12 单元格中依次输入不同的折扣，右侧将测算出不同的利润值，如图 6-51 所示。此时，销售册数、单价、每册书的成本均不能修改。

	A	B	C	D	E
1	折扣	销售册数	单价	每册书的成本	利润
2	0.75	5000	25	18	3750
3	0.78	5000	25	18	7500
4	0.80	5000	25	18	10000
5	0.82	5000	25	18	12500
6	0.85	5000	25	18	16250
7	0.86	5000	25	18	17500
8	0.88	5000	25	18	20000
9	0.90	5000	25	18	22500
10	0.95	5000	25	18	28750
11	0.98	5000	25	18	32500
12	1.00	5000	25	18	35000

图 6-51 单变量模拟运算表中列出不同折扣对应的利润

（2）创建双变量模拟运算表

如果要测试公式中两个变量的不同取值对公式结果的影响，可使用双变量模拟运算表。在单列和单行中分别输入两个变量值后，计算结果便会在公式所在的单元格中显示。下面通过不同的图书销售册数和折扣来看看利润的变化情况。

1）首先在工作表中输入基础数据和公式，其中公式需要至少包括两个单元格引用（代表两个变量）。

在工作表的 A1:B6 单元格区域中输入如图 6-52 所示的数据。其中，B3 单元格中为折扣，B5 单元格中为销售册数，B6 单元格中为计算利润的公式。

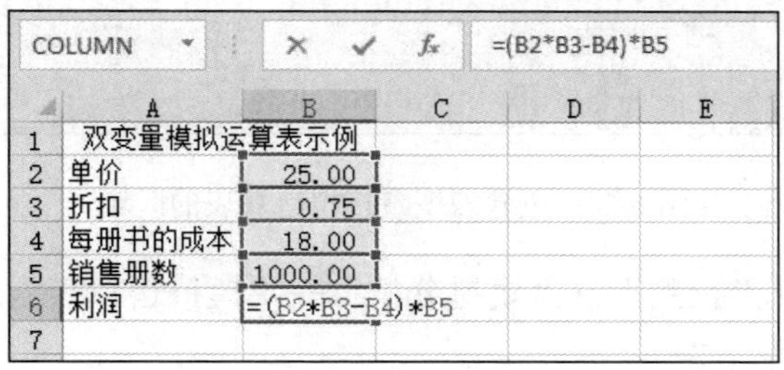
COLUMN　=(B2*B3-B4)*B5

	A	B	C	D	E
1	双变量模拟运算表示例				
2	单价	25.00			
3	折扣	0.75			
4	每册书的成本	18.00			
5	销售册数	1000.00			
6	利润	=(B2*B3-B4)*B5			
7					

图 6-52　输入双变量模拟运算表数据和公式

2）创建模拟运算表的单元格区域，输入变量值（也可以在创建模拟运算表区域之后再输入相关的变量值）。在公式所在的行从左向右输入一个变量的系列值，沿着公式所在的列由上向下输入另一个变量的系列值。这里，从 C6 单元格开始依次向右输入一系列“销售册数”值；从 B7 单元格开始向下依次输入一系列“折扣”值。如图 6-53 所示。

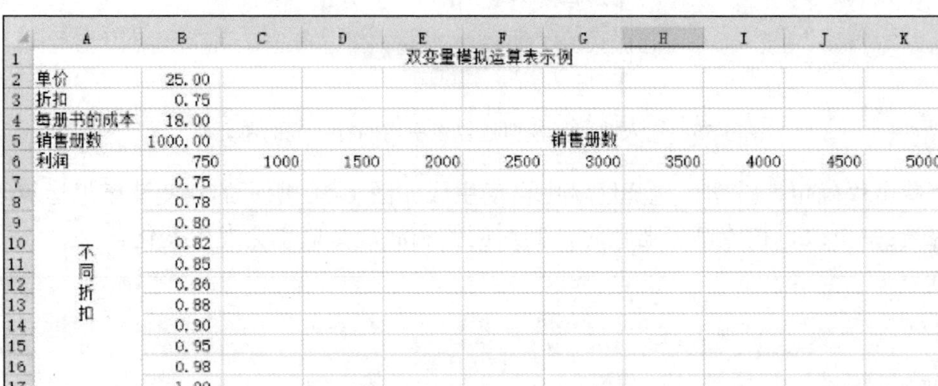

	A	B	C	D	E	F	G	H	I	J	K
1	双变量模拟运算表示例										
2	单价	25.00									
3	折扣	0.75									
4	每册书的成本	18.00									
5	销售册数	1000.00					销售册数				
6	利润	750	1000	1500	2000	2500	3000	3500	4000	4500	5000
7	不同折扣	0.75									
8		0.78									
9		0.80									
10		0.82									
11		0.85									
12		0.86									
13		0.88									
14		0.90									
15		0.95									
16		0.98									
17		1.00									

图 6-53　创建双变量模拟运算表的单元格区域

3）选择步骤 2）中创建的模拟运算表单元格区域。在这个区域中，区域中的第一行和区域中的第一列包含了计算利润公式的 B6 单元格、代表销售册数变化的 C6:K6 单元格区域、不同折扣的 B7:B17 单元格区域。

本例中，双变量模拟运算表使用的是 B6:K17 单元格区域，如图 6-54 所示。B6 单元格中引用了变量的利润计算公式，目的是测算不同的折扣、不同的销售册数下，利润值的变化情况。

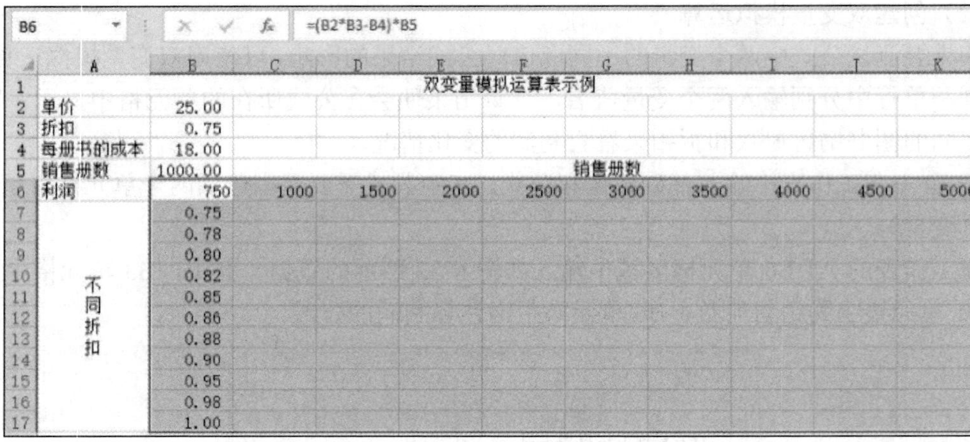

B6 =(B2*B3-B4)*B5

	A	B	C	D	E	F	G	H	I	J	K
1	双变量模拟运算表示例										
2	单价	25.00									
3	折扣	0.75									
4	每册书的成本	18.00									
5	销售册数	1000.00	销售册数								
6	利润	750	1000	1500	2000	2500	3000	3500	4000	4500	5000
7	不同折扣	0.75									
8		0.78									
9		0.80									
10		0.82									
11		0.85									
12		0.86									
13		0.88									
14		0.90									
15		0.95									
16		0.98									
17		1.00									

图 6-54 创建双变量模拟运算表的区域

4）选择“数据”→“预测”→“模拟分析”→“模拟运算表”选项，打开“模拟运算表”对话框。

5）指定公式所引用的变量值所在的单元格。这里，需要在“输入引用行的单元格”文本框中单击，然后从数据列表中选择销售册数变量 B5 单元格；在“输入引用列的单元格”文本框中单击，然后在数据区域中选择折扣变量 B3 单元格，如图 6-55 所示。

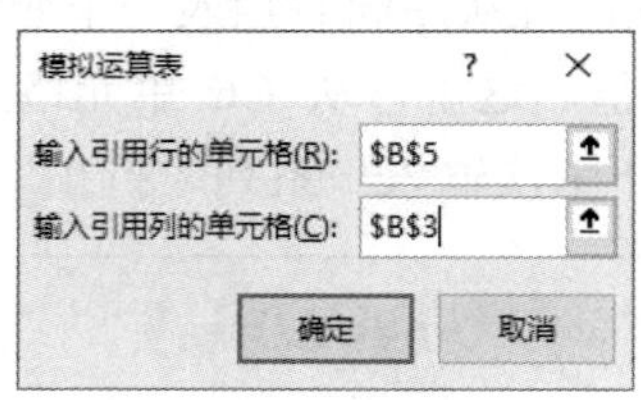

图 6-55 输入双变量模拟运算表引用的行、列的单元格

6）单击“确定”按钮，选择区域中自动生成如图 6-56 所示的双变量模拟运算表。此时，当在表中更改折扣或销售册数时，其对应的利润测算值也会发生变化。

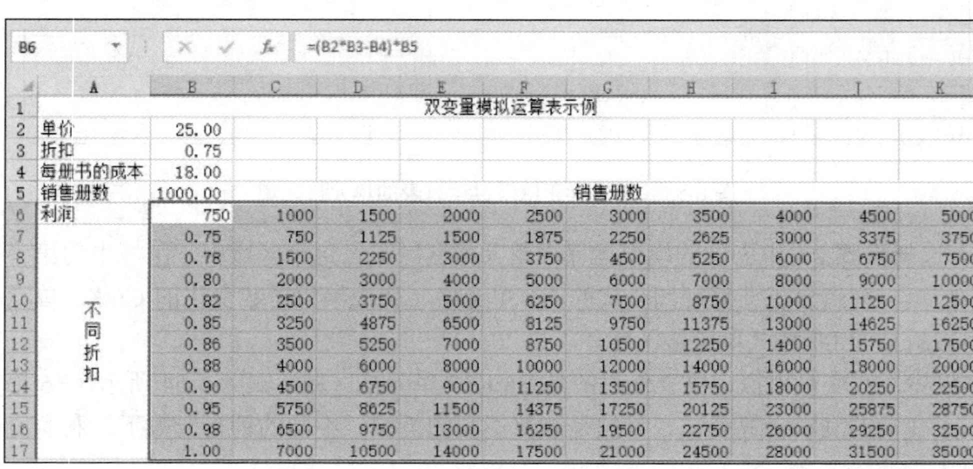

B6 =(B2*B3-B4)*B5

	A	B	C	D	E	F	G	H	I	J	K
1	双变量模拟运算表示例										
2	单价	25.00									
3	折扣	0.75									
4	每册书的成本	18.00									
5	销售册数	1000.00	销售册数								
6	利润	750	1000	1500	2000	2500	3000	3500	4000	4500	5000
7	不同折扣	0.75	750	1125	1500	1875	2250	2625	3000	3375	3750
8		0.78	1500	2250	3000	3750	4500	5250	6000	6750	7500
9		0.80	2000	3000	4000	5000	6000	7000	8000	9000	10000
10		0.82	2500	3750	5000	6250	7500	8750	10000	11250	12500
11		0.85	3250	4875	6500	8125	9750	11375	13000	14625	16250
12		0.86	3500	5250	7000	8750	10500	12250	14000	15750	17500
13		0.88	4000	6000	8000	10000	12000	14000	16000	18000	20000
14		0.90	4500	6750	9000	11250	13500	15750	18000	20250	22500
15		0.95	5750	8625	11500	14375	17250	20125	23000	25875	28750
16		0.98	6500	9750	13000	16250	19500	22750	26000	29250	32500
17		1.00	7000	10500	14000	17500	21000	24500	28000	31500	35000

图 6-56 生成的双变量模拟运算表

3. 方案管理器

模拟运算表无法使用两个以上的变量。如果要分析两个以上的变量，则应使用方案管理器。方案管理器作为一种分析工具，每个方案允许建立一组假设条件，自动产生多种结果，并可以直观地看到每个结果的显示过程。还可以将多种结果存放到一个工作表中进行比较。方案管理器可以用来分析解决因企业受不同因素影响而导致生产销售方面的变化情况。

（1）建立分析方案

以销售图书为例，建立 3 种不同的分析方案。

1）为了创建分析方案，首先需要在工作表中输入基础数据和公式，输入的内容如图 6-57 所示。

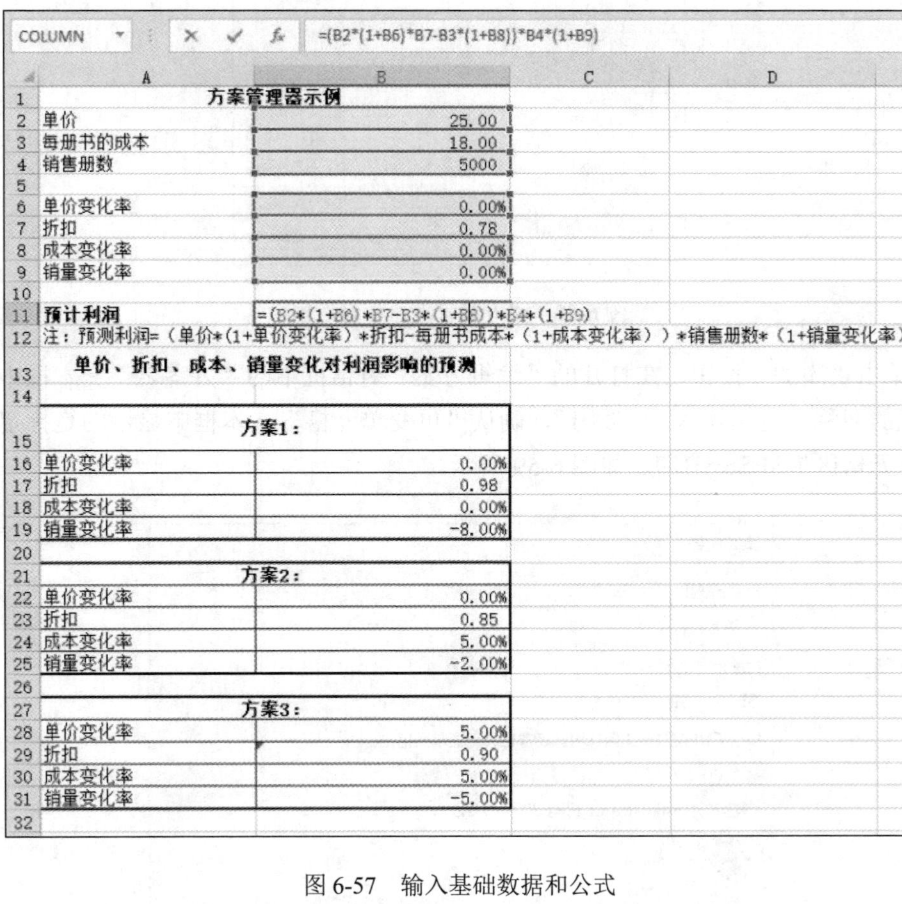
COLUMN
=(B2*(1+B6)*B7-B3*(1+B8))*B4*(1+B9)
方案管理器示例
单价 25.00
每册书的成本 18.00
销售册数 5000
单价变化率 0.00%
折扣 0.78
成本变化率 0.00%
销量变化率 0.00%
预计利润 =(B2*(1+B6)*B7-B3*(1+B8))*B4*(1+B9)
注：预测利润=（单价*(1+单价变化率）*折扣-每册书成本*（1+成本变化率））*销售册数*（1+销量变化率）
单价、折扣、成本、销量变化对利润影响的预测
方案1：
单价变化率 0.00%
折扣 0.98
成本变化率 0.00%
销量变化率 -8.00%
方案2：
单价变化率 0.00%
折扣 0.85
成本变化率 5.00%
销量变化率 -2.00%
方案3：
单价变化率 5.00%
折扣 0.90
成本变化率 5.00%
销量变化率 -5.00%

图 6-57 输入基础数据和公式

其中，B6、B7、B8、B9 单元格区域是可变单元格，用于显示不同方案的变量值。B11 单元格中输入的是公式（根据基础数据和变化情况计算出预测利润）。

预测利润=［单价×（1+单价变化率）×折扣-每册书成本×（1+成本变化率）］×销售册数×（1+销量变化率）

2）分别将 B6、B7、B8、B9 单元格名称定义为“单价变化率”“折扣”“成本变化率”“销量变化率”，这样，在引用上述单元格时可以直接使用名称。

3）选择值可变的单元格所在的区域，这里选择 B6:B9 单元格区域。

4）选择“数据”→“预测”→“模拟分析”→“方案管理器”选项，打开如图 6-58 所示的“方案管理器”对话框。

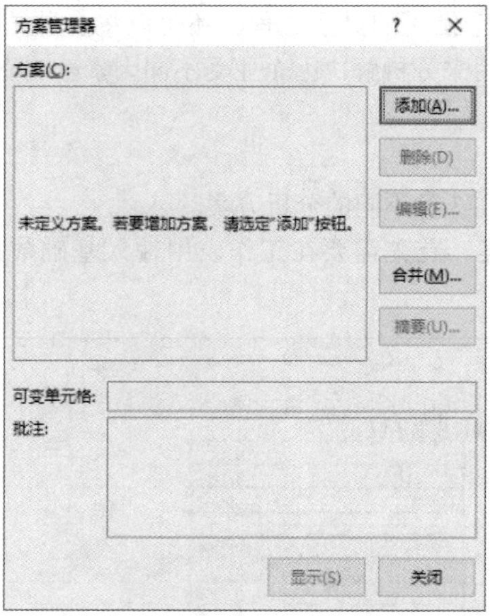

图 6-58 “方案管理器”对话框

5）单击“添加”按钮，在打开的“编辑方案”对话框中的“方案名”文本框中输入第一个方案的名称。这里输入“方案 1”，确认“可变单元格”文本框中显示的是指定的显示变量的单元格区域$B$6:$B$9，如图 6-59 所示。

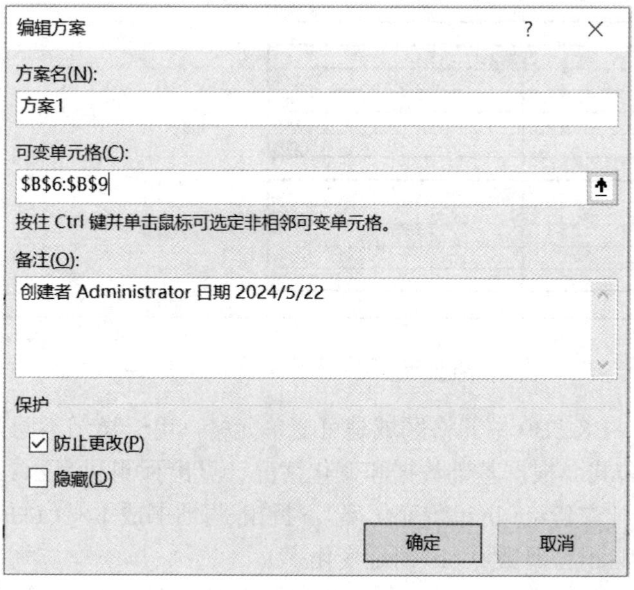

图 6-59 添加“方案 1”

6）在“编辑方案”对话框中单击“确定”按钮，在打开的“方案变量值”对话框中，依次输入方案 1 的变量值（可以看到，这里是引用了单元格的名称）。这里，输入 0.00%、0.98、0.00%、-8%（也可以不输入百分数，而输入相应的小数），如图 6-60 所示。

7）单击“确定”按钮，返回“方案管理器”对话框，如图 6-61 所示。

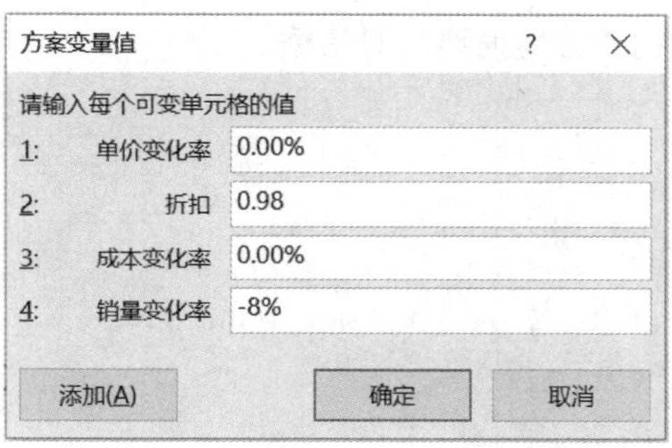

图 6-60　输入变化的单元格值

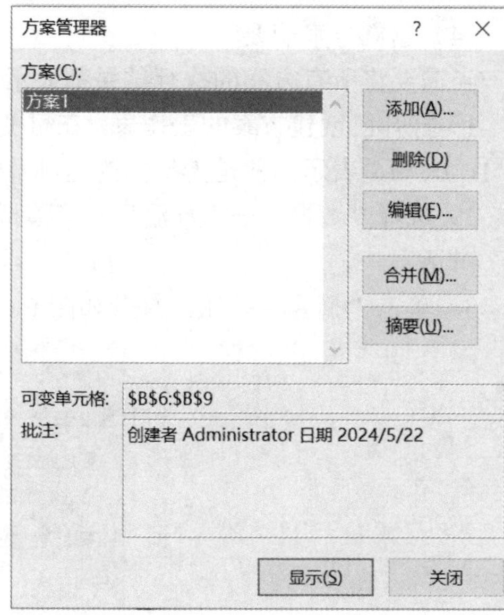

图 6-61　生成的方案 1

8）重复步骤 5）～7），可以继续添加其他方案。这里继续添加第二个方案，命名为“方案 2”，确认“可变单元格”文本框中显示的是指定的显示变量的单元格区域$B$6:$B$9。第二个方案的变量值为 0.00%、0.85、5.00%、-2.00%

注意：每个方案引用的可变单元格区域始终是$B$6:$B$9 不变。

同样，添加第三个方案，方案名为“方案 3”，第三个方案的变量值为 5.00%、0.90、5.00%、-5.00%。

9）添加所有方案后，可以在“方案管理器”对话框中选择不同的方案，然后单击“显示”按钮查看方案的结果。

（2）执行方案、查看方案的运行结果

分析方案制定好后，任何时候都可以执行方案、查看方案的运行结果。操作步骤如下。

1）打开包含方案的工作表。

2）选择“数据”→“预测”→“模拟分析”→“方案管理器”选项，打开“方案管理器”对话框。

3）选择要查看的方案后单击“显示”按钮，工作表中的可变单元格中自动显示出该方案的变量值，同时显示方案执行的结果。此处，依次选择 3 个方案并单击“显示”按钮，可变单元格区域 B6:B9 将会依次显示各方案的变化值，同时，在 B11 单元格中计算出相应的利润值。

（3）修改或删除方案

1）修改方案：打开“方案管理器”对话框，在“方案”列表框中选择想要修改的方案，单击“编辑”按钮，在打开的“编辑方案”对话框中修改名称、变量值等。

2）删除方案：打开“方案管理器”对话框，在“方案”列表框中选择要删除的方案，单击“删除”按钮。

（4）建立方案摘要

当需要将所有方案的执行结果都显示出来并进行比较时，可以建立合并的方案摘要。

1）打开已创建方案的工作表，在可变单元格中输入一组变化值，这里在区域中均输入0、1、0、0，表示当前是无折扣的基础数据。

2）选择“数据”→“预测”→“模拟分析”→“方案管理器”选项，打开“方案管理器”对话框。

3）单击“摘要”按钮，打开如图 6-62 所示的“方案摘要”对话框。

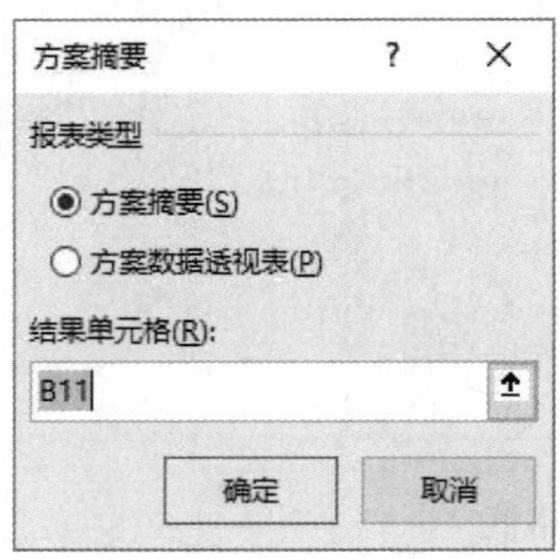

图 6-62　“方案摘要”对话框

4）选择报表类型并指定运算结果单元格。这里选中“方案摘要”单选按钮，在“结果单元格”文本框中选择变化后的利润公式所在的 B11 单元格。

5）单击“确定”按钮，当前工作表中自动插入“方案摘要”工作表，其中显示各种方案的计算结果，可以立即比较各种方案的优劣。对方案摘要进行修饰后的结果如图 6-63 所示。

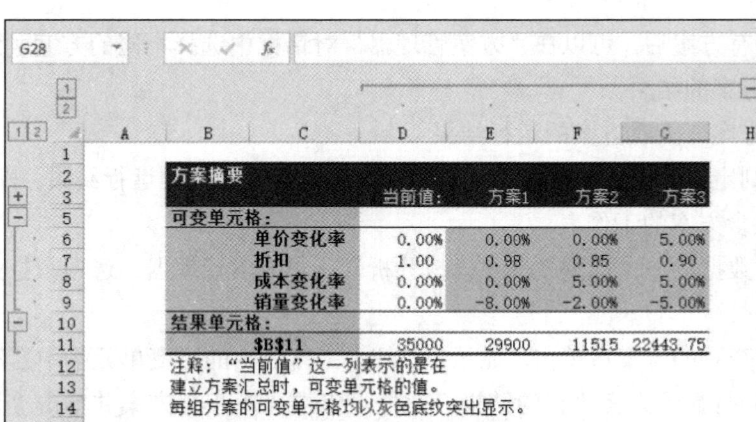

图 6-63　方案摘要

4. 数据验证

在输入数据前，可以预先设置所用单元格能输入的数据类型和数据范围，这样可以防止输入无效数据；还可以利用数据有效性中的“圈释无效数据”功能，在导入的数据中将无效的数据圈释出来，以便进行修改，这样减少了在大量数据中查找无效数据的工作量。

（1）设置数据有效性

1）选择输入数据的区域。

2）选择“数据”→“数据工具”→“数据验证”→“数据验证”选项，打开“数据验证”对话框，如图 6-64 所示。在“设置”选项卡的“允许”下拉列表中选择数据类型，在“数据”下拉列表中选择合适的范围。

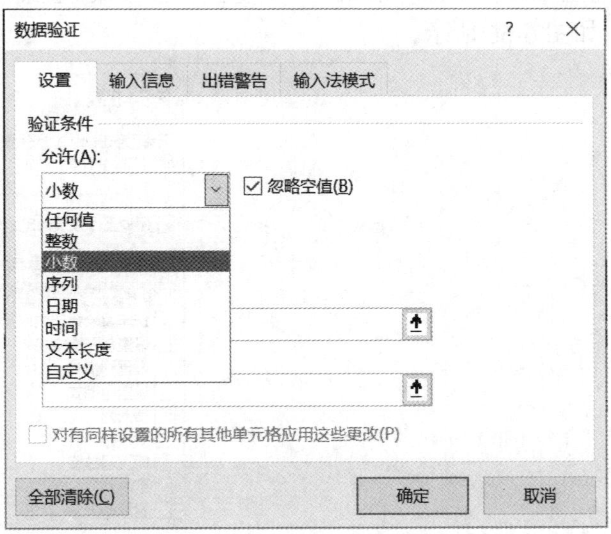

图 6-64 “数据验证”对话框

若要设置有效输入数据提示信息，则在“输入信息”选项卡中进行相应的设置；若要设置出错警告，则在“出错警告”选项卡中设置输入错误后的提示信息。

3）单击“确定”按钮。

（2）圈释无效数据的方法

若要对已经输入的数据圈释出无效数据，则首先要对该区域数据设置数据的有效性，然后选择“数据”→“数据工具”→“数据验证”→“圈释无效数据”选项，对无效数据进行筛选。

6.7.6 保护工作簿和工作表

如果不希望别人更改工作表的数据或工作表的结构，则可以对工作簿和工作表进行保护。

1. 保护工作簿

保护工作簿分为保护工作簿结构和窗口两部分。

保护工作簿结构是指锁定工作簿的结构。一旦保护了工作簿结构，任何人都不能查看已隐藏的工作表，不能移动、删除、隐藏或更改工作表的名称，不能插入新工作表或图表工作表，不能将工作表移动或复制到另一工作簿中，不能创建方案汇总报告等。

保护工作簿结构的方法如下：单击“审阅”→“更改”→“保护工作簿”按钮，打开如图 6-65 所示的“保护结构和窗口”对话框，选中“结构”复选框并设置密码。

2. 保护工作表

工作表是工作簿中存放数据的区域，保护工作表可以禁止未授权用户在工作表中进行输入、修改、删除数据的操作。

保护工作表操作步骤如下。

1）选择要保护的工作表，单击“审阅”→“更改”→“保护工作表”按钮，打开“保护工作表”对话框，如图 6-66 所示。

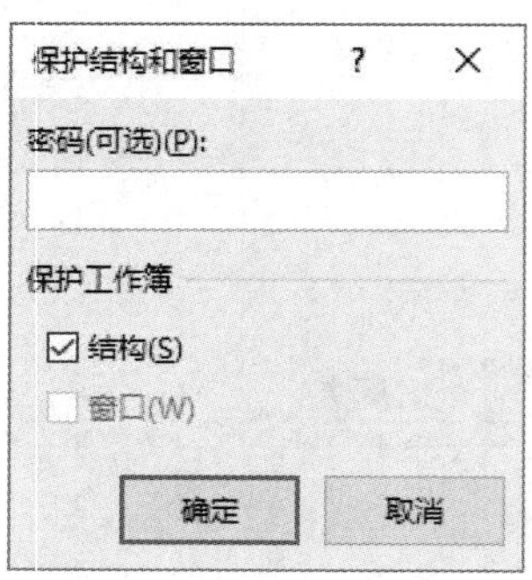

图 6-65 保护工作簿

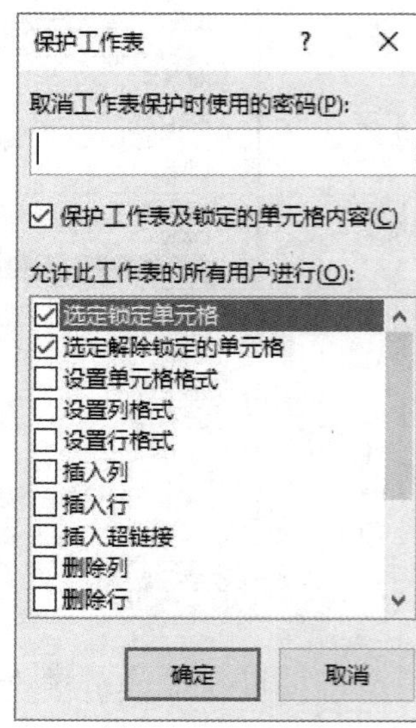

图 6-66 “保护工作表”对话框

2）在“允许此工作表的所有用户进行”列表框中，选择希望用户能够更改的元素。

3）在“取消工作表保护时使用的密码”文本框中，输入工作表密码，单击“确定”按钮，然后在打开的“确认密码”对话框中重新输入密码进行确认。

注意：也可以选择“开始”→“单元格”→“格式”→“保护工作表”选项，在打开的“保护工作表”对话框中进行设置。

3. 隐藏公式

1）在工作表中，选择要隐藏的公式所在的单元格。

2）选择“开始”→“单元格”→“格式”→“设置单元格格式”选项。

3）在打开的“设置单元格格式”对话框的“保护”选项卡中，选中“隐藏”复选框，然后单击“确定”按钮。

4）单击“审阅”→“更改”→“保护工作表”按钮，在打开的“保护工作表”对话框中设置密码后确认。

4. 撤销工作表保护

1）在单击“审阅”→“更改”→“撤销工作表保护”按钮。
2）在打开的“撤销工作表保护”对话框中输入密码来取消对工作表的保护。

注意：在工作表受保护时，“保护工作表”按钮会变为“撤销工作表保护”按钮。

6.8 宏与控件的应用

1. 宏的概念

宏是实现单一功能或复杂功能的 Visual Basic 宏语言（Visual Basic for applications，VBA）代码的集合。使用宏功能，可以让我们在处理电子表格的时候，减少处理复杂任务的步骤和时间，仅通过一步的操作，就能实现需要通过多步才能完成的操作。例如，可以使用宏快速地将设置好的字体、颜色、边框和阴影等格式应用到多个工作表；还可以将图表创建和格式设置自动化；还可以帮助设置打印区域、页边距、页眉、页脚，以及选择特殊的打印选项等。

可以通过 Excel 内置的录制工具来创建宏，也可以直接在代码编辑器中编写宏。

2. 启用宏

打开 Excel 2016，选择“文件”→“选项”，在打开的“Excel 选项”对话框中单击“信任中心”→“信任中心设置”按钮，在打开的“信任中心”对话框中选中“宏设置”→“启用所有宏”单选按钮。

3. 录制宏

录制宏，就是把我们要重复操作的步骤录制下来。方法是，选择“视图”→“宏”→“宏”→“录制宏”选项，在打开的“录制宏”对话框中设置宏名。录制好后，选择“宏”→“停止录制”选项。

4. 执行宏

执行宏，选择“视图”→“宏”→“宏”→“查看宏”选项，在打开的“宏”对话框中单击“执行”或“单步执行”按钮。

也可以在 VB 编辑器窗口使用 F5 键或通过选择“运行”→“运行模块/窗体”选项来运行宏。此外，还可以在 VB 编辑器窗口单击标准工具栏中的按钮来运行宏。

5. 启用和使用“加载宏”、数据分析工具

选择“文件”→“选项”→“加载项”选项，在对话框下方的“管理”下拉列表中选择“Excel 加载项”选项，单击“转到”按钮，在打开的“加载宏”对话框中，选择需要加

载的宏，如加载“分析工具库”，然后单击“确定”按钮。在“数据”选项卡的“分析”选项组中会出现“数据分析”按钮。

单击“数据分析”按钮，打开如图 6-67 所示的“数据分析”对话框，可以使用该对话框中的分析工具，如方差分析、F-检验、傅里叶分析等，还可以使用随机数发生器分析工具生成随机数。

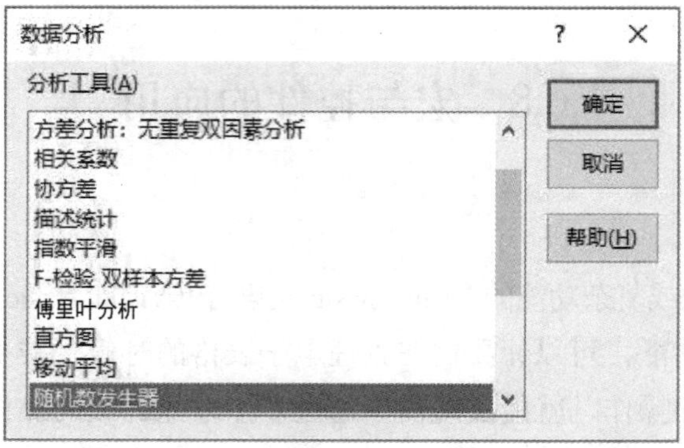

图 6-67 “数据分析”对话框

6. 随机数发生器

随机数发生器会生成 7 种随机数：均匀、正态、伯努利、二项式、泊松、模式和离散。每种随机数生成时需要输入不同的参数。

1）均匀：以下限和上限来表征。其变量是通过对区域中的所有数值进行等概率抽取而得到的。普通的应用是生成在 0～1 之间的均匀分布。

2）正态：以平均值和标准偏差来表征。普通的应用是平均值为 0、标准偏差为 1 的标准正态分布。

3）伯努利：以给定的试验中成功的概率（p 值）来表征。伯努利随机变量的值为 0 或 1。例如，可以在 0～1 之间抽取均匀分布的随机变量。如果变量小于或等于成功的概率，则伯努利随机变量的值为 1；否则，随机变量的值为 0。

4）二项式：以一系列试验中成功的概率（p 值）来表征。例如，可以按照“试验次数”文本框中指定的个数生成一系列伯努利随机变量，这些变量之和为一个二项式随机变量。

5）泊松：以值λ来表征，λ等于平均值的倒数。泊松分布经常用于表示单位时间内事件发生的次数，如汽车到达收费停车场的平均速率。

6）模式：以上界和下界、步长、数值重复率及序列重复率来表征。

7）离散：以数值及相应的概率区域来表征。

以生成均匀随机数为例，双击图 6-67 中的“随机数发生器”选项，在打开的“随机数发生器”对话框中，输入如下参数，如图 6-68 所示。

单击“确定”按钮，结果生成 5 列 20 行的 100 个 0～1 的均匀分布数据，如图 6-69 所示。

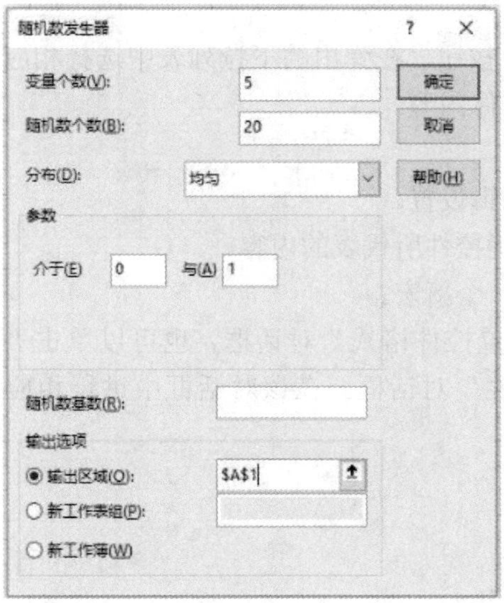

图 6-68　“随机数发生器”对话框

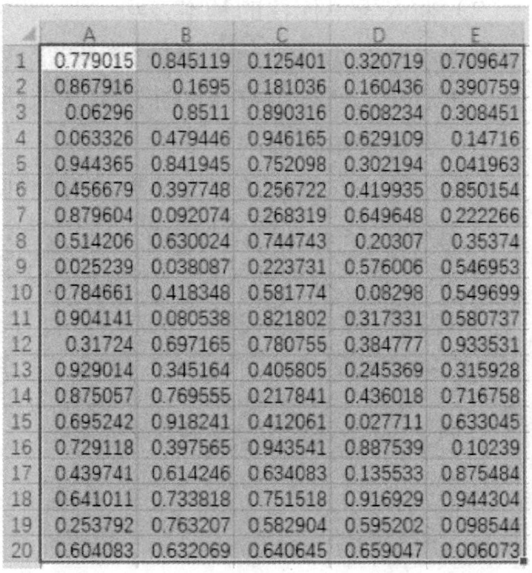

	A	B	C	D	E
1	0.779015	0.845119	0.125401	0.320719	0.709647
2	0.867916	0.1695	0.181036	0.160436	0.390759
3	0.06296	0.8511	0.890316	0.608234	0.308451
4	0.063326	0.479446	0.946165	0.629109	0.14716
5	0.944365	0.841945	0.752098	0.302194	0.041963
6	0.456679	0.397748	0.256722	0.419935	0.850154
7	0.879604	0.092074	0.268319	0.649648	0.222266
8	0.514206	0.630024	0.744743	0.20307	0.35374
9	0.025239	0.038087	0.223731	0.576006	0.546953
10	0.784661	0.418348	0.581774	0.08298	0.549699
11	0.904141	0.080538	0.821802	0.317331	0.580737
12	0.31724	0.697165	0.780755	0.384777	0.933531
13	0.929014	0.345164	0.405805	0.245369	0.315928
14	0.875057	0.769555	0.217841	0.436018	0.716758
15	0.695242	0.918241	0.412061	0.027711	0.633045
16	0.729118	0.397565	0.943541	0.887539	0.10239
17	0.439741	0.614246	0.634083	0.135533	0.875484
18	0.641011	0.733818	0.751518	0.916929	0.944304
19	0.253792	0.763207	0.582904	0.595202	0.098544
20	0.604083	0.632069	0.640645	0.659047	0.006073

图 6-69　生成的随机数

7. 控件

Excel 中可以插入两种类型的控件：表单控件和 ActiveX 控件。表单控件只能在工作表中添加和使用，并且只能通过设置控件格式或指定宏来使用。表单控件可以和单元格关联，通过操作表单控件来修改单元格的值，不用 VBA 代码就能引用单元格数据并与其交互。表单控件包括复选框、单选按钮、列表框、组合框、滚动条等。ActiveX 控件不仅可以在工作表中使用，也可以在用户窗体上使用，具有属性和事件，但不能和单元格关联，需要通过编写事件的 VBA 代码与工作表和单元格交互。

（1）加载“开发工具”选项卡

方法：选中“文件”→“选项”→“自定义功能区”→“开发工具”复选框，然后单击“确定”按钮，功能区会出现“开发工具”选项卡，如图 6-70 所示。

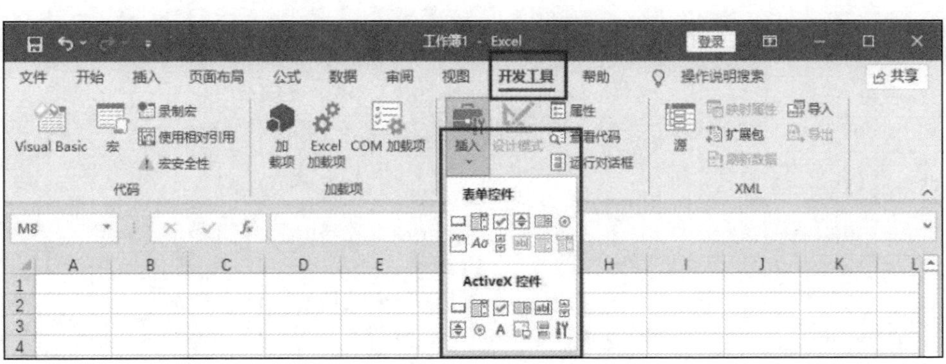

图 6-70　“开发工具”选项卡

（2）插入表单控件的基本方法

单击“开发工具”→“控件”→“插入”下拉按钮，在弹出的下拉列表中选择相应的控件，然后在工作表中按住鼠标左键并拖动绘制控件图形。

（3）设置表单控件

右击控件，在弹出的快捷菜单中对控件进行编辑设置。

1）编辑文字：指修改控件的说明文字，以明确控件所代表的内容。

2）指定宏：为控件分配一个现存的宏或录制一个新宏。

3）设置控件格式：选择该选项，会打开“设置控件格式”对话框，也可以单击“开发工具”→“控件”→“属性”按钮，打开“属性”对话框。在该对话框中进行相应的设置。

第 7 章　PowerPoint 2016 演示文稿

PowerPoint 2016 是微软公司 Office 2016 系列办公软件的一个重要组件，用于制作图文并茂、演示效果丰富生动的演示文稿。用户利用 PowerPoint 2016 可以轻松地将要表达的信息以文字+图像+声音+动画/视频的形式展现出来，再搭配适当的幻灯片切换效果和动画效果，使演示文稿具有形象生动的视觉效果，可有效地提高教学、演讲、产品演示等的效果。

使用 PowerPoint 2016 制作的演示文稿默认以.pptx 作为扩展名，通常由多张幻灯片组成。本章主要介绍如何利用 PowerPoint 2016 设计、制作、保存和放映演示文稿。

7.1　演示文稿的创建

在创建演示文稿之前，首先要明确创建演示文稿的目的和用途，然后选择模板创建演示文稿，编辑演示文稿内容，最后保存所创建的演示文稿文件。

7.1.1　新建演示文稿

1. 构思文稿内容

在创建一个演示文稿之前，必须了解该演示文稿的用途和目的，对演示文稿所要传达的信息（内容）做到心中有数。

2. 创建演示文稿

选择“文件”→“新建”选项，打开如图 7-1 所示的界面。

创建演示文稿的方法有以下几种。

1）新建空白演示文稿：单击“空白演示文稿”，即可新建一个空白演示文稿。

2）使用模板创建：在 PowerPoint 2016 提供的模板中选择一种模板，如选择“天体”模板，在打开的对话框中单击“创建”按钮，如图 7-2 所示，即可直接生成特定主题形式的演示文稿。

如果 PowerPoint 2016 安装的模板不能满足需求，则可以搜索联机模板和主题。在图 7-1 的“搜索联机模板和主题”文本框中输入所需模板的关键字，在搜索的模板中单击所需模板，再单击“创建”按钮，将自动开始下载模板，并创建相应的演示文稿。使用此种方法可以创建内容和种类更加丰富的演示文稿，但需要网络的支持。

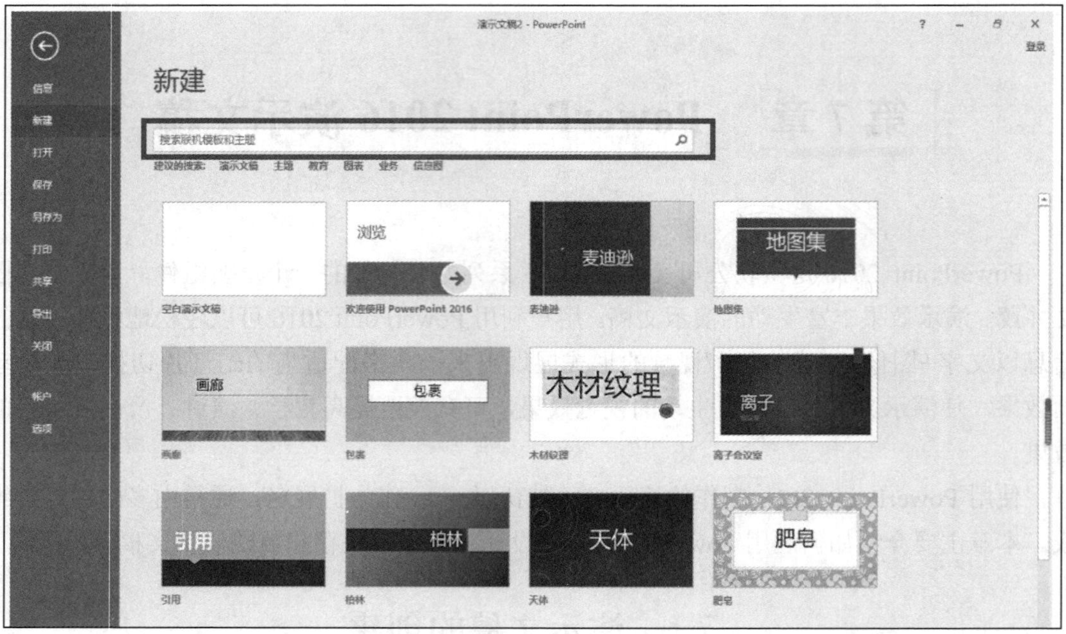

图 7-1　新建演示文稿

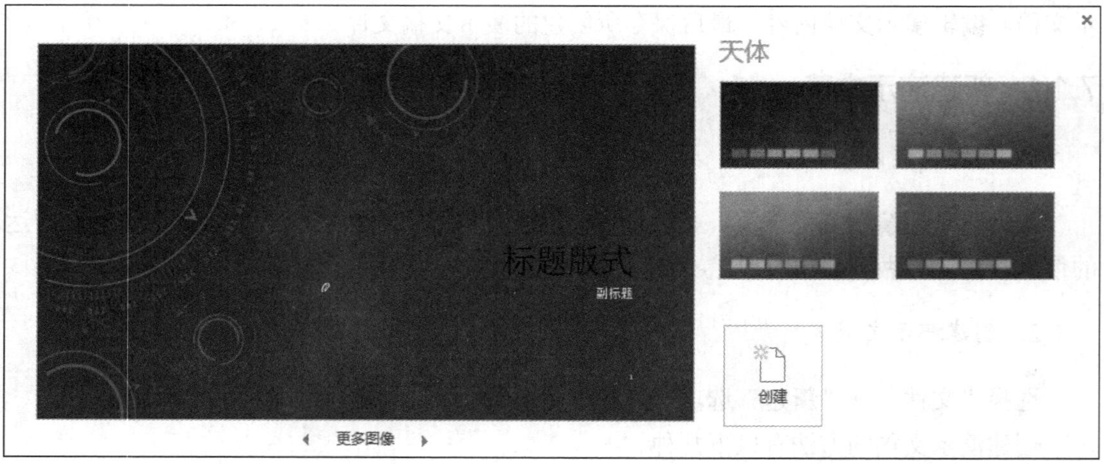

图 7-2　“天体”模板

3）根据现有内容创建：选择“文件”→“打开”选项，在列出的已存演示文稿中，右击需要的演示文稿，弹出的快捷菜单如图 7-3 所示，选择“打开副本”选项，即可在新的演示文稿中打开已存的演示文稿，可以在其基础上进行修改创建新的演示文稿，所有操作不影响原演示文稿。

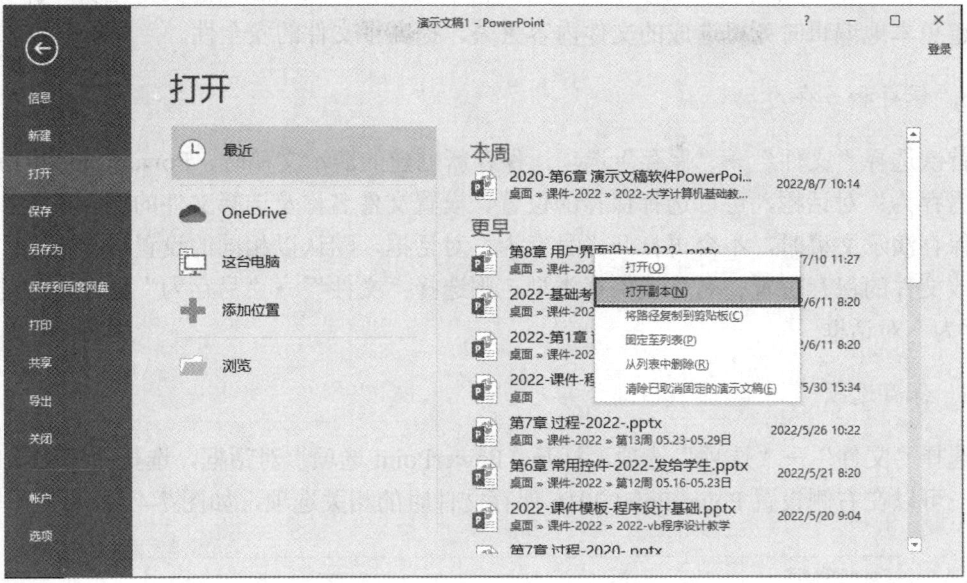

图 7-3 打开已存演示文稿副本

7.1.2 保存演示文稿

在 PowerPoint 2016 中保存演示文稿时，整个演示文稿的内容包括文字、图表、图像，以及插入的音频和视频都保存为一个文件，默认以.pptx 作为扩展名。

1. 保存类型

PowerPoint 2016 支持的主要演示文稿类型如表 7-1 所示。

表 7-1 PowerPoint 2016 支持的主要演示文稿类型

文件类型	扩展名	用于保存
PowerPoint 演示文稿	.pptx	PowerPoint 2016 默认的存储类型
PowerPoint 97-2003 演示文稿	.ppt	可在 PowerPoint 早期版本（从 97 到 2003）中打开的演示文稿
PDF 文档格式	.pdf	由 Adobe 系统开发的基于 PostScript 的电子文件格式，可保留文档格式并支持文件共享
PowerPoint 放映	.ppsx	始终在幻灯片放映视图中而不是在普通视图中打开的演示文稿
MPEG-4 视频	.mp4	另存为视频的演示文稿
Windows Media Video	.wmv	另存为视频的演示文稿，WMV 文件格式可在许多媒体播放器上播放

2. 保存位置

保存时，可以选择将文件存在自己的计算机上或 OneDrive（微软公司个人云储存空间）上。保存到 OneDrive 上时，需要登录，并保证网络畅通。微软公司将用户使用的办公软件 Office 与 OneDrive 结合，可以在线创建、编辑和共享文档，而且可以和本地的文档编辑进行任意切换，即本地编辑在线保存或在线编辑本地保存。在线编辑的文件是实时保存的，可以避免本地编辑时死机造成的文件内容丢失，提高了文件的安全性。

3. 保存和另存为

首次选择“文件”→“保存”选项，保存新创建的演示文稿时，PowerPoint 2016 会打开“另存为”对话框，可以选择保存的位置、设置文件名称及选择文件的保存类型。此后再次保存演示文稿时，不会再打开“另存为”对话框，默认以相同的设置进行保存。如果要修改文件的保存位置、名称或保存类型，则选择“文件”→“另存为”选项，才能打开“另存为”对话框。

4. 保存选项

选择“文件”→“选项”选项，打开“PowerPoint 选项”对话框，选择左侧的“保存”选项，可以在右侧设置 PowerPoint 2016 保存文件时的相关选项，如图 7-4 所示。

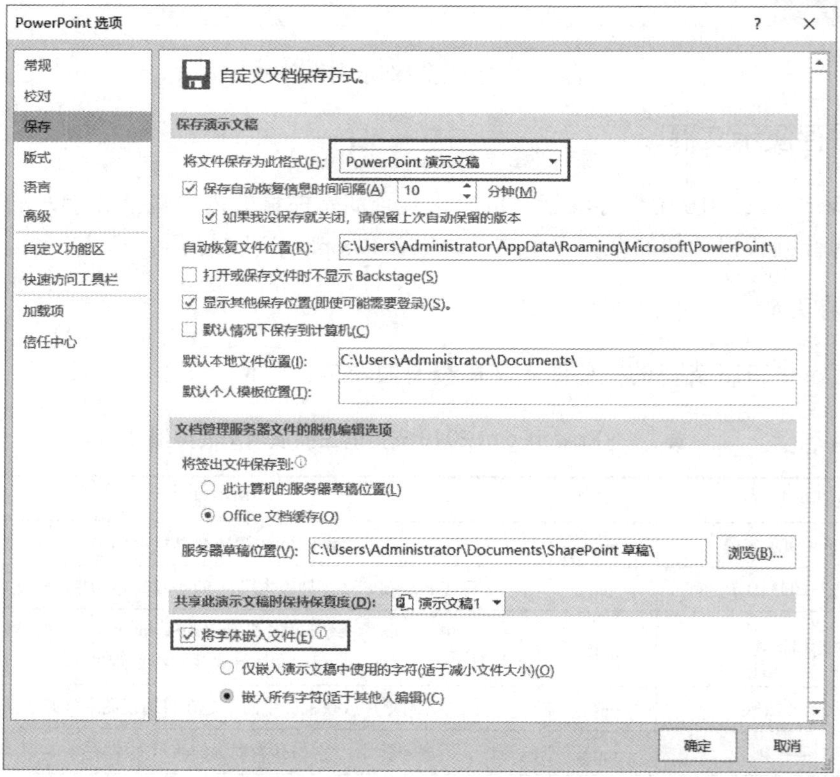

图 7-4 “PowerPoint 选项”对话框

在 PowerPoint 2016 保存选项中，通常会用到下列设置。

1）将文档保存为此格式：设置保存演示文稿时的默认文件类型。

2）保存自动恢复信息时间间隔：设置 PowerPoint 2016 每隔多长时间自动保存一次演示文稿。数值越小，保存频率越高，意外死机时，丢失的内容越少。

3）自动恢复文件位置：自动保存的演示文稿存放的位置。

4）默认本地文件位置：设置初次保存演示文稿或演示文稿另存为时的默认保存位置。

5）将字体嵌入文件：如果保存的演示文稿可能在其他计算机上使用，而其他计算机上可能未安装演示文稿所需的字体，则保存时需要选中此复选框。如果选中“仅嵌入演示文稿中使用的字符（适于减小文件大小）”单选按钮，则会减少文件的大小；但如果有人要编辑演示文稿，可能会无法找到相应字体的所需字符，这时建议选中“嵌入所有字符（适于其他人编辑）”单选按钮，如图 7-4 所示。

7.2 演示文稿的编辑

7.2.1 主题设计

主题是主题颜色、主题字体和主题效果三者的组合，主题可以作为一套独立的选择方案应用于文件中。使用主题，可以简化演示文稿的创建过程，并轻松达到专业设计师的水准。在 PowerPoint 2016 中，将系统提供的主题应用于所有幻灯片，可以使演示文稿具有统一的外观，也可以应用于所选幻灯片，使演示文稿具有不同的显示风格。还可以根据需要自定义主题。

1. 主题与模板的区别

模板是现成的模子，直接输入内容就可以使用。主题只是用来给幻灯片设置颜色、背景和效果的选项。

模板包含主题，但还包含占位符提示，用于提示要插入的内容，以及模板使用者可能希望包含的信息。

可以创建、存储、重复使用，以及与他人共享自己的自定义模板。还可以在 Office.com 和其他合作网站上找到数百种不同类型的免费模板，将其应用于自己的演示文稿。

模板可以包括以下组件：①主题特定的内容；②背景格式，如图片、纹理、渐变或纯色填充颜色和透明度；③颜色、字体、效果和主题设计元素；④允许用户编辑的占位符。

2. 应用主题

将主题应用到演示文稿的方法：在“设计”→“主题”选项组中选择一种主题，将鼠标指针停留在主题库中的相应缩略图上，文档会相应地发生变化，有助于用户选择合适的主题；直接单击某主题缩略图，默认情况下会将该主题应用到所有幻灯片。

如果要将主题应用于选定的幻灯片，则可右击主题缩略图，在弹出的快捷菜单中有“应用于所有幻灯片”“应用于选定幻灯片”“设置为默认主题”“添加到快速访问工具栏”4 个选项，用户可以根据需要选择相应的选项。

3. 设置主题

选择相应主题后，可以更改其设置，然后将这些设置应用于演示文稿。PowerPoint 2016

为很多主题提供了“变体”，单击“设计”→“变体”→“其他”下拉按钮，在弹出的下拉列表中可以设置主题颜色、主题字体、主题效果和背景样式。

4. 主题颜色、字体

（1）主题颜色

PowerPoint 2016 为同一种主题准备了多种主题颜色，可以根据幻灯片内容在“颜色”级联菜单中选择主题颜色。除上述主题颜色外，还可以创建新的主题颜色。创建新主题颜色的方法如下：选择“设计”→“变体”→“其他”→“颜色”→“自定义颜色”选项，如图 7-5 所示。打开“新建主题颜色”对话框，在该对话框中可以设置 12 类主题颜色，新建主题颜色之后，在“名称”文本框中输入新建主题颜色的名称，然后单击“保存”按钮，即可保存新创建的主题颜色。

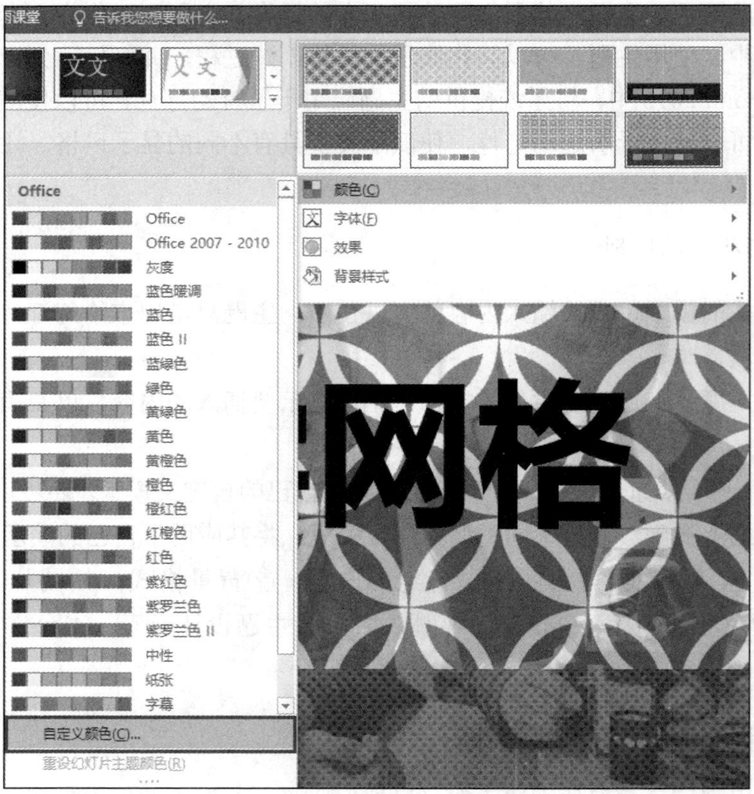

图 7-5 设置主题颜色

（2）主题字体

PowerPoint 2016 提供了多种主题字体，可以在“设计”→“变体”→“字体”级联菜单中选择字体样式，还可以创建自定义主题字体。创建自定义主题字体的方法如下：选择“设计”→“变体”→“其他”→“字体”→“自定义字体”选项，打开如图 7-6 所示的“新建主题字体”对话框，在该对话框中可以设置所需的西文和中文字体，设置完字体之后，在“名称”文本框中输入自定义主题字体的名称，然后单击“保存”按钮保存自定义主题字体。

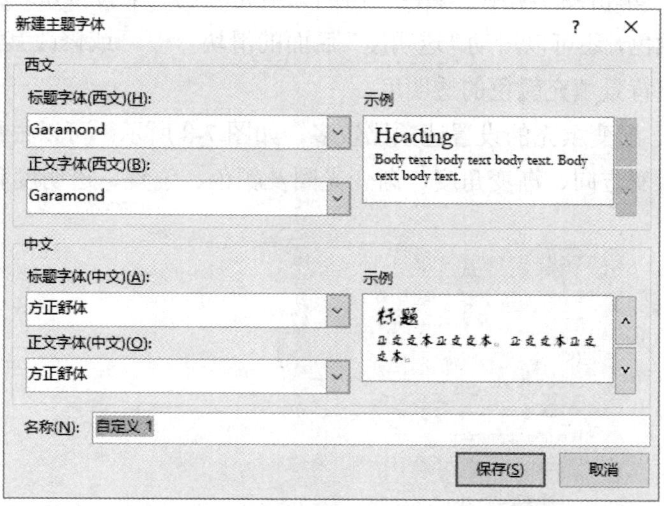

图 7-6　“新建主题字体”对话框

（3）背景样式

PowerPoint 2016 提供了多种主题背景样式，用户可以在“设计”→“变体”→“背景样式”级联菜单中选择喜欢的背景样式，也可以自己设置背景样式。创建自定义背景样式的方法如下：单击“设计”→“自定义”→“设置背景样式”按钮，在 PowerPoint 2016 程序界面的右侧，打开如图 7-7 所示的“设置背景格式”任务窗格。在窗格中可以设置多种填充方式。

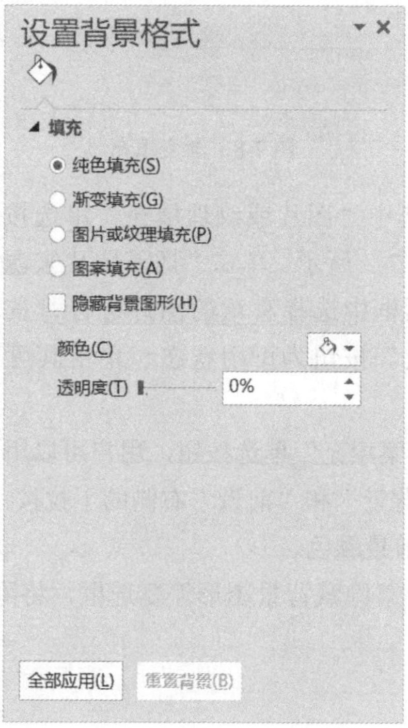

图 7-7　“设置背景格式”任务窗格

1）纯色填充。单击图 7-7 中“颜色”后的“填充颜色”下拉按钮，在弹出的下拉列表中选择背景填充颜色，还可以滑动“透明度”后面的滑块或修改其后编辑框52%中的数值，来调整背景填充颜色的透明度。

2）渐变填充。渐变填充的设置选项比较多，如图 7-8 所示。可以根据需要选择预设渐变、渐变类型、渐变方向、渐变角度、渐变光圈及颜色、位置、透明度和亮度。

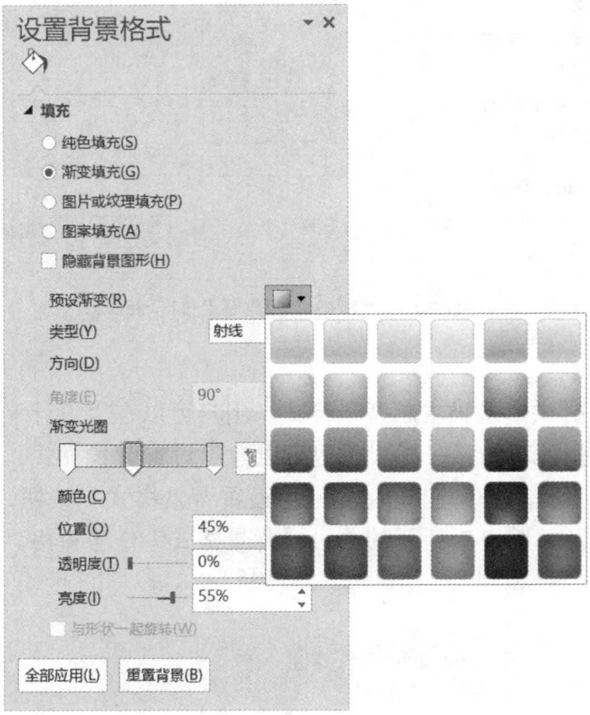

图 7-8　渐变填充

3）图片或纹理填充。选中“图片或纹理填充”单选按钮，可以用自己喜欢的图片或纹理进行背景填充，如图 7-9 所示。单击“插入图片来源”选项组中的“文件”按钮，在打开的“插入图片”对话框中选择喜欢的图片进行背景填充。如果剪贴板中有复制或剪切的图像，则“剪贴板”按钮为可用状态，单击其可利用剪贴板中的图像进行背景填充。

4）图案填充。选中“图案填充”单选按钮，用户可以用 PowerPoint 2016 提供的图案进行背景填充，可以单击“背景”和“前景”右侧的下拉按钮，在弹出的下拉列表中设置背景填充图案的背景颜色和前景颜色。

5）隐藏背景图形。选中“隐藏背景图形”复选框，将隐藏背景图形，否则显示背景图形。

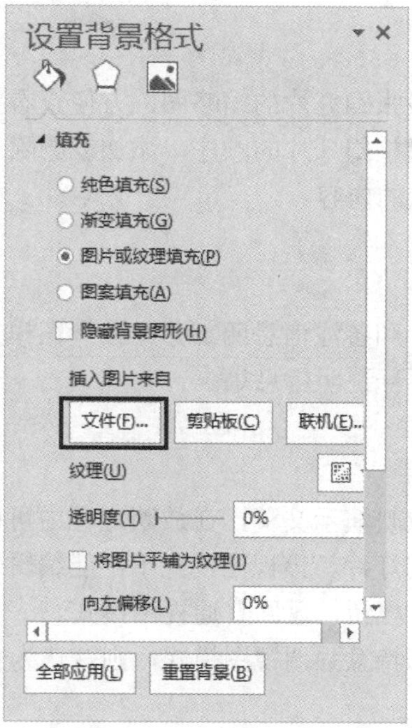

图 7-9　图片或纹理填充

6）全部应用。默认情况下，设置的背景格式只应用于选中的幻灯片，如果要应用于所有的幻灯片，则需要单击“设置背景格式”任务窗格中的“全部应用”按钮。

7.2.2　视图模式

PowerPoint 2016 提供了 5 种视图模式，分别为普通视图、大纲视图、幻灯片浏览视图、备注页视图和阅读视图模式，用户可根据需要选择不同的视图模式。

1. 普通视图

PowerPoint 2016 默认的视图模式是普通视图模式。普通视图模式主要用于设计幻灯片的总体结构，以及编辑单张幻灯片的内容。有备注窗格时，该视图模式包含 3 个窗格，拖动窗格边框可调整不同窗格的大小。

其中左侧窗格中显示幻灯片的缩略图，方便查看整体效果，还可以在此窗格对幻灯片进行移动（顺序调整）、复制、删除等操作；在幻灯片窗格中，可以查看和编辑幻灯片；下侧窗格为备注窗格，用户可以在该窗格中添加与幻灯片相关的备注信息。

2. 大纲视图

大纲视图与普通视图接近，但大纲视图的左侧窗格中以大纲形式显示幻灯片中的文本，易于把握整个演示文稿的主要内容。

在大纲视图中既可以在幻灯片窗格查看和编辑文本内容，也可以在左侧窗格查看和编辑幻灯片中的文字内容。大纲视图中的幻灯片窗格和备注窗格与普通视图中的相同。

3. 幻灯片浏览视图

幻灯片浏览视图中显示多张幻灯片的缩略图，方便查看整个演示文稿的幻灯片组成。在该视图模式下可以方便地调整幻灯片的顺序，添加或删除幻灯片、复制幻灯片，设置放映效果等，但不能编辑幻灯片的内容。

4. 备注页视图

备注页视图显示为幻灯片和备注信息两部分。该视图模式主要用于为幻灯片添加备注内容，如演讲者备注信息、解释说明信息等。

5. 阅读视图

阅读视图以窗口的形式放映演示文稿，在放映过程中可以单击切换放映幻灯片，也可单击右下方的控制按钮切换幻灯片。该视图模式下不能编辑幻灯片，若要编辑幻灯片，则可单击右下方的“普通视图”按钮，返回普通视图模式。

本章后续讲解中如果没有特意强调视图模式，则默认为普通视图模式。

7.2.3 幻灯片的基本操作

1. 设置幻灯片大小和方向

默认情况下，幻灯片的大小为宽屏（16∶9）格式，可将幻灯片版式设置为横向。可以根据实际需要更改其大小和方向。

1）选择“设计”→“自定义”→“幻灯片大小”→“自定义幻灯片大小”选项，打开“幻灯片大小”对话框，如图 7-10 所示。

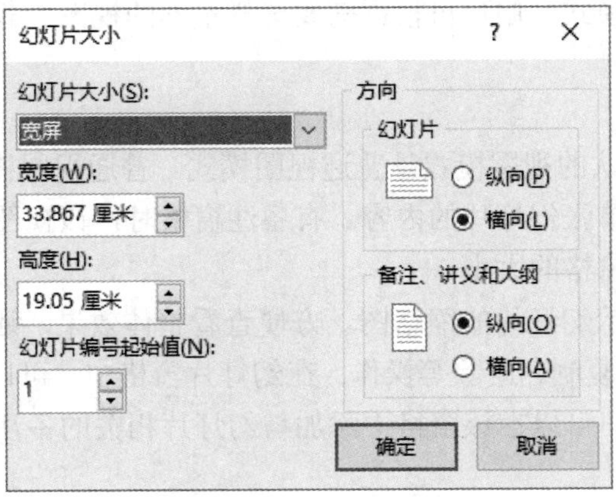

图 7-10 “幻灯片大小”对话框

2）在“幻灯片大小”对话框中，设置幻灯片大小。如果设为“自定义”，则需要在“宽度”和“高度”编辑框中输入或选择所需大小。

3）为“幻灯片”及“备注、讲义和大纲”设置方向，设置完成后单击“确定”按钮即可。

2. 幻灯片编号

1）单击“插入”→“文本”→“页眉和页脚”按钮，在打开的“页眉和页脚”对话框中可以设置“幻灯片”及“备注和讲义”选项卡中包含的内容，如图 7-11 所示。

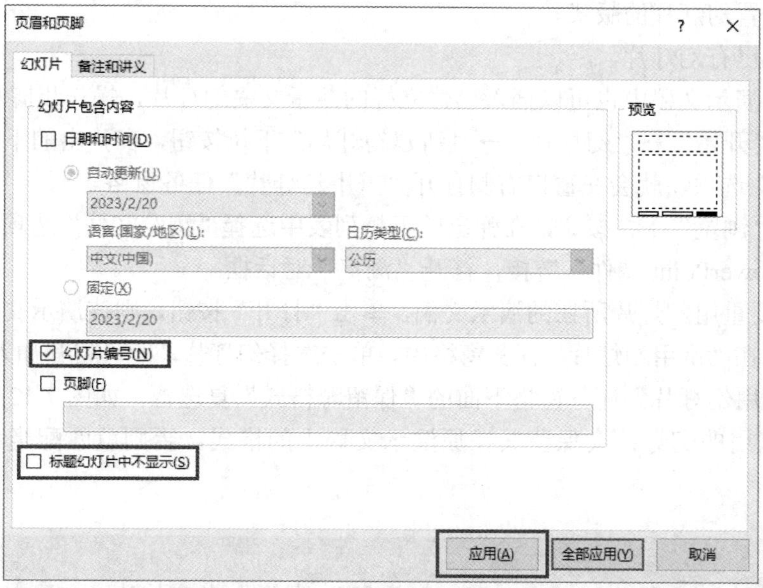

图 7-11 “页眉和页脚”对话框

2）选中“幻灯片编号”复选框，然后单击“应用”按钮，则只在当前幻灯片上显示幻灯片编号；如果单击“全部应用”按钮，则在全部幻灯片上显示幻灯片编号。通常选中“标题幻灯片中不显示”复选框，以便在标题幻灯片中不显示编号。

3. 选择幻灯片

在编辑幻灯片之前，首先要选择幻灯片。单击所要操作的幻灯片缩略图，则选中了该幻灯片。选择一张幻灯片后，按住 Ctrl 键再单击其他的幻灯片可以选择多张不连续的幻灯片。选择第一张幻灯片后，按住 Shift 键再单击最后一张幻灯片可选择连续的多张幻灯片。

4. 插入幻灯片

插入幻灯片，就是在选定的幻灯片之后插入新的幻灯片。插入幻灯片的方法主要有以下几种。

（1）通过“幻灯片”选项组插入

单击“开始”→“幻灯片”→“新建幻灯片”按钮，插入默认版式幻灯片。或单击“开始”→“幻灯片”→“新建幻灯片”下拉按钮，在弹出的下拉列表中选择相应的幻灯片版式，即可插入相应版式的幻灯片。

（2）通过右击插入

在要插入位置的前一张幻灯片上右击，在弹出的快捷菜单中选择“新建幻灯片”选项，即可在选择的幻灯片之后插入新幻灯片。

（3）通过键盘插入

在幻灯片缩略图窗格中选择某张幻灯片后按 Enter 键，或者按 Ctrl+M 组合键，即可在演示文稿的该张幻灯片后快速插入默认版式的新幻灯片。

插入新的幻灯片后，单击“开始”→“幻灯片”→“版式”下拉按钮，在弹出的下拉列表中可以设置幻灯片的版式。

（4）插入已有幻灯片

在当前的演示文稿中也可以插入已建立好的演示文稿幻灯片，操作步骤如下。

1）单击“开始”→“幻灯片”→“新建幻灯片”下拉按钮，在弹出的下拉列表中选择“重用幻灯片”选项，就会在窗口右侧打开“重用幻灯片”任务窗格。

2）单击“浏览”下拉按钮，在弹出的下拉列表中选择“浏览文件”选项；或者单击下面的“打开 PowerPoint 文件”链接，打开“浏览”对话框。

3）选中要重用幻灯片所在的演示文稿，单击“打开”按钮，则该演示文稿中的所有幻灯片全部显示在“重用幻灯片”任务窗格中，单击选择幻灯片，即可将其加入当前文档中，如果选中“重用幻灯片”任务窗格下面的“保留源格式”复选框，如图 7-12 所示，再单击幻灯片，则重用的幻灯片会保留其在原演示文稿中的格式，否则就匹配当前演示文稿的格式。

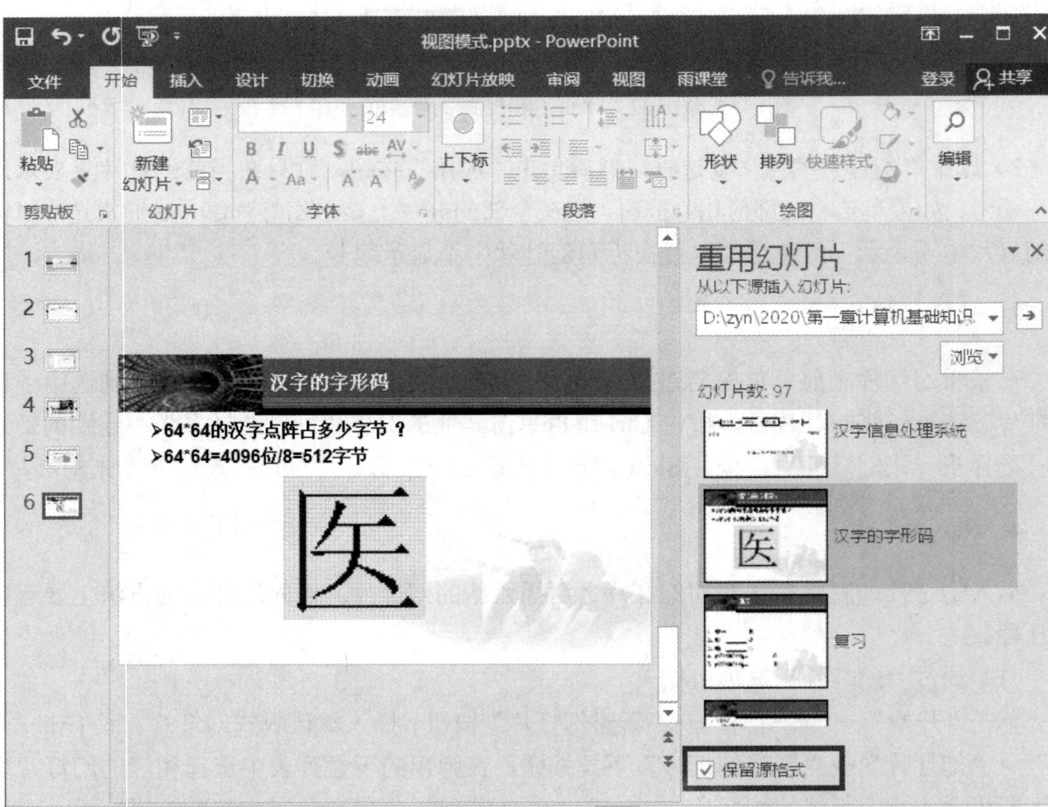

图 7-12 重用幻灯片时保留源格式

5. 复制幻灯片

在演示文稿内部复制幻灯片时可以使用拖动的方法，首先在幻灯片窗格选中需要复制的幻灯片，按住 Ctrl 键的同时按住鼠标左键并拖动到合适的位置即可。

也可以从其他的演示文稿复制幻灯片。首先选择需要复制的幻灯片，执行“复制”命令，再到目标位置，执行“粘贴”命令即可。粘贴时可以选择“保留源格式”“使用目标主题”“图片”。

6. 移动幻灯片

在演示文稿的制作过程中，有时需要调整幻灯片的先后次序，这就需要将幻灯片从一个位置移动到另外一个位置。在普通视图或幻灯片浏览视图下都可以移动幻灯片。移动幻灯片时可以使用拖动的方法，首先在幻灯片窗格选中需要移动的幻灯片缩略图，按住鼠标左键将其拖动到合适的位置即可。另外，也可以选择需要移动的幻灯片后，执行“剪切”命令（快捷方式为 Ctrl+X 组合键），再到目标位置执行“粘贴”命令（快捷方式为 Ctrl+V 组合键）。

7. 删除幻灯片

在制作演示文稿的过程中，有些幻灯片因编辑错误或内容重复等多种原因需要删除。删除幻灯片可以通过以下几种方法来实现。

1）通过右击删除。在选择的幻灯片上右击，在弹出的快捷菜单中选择“删除幻灯片”选项。

2）通过键盘删除。选择需要删除的幻灯片，按 Delete 键。

8. 隐藏幻灯片

在使用演示文稿时，有些幻灯片并不想放映给当前的观众看，这时就可以将这些幻灯片隐藏起来。操作很简单，选择要隐藏的幻灯片，右击，在弹出的快捷菜单中选择“隐藏幻灯片”选项即可。对于已经隐藏的幻灯片，重复刚才的步骤即可取消隐藏。

7.2.4 文本的输入与编辑

在 PowerPoint 2016 中，用户可以采用多种方式在幻灯片中输入或编辑文本。

1. 在占位符中输入文本

新建幻灯片后，可以单击文本占位符，并在其中输入文本。常见的“单击此处添加标题”和“单击此处添加文本”均为文本占位符。

2. 使用文本框输入文本

如果幻灯片版式中的文本占位符不能满足要求，则用户也可以在幻灯片中自行插入文本框，以便在特定的位置显示特定的字符。

单击“插入”→“文本”→“文本框”下拉按钮，在弹出的下拉列表中可以选择插入

“横排文本框”或“竖排文本框”。按住鼠标左键不放，在要插入文本框的位置拖动绘制出文本框，然后在绘制好的文本框中输入文本即可。

3. 向形状中添加文本

首先单击“插入”→“插图”→“形状”下拉按钮，在弹出的下拉列表中向幻灯片中添加适当的形状，然后在形状中添加文本。

4. 使用艺术字输入文本

可以使用艺术字为幻灯片添加特殊文字效果。

（1）将现有文字转换为艺术字

首先选中要转换为艺术字的文字，然后在“绘图工具-格式”→“艺术字样式”选项组中，选择所需的艺术字样式，如图 7-13 所示。

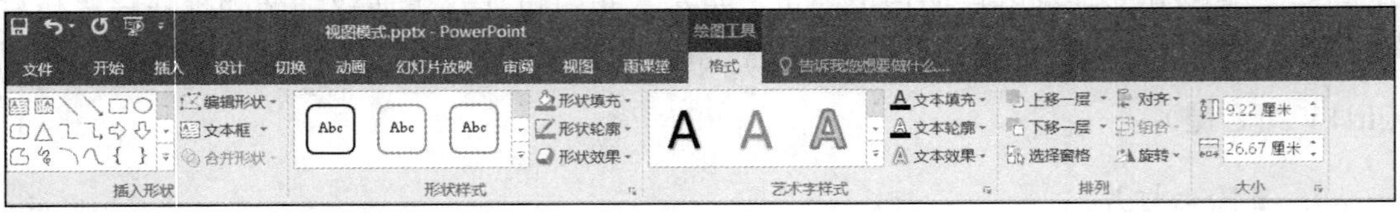

图 7-13 “绘图工具-格式”选项卡

（2）直接插入艺术字

单击“插入”→“文本”→“艺术字”下拉按钮，在弹出的下拉列表中选择所需的艺术字样式。幻灯片上会出现“请在此放置您的文字”文本框，修改文本框中的内容即可。

插入艺术字后，单击“绘图工具-格式”→“艺术字样式”→“文本效果”下拉按钮，在弹出的下拉列表中可以设置艺术字的阴影、影像、发光、棱台、三维旋转和转换效果。其中，在“转换”效果中可以设置艺术字的跟随路径或弯曲效果，如图 7-14 所示。

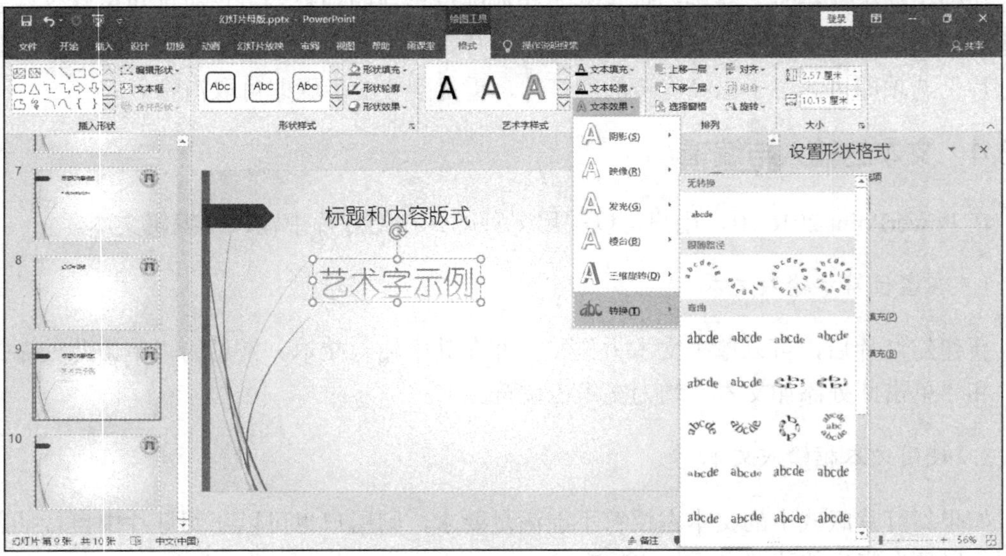

图 7-14 设置艺术字文字的效果

7.2.5　幻灯片母版

幻灯片母版用于存储有关演示文稿主题和幻灯片版式的信息，包括背景、颜色、字体、效果、占位符大小和位置等信息，并且每个 PowerPoint 演示文稿都包含相关幻灯片版式的幻灯片母版。

如果想在所有幻灯片上包含相同的文字（如单位名称或课程名称等）和图像（如徽标），则可以将其添加到幻灯片母版中，从而添加到所有的幻灯片。在幻灯片母版中添加的文字和图像，在普通视图模式下无法更改和删除。

1. 为所有幻灯片添加相同的图片

1）单击“视图”→“母版视图”→“幻灯片母版”按钮，打开幻灯片母版视图。

2）在左侧窗格，选中最上面的幻灯片，该幻灯片为幻灯片母版，下面的幻灯片为不同的幻灯片版式。

3）单击“插入”→“图像”→“图片”按钮，在打开的“插入图片”对话框中选择所需的图片插入，将图片插入第一张幻灯片，调整其大小和位置（这里以插入大连医科大学的徽标为例）。这时可以看到不仅第一张幻灯片母版中添加了图片，下面的所有幻灯片版式也在相同位置添加了相同的图片，如图 7-15 所示。

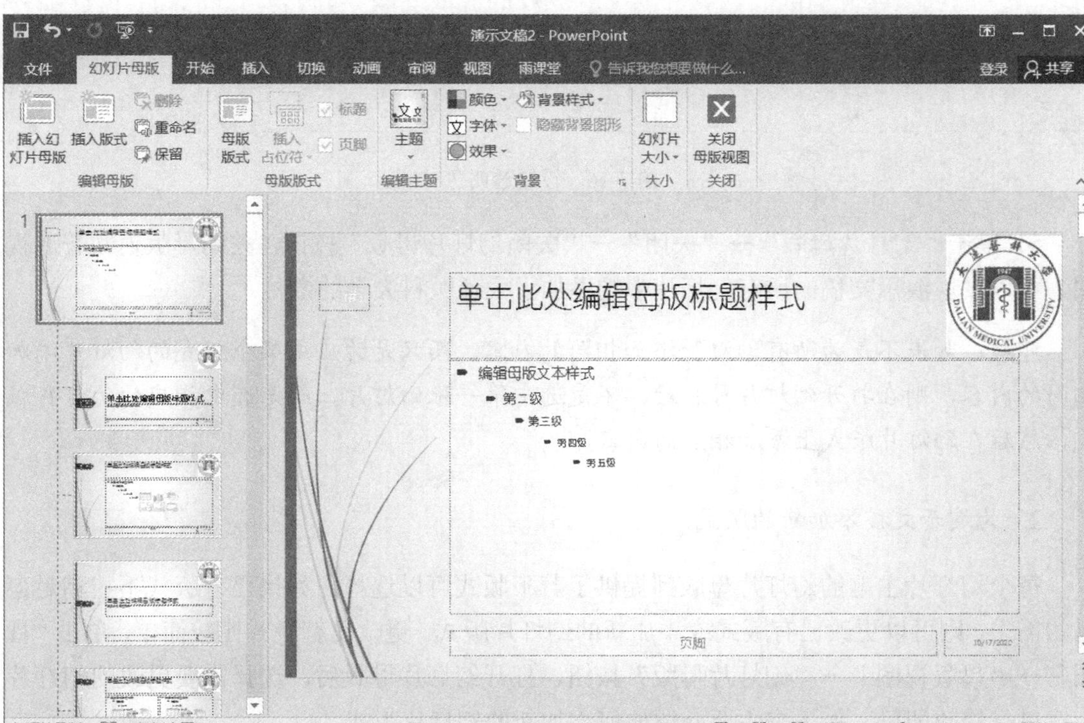

图 7-15　插入徽标

4）如果图片有背景颜色不能跟幻灯片很好地融为一体，可以在第一张幻灯片母版中单击选中图片，然后选择“图片工具-格式”→“调整”→“颜色”→“设置透明色”选项，如图 7-16 所示。移动鼠标指针，在图片的背景颜色上单击，即可去除图片的背景色，使其与幻灯片更好地融为一体。

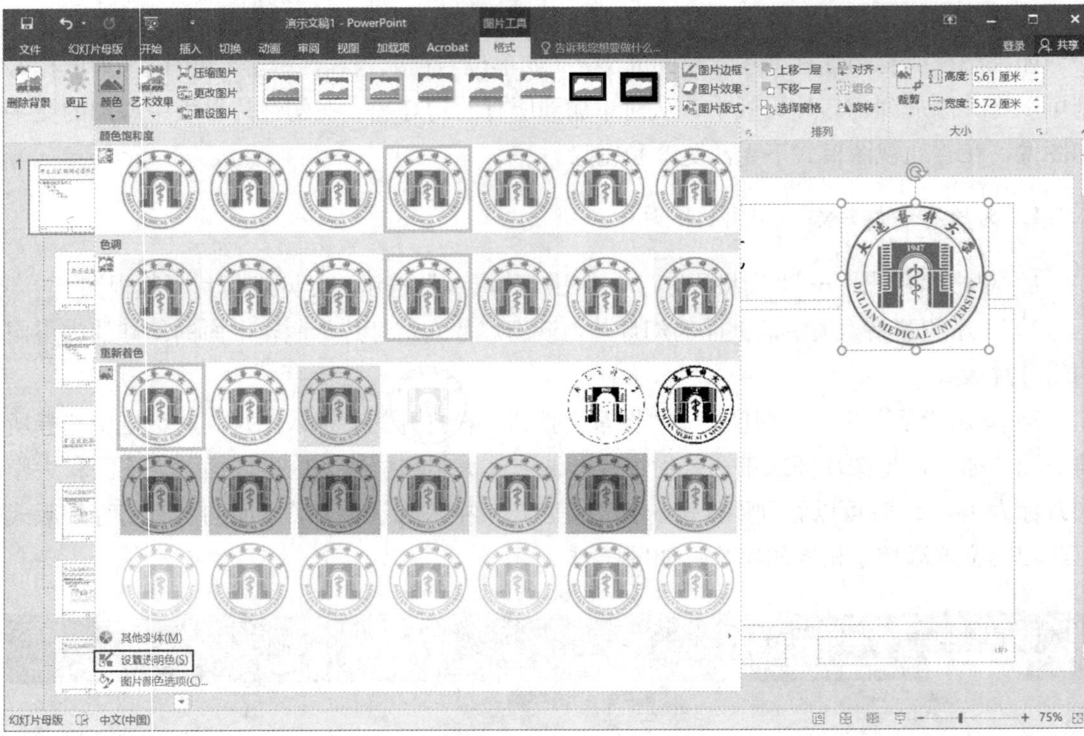

图 7-16 设置透明色

5）单击“幻灯片母版”→“关闭”→“关闭幻灯片母版”按钮，关闭母版返回普通视图，可以发现演示文稿的所有幻灯片中均添加了大连医科大学的徽标。

注意：如果不是为所有幻灯片添加相同的内容，而只是为应用某个版式的幻灯片添加相同的内容，则在打开幻灯片母版后，不是选中第一张幻灯片，而是选中相应的幻灯片版式，然后在幻灯片版式上添加相应的内容。

2. 为演示文稿添加新的版式

每个幻灯片主题的幻灯片母版都提供了若干版式可以选择，如果已有版式不能满足自己的需求，则可以更改已有版式或添加新的幻灯片版式。更改已有版式比较简单，单击“视图”→“母版视图”→“幻灯片母版”按钮，打开幻灯片母版后，选择需要更改的幻灯片版式进行修改即可。接下来主要介绍如何添加新的幻灯片版式。

1）单击“视图”→“母版视图”→“幻灯片母版”按钮，打开幻灯片母版视图。

2）单击“编辑母版”→“插入版式”按钮，插入新的幻灯片版式。

3）单击“母版版式”→“插入占位符”下拉按钮，在弹出的下拉列表中选择需要的占位符后，如图 7-17 所示，在幻灯片上按住鼠标左键拖动，绘制占位符所占区域。

4）单击“编辑母版”→“重命名”按钮，为新建的版式命名。

5）单击“幻灯片母版”→“关闭”→“关闭幻灯片母版”按钮，关闭母版返回普通视图，新建幻灯片时即可选择新建的版式。

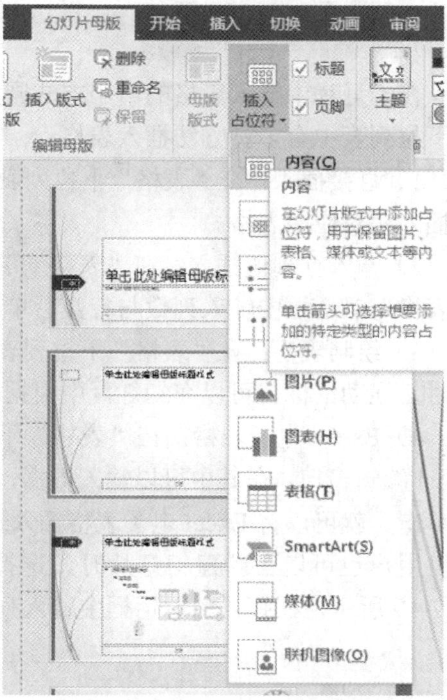

图 7-17　“插入占位符”下拉列表

3. 添加和删除幻灯片母版

1）单击“视图”→“母版视图”→“幻灯片母版”按钮，打开幻灯片母版视图，功能区出现“幻灯片母版”选项卡，如图 7-18 所示。

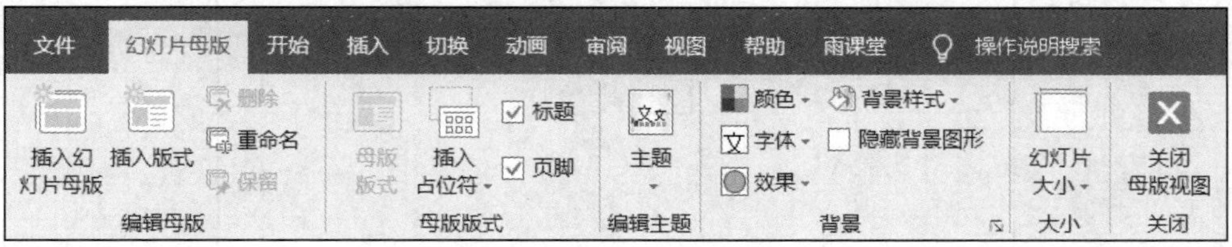

图 7-18　“幻灯片母版”选项卡

2）单击“编辑母版”→“插入幻灯片母版”按钮，即可插入新的幻灯片母版。

3）单击“关闭”→“关闭母版视图”按钮，将母版视图关闭。

4）单击“开始”→“幻灯片”→“版式”下拉按钮，在弹出的下拉列表中即可看到新增加的“自定义设计方案”组的版式。

如果要删除幻灯片母版，则操作步骤如下。

1）单击“视图”→“母版视图”→“幻灯片母版”按钮，打开幻灯片母版。

2）选中要删除的幻灯片母版，单击“幻灯片母版”→“编辑母版”→“删除”按钮。

单击“开始”→“幻灯片”→“版式”下拉按钮，会发现在弹出的下拉列表中“自定义设计方案”组已被删除。

7.2.6　表格与插图的操作

用户在使用 PowerPoint 2016 制作演示文稿时，往往需要运用一些数据或图形/图像来增加演示文稿的说明性。此时，用户可以运用 PowerPoint 2016 中的表格和插图功能，来组织并显示幻灯片中的数据和文字，从而使单调枯燥的数据和文字更易于理解。

1. 插入表格

在幻灯片中插入表格的常用方法同 Word。单击“插入”→“表格”下拉按钮，在弹出的下拉列表中有多种方法插入表格。

1）直接插入：在“表格”下拉列表中，拖动鼠标直接选择行数和列数，即可在幻灯片中插入相对应的表格。

2）输入行列值插入：在“表格”下拉列表中，选择“插入表格”选项，在打开的“插入表格”对话框中输入列数与行数后单击“确定”按钮即可。

3）绘制表格：在“表格”下拉列表中，选择“绘制表格”选项，当鼠标指针变为笔形状时，拖动鼠标就可以在幻灯片中根据数据的具体要求，手动绘制表格的边框与内线了。

4）Excel 电子表格：在“表格”下拉列表中，选择“Excel 电子表格”选项，则出现 Excel 编辑窗口，在其中可以输入数据，并利用公式功能计算表格数据，然后在幻灯片空白处单击，就可以将 Excel 电子表格插入幻灯片中。

用户也可以在新建幻灯片时，选择有表格占位符的版式，然后单击表格占位符，如图 7-19 所示，在打开的对话框中输入列数和行数，插入表格。

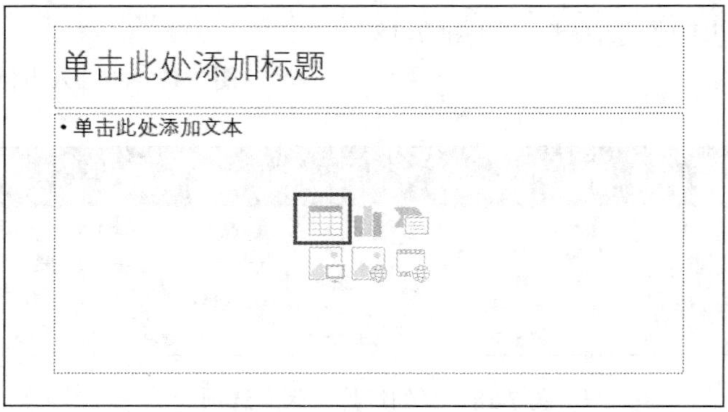

图 7-19 表格占位符

2. 编辑表格

在幻灯片中插入表格后，在表格处于选中状态时，PowerPoint 功能区中自动添加“表格工具”选项卡，其中包含“设计”和“布局”两个选项卡。

选择“设计”选项卡，如图 7-20 所示，其中包含“表格样式选项”“表格样式”“艺术字样式”“绘制边框”等选项组。通过使用“设计”选项卡中的相应按钮可以快速为表格套用样式，设置表格底纹、边框、效果等。

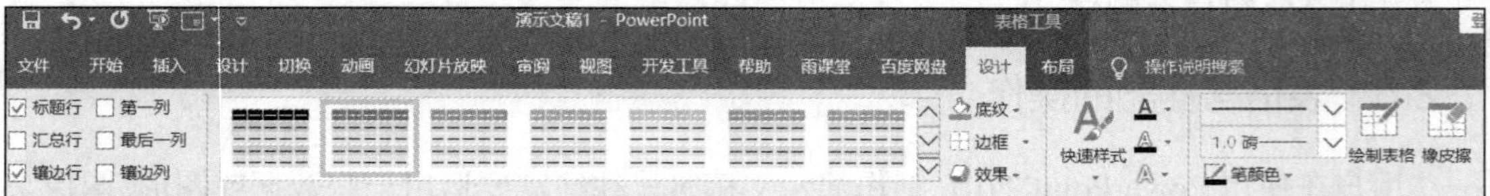

图 7-20 “设计”选项卡

选择“布局”选项卡，如图 7-21 所示，其中包含“表”“行和列”“合并”“单元格大小”“对齐方式”“表格尺寸”“排列”等选项组。“布局”选项卡主要的表格编辑功能有选择表格、删除表格行或列、插入行或列、合并单元格、拆分单元格、设置表格大小、设置单元格大小、设置单元格文本对齐方式等。PowerPoint 2016 表格的具体操作与 Word 2016 中的表格操作相似，这里不再赘述。

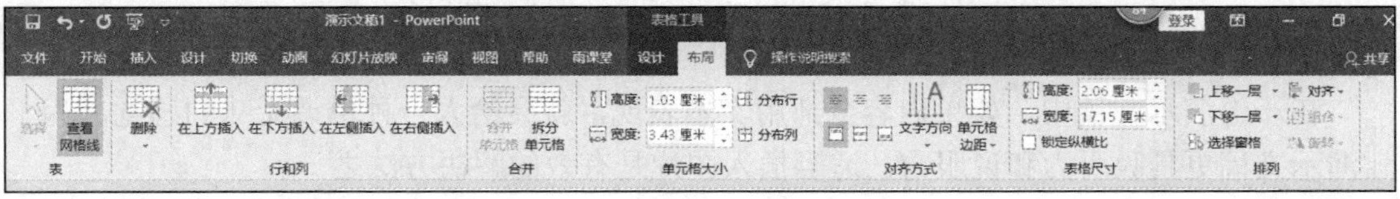

图 7-21　“布局”选项卡

3. 插入图表

在 PowerPoint 2016 中，用户可以插入多种数据图表和图形，如柱形图、折线图、饼图、条形图、面积图、XY 散点图、股价图、曲面图、雷达图、树状图、旭日图、直方图、箱形图、瀑布图和组合图。

插入图表的操作步骤如下。

1）单击“插入”→“插图”→“图表”按钮。

2）在打开的“插入图表”对话框中，选择所需图表的类型，然后单击“确定”按钮。

3）在自动打开的 Excel 2016 窗口中编辑数据。在编辑完数据后，可以关闭 Excel，如图 7-22 所示。

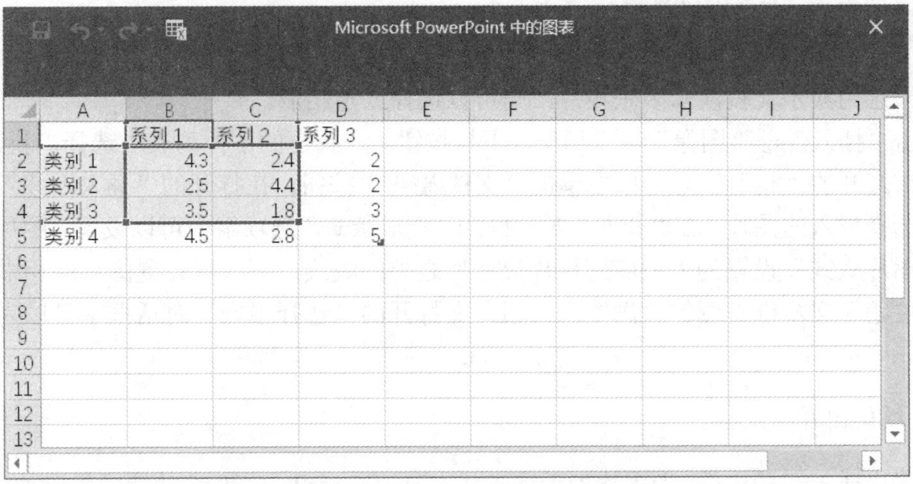

图 7-22　图表对应的 Excel 数据的编辑

注意：拖动区域的右下角可以调整图表数据区域的大小。

用户也可以在新建幻灯片时，选择有图表占位符的版式，然后单击“插入图表”按钮，在打开的对话框中选择图表类型，插入图表。

4. 编辑图表

在幻灯片中插入图表，并且图表处在选中状态时，PowerPoint 功能区中自动添加“图表工具”选项卡，其中包含“设计”和“格式”两个选项卡。

PowerPoint 2016 中图表的具体操作与 Word 2016 中的图表操作相似，这里不再赘述。

5. 置入图片

在一份演示文稿中，如果内容全部用文本表现，就会给人一种单调无味的感觉。为了让演示文稿更具吸引力和说服力，适当插入图片是有效的解决方法之一。

（1）插入图片

在 PowerPoint 2016 中，允许在幻灯片中插入外部的图片。单击“插入”→“图像”→“图片”按钮，打开“插入图片”对话框，选择需要插入的图片，单击“打开”按钮，即可插入图片。

如果计算机中没有合适的图片，也可以插入联机图片。具体操作：单击“插入”→“图像”→“联机图片”按钮，在打开的对话框中，可以使用必应搜索需要的图片，也可以浏览 OneDrive 中的图片，并选择插入。

（2）插入屏幕截图

在 PowerPoint 2016 中，用户可以快速、轻松地将屏幕截图插入幻灯片中，以增强可读性或捕获信息，而无须退出 PowerPoint。

单击“屏幕截图”下拉按钮，在弹出的下拉列表中可以插入整个程序窗口，也可以使用“屏幕剪辑”工具选择窗口的一部分。需要注意的是，“屏幕截图”只能捕获没有最小化到任务栏的窗口。

（3）创建相册

如果想用演示文稿演示多张相片，则可以选择创建相册。

单击“插入”→“图像”→“相册”下拉按钮，在弹出的下拉列表中选择“新建相册”选项，在打开的“相册”对话框中单击“文件/磁盘”按钮，在打开的“插入图片”对话框中可以选择插入的图片，在“相册”对话框的“相册版式”选项组中可以设置“图片版式”。如果“图片版式”设置为“适应幻灯片尺寸”之外的版式，则可以设置图片的相框形状。单击“主题”文本框右侧的“浏览”按钮，在打开的“选择主题”对话框中可以为相册设置主题。

6. 编辑图片

将图片插入幻灯片后，当图片处于选中状态时，PowerPoint 2016 功能区中自动添加“图片工具-格式”选项卡，可以对图片进行编辑。也可以右击图片，然后在弹出的快捷菜单中选择“设置图片格式”选项，在幻灯片右侧打开“设置图片格式”任务窗格，在其中设置图片格式。

7. 插入形状

PowerPoint 2016 提供了线条、矩形、基本形状、箭头总汇、流程图、星与旗帜、标注等图形类型。单击“插入”→“插图”→“形状”下拉按钮，在弹出的下拉列表中选择一种形状，或者在“开始”→“绘图”选项组中选择一种图形，然后在幻灯片中拖动鼠标指针绘制形状。

8. 插入 SmartArt

SmartArt 图形是信息和观点的视觉表示形式。可以通过从多种布局中进行选择来创建 SmartArt 图形，从而快速、轻松、有效地传达信息。

7.2.7 音频的操作

在 PowerPoint 2016 中，用户可以在演示文稿中添加音频，如音乐、旁白、原声摘要等。

1. 插入文件中的音频

选择要插入声音的幻灯片，选择“插入”→“媒体”→“音频”→“PC 上的音频”选项，打开“插入音频”对话框。打开存放音乐的文件夹，如果忘记音乐文件的存放位置，可在搜索栏中输入音乐文件的关键字，进行搜索。选择相应的声音文件并单击“插入”按钮，则在当前幻灯片中出现一个声音图标，如图 7-23 所示，单击“播放”按钮，即可播放插入的声音。

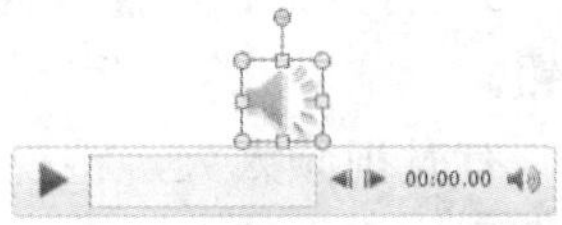

图 7-23 声音图标

2. 录制声音

选择“插入”→“媒体”→“音频”→“录制音频”选项，在打开的“录制声音”对话框中输入音频文件的名称，单击●按钮，开始录制声音。录制完毕后单击■按钮停止音频录制。然后单击“确定”按钮，将录制的音频添加到当前幻灯片中，此时在当前幻灯片中将显示声音图标。单击“播放”按钮，会播放刚才录制的音频。

3. 设置音频属性

插入音频后，选择添加的音频图标时，则 PowerPoint 2016 功能区中自动出现“音频工具”选项卡，其中包括“格式”和“播放”两个选项卡。

在“音频工具-播放”→“音频选项”选项组中，如图 7-24 所示，执行下列操作进行音频设置。

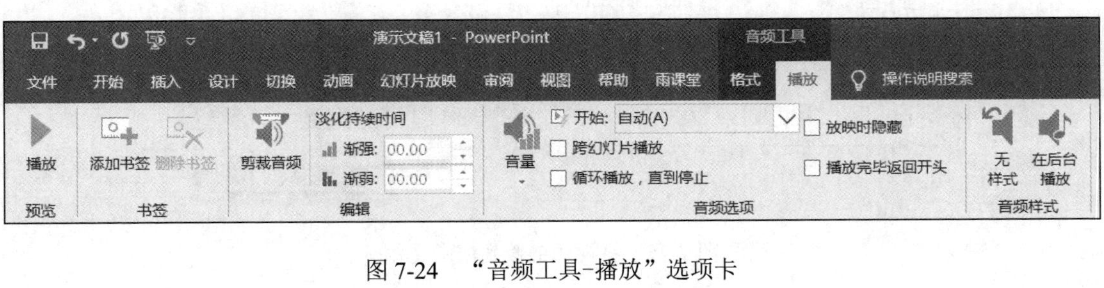

图 7-24 “音频工具-播放”选项卡

1）在“开始”下拉列表中选择“自动”选项，则在放映该幻灯片时自动开始播放音频。

2）在“开始”下拉列表中选择“单击时”选项，则要在幻灯片上单击音频来手动播放。

3）选择“跨幻灯片播放”复选框，则在演示文稿演示时，单击切换到下一张幻灯片时仍播放音频。在为演示文稿设置背景音乐时，需要选择此选项。

4）若要连续播放音频直至停止播放，则需选中“循环播放，直到停止”复选框。这样循环播放时，声音将连续播放，直到转到下一张幻灯片或演示文稿演示结束为止。

7.2.8 视频的操作

在 PowerPoint 2016 中插入视频时，默认为嵌入视频。嵌入视频时，不必担心在传递演示文稿时会丢失文件。但如果要限制演示文稿的大小，则可以选择将本地驱动器上的视频文件或上传到网站的视频文件链接到演示文稿。

1. 插入文件中的视频

1）在普通视图下，单击要向其中嵌入视频的幻灯片。

2）选择“插入”→“媒体”→“视频”→“PC 上的视频”选项。

3）打开的在“插入视频文件”对话框中，找到并单击要嵌入的视频，然后单击“插入”按钮。

有时视频太大，将视频嵌入演示文稿后会让演示文稿文件太大，这时可以选择将视频链接到演示文稿而非嵌入演示文稿中。

单击“插入”下拉按钮，在弹出的下拉列表中选择“链接到文件”选项，如图 7-25 所示。

注意：为了防止出现与链接断开等问题，最好先将视频复制到演示文稿所在的文件夹中，然后链接到视频。

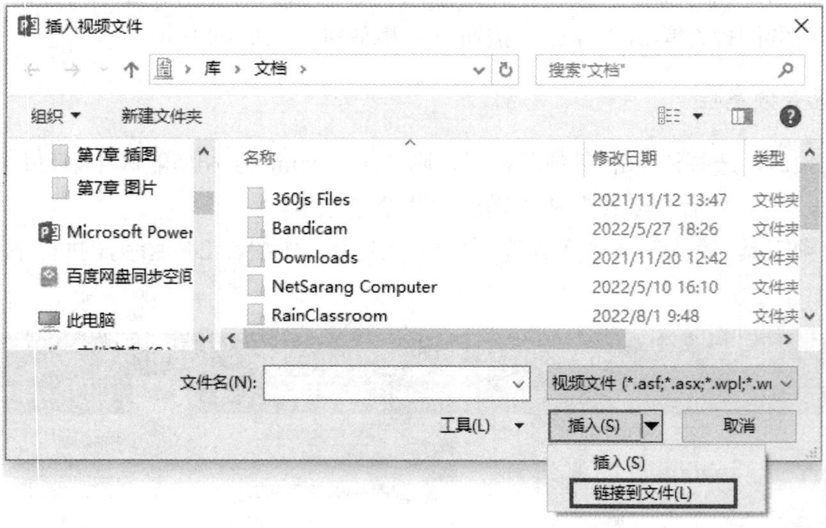

图 7-25　将视频链接到演示文稿

也可以通过在新建幻灯片时，选择有视频占位符的版式，然后在新幻灯片中单击“插入视频文件”按钮，来插入视频。

2. 屏幕录制

PowerPoint 2016 在“插入”选项卡的“媒体”选项组中新增了“屏幕录制”按钮。单击“屏幕录制”按钮，打开屏幕录制工具栏，如图 7-26 所示。录制后的视频将直接添加至演示文稿中，非常方便。

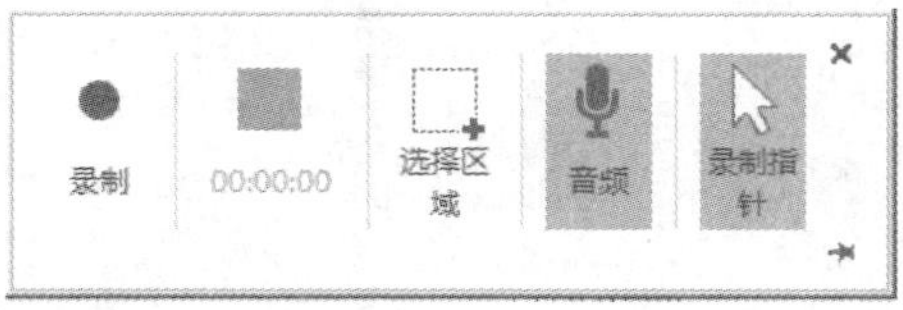

图 7-26 屏幕录制工具栏

3. 设置视频属性

插入视频后，选择添加的视频，则 PowerPoint 2016 功能区中自动出现“视频工具-格式/播放”选项卡，如图 7-27 所示。用户可以在“视频工具-格式/播放”选项卡中对视频属性进行设置。

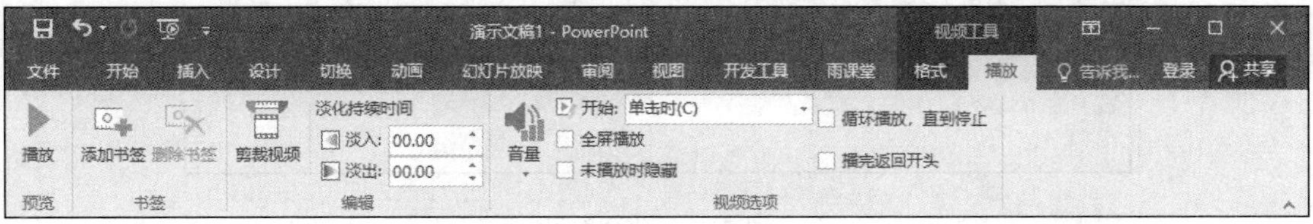

图 7-27 “视频工具-播放”选项卡

7.3 演示文稿的交互

PowerPoint 2016 提供了众多功能来修饰和美化演示文稿的设计效果，从而帮助用户更好地传递信息，取得良好的演示效果。

7.3.1 动画方案和动画效果

动画就是给文本或对象添加特殊视觉或声音效果，PowerPoint 2016 支持用户为演示文稿中的文本、图片、形状、表格、SmartArt 图形和其他对象制作动画，赋予它们进入、退出、大小或颜色变化甚至移动等视觉效果。

1. 动画类型

PowerPoint 2016 提供的动画类型主要有进入、强调、退出和动作路径 4 种动画效果，如图 7-28 所示。

1）进入：可以使对象逐渐淡入焦点、从边缘飞入幻灯片或跳入视图中。

2）强调：可以使对象缩小或放大、更改颜色或沿着其中心旋转。

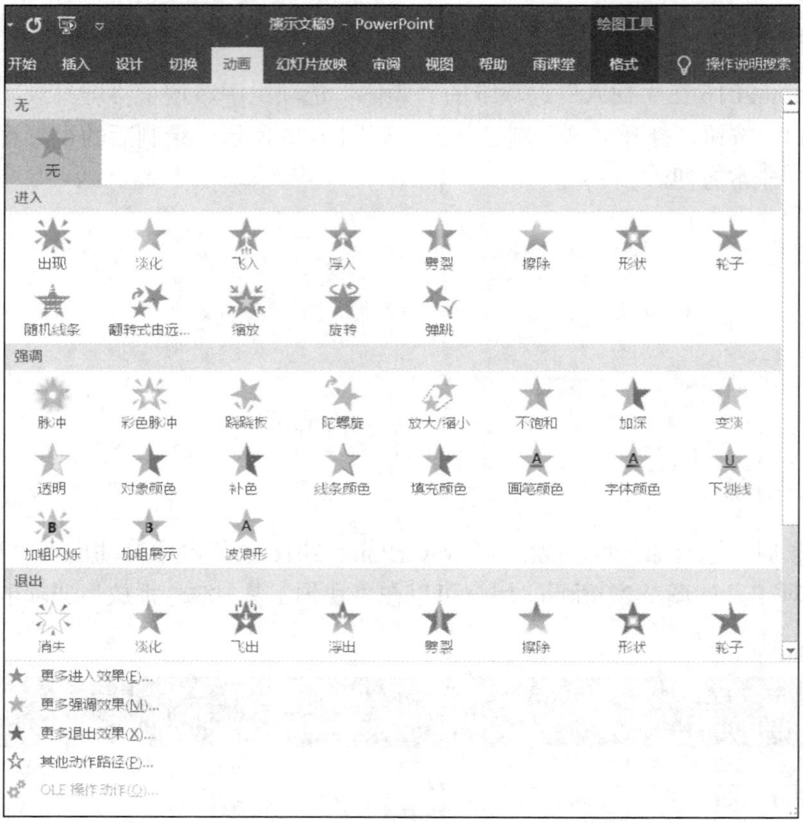

图 7-28 动画效果

3）退出：可以使对象飞出幻灯片、从视图中消失或从幻灯片旋出。

4）动作路径：指定对象或文本动画执行的路径，它是幻灯片动画序列的一部分。使用动作路径可以使对象上下移动、左右移动或沿着星形或圆形图案移动。

2. 设置动画效果

在 PowerPoint 2016 中为对象设置动画效果的操作步骤如下。

1）选中要设置动画效果的对象。

2）选择“动画”→“动画”选项组中需要的动画效果，如果要选择其他动画效果，则单击“其他”按钮，弹出动画效果下拉列表。

3）选择“更多进入效果”“更多强调效果”“更多退出效果”“其他动作路径”选项，在打开的相应对话框中可查看更多进入、强调、退出或动作路径动画效果。

4）单击“动画”→“动画”→“效果选项”下拉按钮，在弹出的下拉列表中为动画设置动画效果选项。注意，不同的动画有不同的动画效果选项。

5）单击“动画”→“预览”→“预览”按钮，可以预览动画效果。

3. 动画窗格

单击“动画”→“高级动画”→“动画窗格”按钮，打开如图 7-29 所示的“动画窗格”

任务窗格。“动画窗格”任务窗格中列出了幻灯片上所有的动画，并显示有关动画效果的重要信息，如动画效果的顺序、动画效果的类型、动画效果的持续时间及动画的设置命令等。

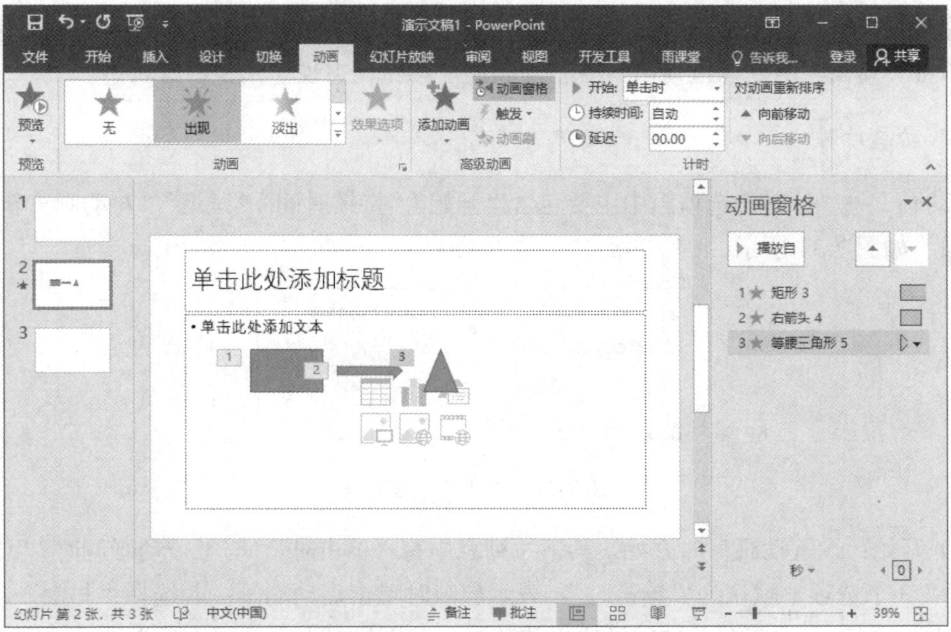

图 7-29 “动画窗格”任务窗格

其中：

1）编号表示动画效果的播放顺序。“动画窗格”任务窗格中的编号与幻灯片上显示的编号标记相对应。在“动画窗格”任务窗格中，可以调整动画出现的顺序。选中某个动画对象，单击“动画窗格”任务窗格中的向上箭头、向下箭头，可调整动画播放的顺序。也可以选择某个动画，按住鼠标左键拖动，来改变动画的播放顺序。

2）图标表示动画效果的类型。

3）时间线表示动画效果的开始时间、持续时间和延迟时间。

4）单击动画右侧的向下箭头，或在动画对象上右击，弹出如图 7-30 所示的快捷菜单，在其中选择相应的选项进行动画效果的设置。

在“动画窗格”任务窗格中单击“播放自”按钮，则依次播放动画列表中的动画效果，其作用与“预览”按钮一样。

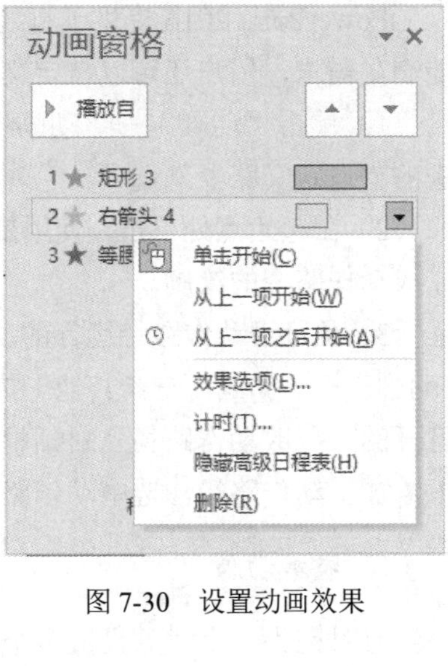

图 7-30 设置动画效果

4. *动画刷*

在 PowerPoint 2016 中，可以使用动画刷快速轻松地将动画从一个对象复制到另一个对象。动画刷的使用步骤如下。

1）选择要复制的动画对象。

2）单击“动画”→“高级动画”→“动画刷”按钮，鼠标指针将变成刷子形状。

3）在幻灯片上单击目标对象，即可将动画复制到目标对象。

注意：*若双击“动画刷”按钮，则可将同一动画复制给多个对象，动画复制结束后，再次单击“动画”→“高级动画”→“动画刷”按钮，则恢复正常编辑状态。*

5. 动画计时

“动画”→“计时”选项组中主要包含“开始”“持续时间”“延迟”“对动画重新排序”等选项，如图 7-31 所示。

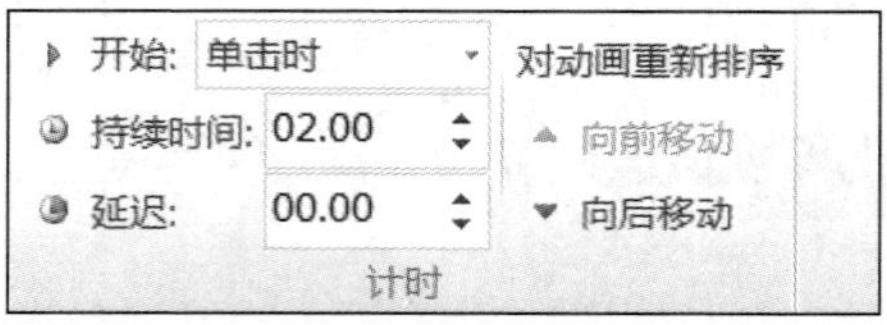

图 7-31 “计时”选项组

1）开始：设置动画何时开始，其下拉列表中有“单击时”“与上一动画同时”“上一动画之后”3 个选项。默认为“单击时”，表示放映时单击启动动画；若选择“与上一动画同时”选项，则表示不需要单击就开始播放动画；若选择“上一动画之后”选项，则表示在前一动画后自动播放动画。

2）持续时间：指定动画的播放时间。

3）延迟：设置经过几秒后播放动画，默认为 0 秒。

4）对动画重新排序：选中某个已经设置动画的对象，根据需要单击“向前移动”或“向后移动”按钮，即可改变动画的原有播放顺序。

6. 动画路径

PowerPoint 2016 提供了直线、弧形、转弯、形状和循环等动作路径，如果这些路径不能满足需求，用户还可以自定义路径，具体操作步骤如下。

1）单击“动画”→“动画”→“其他”按钮，在弹出的下拉列表中选择“动作路径”中的“自定义路径”选项。

2）在起始点处单击，使用鼠标指针在幻灯片上绘制动作路径，在转折点处单击，双击完成动作路径的绘制。

3）预览沿动作路径运行的动画效果，如果用户不满意自己绘制的动作路径，则可单击“动画”→“动画”→“其他”按钮，在弹出的下拉列表中选择“其他动作路径”选项，在打开的“更改动作路径”对话框中选择适当的动作路径后单击“确定”按钮，则在幻灯片上添加了动作路径，选中动作路径，可改变其大小、位置并进行旋转等操作。

7. 添加动画

有时想为一个对象设置多个动画效果，这时，在设置完第一个动画效果后，可单击“动画”→“高级动画”→“添加动画”下拉按钮，接下来的操作与为对象设置第一个动画效果的操作相同，这里不再赘述。

7.3.2 动作按钮

在演示文稿中添加动作按钮，然后添加动作链接，可以实现演示文稿放映时的幻灯片间的跳转操作，方便放映时对幻灯片的播放顺序进行控制。

1. 插入动作按钮

在幻灯片中插入动作按钮的操作步骤如下。

1）选中幻灯片，然后单击“插入”→“插图”→“形状”下拉按钮，弹出的下拉列表（动作按钮部分）如图 7-32 所示。

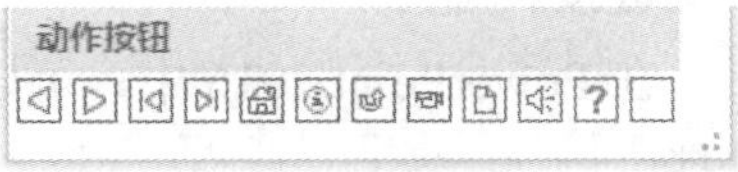

图 7-32 动作按钮

2）选择合适的动作按钮。

3）在幻灯片上按住鼠标左键并拖动添加动作按钮。

2. 设置动作按钮超链接

在幻灯片上添加动作按钮后，即可打开“操作设置”对话框。

1）选择“单击鼠标”或“鼠标悬停”选项卡，进行动作设置。

2）选择单击鼠标/鼠标指针移过发生的动作，在“超链接到”下拉列表中选择超链接的对象，既可以是本演示文稿中的幻灯片，也可以是其他演示文稿中的幻灯片，还可以是其他的文件，用户根据实际需要进行选择即可。

3）选择动作发生时播放的声音，默认为“无声音”。

4）单击“确定”按钮。

3. 设置动作按钮的形状和格式

添加到幻灯片上的动作按钮的格式为默认格式，当动作按钮处在选中状态时，功能区自动显示“绘图工具-格式”选项卡，如图 7-33 所示。可以利用“绘图工具-格式”选项卡对动作按钮的形状和格式进行设置。

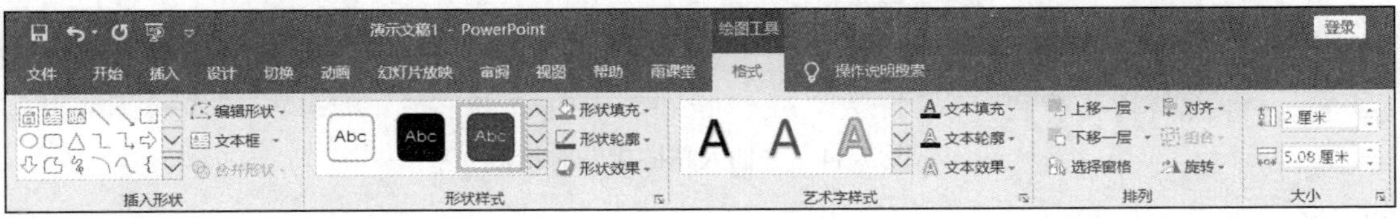

图 7-33 “绘图工具-格式”选项卡

1）选择“绘图工具-格式”→“插入形状”→“编辑形状”→“更改形状”选项，在其级联菜单中可以将标准的方形改成其他形状。

2）选择“绘图工具-格式”→“插入形状”→“编辑形状”→“编辑顶点”选项，可以调整按钮的顶点，进而改变按钮的形状。

3）单击“绘图工具-格式”→“形状样式”选项组中的主题缩略图，为按钮应用主题，单击“形状填充”下拉按钮，在弹出的下拉列表中可改变按钮填充的颜色；单击“形状轮廓”下拉按钮，在弹出的下拉列表中可改变按钮的轮廓；单击“形状效果”下拉按钮，在弹出的下拉列表中可改变按钮的形状效果。

7.3.3 超链接

在 PowerPoint 2016 中，超链接可以是从一张幻灯片到同一演示文稿中另一张幻灯片的链接，也可以是从一张幻灯片到不同演示文稿中另一张幻灯片、电子邮件地址、网页或文件的链接。

在 PowerPoint 2016 中，可以为文本或对象（如图片、图形、形状或艺术字等）创建超链接。

1. 创建超链接

1）在普通视图中，选择要添加超链接的文本或对象。

2）单击“插入”→“链接”→“超链接”按钮，打开“插入超链接”对话框，如图 7-34 所示。可链接到同一演示文稿中的幻灯片、不同演示文稿的幻灯片、Web 上的页面或文件、电子邮件地址、新建文档等。

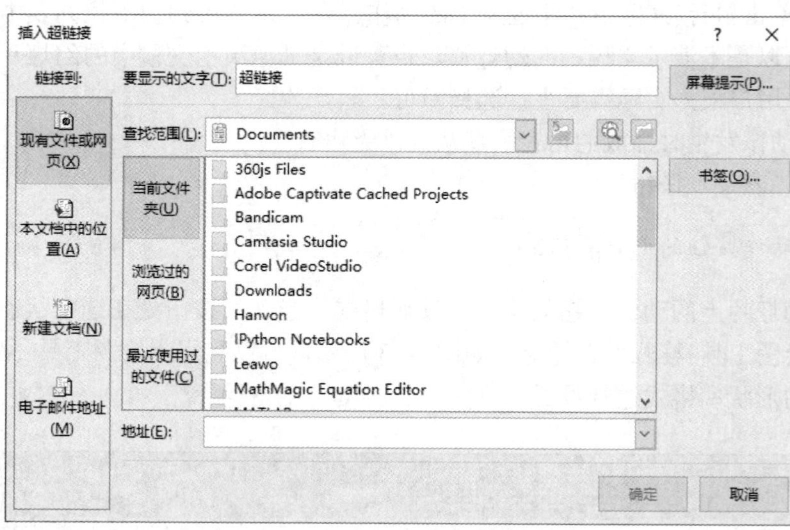

图 7-34 “插入超链接”对话框

比较常用的操作是将对象链接到“本文档中的位置”。

1）选择要建立超链接的对象，单击“插入”→“链接”→“超链接”按钮，打开“插入超链接”对话框，选择左侧的“本文档中的位置”选项，将显示当前演示文稿中的幻灯片，如图 7-35 所示，选择相应的幻灯片，将在右侧显示幻灯片预览，选定超链接位置后，单击“确定”按钮，即可将该对象链接到同一演示文稿中的其他幻灯片上。

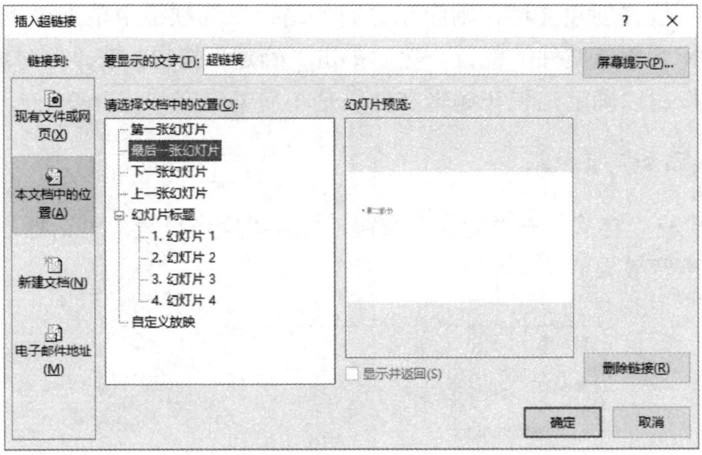

图 7-35　插入超链接

2）选择要建立超链接的对象，在打开的“插入超链接”对话框中，选择左侧的“现有文件或网页”选项，找到包含要链接到的幻灯片的演示文稿，如图 7-36 所示，单击“书签”按钮，在打开的对话框中选择要链接到的幻灯片，然后单击“确定”按钮，即可超链接到选定演示文稿的选定幻灯片上。

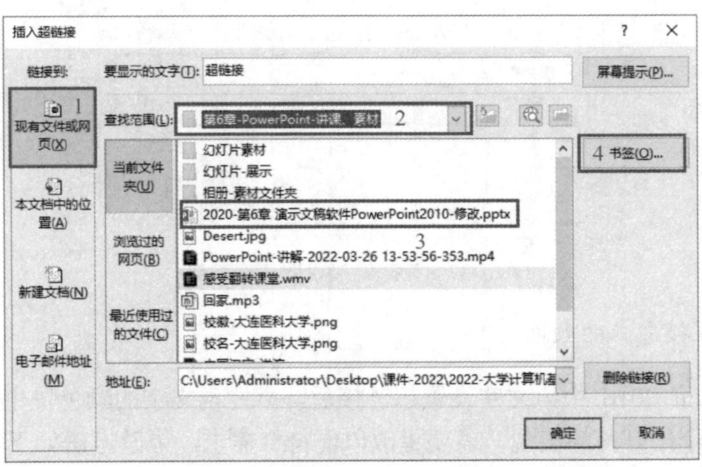

图 7-36　选择其他幻灯片

3）在“插入超链接”对话框中，选择左侧的“电子邮件地址”选项，显示“电子邮件地址”文本框。在“电子邮件地址”文本框中输入要链接到的电子邮件地址，或在“最近用过的电子邮件地址”列表框中选择电子邮件地址。在“主题”文本框中输入电子邮件的主题。

4）在“插入超链接”对话框中，选择左侧的“现有文件或网页”选项，在“地址”文本框中直接输入网址，或单击“浏览 Web”按钮，找到并选择要链接到的页面或文件，然后单击“确定”按钮，即可超链接到相应网页。

5）在“插入超链接”对话框中，选择左侧的“新建文档”选项，显示新建文档的设置项。在“新建文档名称”文本框中输入要创建并链接到的文件的名称。

如果要在另一位置创建文档，则应在“完整路径”选项组中单击“更改”按钮，在打开的对话框中选择要创建文件的位置，然后单击“确定”按钮。在“何时编辑”选项组中，选中相应的单选按钮以确定是现在编辑文件还是稍后编辑文件。

2. 为超链接添加声音效果

单击“插入”→“链接”→“动作”按钮，打开“操作设置”对话框，如图 7-37 所示，可为超链接设置声音效果。

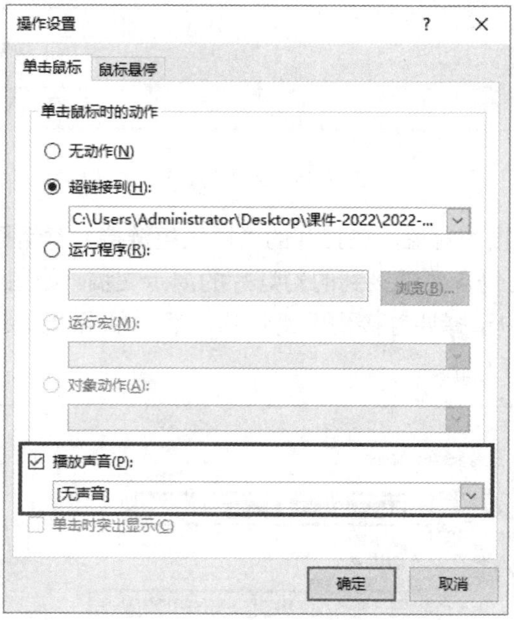

图 7-37 为超链接设置声音效果

3. 更改超链接文本的颜色

在 PowerPoint 2016 中给文字设置超链接后，会发现文字的颜色发生了变化，有时文字颜色会影响整个幻灯片的美观，需要更改以便符合需求，更改方法如下。

1）选择“设计”→“变体”→“其他”→“颜色”选项，在其级联菜单中选择“自定义颜色”选项。

2）打开“新建主题颜色”对话框，在“新建主题颜色”对话框的“主题颜色”选项组的“超链接”和“已访问的超链接”下拉列表中设置合适的颜色。

4. 删除超链接

右击已经添加超链接的文本或对象，然后在弹出的快捷菜单中选择“删除超链接”选项，即可删除超链接。

7.3.4 幻灯片切换效果

幻灯片切换效果是在演示期间从一张幻灯片切换到下一张幻灯片时，在幻灯片放映视图中出现的动画效果。为了使演示文稿放映时更能吸人眼球，除了可以为幻灯片上的各种对象设置动画，还可以为幻灯片设置动态的切换效果。

动画效果结合幻灯片切换效果，会使演示文稿的放映更加生动，更能吸引观众的注意力，更好地完成信息传递的作用。

1. 添加切换效果

1）选择要应用切换效果的幻灯片缩略图。

2）在“切换”→“切换到此幻灯片”选项组中，选择要应用于该幻灯片的幻灯片切换效果，如图 7-38 所示。

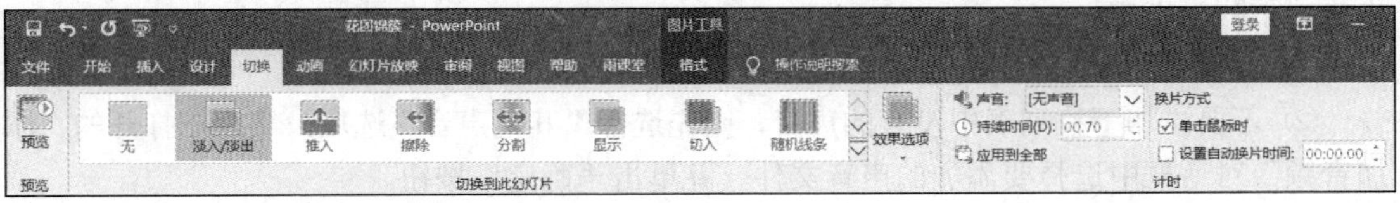

图 7-38　设置幻灯片切换效果

3）若要查看更多切换效果，则可单击“切换到此幻灯片”→“其他”按钮，弹出的下拉列表中显示了所有的切换效果。

4）单击“效果选项”下拉按钮，在弹出的下拉列表中可以设置切换效果的选项。不同的切换效果有不同的效果选项，如本例中设置淡入/淡出效果时，在“效果选项”下拉列表中可以设置“平滑”或“全黑”，如图 7-39 所示。

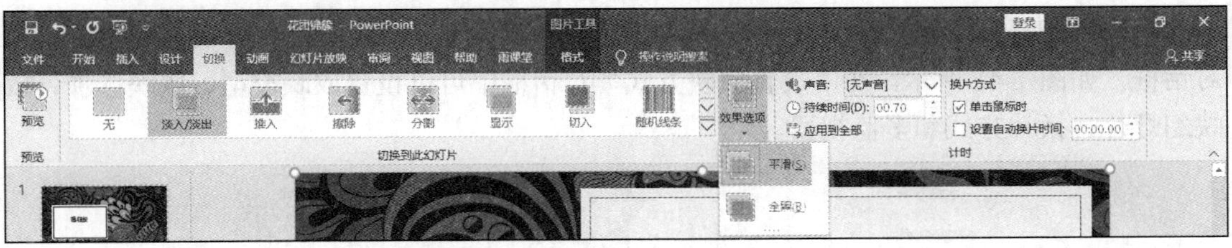

图 7-39　幻灯片切换效果选项

5）默认情况下，选中的切换效果只应用于选中的幻灯片，若要为演示文稿中的所有幻灯片应用相同的幻灯片切换效果，则可单击“切换”→“计时”→“全部应用”按钮。

2. 设置切换速度

若要设置上一张幻灯片与当前幻灯片之间的切换效果的持续时间，则可在“切换”→“计时”→“持续时间”编辑框中输入所需的时间，如图 7-40 所示。

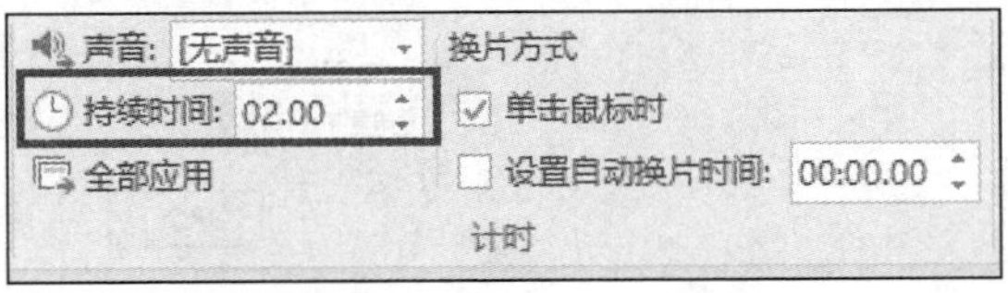

图 7-40　“计时”选项组

若要指定当前幻灯片在多长时间后切换到下一张幻灯片，则使用下列方法之一即可。

1）若要在单击时切换幻灯片，则可在“切换”→“计时”选项组中，选中“单击鼠标时”复选框。

2）若要在经过指定时间后切换幻灯片，则可在“切换”→“计时”选项组中，选中“设置自动换片时间”复选框，并在后面的编辑框中输入所需的秒数。

3. 设置切换声音

1）选择要添加声音的幻灯片缩略图。

2）在“切换”→“计时”选项组中，单击“声音”下拉按钮，然后在弹出的下拉列表中执行下列操作之一。

① 若要添加下拉列表中的声音，选择所需的声音即可。

② 若要添加下拉列表中没有的声音，则先选择“其他声音”选项，然后在打开的“添加音频”对话框中选择要添加的声音文件，并单击“确定”按钮。

7.4 演示文稿的放映

设计好演示文稿内容，并添加动画效果和幻灯片的切换效果后，就可以放映演示文稿了。根据放映的环境和观众的不同，PowerPoint 2016 为用户提供了多种放映方式。

7.4.1 设置放映方式

单击“幻灯片放映”→“设置”→“设置幻灯片放映”按钮，打开“设置放映方式”对话框，如图 7-41 所示。在“设置放映方式”对话框中可以设置放映类型、放映选项、放映幻灯片、换片方式和多监视器。

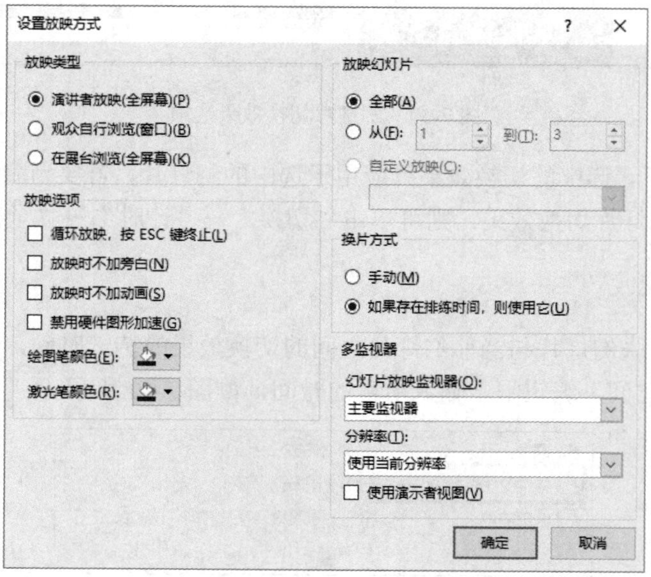

图 7-41 “设置放映方式”对话框

1. 放映类型

幻灯片有演讲者放映、观众自行浏览和在展台浏览 3 种放映类型。

（1）演讲者放映

演讲者放映方式是最常用的一种放映方式，适用于演讲者使用。在放映过程中幻灯片全屏显示，演讲者控制放映全过程。

（2）观众自行浏览

观众自行浏览方式适用于小规模的演示。放映时，幻灯片不是全屏模式而只是在 PowerPoint 2016 的窗口中放映，会显示标题栏和状态栏。放映时可以编辑、复制和打印幻灯片。放映中，单击下方状态栏中的“普通视图”模式按钮，即可结束放映，返回普通视图模式。

（3）在展台浏览

在展台浏览方式一般适用于会展和展台环境等大型放映。此方式自动放映演示文稿，无须专人控制。放映时可自动循环放映，鼠标不起作用，按 Esc 键终止放映。使用此方式放映前，通常要有排练计时，并在“换片方式”选项组中选中“如果存在排练时间，则使用它”单选按钮，以确保放映顺利进行。

2. 放映选项

在“设置放映方式”对话框的“放映选项”选项组中，可以设置放映时的相关选项。

1）选中“循环放映，按 Esc 键终止”复选框，则演示文稿将循环放映，即放映完最后一张幻灯片后，再次切换到第一张幻灯片继续放映，按 Esc 键可退出放映。当放映类型为“在展台浏览”时，该复选框自动处于选中状态，且不可取消。

2）选中“放映时不加旁白”复选框，则在放映幻灯片时隐藏伴随幻灯片的旁白，但并不删除旁白。

3）选中“放映时不加动画”复选框，则在放映幻灯片时隐藏幻灯片上为对象所加的动画效果，但并不删除动画效果。

3. 放映幻灯片

在“设置放映方式”对话框的“放映幻灯片”选项组中可指定幻灯片的放映范围。

1）选中“全部”单选按钮，则放映演示文稿的所有幻灯片。

2）选中“从”单选按钮，则可以在“从”后的编辑框中指定开始放映的幻灯片编号，在“到”后的编辑框中指定放映的最后一张幻灯片编号。

3）默认情况下如果没有自定义放映，则“自定义放映”单选按钮为灰色不可用状态，如果用户设置了自定义放映，则“自定义放映”单选按钮为正常可用状态。选中该单选按钮，再单击其下方列表的下拉按钮，在弹出的下拉列表中选择已定义好的自定义放映，即可按照自定义放映进行放映。

4. 换片方式

在放映幻灯片时，既可以手动切换幻灯片，也可以使用排练计时自动换片。

1）选中“手动”单选按钮，则通过键盘按键或单击鼠标来切换幻灯片。

2）选中“如果存在排练时间，则使用它”单选按钮，则按照排练计时为各幻灯片指定的时间自动切换。

5. 多监视器

如果存在多显示器，在“多监视器”选项组中可以设置哪个显示器是“幻灯片放映监视器”，以及显示器的分辨率。

还可以设置“使用演示者视图”复选框。演示者视图是指在一个监视器上全屏放映幻灯片，而在另一个监视器上显示“发言人视图”。发言人视图中包括显示下一张幻灯片预览、演讲者备注计时器等。

设置好演示者视图后，当放映幻灯片时，观众和演讲者将看到各自不同的画面，如图 7-42 所示。

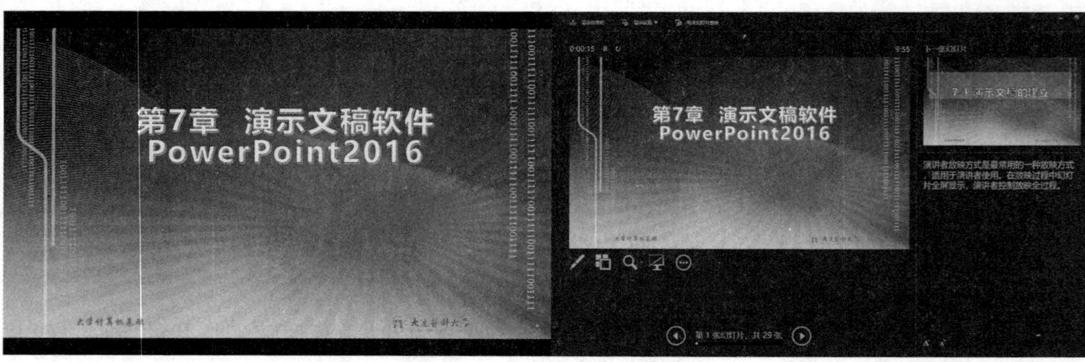

图 7-42 演示者视图

也可以通过选中“幻灯片放映”→“监视器”→“使用演示者视图”复选框，来设置或取消“使用演示者视图”，如图 7-43 所示。

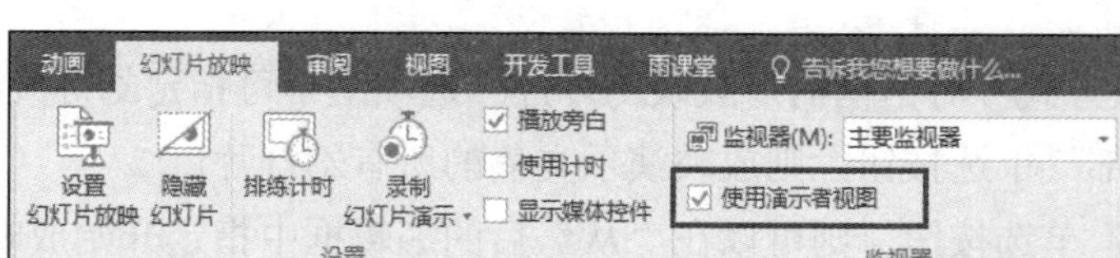

图 7-43 设置演示者视图

7.4.2 自定义放映方式

设计好演示文稿后，在放映时，用户可以选择从头开始放映、从当前幻灯片开始放映、自定义幻灯片放映等。

1. 从头开始放映

单击“幻灯片放映”→“开始放映幻灯片”→“从头开始”按钮，即可从演示文稿的第一张幻灯片开始放映。也可以按 F5 键从头开始放映幻灯片。

2. 从当前幻灯片开始放映

选中开始幻灯片，单击“幻灯片放映”→“开始放映幻灯片”→“从当前幻灯片开始”按钮，或者按 Shift+F5 组合键，即可从选择的幻灯片开始放映；另外，单击底部状态栏右侧的“幻灯片放映”按钮，也可以从当前幻灯片开始放映演示文稿。

3. 自定义幻灯片放映

如果放映时，只想放映幻灯片中的某些幻灯片，则可以通过自定幻灯片放映的方式来实现。

1）选择“幻灯片放映”→“开始放映幻灯片”→“自定义幻灯片放映”→“自定义放映”选项，打开“自定义放映”对话框，如图 7-44 所示。

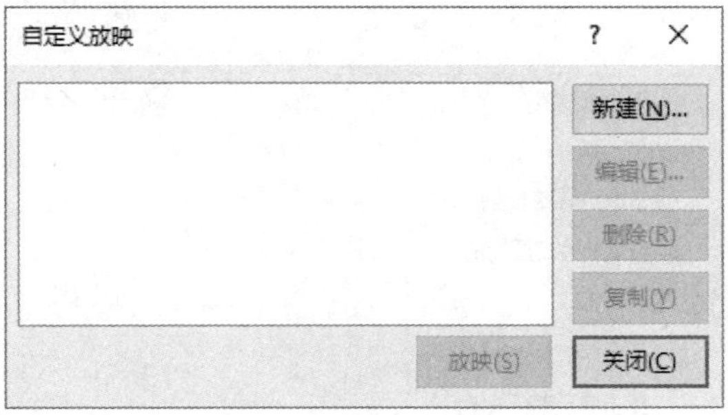

图 7-44　“自定义放映”对话框

2）在“自定义放映”对话框中单击“新建”按钮，打开“定义自定义放映”对话框，如图 7-45 所示。

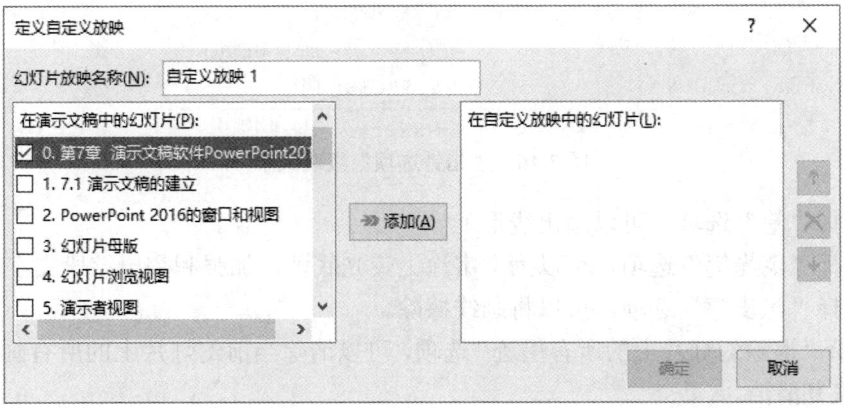

图 7-45　“定义自定义放映”对话框

3）在“定义自定义放映”对话框的“幻灯片放映名称”文本框中输入放映名称，默认名称为“自定义放映 1”。

4）从左侧列表框中选择需要自定义放映的幻灯片，可以按住 Ctrl 键选择多个不连续的幻灯片，也可以单击第一个幻灯片后按住 Shift 键，再单击最后一个幻灯片，来选择多个连续的幻灯片，然后单击“添加”按钮，将其添加到右侧列表框中。

5）在右侧列表框中选中幻灯片，按⬆或⬇按钮可以上下调整该幻灯片在放映时的顺序。

6）单击“确定”按钮，返回“自定义放映”对话框，选中已经建立好的自定义放映，单击“放映”按钮，即可观看放映效果。

7.4.3 使用画笔

在演示文稿放映与讲解的过程中，有时会需要圈画一下，以突出重点，引起观者的注意。为此，在“演讲者放映”的放映类型下，PowerPoint 2016 提供了“画笔”的功能，可以在放映过程中随意在屏幕上圈画、标注重点内容。

在放映的幻灯片上右击，在弹出的快捷菜单中选择“指针选项”选项，弹出如图 7-46 所示的级联菜单。

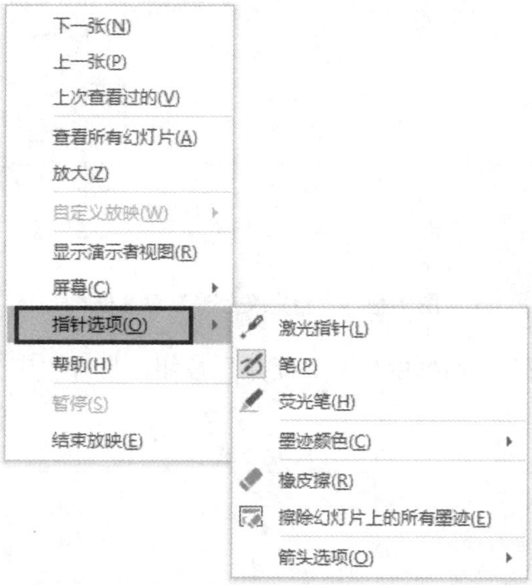

图 7-46 “指针选项”级联菜单

1）选择“笔”选项，可以画出线形。

2）选择“荧光笔”选项，可以为文字涂上荧光底色，加强和突出该段文字。

3）选择“橡皮擦”选项，可以将画线擦除。

4）选择“擦除幻灯片上的所有墨迹”选项，可以清除当前幻灯片上的所有画线墨迹等，使幻灯片恢复清洁。

5）选择“墨迹颜色”选项，在其级联菜单中可以为画笔设置一种新的颜色。

7.4.4　排练计时

在 PowerPoint 2016 中，用户还可以通过为幻灯片添加排练计时与录制旁白，来完善幻灯片的功能。

1. 设置排练计时

如果在幻灯片放映时不想人工切换每张幻灯片或想使用展台浏览的放映方式，则可以使用排练计时功能，自动记录放映时间。

1）单击“幻灯片放映”→“设置”→“排练计时”按钮，则开始放映当前演示文稿，系统自动打开如图 7-47 所示的“录制”对话框（显示在屏幕左上角），自动记录幻灯片的放映时间。在该对话框中，左侧的时间为当前幻灯片的放映时间，右侧的时间为演示文稿的放映时间。

2）当放映结束时，系统会自动弹出如图 7-48 所示的提示框，单击“是”按钮，即可保存排练计时。

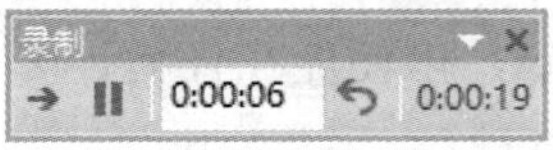

图 7-47　“录制”对话框

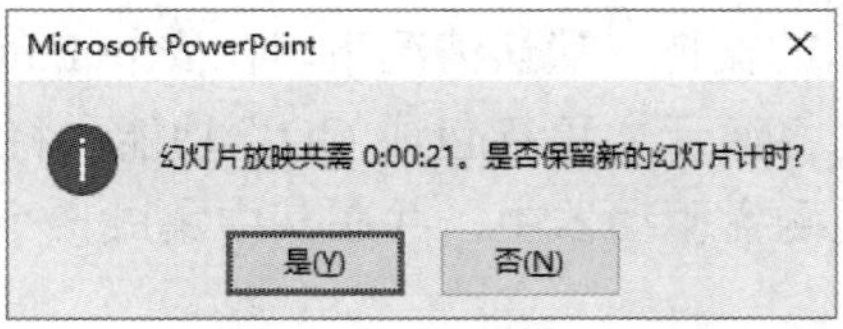

图 7-48　保存排练计时提示框

3）单击状态栏中的“幻灯片浏览”按钮，切换到“幻灯片浏览”视图模式，就可以在每张幻灯片缩略图下查看其播放时间，如图 7-49 所示。

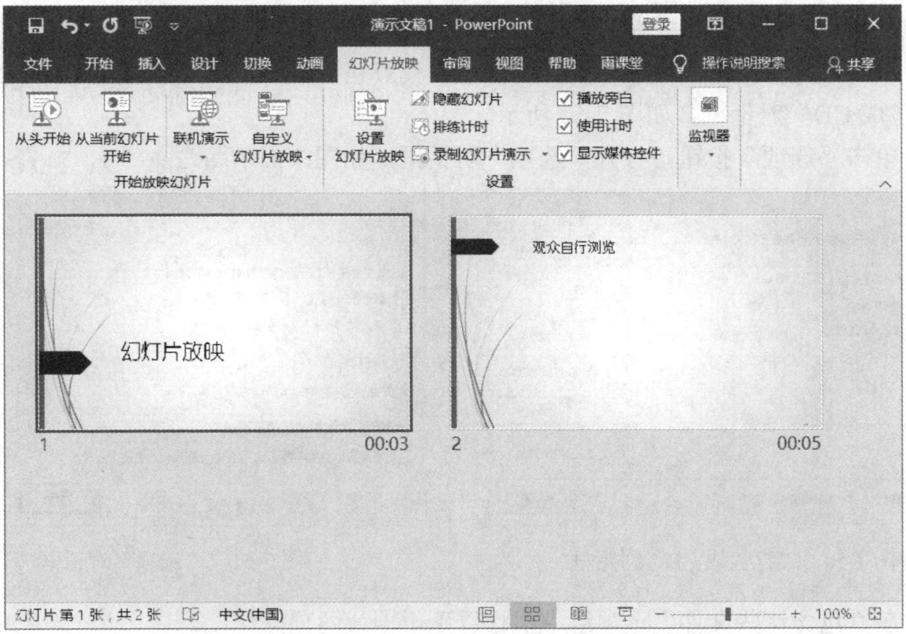

图 7-49　幻灯片浏览视图

2. 使用排练计时

保存排练计时后，就可以在放映幻灯片时使用排练计时了。

单击“幻灯片放映”→“设置”→“设置幻灯片放映”按钮，打开“设置放映方式”对话框。在“换片方式”选项组中，选中“如果存在排练时间，则使用它”单选按钮，即可在放映演示文稿时使用排练时间。

3. 录制幻灯片演示

单击“幻灯片放映”→“设置”→“录制幻灯片演示”按钮，打开“录制幻灯片演示”对话框，在该对话框中不仅可以录制幻灯片排练计时，还可以录制旁白、墨迹和激光笔。

7.4.5 演示文稿的打包与输出

设计好演示文稿后，用户可以选择打包成CD、发布到网站或转换为视频等方法发布和共享自己的演示文稿。

在没有安装 PowerPoint 的计算机上运行演示文稿，需要 Microsoft Office PowerPoint Viewer 的支持。默认情况下，在安装 PowerPoint 时，会自动安装 PowerPoint Viewer，可以使用“将演示文稿打包成 CD”功能，将演示文稿以特殊的形式复制到可刻录光盘、网络或本地磁盘驱动器中，并在其中集成一个 PowerPoint Viewer，以便能在任何计算机上进行演示。

1. 将演示文稿打包成 CD

将演示文稿打包成CD的操作步骤如下。

1）打开要打包的演示文稿，如果是尚未保存的新演示文稿，则需要先保存该演示文稿。

2）如果要将打包结果复制到 CD，则需要在 CD 驱动器中插入 CD。

3）单击“文件”→“导出”→“将演示文稿打包成 CD”→“打包成 CD”按钮，打开“打包成 CD”对话框，如图 7-50 所示。

4）单击“选项”按钮，打开“选项”对话框，如图 7-51 所示。

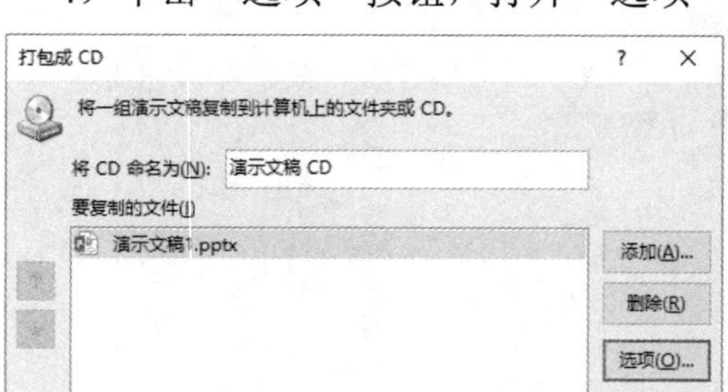

图 7-50 “打包成 CD”对话框

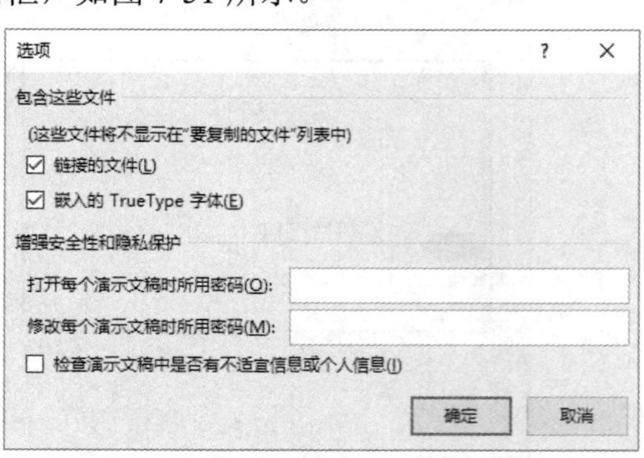

图 7-51 “选项”对话框

① 在“包含这些文件”选项组中执行以下一项或两项操作。

为了确保包中包括与演示文稿相链接的文件，应选中“链接的文件”复选框。与演示文稿相链接的文件可以包括链接有图表、声音文件、电影剪辑及其他内容的 Microsoft Office Excel 工作表。

若要使用嵌入的 TrueType 字体，则应选中“嵌入的 TrueType 字体”复选框。TrueType 字体是一种打印件与屏显示完全一样的字体。TrueType 字体的大小能够任意伸缩。安装 Windows 时能够自动安装这些字体中的几种字体。

② 若要求其他用户在打开或编辑演示文稿之前先提供密码，则应在“增强安全性和隐私保护”选项组中输入打开或编辑演示文稿时提供的密码。

③ 若要检查演示文稿中是否存在隐私数据和个人信息，则应选中“检查演示文稿中是否有不适宜信息或个人信息”复选框。

5）单击“确定”按钮，关闭“选项”对话框。

6）执行下列操作之一。

① 如果要将演示文稿复制到网络或计算机上的本地磁盘驱动器，应单击“复制到文件夹”按钮，在打开的对话框中输入文件夹名称和位置，然后单击“确定”按钮。

② 如果要将演示文稿复制到 CD，应单击“复制到 CD”按钮。

2. 将演示文稿导出为视频

有时需要将演示文稿导出为视频，以便传到网络或发送给观众。

1）单击“文件”→“导出”→“创建视频”选项，如图 7-52 所示。

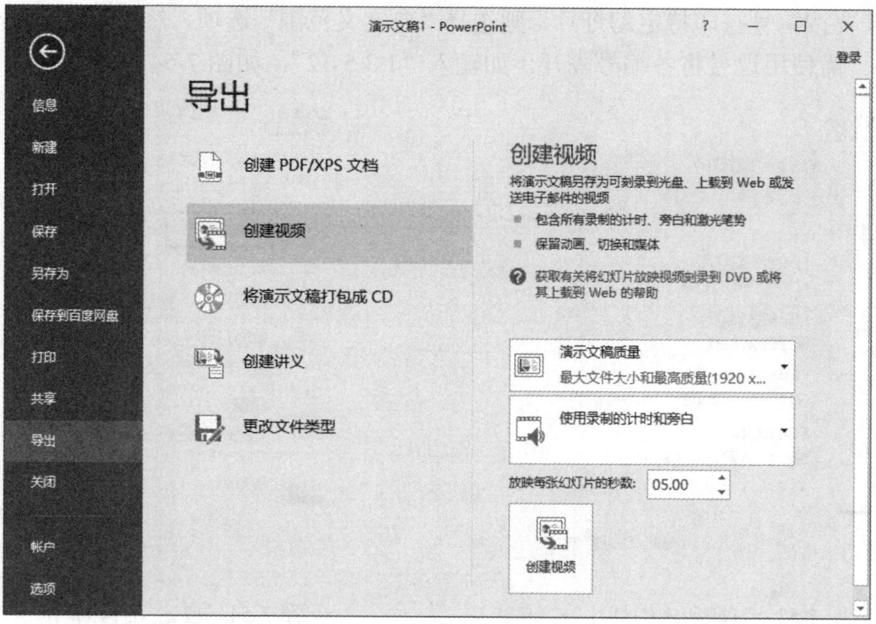

图 7-52　将演示文稿导出为视频

创建的视频可以包括所有录制的计时、旁白、墨迹笔画和激光笔，并且会保留动画、切换和媒体。

2）在“创建视频”标题下的第一个下拉列表中，选择所需的视频质量，该选项决定了视频的分辨率，分辨率越高，文件就越大。

3）在“创建视频”标题下的第二个下拉列表中，选择创建的视频是否包括录制的旁白和计时。

4）单击“创建视频”按钮，打开“另存为”对话框，选择视频的保存位置、保存名称和保存类型，默认的保存类型是*.mp4。

5）单击“保存”按钮，开始创建视频，并在下方状态栏中显示制作视频的进度条。

7.5 打印演示文稿

有时为了观众能更好地接受演示文稿的内容，或演示后留作参考，需要将演示文稿打印出来。打印时可以选择打印的幻灯片、幻灯片大小和一页打印多少幻灯片等。

1）选择“文件”→“打印”选项，然后在打开的“打印”界面的“份数”编辑框中输入要打印的份数。

2）在“打印机”下拉列表中，选择要使用的打印机。

3）在“设置”选项组中执行下列操作之一。

① 若要打印所有幻灯片，则选择“打印全部幻灯片”选项。

② 若要打印所选的一张或多张幻灯片，则选择“打印所选幻灯片”选项，在其列表中进行相应的选择，如图 7-53 所示。

③ 若仅打印当前显示的幻灯片，则选择“打印当前幻灯片”选项。

④ 若要按编号打印特定幻灯片，则选择“自定义范围”选项，然后输入各幻灯片的列表或范围。需使用逗号将各编号隔开，如输入“1,3,5-12”，如图 7-54 所示。

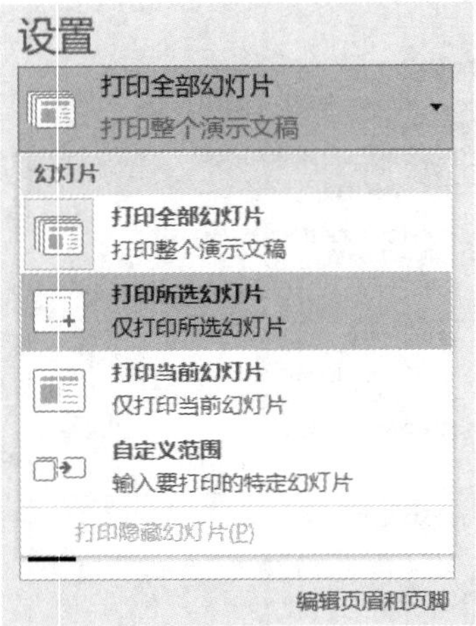

图 7-53 打印所选幻灯片

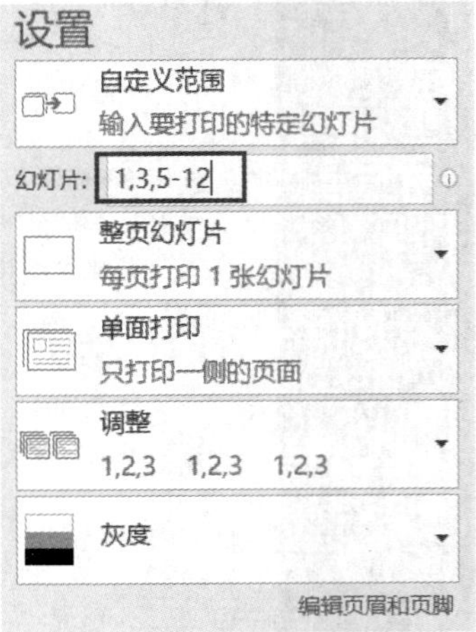

图 7-54 自定义打印范围

4）单击“整页幻灯片”下拉按钮，弹出的下拉列表如图 7-55 所示，设置一页上打印的幻灯片张数及格式，可执行下列操作。

① 若要在一整页上打印一张幻灯片，则选择“打印版式”→“整页幻灯片”选项。

② 若要以讲义格式在一页上打印一张或多张幻灯片，则在“讲义”下选择每页所需的幻灯片数，以及希望按垂直还是水平顺序显示这些幻灯片。

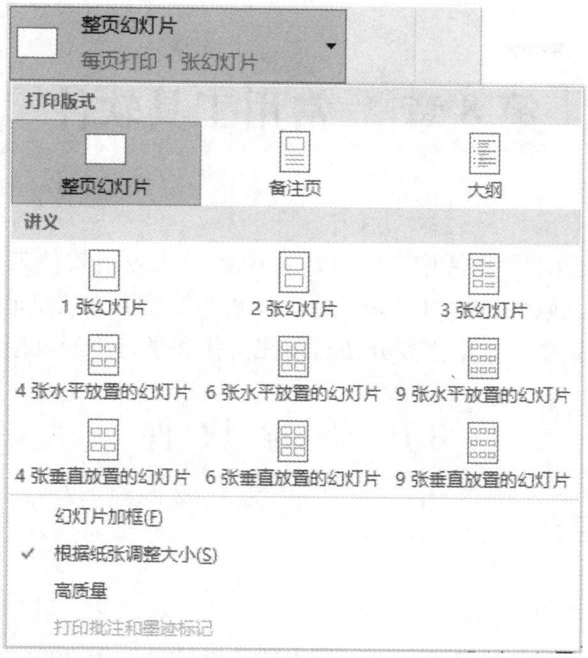

图 7-55　设置打印幻灯片格式

③ 若要在幻灯片周围打印一个细边框，则选择“幻灯片加框”选项。再次选择该选项即可取消选择，不打印边框。

④ 若要根据打印机的纸张调整幻灯片大小，则选择“根据纸张调整大小”选项。

⑤ 若要增大分辨率、混合透明图形，以及在打印作业上打印柔和阴影，则选择“高质量”选项。

5）单击“颜色”下拉按钮，在弹出的列表中可以设置打印的颜色，可以选择下列选项。

① 颜色：使用此选项在彩色打印机上以彩色打印。

② 灰度：使用此选项打印的图像包含介于黑色和白色之间的各种灰色色调。背景填充的打印颜色为白色，从而使文本更加清晰（有时灰度的显示效果与“纯黑白”一样）。

③ 纯黑白：使用此选项打印不带灰填充色的讲义。

6）若要打印或更改页眉和页脚，则单击“编辑页眉和页脚”链接，然后在打开的“页眉和页脚”对话框中进行设置。

7）单击“打印”按钮进行打印。

第 8 章　常用工具软件

在日常的工作、学习和生活中，经常需要用到一些应用软件来完成具体的任务，我们将这些软件称为工具软件。学习一些常用工具软件的使用方法是非常有必要的，现在计算机的工具软件种类繁多，本章主要介绍目前在工作和学习中经常用到的几种工具软件。

8.1　杀 毒 软 件

8.1.1　360 安全卫士

1. 360 安全卫士简介

360 安全卫士是一款由奇虎 360 公司推出的杀毒软件，于 2006 年 7 月上线应用。360 安全卫士拥有木马查杀、清理插件、修复漏洞、计算机体检、保护隐私、清理垃圾、清理痕迹等多种功能。360 安全卫士的木马防火墙、360 密盘等功能，依靠抢先侦测和云端鉴别，可全面、智能地拦截各类木马，以保护用户的账号、隐私等重要信息。

360 安全卫士可以在很多软件网站免费下载，推荐从 360 公司官网进行下载。如果在没有网络的状态下安装，则可以下载离线安装包。如图 8-1 所示为 360 安全卫士的图标。

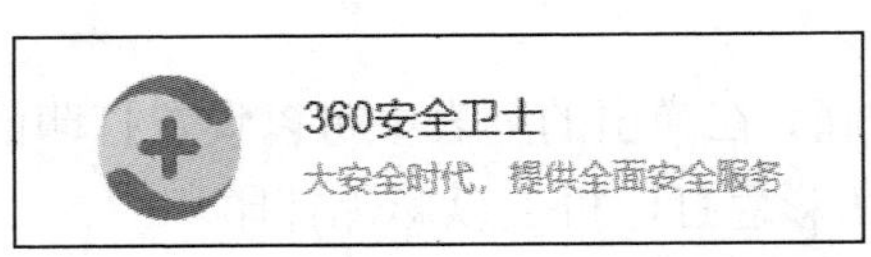

图 8-1　360 安全卫士的图标

2. 常用功能

启动 360 安全卫士后，显示的是 360 安全卫士主界面，如图 8-2 所示。

（1）计算机体检

计算机体检功能可以全面地检查用户计算机的各项状况，体检完成后会提交给用户一份优化计算机的意见，用户可以根据自身的需要对计算机进行优化，也可以便捷地选择一键优化。计算机体检功能包括以下几项。

1）故障检测：检测系统、软件是否有故障。

2）垃圾检测：检测系统是否有垃圾。

3）安全检查：检测是否有病毒、木马、漏洞等。

4）速度提升：检测系统运行速度是否可以提升。

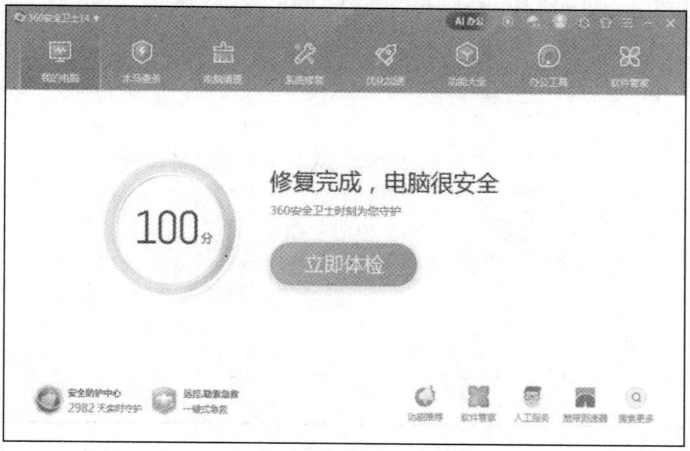

图 8-2　360 安全卫士主界面

（2）木马查杀

木马是指利用计算机程序漏洞侵入计算机，并伺机窃取文件的程序。木马对用户计算机的危害非常大，可能导致用户的网络银行等重要账户的密码丢失，木马的存在还可能导致用户的隐私文件被复制或删除，所以及时查杀木马对安全上网来说十分重要。360 安全卫士的“木马查杀”功能可以帮助用户找出其计算机中疑似木马的程序并在获取用户许可的情况下删除这些程序。木马查杀界面如图 8-3 所示。

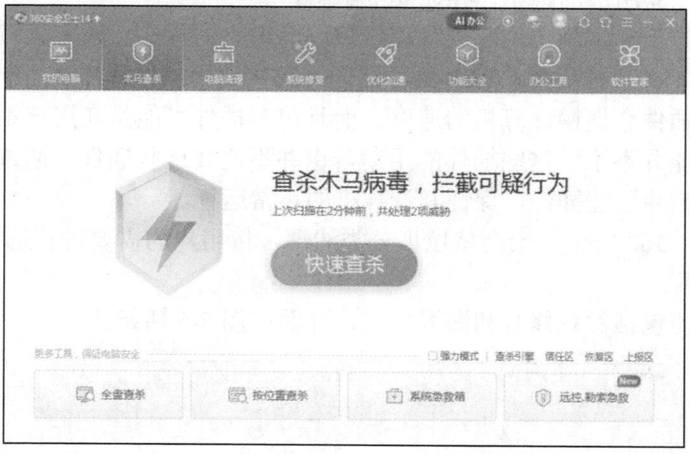

图 8-3　木马查杀界面

木马查杀包括以下几种。

1）快速扫描：扫描系统内存、开机项等关键位置，快速查杀木马。

2）全盘扫描：扫描全部磁盘文件，全面查杀木马及其残留。

3）自定义扫描：扫描用户指定的文件或文件夹，精确查杀木马。

（3）电脑清理

电脑清理界面如图 8-4 所示。电脑清理功能可帮助用户清理垃圾、上网痕迹和各种插件等，使计算机更干净、运行更快。

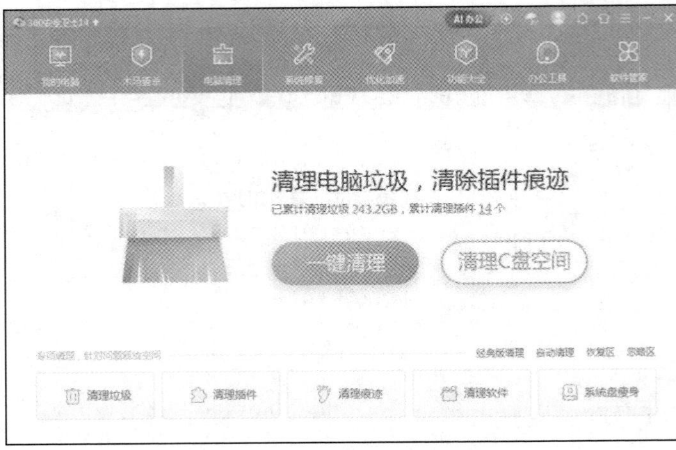

图 8-4　电脑清理界面

有以下 6 个清理项目可以选择：清理垃圾、清理痕迹、清理注册表、清理插件、清理软件、清理 Cookies。

垃圾文件是指系统工作时所过滤加载的剩余数据文件，虽然每个垃圾文件所占系统资源并不多，但是一段时间没有清理后，垃圾文件会越来越多。长时间地堆积垃圾文件会拖慢计算机的运行速度和上网速度，浪费硬盘空间。

上网痕迹是指用户在进行各种上网操作时留下的历史文档，它记录了用户上网的动作，如浏览过哪些网站、下载过哪些文件等。很多软件会在使用后留下包含个人信息的使用痕迹，这很有可能泄露用户的隐私，存在安全隐患。

插件是一种遵循一定规范的应用程序接口编写出来的程序。很多软件都有插件，如在 IE 浏览器中安装相关的插件后，Web 浏览器能够直接调用插件程序，用于处理特定类型的文件。但过多的插件会拖慢计算机的速度，而且很多插件可能是在用户不知情的情况下安装的，用户有可能并不了解这些插件的用途，也并不需要这些插件。通过定期清理插件，用户可以及时地删除这些插件，保证其计算机的正常运行。

扫描完成后，360 安全卫士会将垃圾分类清理，按用户的需要进行选择。

（4）系统修复

系统修复主要包括常规修复和漏洞修复，界面如图 8-5 所示。

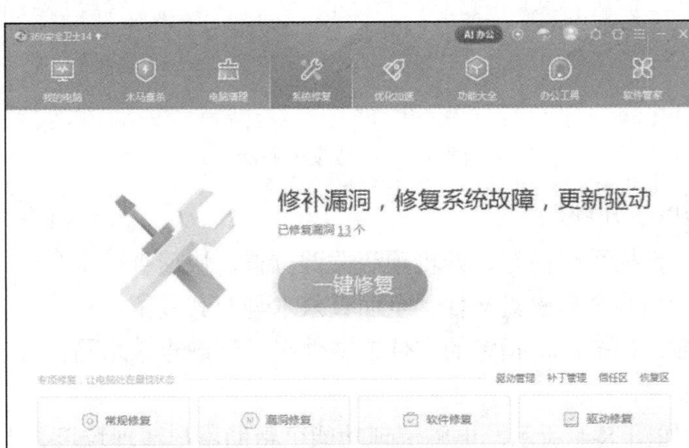

图 8-5　系统修复界面

1）常规修复：修复浏览器组件等问题。

2）漏洞修复：修复计算机存在的漏洞。

（5）优化加速

优化加速界面如图 8-6 所示，使用“一键加速”按钮优化计算机性能，该功能包括：开机加速、软件加速、网络加速、性能加速和启动项管理等功能。

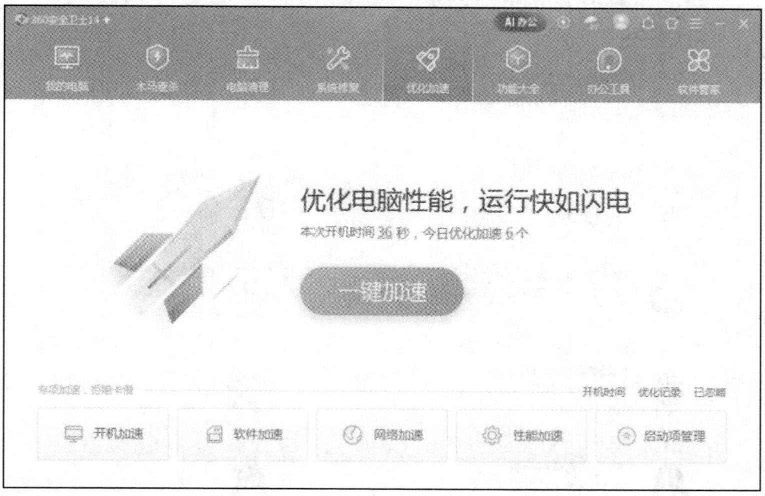

图 8-6　优化加速界面

单击“启动项管理”按钮，可以打开启动项管理界面，如图 8-7 所示。在这个界面下可以看到所有的自启动软件，可使用右侧下拉箭头对这些软件进行调整，达到优化计算机性能的目的。此外，还可以通过“开机时间统计”来查看各软件的开机时间。

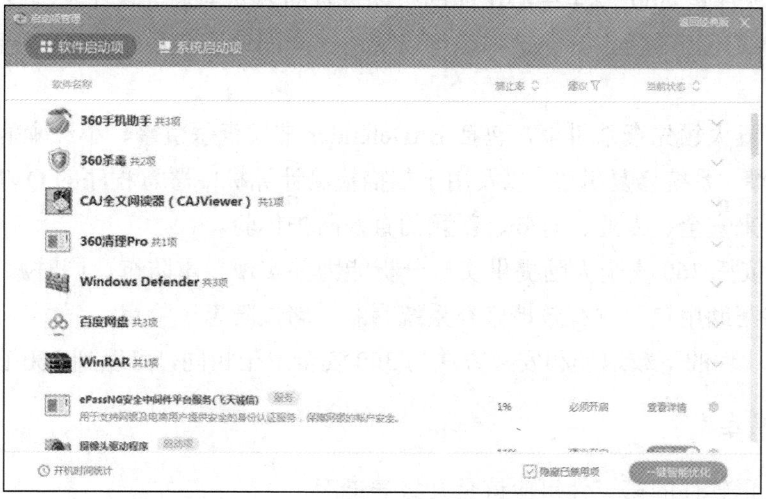

图 8-7　启动项管理界面

（6）软件管家

360 软件管家是 360 安全卫士提供的一个集软件下载、安装、升级、卸载、购买软件和优化于一体的管理工具。使用 360 软件管家可以下载安装无捆绑软件、个性化管理软件，并一键强力卸载软件、快速净化弹窗等。360 软件管家界面如图 8-8 所示。

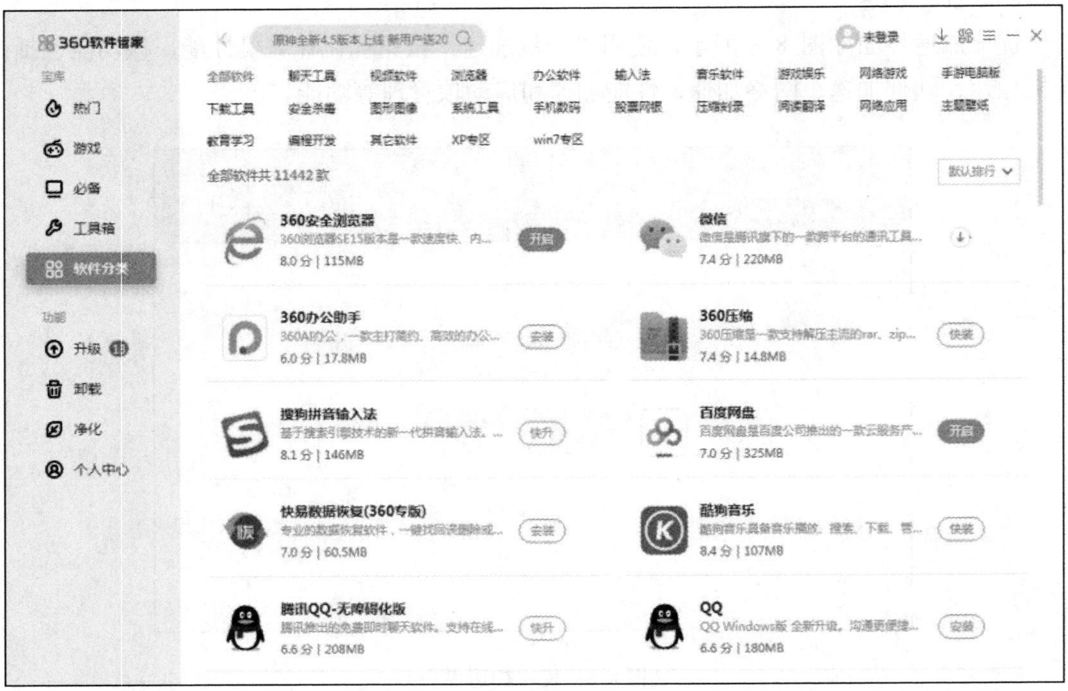

图 8-8 360 软件管家界面

8.1.2 360 杀毒软件

360 杀毒软件是 360 安全中心出品的一款免费的云安全杀毒软件，具有查杀率高、资源占用少、升级迅速等优点。一键扫描可以快速、全面地诊断系统安全状况和健康程度，并进行修复。

它整合了五大领先查杀引擎，包括 BitDefender 常规查杀引擎、小红伞病毒查杀引擎、360 云查杀引擎、系统修复引擎，以及用于扫描检测计算机中恶意程序的 QVM 人工智能引擎，为用户带来安全、专业、有效、新颖的查杀防护体验。

360 杀毒依托 360 安全大脑提供实时分析能力并实现多重防御，同时漏洞修复功能重磅上线，能够帮助用户及时有效地修补系统漏洞，堵住隐患风险点。

360 杀毒软件的下载地址和安装方法与 360 安全卫士相同，可以到 360 官方网站下载。

1. 升级病毒库

安装完杀毒软件的第一件事应该是升级病毒库。

杀毒软件只能查杀已知的病毒，但是每天都可能有新的病毒出现，这就要求用户必须不断地升级病毒库才能查杀最新的计算机病毒。

刚安装的杀毒软件通常病毒库都不是最新的，所以需要我们手动升级病毒库。可以通过主界面下方的“检查更新”按钮进行升级，如图 8-9 所示。

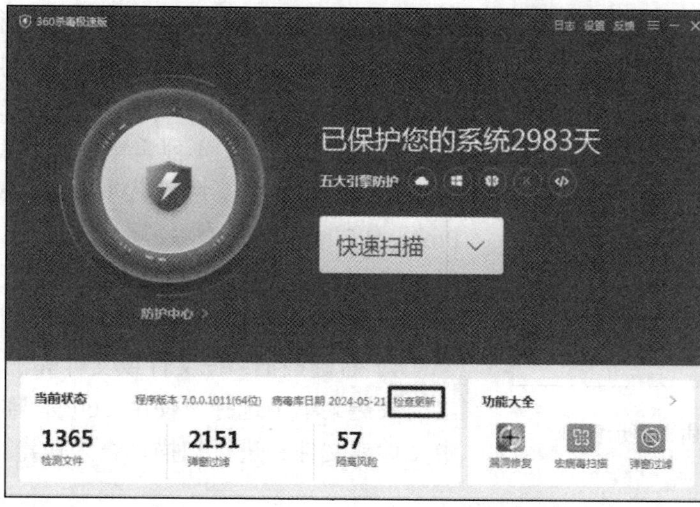

图 8-9　“检查更新”按钮

360 杀毒具有自动升级功能，如果开启了自动升级功能，则 360 杀毒会在有升级版本可用时自动下载并安装升级文件。

默认状态下，自动升级功能是开启的，也可以通过“设置”→“升级设置”来修改，如图 8-10 所示。

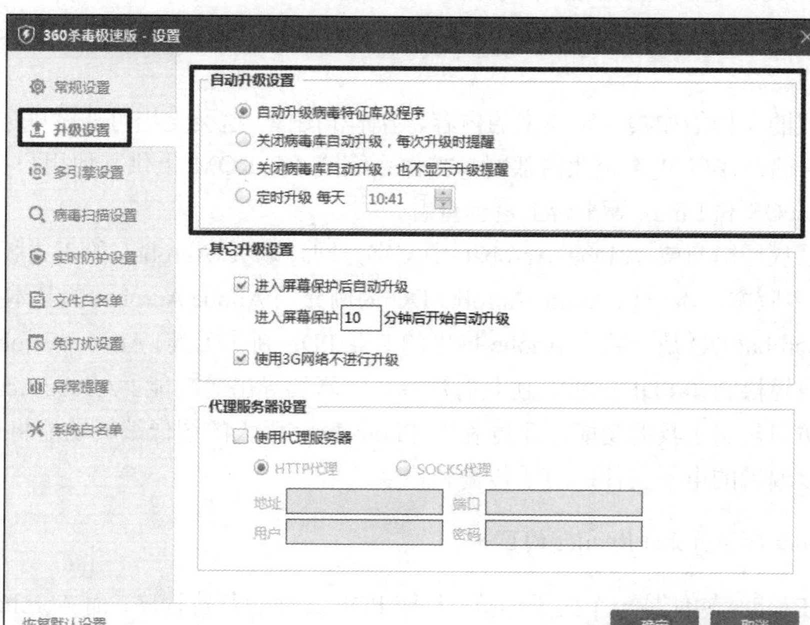

图 8-10　设置自动升级

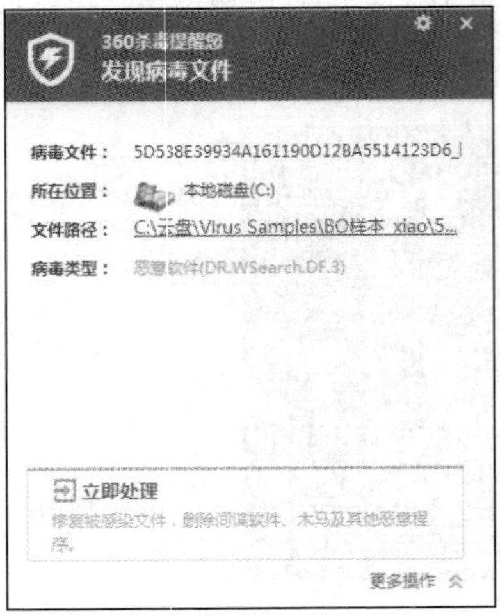

图 8-11 发现病毒提示窗口

2. 病毒查杀

360 杀毒具有实时病毒防护和手动扫描功能。实时防护功能在文件被访问时对文件进行扫描，及时拦截活动的病毒，在发现病毒时会通过提示窗口警告用户，如图 8-11 所示。

360 杀毒提供了 4 种病毒扫描方式。

1）快速扫描：扫描 Windows 操作系统目录及 Program Files 目录。

2）全盘扫描：扫描所有磁盘。

3）自定义扫描：扫描用户指定的目录。

4）右键扫描：在文件或文件夹上右击，可以在弹出的快捷菜单中选择“使用 360 杀毒扫描”选项对选中文件或文件夹进行扫描、查杀病毒。

8.2 PDF 制作软件

8.2.1 Adobe Acrobat 概述

1. Adobe Acrobat 获取途径

Adobe Acrobat 是由 Adobe 公司开发的一款便携式文档格式（portable document format，PDF）编辑软件。借助它，用户能够以 PDF 格式制作和保存文档，以便于浏览、打印或使用更高级的功能。

PDF 格式的文档能如实保留原来的内容、字体和图像。这类文档可通过电子邮件发送，也可将它们存储在 WWW、企业内部网、文件系统或 CD-ROM 上供其他用户在 Microsoft Windows、macOS 和 Linux 等平台上进行查看。

用户可以从经销商或 Adobe Acrobat 中文官方网站购买 Acrobat 的正式版本。Adobe Acrobat 有很多版本，本节以 Adobe Acrobat DC 为例介绍 Adobe Acrobat 的基本操作。

Adobe Acrobat DC 是一款由 Adobe 推出的专业 PDF 制作工具。Adobe Acrobat DC 不仅可以帮助用户轻松制作 PDF 文件，还具有注释、编辑和导出等功能。Adobe Acrobat DC 不仅提供迅速访问常用工具的功能，还可利用 Photoshop 强大的图像编辑功能将任何纸质文件转换为可以编辑的电子文件，用于传输和签字。

2. Acrobat 和 Acrobat Reader 的区别

Acrobat Reader 软件是一个用于浏览、打印 PDF 文件的免费程序；而 Acrobat 则是一种用来创建、审阅、批准、加密和在线共享 Adobe PDF 文件的桌面工具。两者的功能比较如表 8-1 所示。

表 8-1　Acrobat Reader 和 Acrobat 7.0 的功能比较

功能	Acrobat Reader	Acrobat 7.0
浏览、导航和打印 PDF 文件	有	有
在线填写 Acrobat PDF 表单	有	有
将任意应用程序中的任意文件转换为 PDF 格式	无	有
离线填写 Acrobat PDF 表单	无	有
将 Web 页面/站点转换为 PDF	无	有
创建并保存交互式 Acrobat PDF 表单	无	有
将 Web 页面/站点转换为 Adobe PDF 文件	无	有
填写并保存 Acrobat PDF 表单	无	有
添加书签和链接	无	有
在 Web 浏览器中添加电子“便签”、高亮线和删除线	无	有
在 Web 浏览器中给 Adobe PDF 文件添加数字签名	无	有
给 Adobe PDF 文件添加保密控制	无	有

8.2.2 将 Microsoft Office 创建的文件转换为 PDF 文件

我们可以在多个 Microsoft 应用程序中将创建的文件直接转换为 Adobe PDF 文件，而无须退出创作应用程序。在 Windows 环境下，将 Microsoft Office 创建的文件转换为 PDF 文件，有两种常用的方法：使用 Adobe PDF 打印机和使用 Acrobat 选项卡。下面以 Word 创建的文件转换为 PDF 文件为例，分别介绍这两种方法。

1. 使用 Adobe PDF 打印机进行转换

我们可以从任何含有“打印”命令的应用程序中创建 Adobe PDF 文件，以 Word 为例，创建步骤如下。

1）在 Word 中打开要转换为 Adobe PDF 的文件，然后选择“文件”→“打印”选项。

2）从打印机列表中选择“Adobe PDF”选项，如图 8-12 所示。

3）单击“打印机属性”链接，在打开的对话框中可以自定义 Adobe PDF 打印机的设置，如图 8-13 所示。

4）单击“确定”按钮，在打开的“另存 PDF 文件为”对话框中，设置转换生成的 PDF 文件的存放目录（默认存放在“我的文档”中）和文件名称（默认情况下，PDF 文件将采用相同的文件名加.pdf 扩展名保存）。

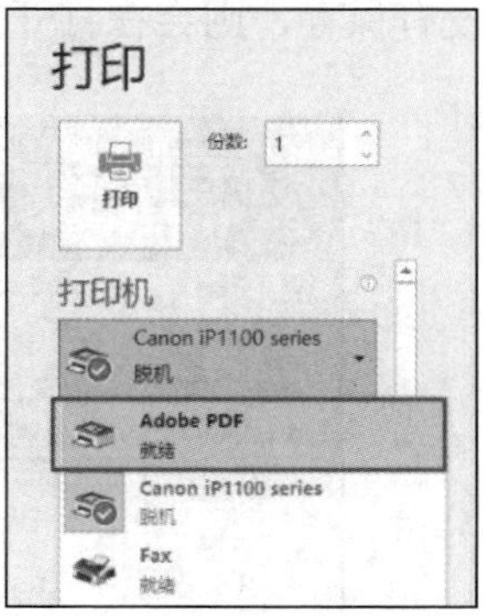

图 8-12　Adobe PDF 打印机

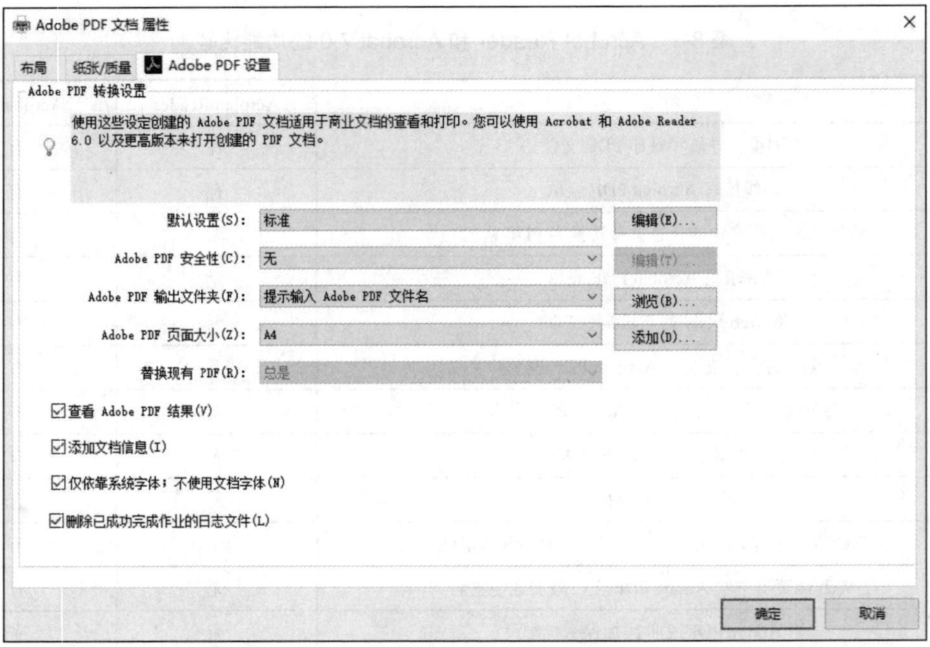

图 8-13　自定义 Adobe PDF 打印机设置

5）设置完后，单击“保存”按钮，Adobe Acrobat 开始转换文件。

6）转换后生成相应的 PDF 文件。

2. 使用 Acrobat 选项卡进行转换

默认的 Acrobat 安装将自动在 Office 软件界面上添加 Acrobat 选项卡，如图 8-14 所示，从而允许在 Microsoft Word、Access、Excel 和 PowerPoint 中快速轻松地创建 PDF 文件。

将 Microsoft Word 文件转换为 PDF 文件的操作步骤如下。

1）在 Microsoft Word 应用程序中打开文件。

2）在 Acrobat 选项卡中，单击“创建 Adobe PDF”→“创建 PDF”按钮，如果当前文档没有保存，则会在打开的对话框中提示用户保存。

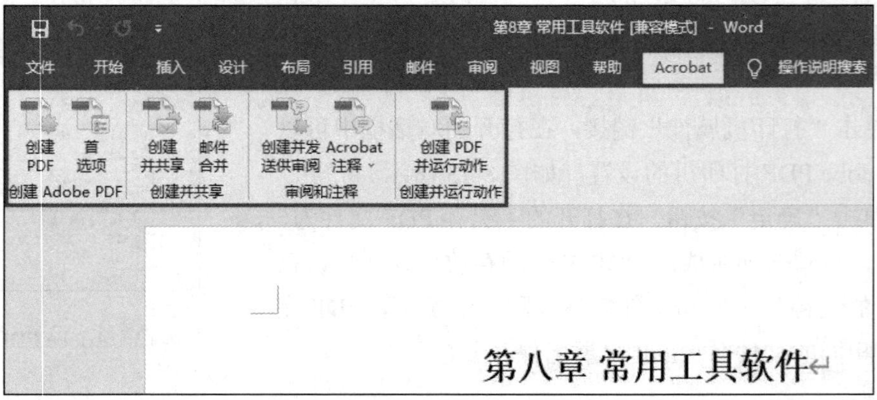

图 8-14　Acrobat 选项卡

3）选择保存的位置，单击“确定”按钮。

4）系统开始转换生成 PDF 文件。

在默认情况下，PDF 文件使用相同的文件名加.pdf 扩展名命名，保存在与源文件相同的文件夹中。

8.2.3　转换 IE 浏览器中的网页

Acrobat 在 IE 5.01 及更高版本中添加了 Adobe PDF 功能，从而允许将当前显示的网页转换为 PDF 文件，只需要简单的操作即可转换和执行动作。将网页转换为 Adobe PDF 文件的操作步骤如下。

1）在 IE 浏览器中打开网页。

2）单击 IE 浏览器工具栏中的“转换”按钮。

3）在网页上右击，在弹出的快捷菜单中选择“将网页转换为 PDF…”选项，如图 8-15 所示。

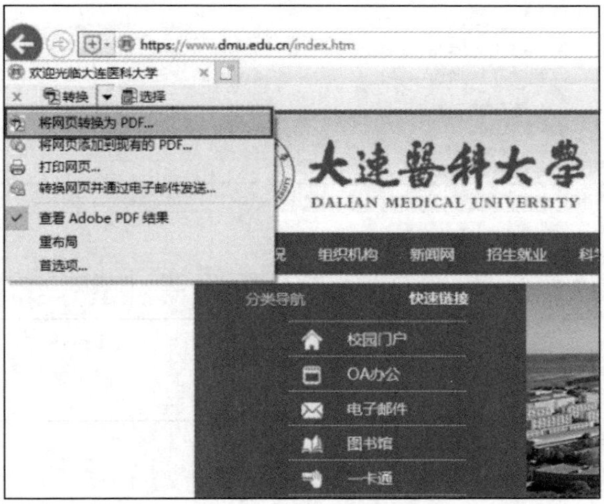

图 8-15　将当前网页转换为 PDF 文件

4）在打开的“将网页转换为 PDF”对话框中，指定转换生成的 PDF 文件的存放目录（默认存放在“我的文档”中）和文件名称（默认情况下，PDF 文件采用网页名加.pdf 扩展名的形式保存）。

5）单击“保存”按钮，Acrobat 开始将当前网页转换为 PDF 文件。

8.2.4　将 PDF 文档转换为其他文件格式

可以使用“另存为”命令将 PDF 文档中的文本和图像转换为不同的文件格式。当将文件保存为图像文件格式时，每一页将保存为单个文件，也可以从 PDF 文档中提取内容，方法是使用选择工具选择文本、表和图像，并将它们复制和粘贴到其他应用程序中。

将 PDF 文件转换为其他文件格式的操作步骤如下。

1）打开 PDF 文档，选择“文件”→“另存为”选项，在打开的“另存为 PDF”对话框中命名文件，然后选择保存文件的位置。

2）选择文件的保存类型，如图 8-16（a）所示。

3）单击“设置”按钮，如图 8-16（b）所示，在打开的“另存为 DOCX 设置”对话框中设置转换选项，如图 8-17 所示。

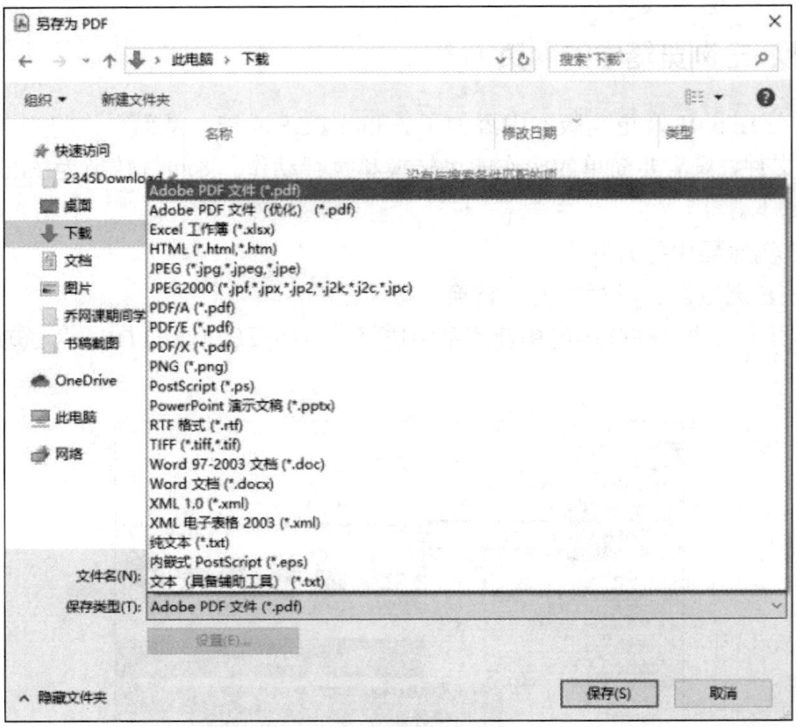

（a）设置保存类型

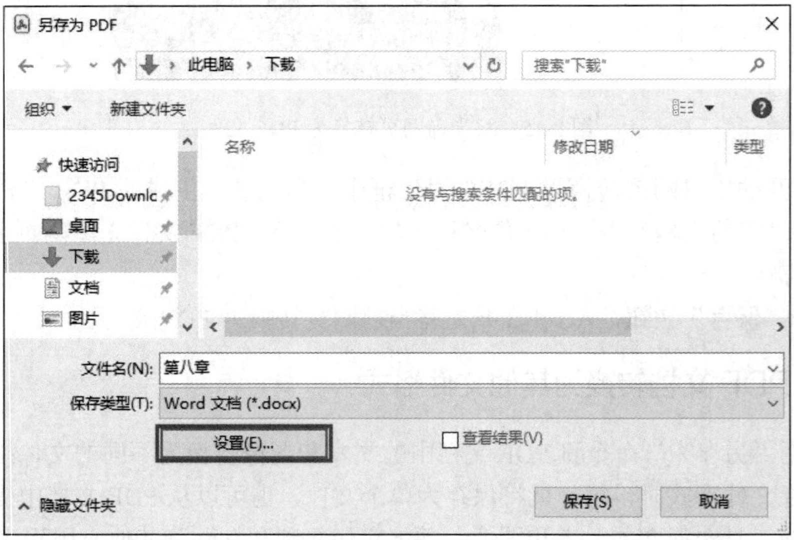

（b）“设置”按钮

图 8-16 “另存为 PDF”对话框

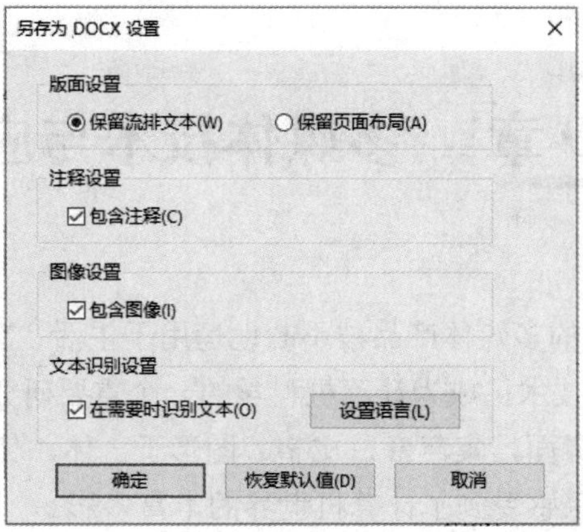

图 8-17　设置转换选项

4）单击“确定”按钮，将 PDF 文档转换为选定的文件类型。在默认情况下，使用追加了文件类型的源文件名作为文件名。

第 9 章　多媒体技术与应用

在 21 世纪，各种各样的多媒体产品被不断地运用于生活、文化娱乐和社会实践中。当前，多媒体（multimedia）技术已成为计算机科学的一个重要研究方向，多媒体的开发与应用改变了过去单一的人机界面，集声音、文字、图形于一体，使用户置身于多种媒体协同工作的环境中，让用户深深感受到了计算机世界的丰富多彩。

多媒体技术的发展，广泛影响着教育科研领域（如形象教学、模拟展示）、商业广告领域（如特技合成、大型演示）、医学临床（如远程诊断、远程手术）、人工智能（如生物、人类智能模拟）、影视娱乐领域（如电影特技、变形效果）及其他各研究领域。

9.1　多媒体技术概述

“媒体”在计算机领域中有两种含义：一是指传播信息的载体，如文字、图像、动画、音频、视频等；二是指存储信息的载体，如磁盘、光盘、U 盘、半导体存储器等。多媒体技术中的媒体是指前者。

9.1.1　多媒体技术的概念及特性

多媒体技术是指通过计算机对文字、数据、图形、图像、动画、声音等多种媒体信息进行综合处理和管理，使用户可以通过多种感官与计算机进行实时信息交互的技术，又称为计算机多媒体技术。

根据多媒体技术的定义，可知多媒体技术具有以下特性。

1）多样性：指信息媒体的多样化。多媒体就是要把机器处理的信息多样化或多维化，使之在信息交互的过程中具有更广阔和自由的空间。

2）集成性：即多种信息媒体的集成和处理。

3）交互性：指向用户提供更加有效的控制和使用信息的手段。例如，用户可以使用键盘、鼠标、触摸屏等设备，通过计算机程序来控制各种媒体的播放。

4）实时性：指在多媒体系统中声音及动态视频图像、图画之间的同步特性，即实时地反映它们之间的联系。

5）协同性：指各种媒体之间必须有机地配合才能协调一致。

6）数字化：指将许多复杂多变的信息转变为可以度量的数字和数据，多媒体信息的数字化是多媒体技术发展的基础。

9.1.2　数据压缩技术

多媒体技术可以处理文本、图形、图像、声音、动画和视频等各种媒体，语音、动画等信息经数字化处理后的数据量较大，只有采取数据压缩技术才能有效地保存和传送这些数据。

下面通过例子来说明多媒体数据占用的存储空间。

【例 9.1】　计算存储一幅具有 1024×768 像素的真彩色图像所占用的存储空间。

图像数据量=图像的总像素数×图像深度÷8

图像深度是指位图中的每个像素点记录颜色的位数（bit）。若一幅数字图像上的每个像素都使用 24 位二进制数表示这个像素的颜色，则这幅数字图像的深度就是 24 位，即 3B。

存储一幅具有 1024×768 像素的真彩色图像所占用的存储空间大约为 1024×768×24÷8B=2.25MB。

【例 9.2】　计算存储 1 分钟视频所需的存储空间，分辨率是 1024×768，每秒 25 帧。

1 帧所占存储空间：1024×768×24÷8B=2.25MB。

25 帧所占存储空间：2.25MB×25=56.25MB。

1 分钟视频所需的存储空间：56.25MB×60=3375MB。

由此可见，从存储容量来看，数据是必须压缩的。如果不压缩，大容量的数据不适合网络传输。若不压缩，示例中的视频数据在实际播放时，要求 1 分钟从光盘或硬盘中读取 3375MB 数据才能保证播放，这对技术的要求相当高。

数据压缩处理通常包含两个过程：编码过程，即将原始数据编码压缩；解码过程，即将压缩后的数据还原为可以使用的数据。

1. 数据压缩的方法

数据压缩主要有两种方法：无损压缩和有损压缩。

（1）无损压缩

无损压缩也称冗余压缩或无失真压缩，无损压缩可以去掉或减少数据中的冗余，但这些冗余数据可以使用特定的方法重新插入数据中。无损压缩是可逆的，它能保证百分之百地恢复原始数据。无损压缩比较小，一般在（5∶1）～（2∶1）之间。无损压缩广泛应用于文本数据、程序和应用场合图像数据（如指纹图像、医学图像等）的压缩。常见的无损压缩格式有 APE 和 FLAC。

（2）有损压缩

有损压缩利用了人类视觉和听觉器官对图像或声音中的某些成分不敏感的特性，允许在压缩过程中损失一定的信息以减少数据量。有损压缩是不可逆的，由于信息量减少了，因此压缩比很高，对动态视频的压缩比可达到（50∶1）～（200∶1），但图像或声音质量也会相应地下降。有损压缩广泛用于音频、视频数据的压缩中，如我们常听到的 MP3、WMA、OGG 音频都是有损压缩。

2. 数据压缩技术在医学中的应用

远程医疗中需要传送大量的图片及声音、视频信息，由于这些信息占用的存储空间巨大，因此需要对这些数据进行有效的压缩。

（1）静态图像压缩

医学图像具有图像像素深度较大的特点，每个像素占用 12～24bit，一幅原始的医学图像通常占用较大的存储空间，而且医学图像要求有较高的图像分辨率（典型值为 2048×2048 或更高）。在医院使用的影像存储与传输系统（picture archiving and communication system，PACS）中，需要提供较大容量的存储空间来存储海量的医学图像数据。在远程医疗诊断系统中，需要对医学图像进行异地传输，图像数据的大小会直接影响传输的速度，如果图像占用空间过大，则会导致目的地临床医生无法进行有效诊断。因此，进行有效的医学图像压缩是非常必要的。

另一方面，医学图像有其特殊性，错误描述的代价非常高，必须提供一种高重构质量的压缩方法。与常规图像相比，医学图像是纹理较多、分辨率较低、相关性较大的图像，对其进行压缩是比较困难的。目前，应用较多的远程医疗系统采用的是 JPEG 2000 压缩方式。JPEG 2000 是静态图像压缩技术，是由联合图像专家组定制的，是静态图像压缩编码标准（joint photographic experts group，JPEG）的升级，支持有损压缩和无损压缩。与 JPEG 压缩相比，JPEG 2000 具有更高的压缩比（比 JPEG 高 20%～40%），并且支持感兴趣区压缩。由于计算机体层成像（computed tomography，CT）片和 X 光片都是连续灰度的医学图像，因此使用 JPEG 2000 的无损压缩具有较好的压缩效果。

（2）视频压缩

由于数字视频文件大，而且视频的捕捉和回放要求很高的数据传输率，因此视频压缩是需要解决的关键问题之一。

数字化后的视频信号能进行压缩，主要依据以下两个基本条件。

1）数据冗余。例如，空间冗余、时间冗余、结构冗余、信息熵冗余等，即图像的各像素之间存在着很强的相关性，消除这些冗余并不会导致信息损失，属于无损压缩。

2）视觉冗余。因为人眼对亮度和色度的敏感度不同，所以在编码时引入适量的误差，也不会被察觉出来。可以利用人眼的视觉特性，以一定的客观失真换取数据压缩，这种压缩属于有损压缩。

视频压缩有基于软件的也有基于硬件的。硬件压缩比纯软件压缩速度快、压缩效率高，但需要附加硬件，成本高、使用不方便。为此，多媒体应用中的视频（通常存储在 CD-ROM 上）通常使用软件压缩。

目前，医学视频常用的压缩标准有以下两种。

1）活动图像专家组（moving picture experts group，MPEG）标准，如 MPEG-1、MPEG-2、MPEG-4，其中 MPEG-2 用于高带宽（1.5MHz 以上）的应用。

2）H 系列，如 H.261、H.263，它们覆盖了低带宽（2Mbit/s 以下）的应用。

后来两者联合起来定制了一个统一的图像编码压缩标准 H.264/MPEG-4AVC，用于提高图像质量，覆盖所有的带宽。Internet 上的实时传输一般使用较低码率的 H.261/H.263 编码标准、运动 JPEG 及 MPEG-4 标准。

（3）音频压缩

数字音频压缩标准分为电话语音压缩、调幅广播音频压缩、调频广播音频压缩及CD音质的宽带音频压缩。其中，电话语音压缩可以将语音信息压缩到6.3KB/s，平均意见得分（mean opinion score，MOS）值为3.98，一般人无法听出压缩后的语音失真。

9.2　音频处理技术

声音属于听觉媒体，是由物体振动产生的，一般可以通过连续的波形来表示，如图9-1所示。

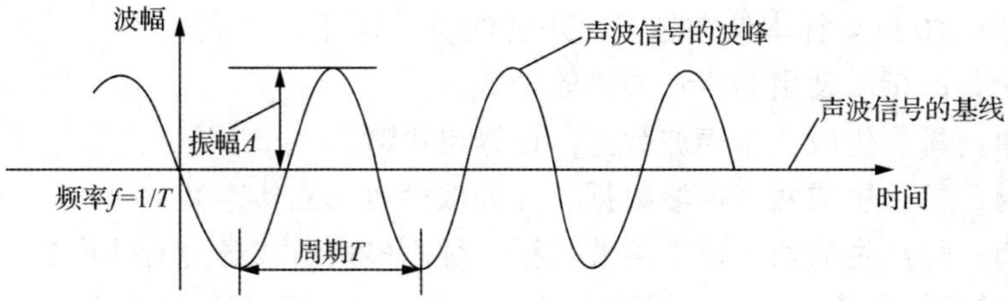

图9-1　声音波形

周期（T）：波形中连续两个波峰或波谷之间的时间距离。

频率（f）：周期的倒数（f=1/T），用Hz表示，用来反映声音的音调。

幅度：波形的最大位移，也就是振幅，用于反映音量的大小。

从听觉角度来讲，声音媒体具有3个要素：音色、音强和音调。

音色：不同的材质或环境产生的声音及所伴随的泛音也不同，所以就产生了声音的音色特征。

音强：也称响度，其大小取决于发声体振动的振幅。

音调：取决于发声体振动的频率，频率越快，音调越高。

9.2.1　音频数字化

声音信号是时间、幅度上都连续的模拟信号。在计算机中，音频必须以数字形式表示，因此必须把模拟音频信号转换成有限个数字表示的离散序列，这称为音频数字化。

1. 音频数字化的步骤

对模拟音频进行数字化的过程包括3个步骤：采样、量化和编码。

1）采样：每间隔一段时间读取一次声音信号幅度，使声音信号在时间上被离散化，即采样得到的信号为离散信号。

2）量化：把采样得到的声音信号在幅度上离散化，即将幅度转换为数字值，再用数字表示这个幅度值，那么所得到的信号就是数字信号。

3）编码：用一组二进制码组来表示每一个有固定电平的量化值，或者说将量化值转换为二进制码组。

声音信息的数字化过程如图9-2所示。

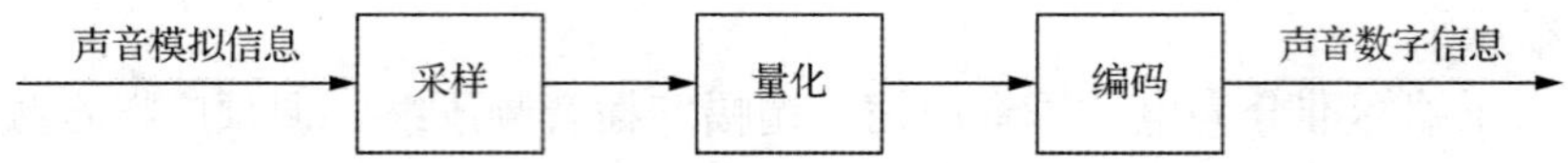

图 9-2 声音信息的数字化过程

2. 数字音频的质量

对模拟信号进行数字化后，会得到数字音频。数字音频的质量取决于采样频率、量化位数和声道个数 3 个因素。

1）采样频率：指每秒采集声音样本的个数。采样频率越高，声音的保真度越高。

2）量化位数：也称量化精度，指每个声音样本需要用多少位二进制数来表示。常用的有 8 位、12 位和 16 位。样本位数越多，声音的质量越高。

3）声道个数：指所使用的声音通道的个数。

① 单声道：每次生成一个声波数据，称为单声道。

② 双声道：每次生成两个声波数据，称为双声道（立体声）。

③ 多声道：每次生成两个以上声波数据，称为多声道（环绕立体声）。

以字节为单位，数字音频文件的存储容量（假定未经压缩）取决于采样频率、量化位数和声道个数，它们之间的关系如下。

$$存储容量=采样频率\times量化位数/8\times通道数\times时间$$

9.2.2 音频数据格式

通常使用 Windows 中的录音程序或专用录音软件进行音频的录制，一般要求有声卡、传声器或收音机、放音机等声源设备。

计算机中常用的存储音频的文件格式有以下几种。

1. WAV 格式

WAV 格式的扩展名是“*.wav”，是 Windows 所用的标准数字音频文件，是通过对声波的高速采集直接得到的，可以重现各种声音，但是产生的文件较大。

2. MP3 格式

MP3 格式的扩展名是“*.mp3”，是根据 MPEG-1 视频压缩标准对音频进行压缩得到的声音文件，保持了立体声高品质的音质。

3. WMA 格式

WMA 格式的扩展名是“*.wma”，是微软公司力推的一种音频格式，其以减少数据流量但保持音质的方法来达到更高的压缩率，生成的文件大小只有相应 MP3 文件的一半。此外，WMA 还可以通过加入数字权利管理（digital rights management，DRM）方案来防止被复制，或者加入限制播放时间和播放次数，甚至是播放机器的限制，可防止盗版。WMA 是有损数据压缩的档案格式，对于有更高要求的用户来说，WMA 并不适合。

4. CD Audio 格式

CD Audio 格式的扩展名是“*.cda”，是唱片采用的格式，记录的是波形流。其优点是音质好；缺点是无法编辑，文件较大。

5. MIDI 格式

MIDI 格式的扩展名是“*.mid”，MIDI 文件不记录声音采样数据，而是将每个音符记录为一个数字，节省了存储空间。

MIDI 格式的数字音频文件可以看作是乐谱的数字化描述，它记录的是乐器的种类，音阶的高低、长短、强弱、速度等因素，这些被称为 MIDI 消息，存储为 MIDI 文件。当需要播放时，从相应的 MIDI 文件中读出 MIDI 消息，通过音乐合成器产生相应的声音波形，经过放大后，再由扬声器输出。因为 MIDI 文件保存的是一系列由 MIDI 消息组成的“乐谱”，所以 MIDI 的播放音质与设备有关。

MIDI 文件的特点如下。

1）MIDI 文件存储的是一系列指令，而不是声音波形数据，节省了大量的存储空间。

2）使用 MIDI 文件，声卡上必须有硬件音序器或配置有软件音序器。

3）易于编辑，可自由地改变节奏、音调、音色等乐音元素。

4）MIDI 音乐可重现打击乐或一些电子乐器的声音，可实现计算机作曲。

9.2.3 音频编辑软件

我们可以利用常见的音频编辑处理软件来完成声音文件的录制、播放和编辑，同时也可以完成各种音频文件的格式转换。

1. 音频制作软件

音频制作软件是用于音频编辑、制作和后期混音的专业工具。常见的音频制作软件有 Adobe Audition、Pro Tools、Ableton Live、Logic Pro X、Studio One 等。

Adobe Audition 是一款专业的音频编辑和混合软件，由 Adobe 公司开发。它提供了多轨编辑、音频修复、降噪、音频恢复、效果处理等功能，适用于音乐制作、广播、播客、电影制作等。

Pro Tools 提供了先进的音频编辑、混音、录音和母带处理功能，广泛应用于音乐制作、电影音效、电视广告等领域。

Ableton Live 是一款以循环为基础的音乐制作软件，适用于电子音乐制作和现场表演。它提供了直观的界面，具有实时音频剪辑、效果处理、采样和虚拟乐器等功能。

Logic Pro X 是苹果公司推出的专业音频制作软件，专为 Mac 用户设计。它包含录音、混音、编辑、MIDI 制作、循环创作、音频效果、采样器和声音设计等功能。

Studio One 是一款功能强大的数字音频工作站，适用于 Windows 和 mac OS 系统。它提供了直观的界面、多轨编辑、实时音频处理、虚拟乐器和丰富的效果插件。

2. 音频处理软件

音频处理软件主要完成对数字音频的录音、采集、剪辑、效果处理及格式转换等功能。常见的音频处理软件有 Cool Edit Pro、Nuendo 等。

Cool Edit Pro 软件可以高质量地完成录音、编辑、合成等任务，能够记录的音源包括 CD、卡座、话筒等，可以对它们进行降噪、扩音、剪接等处理，并给它们添加立体环绕、淡入淡出、3D 回响等奇妙音效。此软件在普通声卡上同时处理 64 轨的音频信号，具有极丰富的音频处理效果，并能进行实时预览和多轨音频的混缩合成，是个人音乐工作室的音频处理首选软件。

Nuendo 是一款集 MIDI、音频、混音等功能于一体的音乐软件，支持多频环绕立体声的制作，其功能强大、品质超群。

此外，音乐制作、音频处理类软件还有很多，如自动伴奏（编曲）软件、鼓机软件、打谱软件、舞曲软件、音色采样软件、音色拼接软件、识别转换软件等。

9.3 图像处理技术

图形和图像被广泛应用于出版印刷、互联网等各方面，两者有很大的不同，且各有优缺点。

1. 图形

图形，也称矢量图（vector graphics）或向量图，保存的是一组描述点、线、面等几何图形的大小、形状、位置、维数及其他属性的指令集合，一般用计算机绘制而成，存储量较小。图形可以被任意移动、缩放、旋转和弯曲，清晰度不会发生改变。

常用的绘图软件有 CorelDRAW、AutoCAD、Adobe Illustrator 等。

CorelDRAW：矢量图形制作软件，其特点是界面设计友好、操作精微细致、兼容性佳，可用于商标设计、标志制作、模型绘制、插图描画、排版及分色输出等领域。

AutoCAD：用于绘制二维制图和基本三维设计，可以用于土木建筑、装饰装潢、工业制图、工程制图、电子工业、服装加工等多个领域。

Adobe Illustrator：专业矢量绘图工具，特点是功能强大、界面友好，适合大部分小型设计到大型的复杂项目，可用于印刷出版、专业插画、多媒体图像、网页制作或在线内容制作等领域。

矢量图形常用的文件格式有“*.3ds”（用于 3D 造型）、“*.dxf”（用于 CAD）、“*.wmf”（用于桌面出版）等。

2. 图像

图像，即位图图像（bitmap image），是指由输入设备捕捉的实际场景画面或以数字化形式存储的任意画面，存储量较大。位图图像的像素之间没有内在联系，而且它的分辨率是固定的，如果在屏幕上对它们进行放大或低分辨率打印，则将丢失其中的细节并出现锯齿状，如图 9-3 所示。

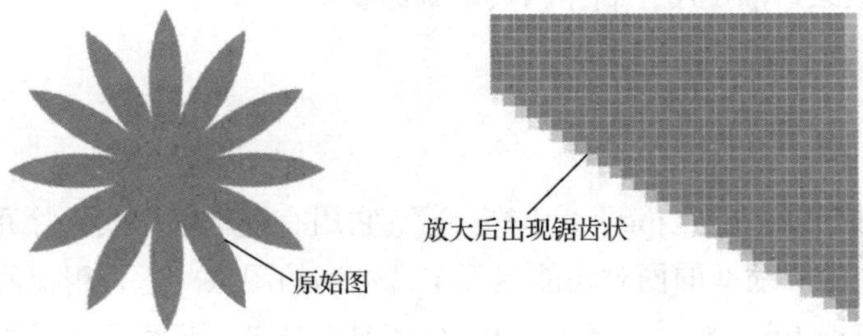

图 9-3　位图图像放大前后的对比

位图图像按照颜色分为灰度图像和彩色图像。灰度图像的颜色有黑白和浓淡之分，灰度图像的灰度有 16 级和 256 级之分。彩色图像有红、绿、蓝等丰富的色彩，有 16 色、256 色和 24 位真彩色之分。

9.3.1 图像基础知识

首先需要了解一些有关图像方面的基础知识，以便更好地进行图像的设计和处理。

1. 像素和分辨率

（1）像素

像素是计算机图像中不可分割的基本单位。图像是由许多像素以行和列的方式排列而成的，像素没有具体尺寸。

（2）分辨率

分辨率是指在单位长度内所含有的点或像素的多少。其单位为点/英寸（dot per inch，DPI）或像素/英寸（pixel per inch，PPI）。

图像分辨率与像素成正比关系，图像分辨率越高，所包含的像素越多，图像越清晰，所产生的图像文件也就越大。

2. 常见的图像处理软件

常见的图像处理软件有 Adobe Photoshop CS、ACDSee、Ulead GIF Animator 等。

（1）Adobe Photoshop CS

Adobe Photoshop CS 是使用率最高的图像处理软件。使用该软件可以快速地获取更好的效果，还为图形和 Web 设计、摄影及视频提供了必不可少的功能。

（2）ACDSee

ACDSee 可以从任何存储设备快速“获取相片”，还可以使用受密码保护的“隐私文件夹”功能来存储机密信息。该软件的优势是具有强大的电子邮件选项、幻灯片放映、CD/DVD 刻录功能，还有让共享相片变得轻而易举的网络相册工具。同时，还可以使用红眼消除、色偏消除、曝光调整，以及“相片修复”工具等快速修正功能来提高图像质量。

（3）Ulead GIF Animator

Ulead GIF Animator 不但可以把一系列图片保存为 GIF 动画格式，还能产生 20 多种 2D 或 3D 的动态效果，满足用户制作网页动画的要求。

3. 常用的图像文件格式

（1）JPEG 格式

JPEG 格式的扩展名为“*.jpg”或“*.jpeg”。它用有损压缩方式去除冗余的图像和彩色数据，在获取极高的压缩率的同时还能展现丰富生动的图像，适合用在网页的图像中，目前各类浏览器均支持 JPEG 格式。同时，JPEG 还具有调节图像质量的功能，允许使用不同的压缩比例对格式文件进行压缩，其已广泛应用于彩色传真、静止图像、电话会议、印刷及新闻图片的传送。JPEG 格式文件的缺点是不适合放大观看，输出成印刷品时品质也会受到影响。

（2）TIFF 格式

TIFF 格式的扩展名是“*.tif”或“*.tiff”。它是一种非失真的压缩格式（最高也只能做到 2～3 倍的压缩比），能保持原有图像的颜色及层次，但占用空间大。TIFF 图像格式常被用于书籍出版、海报制作等，极少应用于互联网或多媒体课件。

（3）GIF 格式

GIF 格式的扩展名是“*.gif”。该格式图像在压缩过程中，图像的资料不会被丢失，丢失的是图像的色彩。该格式最多存储 256 色，所以通常用来显示简单图形及字体，在课件中常用来制作小动画或图形元素。

（4）BMP 格式

BMP 格式的扩展名是“*.bmp”，是 Windows 中的标准图像文件格式。它有压缩和不压缩两种形式，以独立于设备的方法描述位图，可用非压缩格式存储图像数据，解码速度快，支持多种图像的存储，各种 PC 图形图像软件都能对其进行处理。

（5）PNG 格式

PNG 格式的扩展名是“*.png”，是一种能存储 32 位信息的位图文件格式，其图像质量远胜于 GIF 文件。

9.3.2 图像数字化

图像是指由输入设备捕捉的实际场景画面或以数字化形式存储的任意画面，是真实物体重现的影像。图像的获取途径主要有：图像扫描，利用电视摄像机或数码照相机实现数字摄像输入，以及利用录像机或电视机捕获图像等。

若要在计算机中处理图像，则必须先把真实的图像（照片、画报、图书、图纸等）通过数字化转变成计算机能够接受的显示和存储格式，然后用计算机进行分析处理。

图像的数字化过程主要分为采样、量化和编码 3 个步骤，如图 9-4 所示。

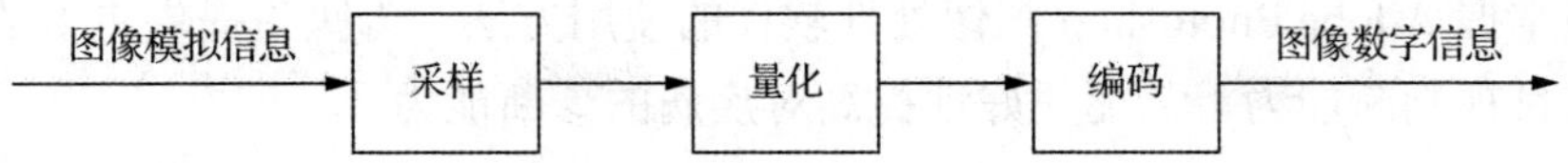

图 9-4　图像的数字化过程

1. 采样

采样的实质就是要用多少个点来描述一幅图像，采样结果质量的高低用图像分辨率来衡量。简单来讲，对二维空间上连续的图像在水平和垂直方向上等间距地分割成矩形网状结构，所形成的微小方格称为像素点。一幅图像就被采样成有限个像素点构成的集合。

采样频率是指一秒内采样的次数。采样频率越高，得到的图像样本越逼真，图像的质量越高，但要求的存储空间也越大。一般来说，原图像中的画面越复杂，色彩越丰富，采样频率越高。

2. 量化

量化是指要使用多大范围的数值来表示图像采样之后的每一个点。量化的结果是图像能够容纳的颜色总数，它反映了采样的质量。

量化位数越大，表示图像可以拥有更多的颜色，产生更为细致的图像效果，但也会占用更大的存储空间。

3. 编码

数字化后得到的图像数据量十分大，必须采用编码技术来压缩其信息量。图像编码的主要目的是数据压缩和图像传输。

图像压缩编码可分为两类：一类压缩是可逆的无损压缩编码；另一类压缩是不可逆的有损压缩编码。

医学影像，如 CT、磁共振成像（magnetic resonance imaging，MRI）、正电子发射计算机断层摄影术（PET）图片是医生诊断患者病情的重要依据，画面质量的优劣、分辨率的高低，会直接影响诊断的准确性。此外，无论哪种医学影像图片，其灰度分布都是由人体组织特征参数的不同而决定的。因为某些组织之间的这种特征差异很小，导致图像上的对比度也很小，同时，相邻灰度的差别也很小，所以，对医学影像进行必要的后期处理，可以使画面更清晰、病灶处更突出。后期处理包括：对图像进行编辑、影像均衡、影像平滑处理、边缘增强处理、影像灰阶和对比度调节、正负像旋转、影像色彩反向显示、伪色彩绘制与计算等。

在医学中有专门处理医学图片的软件，一般是医学影像设备公司在出售其设备时配备的读片和处理图片的软件工具，这类软件需要购买其设备才能使用，因此使用范围有限。目前，大众化图像处理工具也很多，如 Photoshop 等，具备调整画面的亮度和对比度、图像的增强处理、图像的锐化处理、图像的平滑处理、分割、色彩处理及几何变换、代数变换等功能。由于大众化图像处理工具的易得性和强大功能，因此受到了广大医学影像工作者的欢迎。

熟练地掌握 Adobe Photoshop 图像处理软件的使用方法，为医生提供更多的诊断信息，提高医生的目视判断能力，从而更好地提高对疾病的诊断能力。

9.3.3 Adobe Photoshop 简介

Photoshop 是由 Adobe 公司研制开发的一款图形图像处理软件，其功能强大，广泛应用于平面设计、广告设计、商标设计、包装设计、插画设计、网页设计、照片设计和效果图后期设计等领域，为用户提供了一个充分表现自我理念的图像处理与设计空间。

下面简单介绍 Photoshop CS5 对图形图像的基本操作。

1. Photoshop 的工作环境

启动 Photoshop CS5 后，即可打开 Photoshop CS5 的工作界面，如图 9-5 所示。

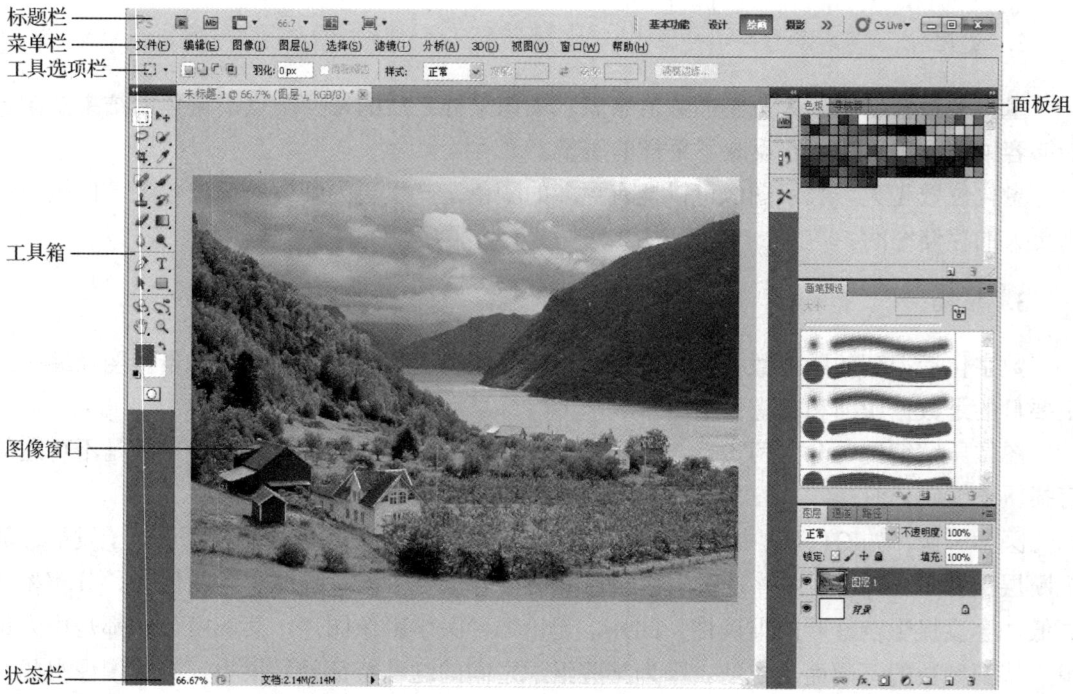

图 9-5 Photoshop CS5 的工作界面

工具箱位于 Photoshop 界面的左侧，当单击并且拖动工具箱时，工具箱呈半透明状。工具箱中列出了 Photoshop 常用的工具，单击工具按钮或按工具快捷键即可使用这些工具。对于存在子工具的工具组（在工具右下角有一个小三角标志，说明该工具中有子工具），只要在工具图标上右击或按住鼠标左键不放，就可以显示出该工具组中的所有工具。

2. Photoshop 的主要功能

1）图像的绘制。Photoshop 可以利用多种选择、路径、填充等工具绘制各种图形图像，如图 9-6 和图 9-7 所示。

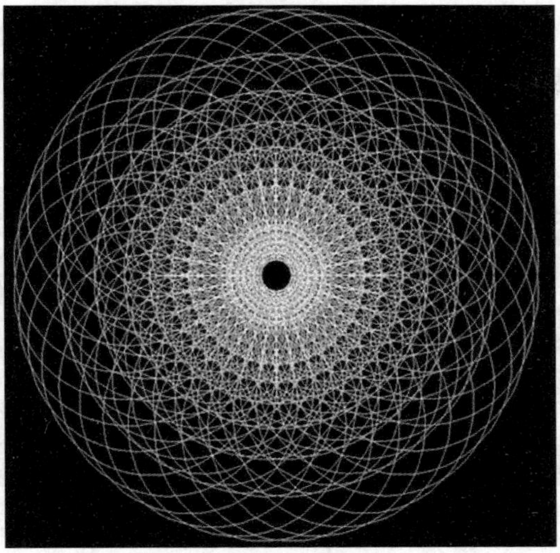

图 9-6　利用路径绘制的图形

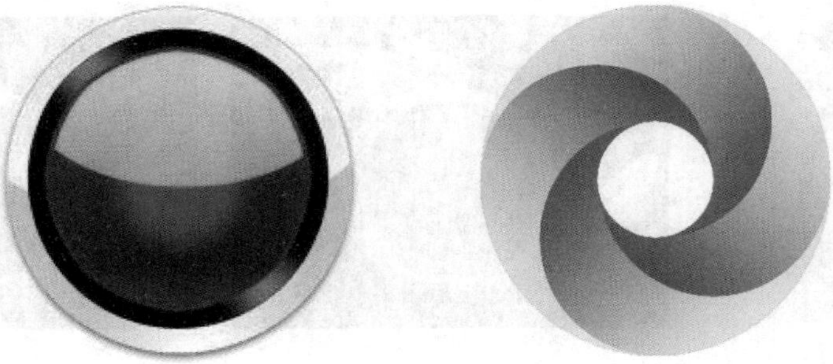

图 9-7　利用选择、填充等工具绘制的按钮图形

2）图像的调整。有时我们对所拍摄或使用扫描仪扫描的图像的色调或颜色不满意，这时就需要使用 Photoshop 提供的对图片进行色阶、对比度及色彩调整的功能了。

3）抠图。Photoshop 应用最广泛的功能就是抠图，即对图片的背景进行更换或提取图片中的某个对象，如图 9-8 所示。

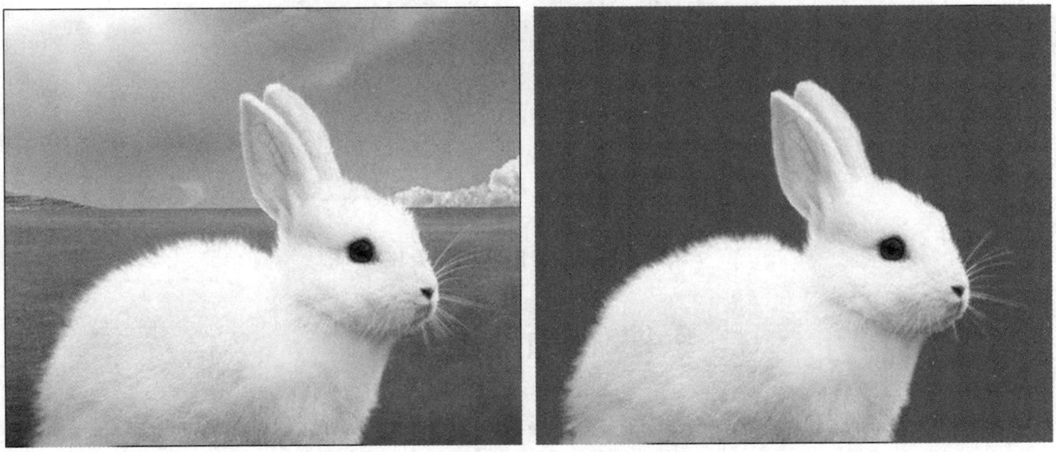

图 9-8　提取图片中的小兔子并更换背景

4）滤镜的应用。滤镜是经过专门设计的、用于产生特殊效果的工具，它可以大大简化制作图像特效的过程。我们只需经过几个参数的设置，就能利用既有的滤镜工具创造出丰富的效果，如图 9-9 所示。

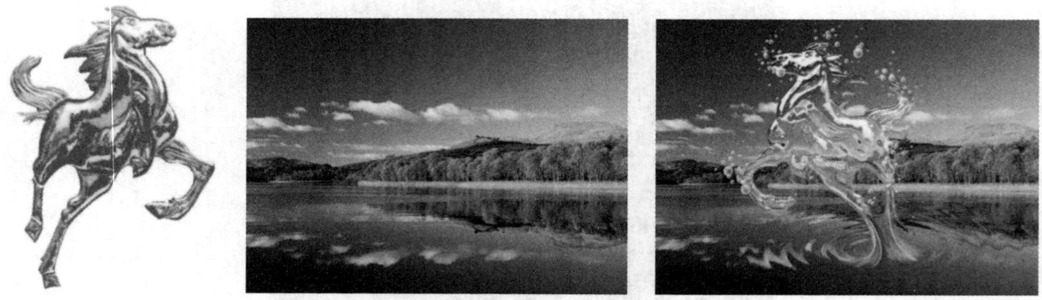

图 9-9　利用扭曲和液化等滤镜制作出的效果图（前两幅图为原图）

5）图像的合成，如图 9-10 所示。

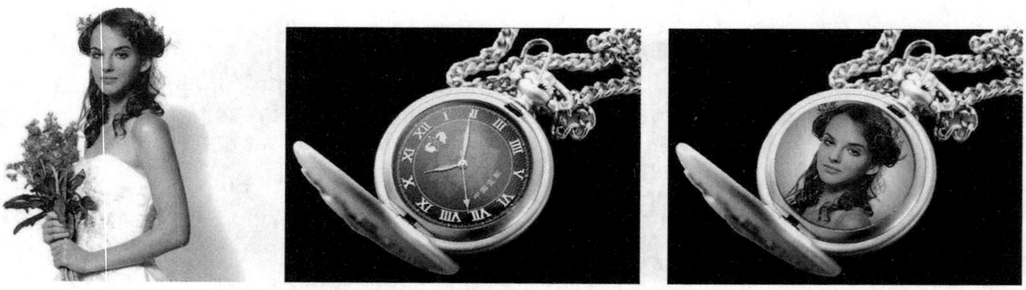

图 9-10　将两张图片合成为一幅图片（前两幅图为原图）

6）图像的修饰和美化，如图 9-11 所示。

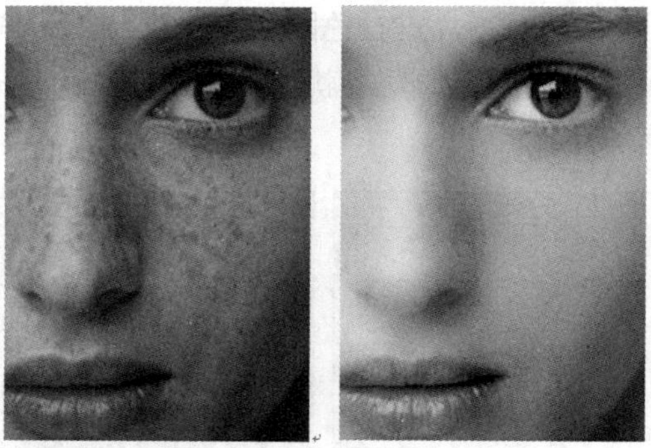

图 9-11　图片的修饰和美化

9.4　视频处理技术

视频（video）是一种活动影像，是由连续的画面组成动态图像的一种方式。近年来，教师在教学中经常使用多媒体微课，能够有效地提升教学效率，很多医学院校建设了网络视频教学系统，实现多校区广播和点播教学，这些视频内容的重点是手术实况、临床示教等。

9.4.1　视频基础知识

1. 视频数字化

视频信号可分为模拟视频信号和数字视频信号。模拟视频信号是指每一帧图像是实时获取的真实图像信号。我们日常生活中看到的电视、电影都属于模拟视频信号。模拟视频信号具有成本低、还原性好等优点，画面往往给人一种身临其境的感觉，但它的缺点是经过多次复制后，信号和画面的质量将大大降低。数字视频信号是基于数字技术及其他更为拓展的图像显示标准的视频信息，与模拟视频信号相比，数字视频信号可以进行无数次复制而不失真，且可以对数字视频进行非线性编辑。

视频数字化是指在一段时间内以一定的速度对模拟视频信号进行捕获并加以采样后形成数字化视频的处理过程。普通的视频，如标准 NTSC[①]和 PAL 制[②]的视频信号是模拟的，模拟视频的数字化主要包括模/数转换和彩色空间变换等过程。

视频信号数字化与图像数字化一样，是对视频信号进行采样捕获，然后将采样后所得到的数据保存起来，以便对它进行编辑、处理和播放。其中，采样深度是经采样后每帧所包含的颜色位，可以是 8 位、16 位或 24 位。

将模拟视频信号数字化并转换为计算机图形信号的多媒体卡称为视频捕捉卡；将模拟视频信号数字化并转换为计算机图形信号的软件称为抓图软件。视频信号的捕获可分为单幅画面捕捉和多幅动态连续捕捉。单幅画面捕捉，是指视频捕捉卡每次只能将视频图像的一帧转换为数字图像，定格后的单幅画面可以使用多种图像文件格式进行处理；多幅动态连续捕捉，是指视频捕捉卡一次可将少量连续的帧转换为数字视频。

2. 帧和帧速率

当足够多的静态画面以每秒 20 帧以上的速度连续播放时，人的眼睛就觉察不出画面之间的不连续性，我们看到的就是连续的视频，构成这种运动效果的每一幅静态画面称为“帧”。帧是组成视频或动画的最小单位。

帧速率（即帧/秒）是指每秒被捕获的帧数或每秒播放的视频或动画序列的帧数。动画和视频都建立在活动帧的理论基础上，但对帧的速率要求有所不同。动画对帧没有任何播放速率的限制要求，但 PAL 制式的视频标准速率通常为 25 帧/秒，NTSC 制式的视频速率通常为 30 帧/秒。

3. 常用视频格式

常用的视频文件格式有以下几种。

（1）AVI 格式

AVI 格式是 Windows 使用的动态图像格式，不需要特殊的设备就可以将声音和影像同

---

① NTSC：National Television Standards Committee，国家电视标准委员会。

② PAL 制：phase alternation line system，逐行倒相。

步播出。这种视频格式的优点是图像质量好，可以跨多个平台使用；缺点是文件存储量较大。另外，没有限定压缩标准即不具有兼容性是 AVI 格式的最大问题，不同压缩标准生成的 AVI 文件，必须用相应的解压缩算法才能将之播放出来。

（2）MPEG 格式

MPEG 格式是运动图像专家组制定出来的压缩标准所确定的文件格式，用于动画和视频影像处理，文件存储量较小。VCD、SVCD、DVD 使用该种格式。

（3）ASF 文件

ASF 文件是微软公司采用的流媒体播放的文件格式，适合在网络上进行连续的视频播放。用户可以直接使用 Windows 自带的 Windows Media Player 播放 ASF 文件。其优点主要包括本地或网络回放、可扩充的媒体类型、部件下载和可扩展性。

（4）RM/RMVB 格式

RM 格式是一种流式视频文件格式，用于传输连续视频数据。它可以根据网络传输数据速率的不同制定不同的压缩比率，从而实现在低速广域网上进行影像数据的实时传送和实时播放。目前，很多网站会利用 RealVideo 技术进行重大事件的实况转播，其播放软件主要是 RealPlayer。

RMVB 格式是由 RM 视频格式升级而来的视频格式，它的先进之处在于 RMVB 视频格式打破了 RM 格式那种平均压缩采样的方式，在保证平均压缩比的基础上合理利用比特率资源，即静止和动作场面少的画面场景采用较低的编码速率，这样可以留出更多的带宽空间，而这些带宽会在出现快速运动的画面场景时被利用。这样在保证静止画面质量的前提下，大幅提高了运动图像的画面质量，从而图像质量和文件大小之间就达到了微妙的平衡。

（5）MOV 格式

MOV，即 QuickTime 影片格式，是苹果公司开发的一种音频、视频文件格式，用于存储常用数字媒体类型。当选择 QuickTime（.mov）作为保存类型时，动画将保存为.mov 文件。

（6）WMV 格式

WMV（Windows media video）是微软公司推出的一种流媒体格式，它是在 ASF 格式上升级延伸得来的。在同等视频质量下，WMV 格式的体积非常小，因此很适合在网上播放和传输。

（7）FLV/F4V 格式

FLV 是 Flash Video 的简称，也是一种视频流媒体格式。因为它形成的文件较小、加载速度很快，所以在网络上观看视频文件成为可能，它的出现有效地解决了视频文件导入 Flash 后，使导出的 SWF 文件体积庞大，不能在网络上很好地使用等问题，其应用较为广泛。

F4V 是继 FLV 格式后 Adobe 公司推出的支持 H.264 的高清流媒体格式，它和 FLV 的主要区别在于，FLV 格式采用的是 H.263 编码，而 F4V 则支持 H.264 编码的高清晰视频，码率最高可达 50Mb/s。F4V 更小、更清晰，更利于网络传播，已逐渐取代 FLV，且已被大多数主流播放器兼容播放。

（8）H.265 格式

H.265 是 ITU-T 与 ISO 联合制定的新一代视频编码标准。H.265 标准围绕着原有的视频编码标准 H.264，保留原来的某些技术，同时对一些相关的技术加以改进。H.265 标准使用先进的技术改善码流、编码质量、延时和算法复杂度之间的关系，以达到最优化设置。具体的研究内容包括：提高压缩效率、提高鲁棒性和错误恢复能力、减少实时的时延、减少信道获取时间和随机接入时延、降低复杂度等。H.265 标准可以利用 1～2Mb/s 的传输速度传送 720P（分辨率为 1280×720）普通高清音视频。

9.4.2　视频制作工具

视频制作工具用来采集、制作和编辑视频文件。通常是通过视频采集卡从摄像机、录像机或电视机等视频上捕捉视频信号，再利用视频制作工具将它们转换为相应格式的视频文件。

常见的视频制作工具有 Adobe Premiere Pro、Ulead Videostudio（会声会影）、Video Editor 和 HyperCam 等。

1. Adobe Premiere Pro

Adobe Premiere Pro，简称 Pr，是 Adobe System 公司推出的一种专业化数字视频处理软件，是视频爱好者们使用较多的视频编辑软件之一。其核心技术是将视频文件逐帧展开，以帧为精度进行编辑，并与音频文件精确同步。它可以配合多种硬件进行视频捕捉和输出，能产生广播级质量的视频文件。

2. Ulead Videostudio

Ulead VideoStudio 是 Corel 公司制作的一款功能强大的视频编辑软件，具有图像抓取和编辑修改功能，并提供 100 多种编制功能与效果，可以制作 DVD、VCD 和 VCD 光盘。不仅完全符合家庭或个人所需的影片剪辑功能，甚至可以挑战专业级的影片剪辑软件。

3. Video Editor

Video Editor 是一款功能强大、操作简单、以时间轴为主的编辑软件。它可以将一个视频文件的所有元件（包括音乐、动画、字幕及视频文件）合在一起，套用其中的特殊效果滤镜，通过一系列高效率移动路径将素材送入 3D 空间，制作出高品质效果的视频作品。

4. HyperCam

HyperCam 是一个强大的屏幕捕捉程序，它能将桌面上的所有动作捕捉并保存为.avi 文件。它每秒可以捕捉 10 帧 640×480 画面，如果捕捉区域比较小或计算机的运行速度较快，则每秒能捕捉更多的帧数。

9.4.3　Adobe Premiere Pro 简介

Adobe Premiere Pro 是 Adobe 公司推出的一款非线性视频、音频编辑软件。它提供了采集、剪辑、调色、美化音频、字幕添加、输出、DVD 刻录等一整套流程，并和其他 Adobe 软件（如 Photoshop After Effects）高效集成，完成各种编辑和制作任务。

在本节中将通过 Adobe Premiere Pro CS6 的使用来介绍视频的基本操作。

1. 新建项目

打开软件后选择“文件”→“新建”→“项目”选项，打开“新建项目”对话框，修改项目文件的保存位置和名称，然后单击“确定”按钮，打开“新建序列”对话框。

在“新建序列”对话框中，可以设置项目的各选项，使其符合用户需要，一般选择“DV-PAL 标准 48kHz”的预置模式来创建项目工程，单击“确定”按钮之后，程序会自动进入工作界面。

2. 工作界面

默认操作界面主要由标题栏、菜单栏、工具栏和多个控制面板（包括素材面板、监视器面板、项目面板、时间线面板等）组成。

面板是 Adobe Premiere Pro 最重要的部分，其显示位置及大小可以调整，用户可根据操作的需要进行自定义设置。

（1）菜单栏

Adobe Premiere Pro 的操作可以通过选择菜单栏中的相应选项来实现，所有操作命令都包含在这些菜单及其子菜单中，如图 9-12 所示。

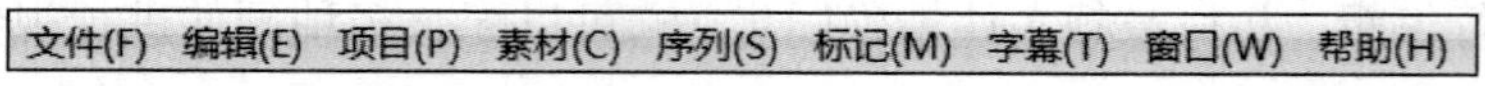

图 9-12 菜单栏

（2）工具栏

工具栏是视频与音频编辑工作的重要编辑工具，可以完成许多特殊编辑操作，如表 9-1 所示。

表 9-1 工具栏的功能

图标		名称	功能
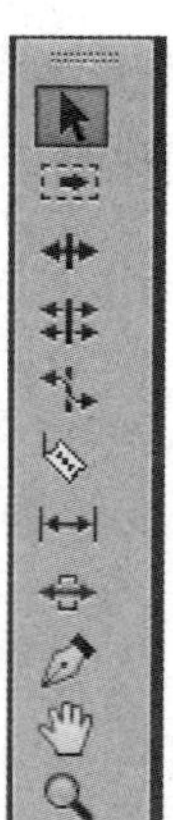		选择工具	选中轨道中的片段
		轨道选择工具	单击轨道中的片段，被单击的片段及其后面的片段全部被选中
		波纹编辑工具	将鼠标指针放到轨道中某一片段的开始处，鼠标指针变成黄色的向右中括号后，即可拖动它来提前或延后该片段的入点
		滚动编辑工具	可以改变某片段的入点和出点，相邻素材的出点或入点也相应改变，影片的总长度不变
		速率伸缩工具	拖拉轨道中片段的首尾，可使该片段加快或减慢播放速度，从而缩短或增长时间长度
		剃刀工具	单击轨道中的片段，单击处被剪断，原本的一段片段被剪为两段
		错落工具	可同时改变片段的出点和入点，而片段长度不变
		滑动工具	放在轨道中的某个片段中拖动，被拖动的片段出入点和长度不变，而前一相邻片段的出点与后一相邻片段的入点随之发生改变
		钢笔工具	可以创建关键帧
		手形工具	可以拖动时间线窗口中轨道的显示位置
		缩放工具	可以放大或缩小时间标尺

（3）素材面板

素材面板包括源、特效控制台、调音台和元数据面板，如图 9-13 所示。

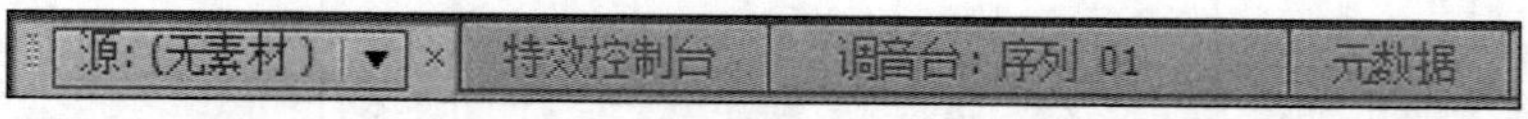

图 9-13 素材面板

1）源面板：主要用于预览或编辑项目窗口中选中的某一原始素材，其底部有一排控制按钮，如图 9-14 所示。

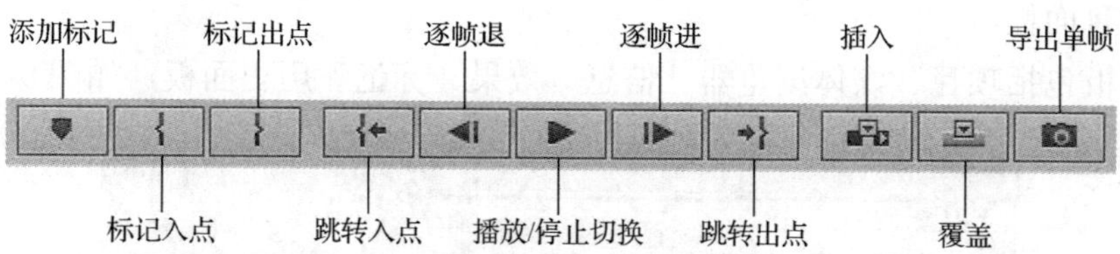

图 9-14 源面板底部的控制按钮

2）特效控制台面板：当为某一段素材添加音频、视频特效之后，需要在特效控制台面板中进行相应的操作，制作画面的运动或透明度效果也需要在该面板中进行设置。

3）调音台面板：主要用于完成对音频素材的各种加工和处理工作。

4）元数据面板：选择素材，在元数据面板中可以看到有关素材的很多信息。

（4）监视器面板

监视器面板主要用于预览时间线窗口序列中已经编辑的素材（影片），也是最终输出视频效果的预览窗口，如图 9-15 所示。

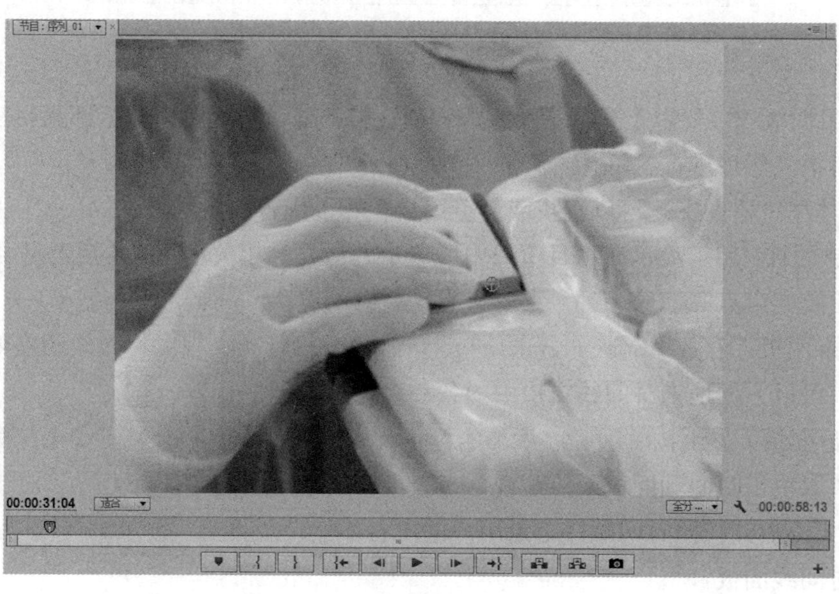

图 9-15 监视器面板

监视器面板下方的控制按钮如图 9-16 所示。

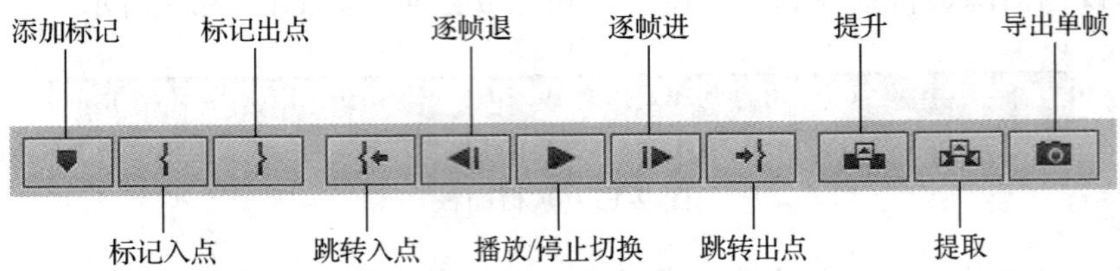

图 9-16 监视器面板下方的控制按钮

（5）项目面板

项目面板包括项目、媒体浏览器、信息、效果、标记和历史面板，如图 9-17 所示。

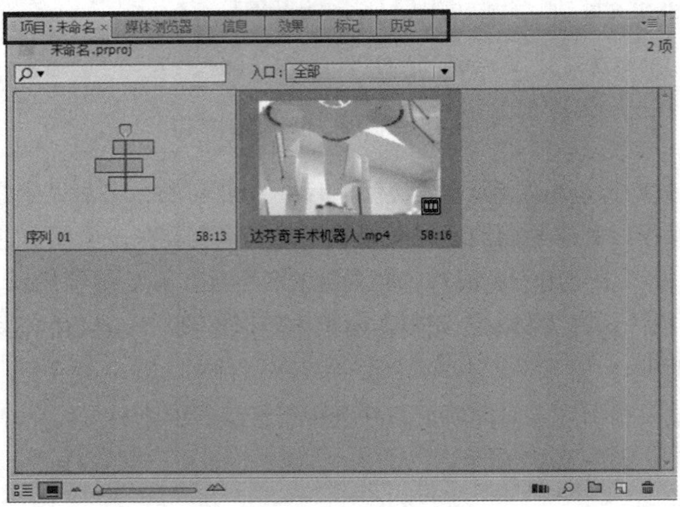

图 9-17 项目面板

1）项目面板：主要用于导入、存放和管理素材，编辑影片所用的全部素材应事先存放于项目窗口中，然后进行编辑。

2）媒体浏览器面板：可以查找或浏览用户计算机中各磁盘的文件。

3）信息面板：用于显示在项目窗口中所选中的素材的相关信息，包括素材名称、类型、大小、开始及结束点等信息。

4）效果面板：存放 Adobe Premiere Pro 自带的各种音频、视频特效及切换效果、预设效果，用户可以方便地为时间线窗口中的各种素材片段添加特效。

5）标记面板：显示按时间顺序添加的标记列表。同一面板中会显示一个序列或剪辑的标记，具体取决于时间轴面板或源监视器是否处于活动状态。

6）历史面板：按照时间顺序记录用户的所有操作。

（6）时间线面板

导入素材后，拖动素材至时间线窗口，然后利用工具箱中的工具及效果窗口中的效果对视频进行剪辑、加工和处理。

在时间线面板中可以以轨道的方式进行视频音频组接及编辑素材，素材片段按照播放时间的先后顺序及合成的先后层顺序在时间线上从左至右、由上至下排列在各自的轨道上，可以使用各种编辑工具对这些素材进行编辑操作。时间线窗口分为上下两个区域，上方为时间显示区，下方为轨道区，如图 9-18 所示。

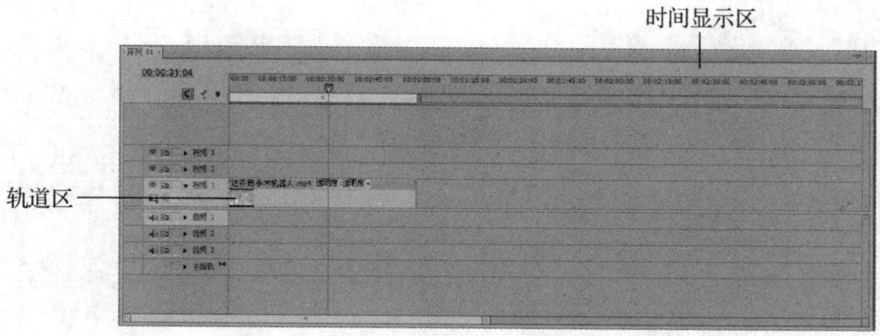

图 9-18　时间线面板

3. 添加字幕

在菜单栏中，选择“文件”→“新建”→“字幕”选项或按 Ctrl+T 组合键，在打开的“新建字幕”对话框中单击“确定”按钮，即可出现字幕设计窗口，如图 9-19 所示。

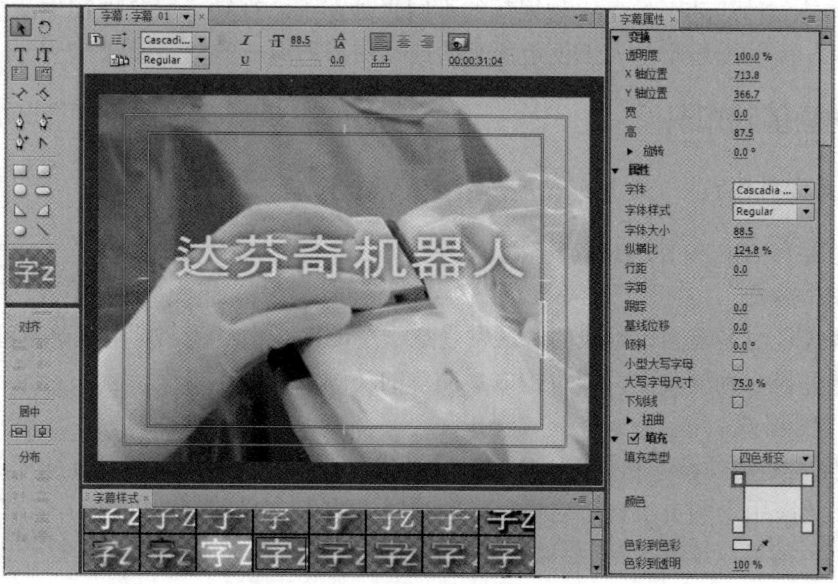

图 9-19　字幕设计窗口

字幕设置好后，关闭该窗口，新建的字母会出现在项目面板中，将字幕拖动到时间轨道中即可，如图 9-20 所示。

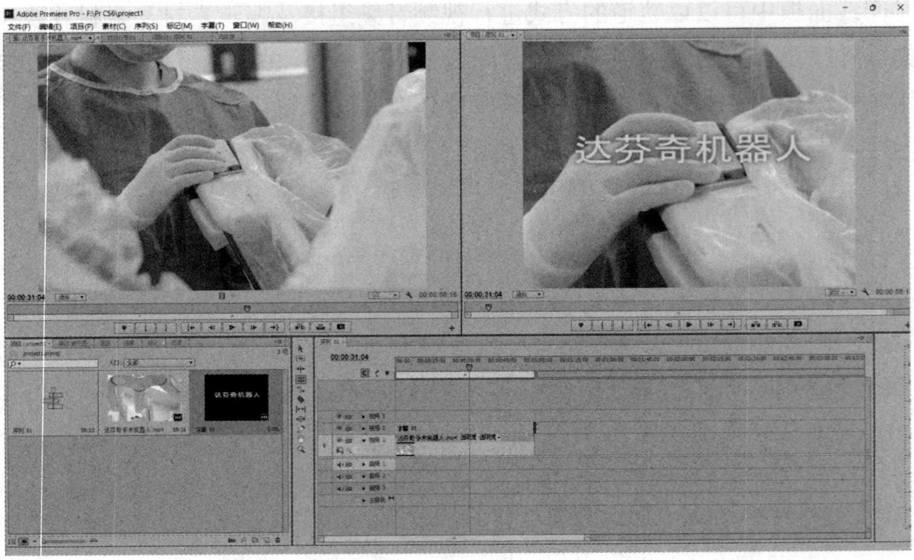

图 9-20 添加字幕

9.5 动画制作

动画也是一种活动影像，它与视频的不同之处在于：视频一般是现实生活中所发生的事件的记录，而动画通常是人工创造出来的连续图形所组成的动态影像。

9.5.1 动画基础知识

1. 动画常用格式

动画主要有 GIF 和 SWF 两种格式。

（1）GIF 格式

GIF 格式是由多幅图像组成的，通常是在一个 GIF 文件中存放多幅彩色图像，逐幅读出这些图像并显示到屏幕上，即可构成最简单的动画。

（2）SWF 格式

SWF 格式是动画设计软件 Flash 的专用格式，是一种支持矢量和点阵图形的动画文件格式，被广泛应用于网页设计、动画制作等领域。SWF 文件的普及度很高，现在超过 99% 的网络使用者都可以读取 SWF 档案，并可以使用 Adobe Flash Player 软件打开。

2. 动画制作

动画制作分为二维动画制作、三维动画制作和定格动画制作，二维动画和三维动画是运用比较广泛的动画形式。动画制作应用的范围不仅仅是动画片制作，还包括影视后期、广告等方面。

常见的动画制作工具有 Adobe Flash、Ulead GIF Animator、Ulead COOL 3D、3D Studio Max、Maya 和 Cinema 4D 等。

（1）Adobe Flash

Adobe Flash 是一款矢量动画制作和多媒体设计软件，被广泛应用于网页设计、网站广告、游戏设计、MTV 制作、电子贺卡和多媒体课件等。

（2）Ulead GIF Animator

Ulead GIF Animator 是一个使用很方便的 GIF 动画制作软件，不但可以把一系列图片保存为 GIF 动画格式，还能产生 20 多种 2D 或 3D 的动态效果，足以满足制作网页动画的要求。

（3）Ulead COOL 3D

Ulead COOL 3D 是一个功能强大的 3D 动画特效制作软件，可以制作出炫酷的立体字，以及各种效果的标题、对象、标志等，可用于制作网页、视频和简报等。

（4）3D Studio Max

3D Studio Max，简称 3D Max，是 Discreet 公司（Autodesk 公司的子公司）开发的基于 PC 系统的 3D 建模渲染和制作软件。3D Studio Max 的前身是基于 DOS 操作系统的 3D Studio 系列软件，其广泛应用于计算机游戏中的动画制作和影视片的特效制作。

（5）Maya

Maya，全称为 Autodesk Maya，是 Autodesk 公司出品的三维建模和动画软件，其主要应用于影视广告、角色动画、电影特技等方面。

（6）Cinema 4D

Cinema 4D 是由 Maxon 公司开发的一款 3D 制作工具软件。它以极高的运算速度和强大的渲染插件著称，很多模块的功能在同类软件中都出类拔萃，并且在各类电影中表现突出，在广告、电影、工业设计等方面都有出色的表现。

3. 动画技术在医学中的应用

随着信息技术的迅猛发展和医学远程教育的需要，医学网络课程中包含了大量的音频、动画、视频等多媒体素材，但是受目前网络带宽的限制，这类素材不便于在线学习。动画处理软件在这方面具有独特的优势，在线学习时动画可以边下载边播放，不需要等文件全部下载完再播放，这在一定程度上突破了网络带宽限制的瓶颈。此外，动画制作软件还能导入各种类型的声音和图片，对这些素材进行简单的编辑，如声音的淡入淡出、图片透明度的改变、动画对象的颜色渐变、遮罩、动作、变形等，并可以将其有效地整合到一起，它的这种编辑功能超越了普通的多媒体课件制作工具。

利用动画交互功能设计出具有强大人机交互功能的动画，甚至结合动作脚本函数设计虚拟医学实验室，可使学习者参与到自主学习的环境中来。

9.5.2　Adobe Flash 简介

Adobe Flash 是 Macromedia 公司（已被 Adobe 公司收购）设计的一款二维动画软件，通常包括 Adobe Flash（用于设计和编辑 Flash 文档）和 Adobe Flash Player（用于播放 Flash 文档）。

本节通过创建一个简单的 Flash 动画，来介绍 Adobe Flash CS6 的基本使用方法。

1. 新建文档

打开软件，选择“新建”→“ActionScript 3.0”选项，或在工作界面中选择“文件”→“新建”→“ActionScript 3.0”选项，即可新建一个空白文档。

2. 修改文档

选择“修改”→“文档”选项，打开“文档设置”对话框，在该对话框中可以修改文档的尺寸、背景颜色和帧频等。

3. 工作界面

默认工作界面由菜单栏、工作区域、时间轴面板、属性面板、舞台和工具箱组成，如图 9-21 所示。

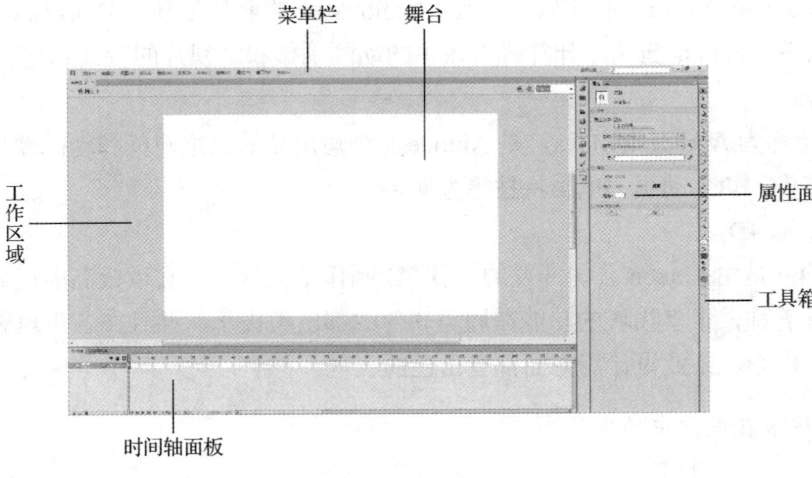

图 9-21　Adobe Flash CS6 的工作界面

（1）菜单栏

菜单栏中包括“文件”“编辑”“视图”“插入”“修改”等 11 个菜单，包含了 Photoshop CS6 中大多数的命令，用户可通过选择菜单中的相应选项来完成各种操作和设置。

（2）工具箱

工具箱位于工作界面右侧，包含了 Flash 提供的所有工具，部分工具按钮的右下角带有一个黑色的小三角形标记，表示这是一个工具组，在图标上按住鼠标左键即可弹出其下拉列表，其中包含多个隐藏的子工具。

（3）属性面板

在工具箱中选择一种工具后，属性面板中将显示当前工具的相应属性和参数，用户可在其中进行更改和设置。

（4）舞台和工作区域

舞台是展示、播放、控制动画的地方，是动画与交互发生的地方。舞台上显示的内容总是当前选择帧中的内容，因此可以在舞台中修改或为当前帧创建所需要的内容。

舞台周围的灰度区域统称为工作区域，可以暂时将不需要在动画中出现的对象放在工作区域中。

（5）时间轴面板

时间轴用于表现、记录、调整动画中的全部信息，是控制动画流程的重要手段。当在时间轴上通过操作改变一系列帧的显示内容时，就创造出了不同的动画效果。

4. 制作动画

1）将背景图片导入舞台中，使用任意变形工具进行调整，重命名图层为“背景”并在第 50 帧插入帧，如图 9-22 所示。

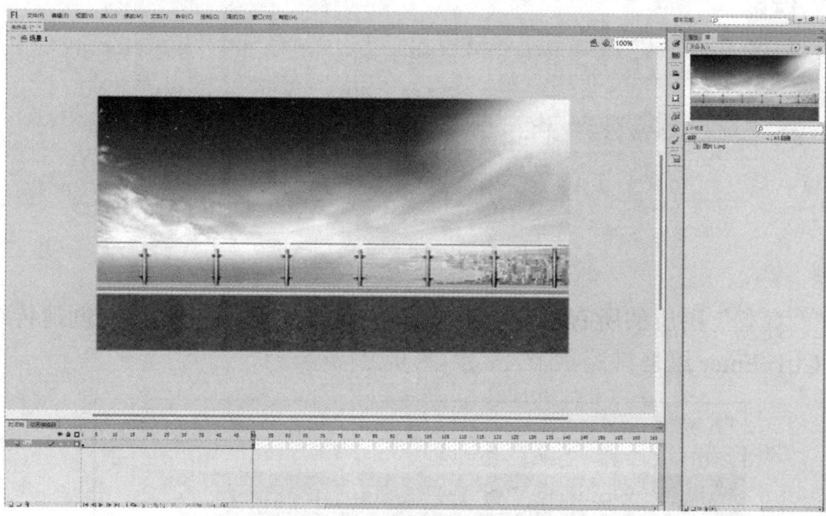

图 9-22　导入背景图片

2）新建图层 2 并重命名为“汽车”，将汽车图片导入舞台中，使用任意变形工具进行调整，并将其拖动到舞台右侧，如图 9-23 所示。

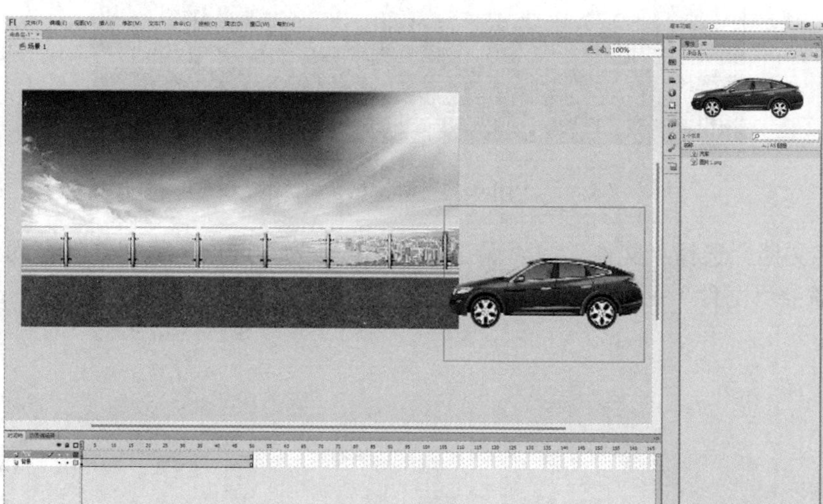

图 9-23　导入汽车图片

3）在第 50 帧的位置插入关键帧，并选中第 50 帧，把汽车拖到舞台左侧，如图 9-24 所示。

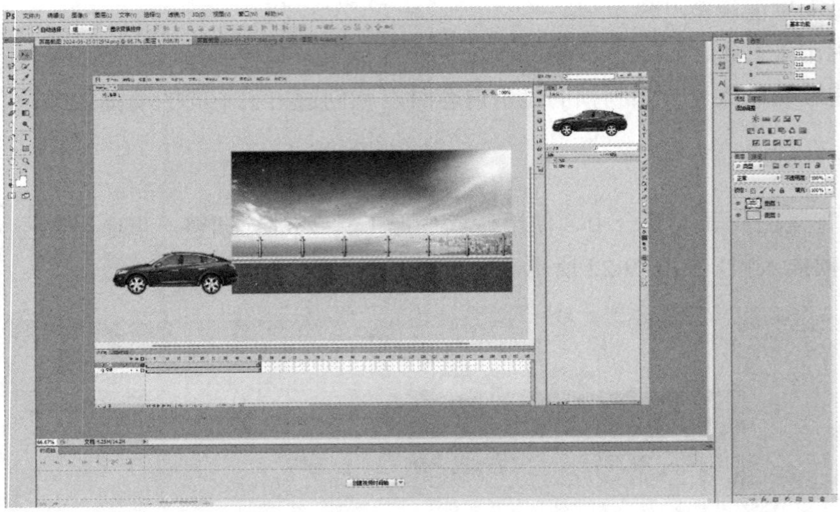

图 9-24　插入关键帧

4）选中“汽车”图层的所有帧并右击，在弹出的快捷菜单中选择“创建传统补间”选项，同时按 Ctrl+Enter 组合键测试影片，如图 9-25 所示。

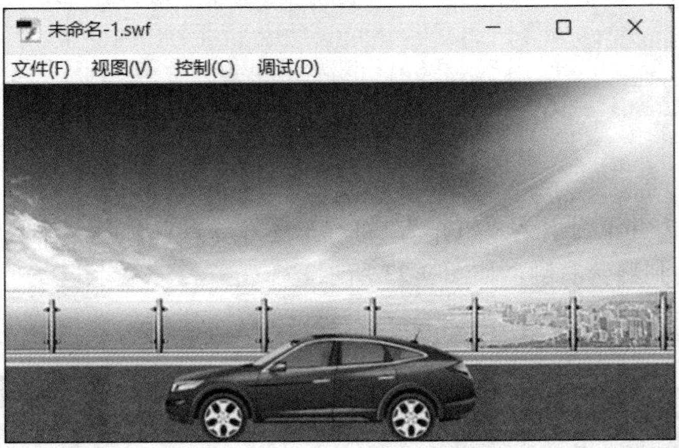

图 9-25　测试影片

5）保存文档。选择“文件”→“保存”或“另存为”选项，将文件保存为“*.fla”格式，也可以选择“文件”→“导出”→“导出影片”选项以导出其他格式（如“*.gif”“*.avi”等）的文件。

第 10 章 新技术应用

随着信息技术的不断发展，各种新技术（如大数据、物联网、云计算、人工智能、虚拟现实、区块链等）层出不穷，广泛地应用到各领域中。本章将对这些新技术进行简要的介绍，以便大家能对这些新技术应用有一个初步的了解。

10.1 大 数 据

10.1.1 大数据的概念

大数据或称巨量资料，是一种规模大到在获取、存储、管理、分析方面大大超出了传统数据库软件工具能力范围的数据集合。

顾名思义，大数据就是数量极其庞大的数据资料，人们在这些大规模数据的基础上可以做到的事情，通常在小规模数据的基础上是无法完成的。例如，2009 年互联网巨头谷歌公司在甲型 H1N1 流感暴发的几周前预测流感在全美范围的传播，就是通过观察人们在网上的搜索记录来完成的。谷歌保存了多年来所有的搜索记录，而且每天都会收到来自全球超过 30 亿条的搜索指令，如此庞大的数据资源帮助它完成了甲型 H1N1 流感的预测。

从狭义上讲，大数据主要是指处理海量数据的关键技术及其在各领域中的应用，是指从各种组织形式和类型的数据中发掘有价值信息的能力。一方面，狭义的大数据反映的是数据规模大，以至于无法在一定时间内用常规的数据处理软件和方法对其内容进行有效地抓取、管理和处理；另一方面，狭义的大数据主要是指海量数据的获取、存储、管理、计算分析、挖掘与应用的全新技术体系。

从广义上讲，大数据包括大数据技术、大数据工程、大数据科学和大数据应用等与大数据相关的领域。大数据工程是指大数据的规划、建设、运营、管理的系统工程；大数据科学主要关注在大数据网络发展和运营过程中发现验证大数据的规律及其与自然和社会活动之间的关系。

10.1.2 大数据的特征

大数据具有以下 4 个特征：大量（volume）、多样（variety）、高速（velocity）、价值（value）。

1. 数据容量大

大数据的特征首先就体现为“大”。随着信息技术的高速发展，数据开始爆发性增长。社交网络，如微博、X、Meta、移动网络及各种智能工具和服务工具等都成为数据的来源。

淘宝网会员每天产生的商品交易数据约为 20TB；Meta 用户每天产生的日志数据超过 300TB。迫切需要智能的算法、强大的数据处理平台和新的数据处理技术，来统计、分析、预测和实时处理如此大规模的数据。

2. 数据类型种类多样

广泛的数据来源，决定了大数据形式的多样性。从数据结构上来看，大数据包括结构化、半结构化和非结构化数据，而非结构化数据逐渐成为数据的主要部分。

1）结构化数据也称行数据，是存储在数据库中，能够用二维表结构来逻辑表达完成的数据。这种信息可以在关系数据库中找到，可对结构数据库信息进行排序和查询。

2）半结构化数据是介于结构化数据（如关系数据库、面向对象数据库中的数据）和非结构化数据（如声音、图像文件等）之间的数据，包括电子邮件、文字处理文件及大量保存和发布在网络上的信息。半结构化数据以内容为基础，可以用于搜索。

3）非结构化数据是一种更便于人们感知和交互的结构，在本质形式上可认为是位映射数据。数据必须处于一种可感知的形式中（如可在音频、视频和多媒体文件中被听或被看）。许多大数据都是非结构化的，其庞大的规模和复杂性需要高级分析工具来管理。

任何形式的数据都可以发挥作用，目前应用最广泛的就是推荐系统，如淘宝、网易云音乐、今日头条等，这些平台会通过对用户的日志数据进行分析，从而进一步推荐用户喜欢的东西。日志数据是结构化明显的数据，还有一些数据结构化不明显，如图片、音频、视频等，这些数据因果关系弱，需要人工对其进行标注。

3. 数据产生和获得数据的速度快

大数据的产生非常迅速，主要通过互联网传输。现实生活中的人们离不开互联网，也就是说每个人都在向大数据提供大量的资料，并且这些数据是需要及时处理的。因为花费大量资本去存储作用较小的历史数据是非常不划算的，对于一个平台而言，也许保存只有过去几天或一个月之内的数据，再久远的数据就需要及时清理，不然代价太大。基于这种情况，大数据对处理速度有非常严格的要求，服务器中大量的资源都用于处理和计算数据，很多平台需要做到实时分析。数据无时无刻不在产生，谁的速度更快，谁就有优势。

4. 有价值的数据占比小

这是大数据的核心特征。合理运用大数据，以低成本创造高价值，是大数据应用的目标。和传统的小数据相比，现实社会每天产生的数据中，有价值的数据占比非常小，但大数据最大的价值就是通过从大量不相关的各种类型的数据中，挖掘出对未来趋势与模式预测分析有价值的数据，并通过机器学习方法、人工智能方法或数据挖掘方法深度分析，发现新规律和新知识，并运用于农业、金融、医疗等各领域，从而达到改善社会治理、提高生产效率、推进科学研究的目的。

10.1.3 大数据的处理流程

大数据的处理流程主要包括数据收集、数据预处理、数据处理与分析、数据展示/数据可视化、数据应用等，其中数据质量贯穿整个大数据流程，每一个数据处理环节都会对大数据质量产生影响。通常，一个好的大数据产品要有大量的数据规模、快速的数据处理、精确的数据分析与预测、优秀的可视化图表，以及简练易懂的结果解释。

1. 数据收集

在数据收集过程中，数据源会影响大数据质量的真实性、完整性、一致性、准确性和安全性。对于 Web 数据，多采用网络爬虫方式进行收集，这需要对爬虫软件进行时间设置以保障所收集数据的时效性。

2. 数据预处理

大数据的预处理环节主要包括数据清理、数据集成、数据归约与数据转换等内容，可以大幅提高大数据的总体质量，是大数据过程质量的体现。数据清理技术包括对数据的不一致检测、噪声数据的识别、数据过滤与修正等，有利于提高大数据在一致性、准确性、真实性和可用性等方面的质量。数据集成则是将多个数据源的数据进行集成，从而形成集中、统一的数据库、数据立方体等；这一过程有利于提高大数据的完整性、一致性、安全性和可用性等方面的质量。数据归约是在不损害分析结果准确性的前提下降低数据集规模，使之简化，包括维归约、数据归约、数据抽样等技术；这一过程有利于提高大数据的价值密度，即提高大数据存储的价值性。数据转换处理包括基于规则或元数据的转换、基于模型与学习的转换等技术，可通过转换实现数据统一；这一过程有利于提高大数据的一致性和可用性。

3. 数据处理与分析

（1）数据处理

大数据的分布式处理技术与存储形式、业务数据类型等相关，针对大数据处理的主要计算模型有 MapReduce 分布式计算框架、分布式内存计算系统、分布式流计算系统等。MapReduce 是一个批处理的分布式计算框架，可对海量数据进行并行分析与处理，它适合对各种结构化、非结构化数据进行处理。分布式内存计算系统可有效减少数据读写和移动的开销，提高大数据处理性能。分布式流计算系统则是对数据流进行实时处理，以保障大数据的时效性和价值性。

无论哪种大数据分布式处理与计算系统，都有利于提高大数据的价值性、可用性、时效性和准确性。大数据的类型和存储形式决定了其所采用的数据处理系统，而数据处理系统的性能与优劣直接影响大数据质量的价值性、可用性、时效性和准确性。因此在进行大数据处理时，要根据大数据类型选择合适的存储形式和数据处理系统，以实现大数据质量的最优化。

（2）数据分析

数据分析技术主要包括已有数据的分布式统计分析技术和未知数据的分布式挖掘、深度学习技术。分布式统计分析可由数据处理技术完成，分布式挖掘和深度学习技术则在大数据分析阶段完成，包括聚类与分类、关联分析、深度学习等，可挖掘大数据集合中的数据关联性，形成对事物的描述模式或属性规则，可通过构建机器学习模型和海量训练数据提升数据分析与预测的准确性。

数据分析是大数据处理与应用的关键环节，它决定了大数据集合的价值性和可用性，以及分析预测结果的准确性。在数据分析环节，应根据大数据应用情境与决策需求，选择合适的数据分析技术，提高大数据分析结果的可用性、价值性和准确性质量。

4. 数据可视化与数据应用

数据可视化是指将大数据分析与预测结果以计算机图形或图像的直观方式显示给用户的过程，并可与用户进行交互式处理。数据可视化技术有利于发现大量业务数据中隐含的规律性信息，以支持管理决策。数据可视化环节可大幅提高大数据分析结果的直观性，便于用户理解与使用，故数据可视化是影响大数据可用性和易于理解性质量的关键因素。

大数据应用是指将经过分析处理后挖掘得到的大数据结果应用于管理决策、战略规划等的过程，它是对大数据分析结果的检验与验证，大数据应用过程直接体现了大数据分析处理结果的价值性和可用性。

在大数据收集、处理等一系列操作之前，通过对应用情境的充分调研、对管理决策需求信息的深入分析，可明确大数据处理与分析的目标，从而为大数据收集、存储、处理、分析等过程提供明确的方向，并保障大数据分析结果的可用性、价值性和用户需求的满足。

10.1.4 大数据的应用

1. 大数据应用概述

大数据既具有科学价值，也具有社会价值。一方面，对大数据的掌握程度可以转化为经济价值的来源；另一方面，从商业科技到医疗、政府、教育、经济、人文及社会的其他各领域，甚至我们的日常生活已经离不开大数据：交友网站根据个人的性格与之前成功配对的情侣之间的关联来进行新的配对，购物网站可以帮我们推荐想要的商品；智能手机通过分析我们以前的输入，将个性化的新单词添加到手机词典中。当然，同样的技术也可以运用到疾病诊断、推荐治疗措施，甚至是识别潜在犯罪分子方面。

2. 大数据医疗

随着电子病历的实施，医疗保健数据量呈指数级增长，再加上制药企业和学术研究机构档案，以及数万亿的数据流从智能化设备、可穿戴式设备的传感器中得到，医疗大数据规模越来越庞大。

随着电子病历的广泛应用，有价值的医疗大数据实现了快速增长，可供医生、研究者和患者使用的数据量不断提升。大数据分析可以帮助医生确定治疗方案、药物种类和剂量、公共卫生防疫等临床指导，也可以帮助医院的管理者制定更好的管理方式，帮助保险方制定更好的医疗保险支付模式。医疗服务的提供者获取了更多的大数据信息后，从经验医疗向循证医学进行转变。

医疗大数据的价值，取决于使用者和应用场景。如果从使用对象来看，医疗大数据的价值主要包含以下 5 个方面。

1）为医生服务。实现临床的辅助决策支持，优化诊疗方案，并为医生的科研工作提供数据支持和帮助。

2）为医疗机构的管理者服务。帮助他们进行事务、人员、物资的管理，辅助管理决策。

3）为普通居民服务。通过疾病和健康大数据，结合患者基因学数据，针对不同疾病建立个性化的治疗方案。为居民提供健康管理和健康数据监控，为慢性病患者提供慢性病管理方案，为患者提供健康行为指导。

4）为药企服务。药企通过医疗大数据和销售大数据，降低医药研发成本，制定精准的市场营销方案。

5）为保险服务。通过医疗大数据、医疗费用大数据，建立保险模型，降低保费的同时，提高利润率，扩大保险覆盖范围。

2016 年，国务院办公厅发布《关于促进和规范健康医疗大数据应用发展的指导意见》，该意见的出台将医疗大数据正式纳入国家发展战略，并提出了行业发展基本原则和目标，对医疗大数据行业的发展产生了深远的影响。

10.2　物　联　网

10.2.1　物联网的概念

物联网（internet of things，IoT），就是“万物相连的互联网”。物联网是指在互联网的基础上，按照特定的协议方法，通过各种信息采集与识别技术，将物品与通信网络连接在一起，并完成各项管理工作的技术手段。

目前公认的物联网定义是由国际电信联盟给出的。通过射频识别（radio frequency identification，RFID）、红外感应器、全球定位系统（global positioning system，GPS）、激光扫描器、气体感应器等信息传感设备，按约定的协议，把任何物品与互联网连接起来，进行信息交换和通信，以实现智能化识别、定位、跟踪、监控和管理的一种网络，即物物相连的互联网。其有两层含义：第一，物联网的核心和基础仍然是互联网，是在互联网基础上的延伸和扩展的网络；第二，其用户端延伸和扩展到了任何物品与物品之间，进行信息交换和通信。

中华人民共和国工业和信息化部电信研究院认为物联网是通信网和互联网的拓展应用和网络延伸，它利用感知技术与智能装备对物理世界进行感知识别，通过网络互联，进行计算、处理和知识挖掘，实现人与物、物与物信息交互和无缝链接，达到对物理世界实时控制、精确管理和科学决策的目的。

通过上述两个定义可以看出，物联网需要利用感知技术对物理世界进行感知与识别，通过网络互联，进行传输、计算、处理和知识挖掘，实现对物理世界的实时控制、精确管理和科学决策，包含感知、传输、处理和应用 4 个层次。

10.2.2 物联网的特征及体系架构

1. 物联网的特征

物联网具备以下 3 个特征。

1）全面感知，利用传感器、RFID、二维码技术，随时随地获取用户或环境信息。

2）可靠传递，通过各种不同类型的传感器网络与互联网，实现信息的即时交互与共享。

3）智能处理，利用云计算、模式识别等智能计算技术，对海量的信息数据进行分析与处理，并实现智能决策与控制。

2. 物联网的体系架构

从技术架构上看，物联网可以分为 3 层：感知层、网络层和应用层，如图 10-1 所示。

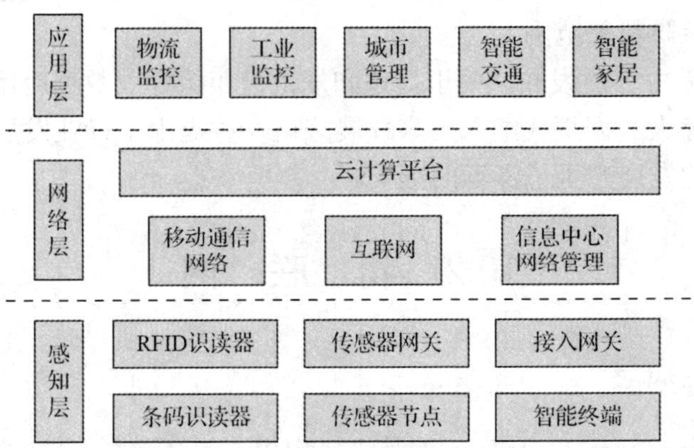

图 10-1 物联网体系架构

1）感知层由各式各样的传感器及传感器网关构成，包括温度传感器、湿度传感器、二氧化碳浓度传感器、重力传感器、二维码标签、RFID 标签、摄像机等感知设备。感知层的作用就是通过各式各样的感知器，识别物体、采集信息，然后将收集到的数据通过传感器网关传送到网络层。

2）网络层由各种私有网络、互联网、有线和无线通信网络（2G、3G、4G 和 5G）、网络管理中心和云计算平台等组成，主要负责对感知层传上来的数据进行分析、整合和传递。

3）应用层是物联网与用户（包括人或其他系统）的接口，根据不同行业的需求情况，形成物联网的各种智能应用（包括智慧物流、智慧车载、智慧医疗、智慧学习等）。

10.2.3 物联网识别技术

物联网的实现必须首先对物进行识别，获取对象的识别信息，然后通过互联网反馈对象的信息并进行智能控制。所以自动识别技术是物联网中的关键技术之一。

自动识别技术是物联网的底层技术，负责感知和获取物的各种特征信息，是物联网的末端神经和触角。

一个完整的自动识别系统包括以下 3 部分。

1）自动识别系统（automatic identification system，AIS），负责信息的采集和存储。

2）应用程序接口（application program interface，API），负责通信接口数据传递。

3）应用系统软件（application system software，AS），负责数据应用处理。

目前，主要的自动识别技术包括光学字符识别技术、生物计量识别技术、集成电路卡（integrated circuit card，IC）技术、条形码识别技术、RFID 技术等。

1. 光学字符识别技术

光学字符识别技术采用光源照射下的扫描进行识读，最初的设计是用机器扫描识读“特殊字体”，包括全部字母、数字符号和特殊的字母。光学字符识别技术提供了一种高速、非键盘的信息输入方法。

光学字符识别技术主要有两种主要工作方式：模型对照和特征提取。模型对照用于将看到的印刷字体图像与数据库中的图像进行对照配对。特征提取用于寻找图像中字体的区域结构特征，以便识别字体，然后转换成数字信号的形式输入计算机中。

2. 生物计量识别技术

生物计量识别技术是依靠人的身体特征进行身份验证的一种人物识别技术，它包括生物特征（如指纹、声音、面部、视网膜、虹膜、DNA 等）和行为特征（动作、步态、击打键盘的力度等）。

生物计量识别技术的核心在于如何获取这些特征，将其转换为数字信息并存储在计算机中，再利用匹配算法来验证与识别。

（1）语音识别技术

语音识别技术是指将人发出的语音信号，转换成能够表达通信消息的符号序列，从而识别人的一种识别技术。由于每个人的声音不同，语音识别要根据声音识别或确认发出语音的人本身，而不是语音所包含的词汇内容。

（2）指纹识别技术

每个人的指纹皮肤纹路图案、断点和交叉点各不相同，唯一且终生不变。识别过程包括指纹图像的采集、图像处理、特征提取、特征值的比对匹配等。

（3）人脸识别技术

人脸识别技术是指以人的脸形识别为核心，通过分析面部特征的唯一形状、模式和位置来识别人的技术，也称脸谱识别。它利用计算机图像处理技术从视频中提取出面部特征，通过生物统计学原理进行分析建立数学模型，采用区域特征分析算法完成计算识别。视频采集的方式一般包括标准视频和热成像技术。

（4）视觉识别技术

视觉识别技术是指通过分析眼睛独特特征的一种生物识别技术，包括虹膜识别和视网膜识别技术。虹膜和视网膜的特征由遗传基因决定，具有唯一性、高度稳定性和非接触性。但因为读取虹膜或视网膜的图像设备价格昂贵，设备尺寸也很难小型化，所以目前很难普及使用。

3. 集成电路卡技术

（1）磁卡识别技术

磁卡识别技术是最早使用的卡类信息识别技术，利用具有信息存储功能的特殊材料（如液体磁性材料或磁条）为信息载体，将磁性材料涂印或磁条压贴到基片上，如存折或银联卡。其优点是方便写入、存储、改写信息，速度快、读写简单、成本低等；但缺点是容易消磁，需要定期充磁激活。

（2）IC 卡识别技术

IC 卡识别技术将集成电路芯片镶嵌在塑料基片的指定位置上，它是通过在集成电路芯片上读写数据来进行识别的。IC 卡包括存储器卡、逻辑加密卡和 CPU 卡（智能卡）。由于 IC 卡具有存储量大、保密性好、无法破译和仿造等优点，因此被广泛应用于通信、交通、医疗、身份证、金融等领域。

4. 条形码识别技术

条形码是指将宽度不等的多个黑条和空白按照一定的编码规则排列，用以表示一组信息的图形标识符。当光电扫描器发出的光束扫过条形码时，扫描光线照在浅色空白处的光容易反射，而照在深色条处的光则不反射，而反射回来的光信号被转换成电信号，经过计算机处理，即可显示出条形码上的信息。

条形码分为一维条码和二维条码。一维条码是指将线条和空白按照一定的编码规则排列，用于表示一组信息的图形标识符。二维条码是一维条码信息量的几百倍，能在有限的空间内存储更多的信息，包括文字、图像、指纹、签名等，并可以脱离计算机使用。二维条形码可以在水平和垂直两个方向上存储信息，容易扫描，识别速度快，全方位识读，并且具有自动纠错功能。条形码的编写很简单，印刷方便，被称为“可印刷的计算机语音”。

条形码主要应用在物流管理、物品管理、超市商品管理、支付、网址解析、广告、防伪、证件等方面。

5. RFID 技术

RFID 是高技术含量的芯片，是物联网的身份证。RFID 是指利用射频信号通过空间耦合实现无接触信息传递并通过所传递的信息达到识别目的的技术。RFID 是无线广播技术和雷达技术的结合。

10.2.4 物联网的应用

物联网技术是指应用在物联网领域的一些信息技术的总称，其中包括 GPS、传感器技术、RFID 技术、无线传输技术等。物联网技术现已广泛应用于医疗、交通、工业、农业、环保等各行各业，并广泛惠及民生。

根据不同的产业链，可以把物联网分为八大产业：绿色农业、工业监控、公共安全、城市管理、远程医疗、智慧家庭、智慧交通、环境监控。从物联网的产业化来看，智慧城市将是物联网应用发展的核心。基于物联网、云计算、大数据等信息技术的智慧城市，是多个垂直产业智能系统的联动形成的智能大系统，它将大大提高城市信息化程度，实现信息资源共享。目前，物联网技术在智慧城市方面的应用已经非常普遍，包括社交媒体、智慧政务、数字城管、平安社区、智慧教育、智慧旅游等。

1. GPS

车辆中配备的嵌入式GPS接收器能够接收多个不同卫星的信号并计算出车辆当前所在的位置，定位的误差一般是几米。GPS信号的接收受限于卫星的“视野”，因此在城市中心区域可能由于建筑物的遮挡而使该技术的使用受到限制。GPS是很多车载导航系统的核心技术。很多国家已经或计划利用车载GPS设备来记录车辆行驶的里程信息并进行相应的管理。

2. 物联网在智能交通中的应用

随着物联网技术的不断发展和完善，其在智能交通中的应用也越来越广泛、深入，在世界各地出现了很多成功应用物联网技术提高交通系统性能的实例。电子收费（electronic toll collection，ETC）系统就是物联网在智能交通方面的典型应用。电子收费系统能够在车辆以正常速度驶过收费站时自动收取相关费用，降低了收费站附近产生交通拥堵的概率。

德国电子收费系统的应用非常典型。德国高速公路启用卫星卡车收费系统，为几十万辆卡车装配了车载记录器，这种记录器能够记录卡车行驶与自动缴费情况，但需要依赖卫星才能运作。该系统在300个高架桥部署了红外线监视器，用于识别车牌号码，同时有大量带有监视器和计算装置的监控车来回巡逻。该系统投入使用后，道路上的堵塞问题就立刻缓解了。

3. 智慧家居应用

美国、日本、韩国的智慧家居都已经走出实验室，进入应用阶段。我国典型的智慧家居平台海尔U-home在应用中体现了“物联网”概念在生活中的延伸。

U-home与杭州电信“我的e家”合作推出了“我的e家·智慧屋”产品，可以让用户切身感受物联网的无穷魅力。“我的e家·智慧屋”产品是通过物联网网桥，使用户通过手机、互联网实现与家中的灯、窗帘、报警器、电视、空调、热水器等设备进行连通。

10.3 云 计 算

10.3.1 云计算的概念

目前公认的云计算定义是：云计算是一种按使用量付费的模式，这种模式提供可用的、便捷的、按需的网络访问，进入可配置的计算资源共享池（资源包括网络、服务器、存储、应用软件、服务），这些资源能够被快速提供，只需投入很少的管理工作，或与服务供应商进行很少的交互。

云计算的核心是，将大量用网络连接起来的计算机资源统一管理和调度，构成一个包括网络、服务器、存储、应用软件、服务等计算资源池向用户提供按需服务，用户无须购买复杂的硬件和软件，只需要付费给相应的“云计算”服务商，就可以获得“云计算”服务商的所有服务和资源的使用权，使计算资源得到充分合理的利用。对于用户而言，通过网络就可以获取无限的资源，同时获取的资源不受时间和空间的限制。

与传统的网络应用模式相比，云计算具有如下优势与特点。

1. 虚拟化技术

虚拟化突破了时间、空间的界限，是云计算最为显著的特点，虚拟化技术包括应用虚拟和资源虚拟两种。众所周知，物理平台与应用部署的环境在空间上是没有任何联系的，而是通过虚拟平台对相应终端操作完成数据备份、迁移和扩展等。

2. 动态可扩展

云计算具有高效的运算能力，在原有服务器的基础上增加云计算功能能够使计算速度迅速提高，最终实现动态扩展虚拟化的层次，达到对应用进行扩展的目的。

3. 按需部署

计算机包含许多应用、程序软件等，不同的应用对应的数据资源库不同，所以用户运行不同的应用需要较强的计算能力对资源进行部署，而云计算平台能够根据用户的需求快速配备计算能力及资源。

4. 灵活性高

目前市场上的大多数 IT 资源、软硬件支持虚拟化，如存储网络、操作系统和开发软硬件等。虚拟化要素统一放在云系统资源虚拟池中进行管理，可见云计算的兼容性非常强，不仅可以兼容低配置机器、不同厂商的硬件产品，还能够获得更高的性能计算。

5. 可靠性高

某个服务器故障也不影响计算与应用的正常运行。因为单点服务器出现故障可以通过虚拟化技术将分布在不同物理服务器上的应用进行恢复，或利用动态扩展功能部署新的服务器进行计算。

6. 性价比高

将资源放在虚拟资源池中统一管理在一定程度上优化了物理资源，用户不再需要昂贵、存储空间大的主机，可以选择相对廉价的计算机组成云，一方面可减少费用，另一方面计算性能并不逊于大型主机。

7. 可扩展性

用户可以利用应用软件的快速部署条件来更为简单快捷地将自身所需的已有业务及新业务进行扩展。例如，计算机云计算系统中出现设备的故障，对于用户来说，无论是在计算机层面上，抑或是在具体运用上均不会受阻碍，可以利用计算机云计算具有的动态扩展功能来对其他服务器开展有效扩展。这样一来就能够确保任务得以有序完成。在对虚拟化资源进行动态扩展的情况下，同时能够高效扩展应用，提高计算机云计算的操作水平。

数据存储在“云”中，具有无限存储空间、不怕丢失、不必备份、可在任意点恢复的优势。软件不必下载升级，可在任何时间、地点、任意设备上登录获取云计算服务。

10.3.2 云计算平台的应用

1. 虚拟办公

最常见的应用场景就是让企业“租”服务而不是“买”软件来开展业务部署。除了谷歌公司的 Google Docs 这一较受欢迎的虚拟办公系统，还有很多其他的解决方案，如微软公司的 Office Live 等。使用虚拟办公应用的主要优点是，它不会因为“个头太大”而导致设备“超载”，它将企业的关注点集中在公司业务上，通过改进的可访问性为轻量办公提供保证。

2. 云存储

云存储是在云计算上发展起来的新的存储技术。云存储是一个以数据存储和管理为核心的云计算系统。用户可以将本地的资源上传至云端，可以在任何地方连入互联网以获取云上的资源。也就是说，使用者可以在任何时间、任何地点，通过任何可联网的装置连接到云上方便地存取数据。

3. 金融云

金融云是指利用云计算的模型，将信息、金融和服务等功能分散到庞大分支机构构成的互联网“云”中，旨在为银行、保险和基金等金融机构提供互联网处理和运行服务，同时共享互联网资源，从而解决现有问题并且达到高效、低成本的目标。金融与云计算的结合，实现了快捷支付，现在只需要在手机上简单操作，就可以完成银行存款、购买保险和基金买卖等。

4. 医疗云

医疗云是指在云计算、移动技术、多媒体、4G 通信、大数据、物联网等新技术的基础上，结合医疗技术，使用云计算来创建医疗健康服务云平台，实现了医疗资源的共享和医疗范围的扩大。医疗云提高了医疗机构的效率，方便居民就医，如现在医院的预约挂号、电子病历、医保等都是云计算与医疗领域结合的产物，医疗云还具有数据安全、信息共享、动态扩展、布局全国等优势。

5. 教育云

教育云将所需要的教育硬件资源虚拟化，然后将其传入互联网中，以向教育机构和学生、老师提供一个方便快捷的平台。现在流行的慕课就是教育云的一种应用。国外慕课的三大平台为Coursera、edX及Udacity；在国内，中国大学大规模开放在线课程（massive open online courses，MOOC）、学堂在线等都是非常优秀的在线教学平台。

10.4 人工智能

10.4.1 人工智能的概念

人工智能是一门新的技术科学，它是一门新的研究、开发用于模拟、延伸和扩展人的智能的理论、方法、技术及应用系统的技术科学。人工智能是计算机科学的一个分支，它试图了解智能的实质，并生产出一种新的能用和人类智能相似的方式做出反应的智能机器，该领域的研究包括机器人、语言识别、图像识别、自然语言处理和专家系统等。

总的来说，它指利用电子计算机模拟人类智力活动的科研领域，即由机器代替人的智能来完成某项工作的软硬件技术，如识字、读书、谈话、下棋、解答数学和日常生活中的问题、从事科研工作等；还可以用机器代替人在困难或危险的环境中执行任务，以保证人身安全。人工智能在工业、商业、军事、医学和文化教育等方面已得到了广泛的应用，取得了很大的成果。

人工智能主要研究用计算机来模拟人类的某些智力活动的有关理论和技术；是计算机科学与认知心理学或认知科学的一个交叉学科。它是在20世纪50年代中期，随着计算机科学的发展而兴起的，它的出现与认知心理学的兴起密切相关，也受到符号逻辑学、信息论、控制论等学科的影响。

人工智能涉及的面很广，是控制论、计算机科学、仿生学、生理学、心理学等多种科学相互交叉渗透的产物。具体来说，其主要研究内容包括以下几个方面。

1）机器感知：使机器具有类似人类的感知能力，主要以机器视觉与机器听觉为主。

2）机器思维：对通过感知得到的外部信息及机器内部的各种工作信息进行有目标的处理。

3）机器学习：使机器具有获取新知识、学习新技巧，并在实践中不断完善、改进的能力。

4）机器行为：计算机的表达能力，如机器的“说”和“写”能力。

目前正进行研制的第五代计算机系统，其主要特点就是使之具有人工智能的能力。第五代电子计算机以智能化为主要标志，具有视觉、听觉、触觉和嗅觉，必将给人类文明带来深刻影响。近年来，人工智能的主要发展方向是智能计算机、智能机器人、专家系统。

10.4.2 人工智能的应用

人工智能的实际应用十分广泛，如智能家居、自动驾驶、银行、医院、互联网、物联网等。地球以外的地方也有人工智能的影子：送至月球和火星的机器人；在太空轨道上运行的卫星。好莱坞动画片、电子游戏、卫星导航系统和谷歌的搜索引擎也都以人工智能技术为基础。金融家们预测股市波动，以及各国政府用来指导制定公共医疗和交通决策的各项系统，也是基于人工智能技术的。还有虚拟现实中的虚拟替身技术，以及为“陪护”机器人建立的各种“试水”情感模型。甚至美术馆也使用人工智能技术，如网页和计算机艺术展览。

从短期来看，人工智能推动经济自动化和社会智能化。人工智能在智能交通、智能家居、智能社区等方面有突出表现。新型柔性机器人能够做饭、洗碗，还可以铺床、洗衣服、遛狗。人工智能还能帮你挑选穿搭、推荐晚餐。未来的城市交通也会因人工智能而得到改善。

从长期来看，人工智能将驱动经济向服务化、高端化方向转型，驱动社会向灵活化、智慧化方向转型。未来的新闻可以是情境化的，通过个性化推荐+智能计算+情景感知等降低情境化的成本；未来广告可以是精准广告，根据消费者的上下文情境，判断消费意向，进行广告的精准投放；未来的个人健康状况数据可以通过可穿戴设备记录，借助大数据分析，实现 24 小时医护和诊疗的个人定制化服务。

最后，还要明确一下自动化、智能化和智慧化这个几个概念。

1. 自动化

自动化是指机器设备、系统或过程（生产、管理过程）在没有人或较少人的直接参与下，按照人的要求，经过自动检测、信息处理、分析判断、操纵控制，实现预期目标的过程。

20 世纪 70 年代，自动化的对象变为大规模、复杂的工程和非工程系统，涉及许多用现代控制理论难以解决的问题。对这些问题的研究，促进了自动化的理论、方法和手段的革新，于是出现了大规模的系统控制和复杂系统的智能控制，进而出现了综合利用计算机、通信技术、系统工程和人工智能等成果的高级自动化系统，如办公自动化、专家系统、决策支持系统等。

自动化广泛用于工业、农业、军事、科学研究、交通运输、商业、医疗等领域。采用自动化技术不仅可以把人从繁重的体力劳动、部分脑力劳动及恶劣环境下、危险的工作中解放出来，而且能扩展人的器官功能，极大地提高劳动生产率，增强人类认识世界和改造世界的能力。因此，自动化是工业、农业、国防和科学技术现代化的重要条件和显著标志。

现代生产和科学技术的发展，对自动化技术提出了越来越高的要求，同时也为自动化技术的革新提供了必要条件。20 世纪 70 年代以后，自动化开始向复杂的系统控制和高级的智能控制方向发展，并广泛地应用到国防、科学研究和经济等各领域，实现了更大规模的自动化，如大型企业的综合自动化系统、全国铁路自动调度系统、国家电网自动调度系统、城市交通控制系统、自动化指挥系统等。

自动化的应用正从工程领域向非工程领域扩展，如医疗自动化、经济管理自动化等。

自动化将在更大程度上模仿人的智能，机器人已在工业生产、海洋开发和宇宙探测等领域得到应用，专家系统在医疗诊断、地质勘探等方面取得了显著效果。工厂自动化、办公自动化、家庭自动化和农业自动化将成为新技术革命的重要内容，并将得到迅速发展。

2. 智能化

简单地说，智能化比自动化更高级一点，智能化是加入了像人的智慧一样的程序，一般能根据多种不同的情况做出不同的反应；而自动化就相对要简单得多，一般是根据出现的几种情况做同样的反应，多用于重复性的工作中。

智能化具有一定的“自我”判断能力，自动化只是能够按照已经制定的程序工作，没有自我判断能力。自动化常用于处理结构化数据，智能化往往用于处理半结构化数据，人可以处理非结构化数据。

3. 智慧化

智慧化是升级版的智能化，就是人机环境系统之间的交互角色最优化，取长补短、优势互补。除了必要的计算机知识、数学算法，还应把哲学、心理学、生理学、语言学、人类学、神经科学、社会学、地理学等学科的知识融合进来，只有这样，才能实现真正的“智慧化”。

10.4.3 ChatGPT

ChatGPT（chat generative pre-trained transformer）是 OpenAI 公司 2022 年 11 月推出的一种人工智能技术驱动的自然语言处理工具，又称人工智能聊天机器人程序。它使用了 Transformer 神经网络架构，即基于 GPT-3.5、GPT-4 架构的大型语言模型，它拥有语言理解和文本生成能力，尤其是会通过连接大量的语料库来训练模型，这些语料库包含真实世界中的对话，这使 ChatGPT 具备上知天文下知地理，还能根据聊天的上下文进行互动的能力，做到与真正人类几乎无异的聊天场景。

ChatGPT 不单是聊天机器人，除了可以用人类自然语言的对话方式进行互动，还可以进行更为复杂的语言工作，包括自动生成文本、自动问答、自动摘要等多种任务。ChatGPT 可写出与真人相似的文章，并在许多知识领域给出详细和清晰的回答，还能进行撰写邮件、编写视频脚本、编写文案、翻译、编写程序代码、写论文等任务。

ChatGPT 受到关注的重要原因是引入了新技术基于人类反馈的强化学习（reinforcement learning with human feedback，RLHF）。RLHF 解决了生成模型的一个核心问题，即如何让人工智能模型的产出和人类的常识、认知、需求、价值观保持一致。ChatGPT 是人工智能生成内容（artificial intelligence generated content，AIGC）技术发展的成果。该模型使得利用人工智能进行内容创作的技术成熟度大幅提升，有望成为新的全行业生产力工具，提升内容生产效率与丰富度。

ChatGPT 在使用上还有局限性，模型仍有优化空间。ChatGPT 模型的能力上限是由奖励模型决定的，该模型需要巨量的语料来拟合真实世界，对标注员的工作量及综合素质要求较高。ChatGPT 可能会出现创造不存在的知识，或者主观猜测提问者的意图等问题，模型的优化是一个持续的过程。若人工智能技术迭代不及预期、NLP 模型优化受限，则相关产业发展进度会受影响。此外，ChatGPT 营利模式尚处于探索阶段，后续商业化落地进展有待观察。

ChatGPT 的应用场景非常广泛，可以帮助企业提高效率，提供更好的服务，创造更多的价值。下面列举了 ChatGPT 的一些应用场景。

1）虚拟助手：ChatGPT 可用来创建虚拟助手，帮助用户完成日常任务，如计划旅行、预订餐厅、购买产品等。

2）文本生成：ChatGPT 可用来生成文本，如新闻报道、广告语、小说等。它可以根据输入的模板和参数生成具有一致风格的文本。

3）语音识别：ChatGPT 可用来实现语音识别，将语音转换为文本，以便实现语音识别的各种应用。

4）文本摘要：ChatGPT 可用来生成文本摘要，帮助用户快速了解文本的主要内容。

5）数据分析：ChatGPT 可利用大量数据进行分析，帮助企业更好地识别模式和趋势，并基于此进行决策。

6）程序生成：ChatGPT 可用来生成代码，如 HTML、CSS、JavaScript 等。它不仅能够根据输入的指令生成相应的代码片段，还能在集成开发环境中发挥更大的作用，帮助开发人员更高效地编写和调试代码。

7）内容创作：ChatGPT 可用来创作内容，如诗歌、歌曲、故事、图像等。它可以根据输入的主题和风格生成具有一致风格的内容。

8）一般推理：ChatGPT 可用来进行一般推理，如回答问题、解决问题等。

10.5 虚拟现实/增强现实

10.5.1 虚拟现实/增强现实的概念

虚拟现实（virtual reality，VR）是利用现实生活中的数据，通过计算机技术产生的电子信号，将其与各种输出设备结合使其转换为能够让人们感受到的现象，这些现象可以是现实中真真切切的物体，也可以是我们肉眼看不到的物质，通过三维模型表现出来。因为这些现象不是我们直接能看到的，而是通过计算机技术模拟出来的现实中的世界，所以称为虚拟现实。

增强现实（augmented reality，AR）技术是促使真实世界信息和虚拟世界信息内容综合在一起的、较新的技术，是把原本在现实世界的一定时间空间范围内很难体验到的实体信息（视觉、声音、味道、触觉），通过计算机模拟仿真处理后再叠加，将虚拟信息内容在真实世界中加以有效应用，并在这一过程中被人类感官所感知，从而实现超越现实的感官体验。真实环境和虚拟物体之间重叠之后，能够在同一个画面及空间中同时存在，如图 10-2 所示。

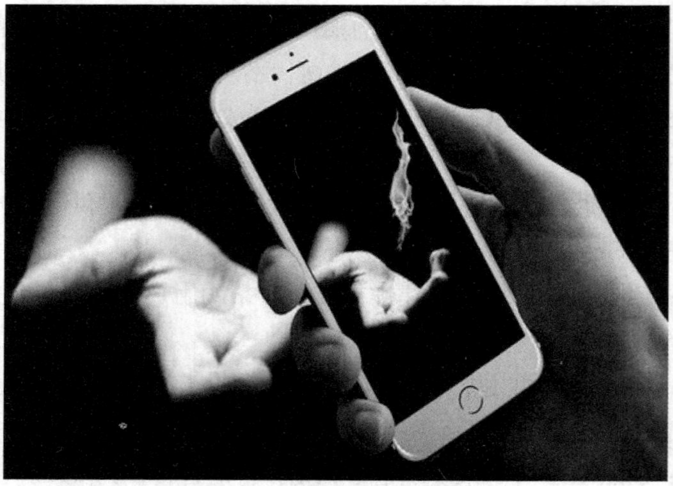

图 10-2 AR 应用

VR 就是创造出一个虚拟的世界。换言之，用户看到的东西是假的。通过虚拟现实，能让用户感觉自己是在有别于现实世界的另一个世界行动。在技术上，目前都是通过佩戴 VR 眼镜来实现的。AR 是在现实世界加入由计算机运算产生的东西，从而达到一种比现实世界感觉更佳的效果。

VR 适合应用于影视和游戏方面，而在各行业的应用中，还是 AR 更贴合需求，更有前景。不过，VR 的发展时间比 AR 早，相关产品（基于 VR 眼镜）也比 AR 的相关产品（基于 AR 眼镜）要丰富。目前，从业者大都是在进行 VR 开发，以及手机上的 AR 开发。

10.5.2 VR 在医疗中的应用

1. VR 在医疗教学培训中的应用

在传统的医学教育中，如人体标本解剖和各种手术实训，受标本、场地等限制，实训费用高昂。VR 的直观和体验特性可以很好地解决以上问题。目前，在医学教育上应用较多的有虚拟人体解剖学、手术训练教学、虚拟实验室、虚拟医院。

传统解剖学挂图和大部分多媒体课件上应用的教学图片都是二维模式，缺少直观、立体的体验，造成了解剖学习的困难。模型、标本虽具有立体结构，但形式单一、僵硬，不能满足多角度、多层次的教学和实训需求。虚拟人体解剖学可在显示人体组织器官解剖结构的同时，显示其断面解剖结构，并且可以任意旋转，提供器官或结构在人体空间中的准确定位、三维测量数据和立体图像。利用计算机和专业软件提供 VR 医疗培训，不仅为医生提供了更逼真的实验环境，还减少了传统培训对动物的伤害。

2. 虚拟实验室

在虚拟实验室中，学生有着充分的实验自主权，能仿真实现各种实际的甚至不可视、不可摸、不可入、危险性高的实验，以及想象的实验场景。许多医学教育中的实验和临床相关实验都可以在虚拟实验室中进行。在加拿大麦吉尔大学的蒙特利尔神经中心，利用世界上先进的神经外科学工具 Neuro Touch Cranio，神经外科医生可以在没有患者的情况下模拟复杂的手术过程。这项技术使医生能获得和真实外科手术中握着手术工具一样的感受。

10.5.3 AR 在医疗中的应用

在医疗应用方面，相比多用作练习模拟的 VR，AR 在实操方面的应用更为广泛。如果医务人员在工作中利用智能眼镜联网跟踪患者信息，交班时交接智能眼镜，智能眼镜会一一引导医生完成所有患者信息更新核实，防止贻误重要病情变化或医嘱要求；与其他设备连接，在患者危急情况下（如心搏骤停）可直接出现红色报警。这些必将大大减少因为工作人员失误等造成的医疗事故。患者的彩超、MRI、CT 图像等将直接出现在手术部位，让医生获得“透视功能”。不同于传统手术，AR 的介入就像一个“AR 放大镜”，直接放大手术创口，大大提高手术操作的效率和舒适度。

目前比较成熟的 AR 医疗应用是血管照明，通过计算机应用软件帮助医务人员在手术中查看隐藏的血管，用于静脉扎针、抽血、硬化治疗、一般外科手术及整容手术等，在手术过程中直接照射于皮肤表面，呈现出血管纹路以实现血管定位。

在外科手术中，利用 CT、核磁共振多角度拍摄的片子，计算机还原出一个虚拟却又无比逼真的患者人体构造，使患者的血管、组织、病灶部位 360° 呈现在医生眼前，让患者变成“透明人”，医生可以更加清楚手术要如何实施，大大增加了手术的安全性，提高了手术的精准度。医生佩戴 AR 眼镜进行手术的同时，学生可以通过外接屏幕进行观摩。通过 AR 眼镜传输的画面，学生感觉自己仿佛置身于手术台上，医生通过语音和手势控制 AR 眼镜所示画面，在术中对动脉、静脉、骨骼进行切换显示及拖拉平移等操作，学生可以通过外接屏幕，以主刀医生的视野来观看这场精细的手术。学生还可以通过 AR 模拟手术全过程，如图 10-3 所示。

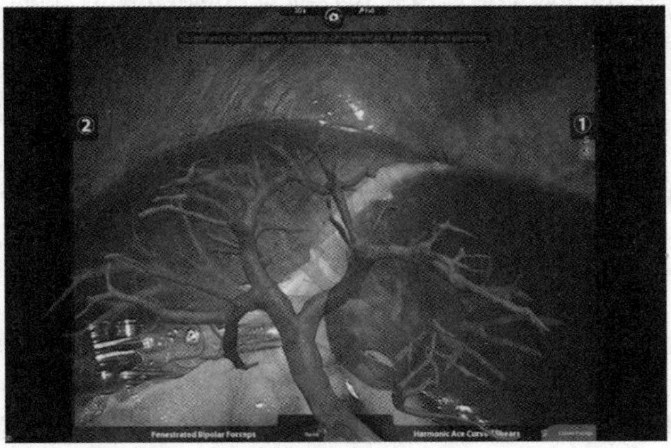

图 10-3 AR 手术导航

10.6 区 块 链

10.6.1 区块链的概念

区块链技术原本是被创造出来用以支撑比特币的。但是它现在已独立存在，是 21 世纪最具创新性和颠覆性的技术之一，被广泛应用于其他领域。

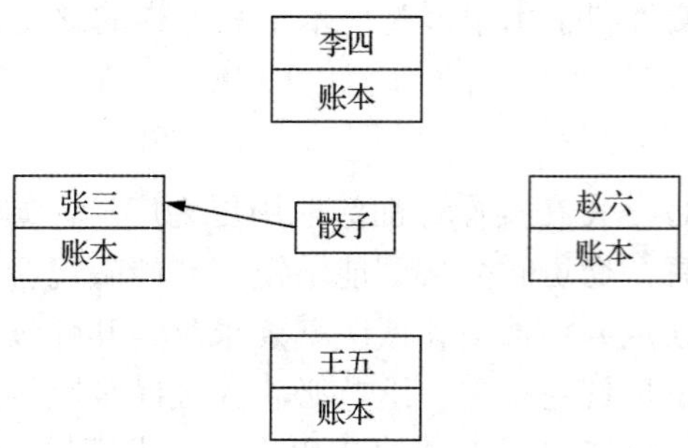

图 10-4 分布式账本

对于区块链这个技术，最简单的概述是“分布式账本”。分布式账本是指每个人都拥有一本自己的账本，大家通过一种机制（如掷骰子）轮流记账，如图 10-4 所示，任何一个人改动了账本都必须要告知所有其他人，其他人会在自己的账本上同样地记上一笔，如果有人发现新改动的账目不对，可以拒绝接受，到了最后，以大多数人都一致的账目表示为准。

可以把每次更新的数据看作一个区块，而整个账本是以时间顺序把一个一个区块连接起来的链式结构，如图 10-5 所示。

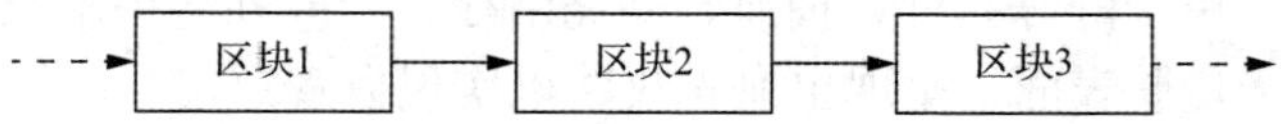

图 10-5 区块链

区块链可以视为一个巨大的分布式记账体系，所有人参与记账查账，每个人都是平等的，无人有能力私自篡改账本。

把“分布式账本”的概念应用到计算机中，就形成一个“分布式对等网络数据存储结构”，网络中的每个节点相当于记账的人，节点之间是平等的，每个节点都维护着自己的一个“账本”。

区块链名称本身只代表一种数据的记录格式，就像我们平常使用的 Excel 表格、Word 文档一样，按照一定的格式将数据存储在计算机上。与传统的记录格式不同的是，区块链是将产生的数据按照一定的时间间隔，分成一个个的数据块记录，然后根据数据块的先后关系串联起来，也就是所谓的区块链；区块链又不仅仅是一种记录格式，它实际上是一整套计算机技术组合。在这一套技术的配合下，才能实现上面所说的“分布式账本”的功能。

在工信部发布的《中国区块链技术和应用发展白皮书（2016）》中，区块链被定义为“分布式数据存储、点对点传输、共识机制、加密算法等计算机技术在互联网时代的创新应用模式”。

10.6.2 区块链的特征

区块链技术具有去中心化、不可篡改、可追溯、开放性和匿名性等特征。

1）去中心化。由于使用了分布式核算和存储，没有集中的硬件或管理组织，任何节点的权利和义务都是平等的。区块链中的数据块由节点来进行共同维护，节点的罢工不会对系统的整体运行产生任何影响。

2）不可篡改。一旦信息被验证并添加到区块链，它将被永久存储。单个节点上的数据更改将被视作无效，除非系统中有超过一半的节点同时受到了控制，故区块链的稳定性和可靠性极高。

3）可追溯。区块链是相互关联的数据结构链，链上的信息按时间顺序排列，任何数据都可以按时间顺序追溯到原始数据源，从而产生区块链的可追溯性。

4）开放性。除私人信息外，区块链上的数据对所有人都开放，任何人都可以通过开放的界面进行区块链数据查询，并开发相关应用程序，因此整个系统上的信息高度透明。

5）匿名性。区块链采用非对称加密等技术，每个节点将私钥作为对应的公开的密钥。在信息传送时，不需要验证双方的真实身份，只需要验证有效签名即可，因此具有匿名性。

10.6.3 区块链在医学中的应用

1. 电子病历管理

区块链技术可以用于创建安全的、可靠的、去中心化的电子病历系统，以便医生和患者可以更好地管理和共享病历信息。区块链在认证和隐私保护方面有着广阔的应用前景。由于包括病历在内的很多用户资料极具私密性，这就需要采取很高的安全措施进行信息保护。然而，当前中心化管理的信息系统在各类网络攻击下容易出现大规模数据泄露问题。即便是安全技术成熟、采用封闭系统的公司，也曾出现过多次数据泄露，造成了恶劣的影响。区块链高度安全的加密算法与分布式存储认证体系，正适合解决这一问题。通过设立复杂可编程的权限保护，所有数据都无法随意阅读和篡改。即便区块链系统中部分区块遭到攻击，也不会带来任何问题。

2. 医疗大数据共享应用

在保护患者病历信息真实性和隐私性的条件下实现跨院转诊；在保证处方真实可追溯的前提下实现处方流转，并且与医保支付联动；基于区块链技术构建线上医疗机构和服务人员的资质认证、信用记录体系等。区块链的去中心化管理令传统医学研究可以以分散合作的形式展开，大幅提高医学数据的利用率。此外，区块链的不可篡改和按时间成链的特性可以提升医学研究数据的可信度，确保数据的可追溯性。

3. 药品溯源

区块链技术可用于跟踪药品的生产、流通和销售过程，以确保药品的质量和安全性。

4. 医疗保险

区块链技术可用于创建透明、安全的医疗保险系统，以便患者和保险公司更好地管理和共享保险信息。

第 11 章　智 慧 医 疗

智慧医疗作为医疗行业的重要创新，是指利用先进的信息技术和人工智能技术，结合医疗健康大数据分析，实现医疗资源的智能化配置和管理，通过智能化的医疗设备和系统，提高医疗服务的效率和质量，减少医疗事故的发生。智慧医疗已成为行业发展的一大趋势，将为患者提供更加个性化、精准化的医疗服务，为医疗行业带来革命性的变革。

11.1　智慧医疗概述

智慧医疗是通过打造健康档案区域医疗信息平台，利用最先进的物联网技术，融入更多人工智能、大数据等高科技，使医疗服务走向真正意义的智能化，实现患者与医务人员、医疗机构、医疗设备之间的互动，逐步达到智能化的新型医疗体系。

智慧医疗的最终目标是为患者提供优质、高效、安全的医疗服务，降低医务工作人员的工作负荷，提升医疗效率，普及医疗健康知识，宣传贯彻公共卫生政策，提高国民身体素质，加强医疗资源共享，降低社会医疗成本，更有效地防范和应对公共卫生突发事件。

智慧医疗主要由智慧医院系统、区域卫生系统及家庭健康系统 3 部分组成。

11.1.1　智慧医院系统

智慧医院系统由数字医院和应用提升两部分组成。

数字医院：由医院信息系统（hospital information system，HIS）、实验室信息管理系统（laboratory information management system，LIS）、影像存储与传输系统（picture archiving and communication systems，PACS）及医生工作站组成，可实现患者诊疗信息和行政管理信息的收集、存储、处理、提取及数据交换。通过信息技术和数字化手段，实现医院内部各项业务的数字化、智能化和信息化。

应用提升：包括远程图像传输、海量数据计算处理等技术在数字医院建设过程的应用，实现医疗服务水平的提升。例如，远程探视，避免探访者与患者的直接接触，杜绝疾病蔓延，缩短恢复进程；远程会诊，支持优势医疗资源共享和跨地域优化配置；自动报警，对患者的生命体征数据进行监控，降低重症护理成本；临床决策系统，协助医生分析详尽的病历，为制定准确有效的治疗方案提供基础；智慧处方，分析患者的过敏史和用药史，反映药品产地批次等信息，有效记录和分析处方变更等信息，为慢性病治疗和保健提供参考。

11.1.2 区域卫生系统

区域卫生系统由区域卫生平台和公共卫生系统两部分组成。

区域卫生平台是指在智慧医疗的框架下，整合和优化区域内的医疗资源和服务的信息化平台。区域卫生平台包括收集、处理、传输社区、医院、医疗科研机构、卫生监管部门记录的所有信息的区域卫生信息平台；这包括旨在运用尖端的科学和计算机技术，帮助医疗单位及有关组织开展疾病危险度的评价，制订以个人为基础的危险因素干预计划，减少医疗费用支出，以及制定预防和控制疾病的发生和发展的电子健康档案（electronic health record，EHR）。例如，社区医疗服务系统，提供一般疾病的基本治疗、慢性病的社区护理、大病向上转诊、接收恢复转诊的服务；科研机构管理系统，对医学院、药品研究所、中医研究院等医疗卫生科研机构的病理研究、药品与设备开发、临床试验等信息进行综合管理。

公共卫生系统是指通过信息化技术，实现对公共卫生事件的监测、预警和应对，由卫生监督管理系统和疫情发布控制系统组成。

11.1.3 家庭健康系统

家庭健康系统的建设目标是提供全面的、个性化的家庭健康管理服务，帮助家庭成员监测健康状况、进行健康管理和预防保健。其包括针对行动不便、无法送往医院进行救治患者的视讯医疗，对慢性病及老幼病患远程的照护，对残疾、传染病等特殊人群的健康监测，还包括自动提示用药时间、服用禁忌、剩余药量等的智能服药系统。

家庭健康系统可以对患者进行全面的健康管理，及时排除患者健康安全隐患，并制订健康干预、健康管理、康复等计划，形成动态健康档案。

基于对智慧医疗系统构建的全面考量，从技术角度上看，智慧医疗应包括基础环境、基础数据库、软件基础平台及数据交换平台、综合应用及其服务体系、保障体系 5 个方面。

1. 基础环境

通过建设公共卫生专网，实现与政府信息网的互联互通；建设卫生数据中心，为卫生基础数据和各种应用系统提供安全保障。

2. 基础数据库

基础数据库包括药品目录数据库、居民健康档案数据库、PACS 影像数据库、LIS 检验数据库、医疗人员数据库、医疗设备等卫生领域的六大基础数据库。

3. 软件基础平台及数据交换平台

软件基础平台及数据交换平台提供 3 个层面的服务：首先是基础架构服务，提供虚拟优化服务器、存储服务器及网络资源；其次是平台服务，提供优化的中间件，包括应用服务器、数据库服务器、门户服务器等；最后是软件服务，包括应用、流程和信息服务。

4. 综合应用及其服务体系

综合应用及其服务体系包括智慧医院系统、区域卫生平台和家庭健康系统三大综合应用。

5. 保障体系

保障体系包括安全保障体系、标准规范体系和管理保障体系 3 个方面。

11.2 信息技术在医疗中的主要应用

11.2.1 电子病历

电子病历（electronic medical record，EMR）也称计算机化的病案系统或基于计算机的患者记录（computer-based patient record，CPR）。电子病历用电子设备（计算机、健康卡等）保存、管理、传输和重现数字化的患者医疗记录，其取代了手写纸张病历。电子病历具有主动性、完整性、正确性、知识关联、及时获取等特征，是医疗机构对门诊、住院患者（或保健对象）、临床诊疗和指导干预的、数字化医疗服务的工作记录。

电子病历在国际上有不同的称谓，如 EMR、CPR、EHR 等。不同的称谓所反映的内涵及外延也有所不同。

尽管不同的机构对电子病历的定义有所不同，但基本上都从电子病历应当包括的信息内容和电子病历系统应当具备的功能两个方面进行了描述。

信息内容方面，EHR 不仅包括了个人的医疗记录，即门诊、住院就诊的所有医疗信息，还包括个人的健康记录，如免疫接种、健康查体、健康状态等内容。也有人认为，电子病历除专业医疗和健康机构产生的信息外，还应包括个人记录的健康信息。从时间跨度上，电子病历应当覆盖个人从出生到死亡的全过程。

功能方面，电子病历强调发挥信息技术的优势，提供超越纸张病历的服务功能。其功能可归纳为 3 个方面：医疗信息的记录、存储和访问功能；利用医学知识库辅助医生进行临床决策的功能；为公共卫生和科研服务的信息再利用功能。电子病历的积极意义主要在于提高医疗信息的共享和协同、提高医疗质量和安全、促进病例管理和数据分析、推动患者参与和健康管理、支持医学研究和教育。

11.2.2 移动医疗

移动医疗主要是借助移动互联网和使用移动通信技术，如 PDA、移动电话和卫星通信来提供医疗服务和信息，具体到移动互联网领域，则是以基于安卓和 iOS 等移动终端系统的医疗健康类 App 应用为主。它为医疗卫生服务提供了一种有效方法，在医疗人力资源短缺的情况下，通过移动医疗可解决医疗问题。目前在医疗行业采用的移动应用解决方案，可基本概括为无线查房、移动护理、药品管理和分发、条形码患者标识带的应用、无线语音、网络呼叫、视频会议和视频监控。患者在医院经历过的所有流程，从住院登记、发放药品、输液、配液/配药中心、标本采集及处理、急救室/手术室，到出院结账，都可以使用移动技术予以优化，从而达到简化工作流程、提高整体工作效率的目的。

11.2.3 远程医疗

远程医疗服务主要包括以下几个方面。

1. 远程会诊

医疗专家可以通过远程视音频的交流对区域医疗协同医院的患者进行病情诊断，同时对影像、心电、彩超和病理进行远程诊断，使危重患者和偏远地区的患者在当地就能享受高水平的医疗服务，根据需要还可以通过系统进行双向转诊。

2. 远程手术指导、直播演示和视频教学

实现了省级医院对区域协同医院的手术指导、远程医疗视频教育，除可以进行非实时的录播手术的视频教学、手术实时转播外，还能对远端各协作医疗点学生提出的问题进行实时解答。

3. 预约挂号和远程咨询

通过呼叫中心平台，可以进行远程预约挂号和医疗咨询，避免了排队等候的时间，节省就医成本，提高了就医的便利性。同时还可以进行健康咨询，医生可以提前了解患者的情况，为患者提供更加个性化和精准的医疗服务，提高了医疗效率。

4. 应急指挥与救治

具备对突发公共卫生事件的远程应急指挥、远程急救、远程办理住院手续等功能。

5. 开展远程教育培训

依托远程医疗中心的医疗和教学资源，对所有区域医疗协同医院的医务人员进行远程教育培训，使区域医疗协同医院的医务人员不出医院就能享受高水平的医疗技术培训。

6. 实现数字资源共享

通过远程医疗中心的区域协同医疗综合平台，所有区域医疗协同医院的医院人员可以免费使用远程医疗中心所在医院的数字图书馆，从而增强各协作医院业务人员的业务能力，对提升协作医院的临床、教学和科研水平具有重要意义。

11.2.4 人工智能

人工智能在医疗领域的应用主要包括以下几个方面。

1. 智能诊疗

智能诊疗就是将人工智能技术用于辅助诊疗中，让计算机“学习”专家医生的医疗知识，模拟医生的思维和诊断推理，从而给出可靠诊断和治疗方案。智能诊疗场景是人工智能在医疗领域最重要、最核心的应用场景。

2. 医疗机器人

医疗机器人经历了从辅助手术到智能化、自主化和个性化的发展过程，取得了一系列重大突破，为医疗服务和治疗带来了革命性的变革。机器人技术在医疗领域的应用并不少见，如利用智能假肢、外骨骼和辅助设备等修复人类受损身体，医疗保健机器人辅助医护人员的工作等。21 世纪以来，随着人工智能、机器学习和大数据等技术的发展，医疗机器人开始向智能化、自主化和个性化方向发展，如智能导航手术机器人、辅助诊断机器人、康复治疗机器人等，为医疗服务提供了更加智能和个性化的解决方案。

目前实践中的医疗机器人主要有两种：一是能够读取人体神经信号的可穿戴型机器人，也称“智能外骨骼”；二是能够承担手术或医疗保健功能的机器人，以 IBM 开发的达芬奇机器人辅助外科手术系统为典型代表。

3. 智能影像识别

智能医学影像是指将人工智能技术应用在医学影像的诊断上。人工智能在医学影像上的应用主要分为两部分：一是图像识别，应用于感知环节，其主要目的是将影像进行分析，获取一些有意义的信息；二是深度学习，应用于学习和分析环节，通过大量的影像数据和诊断数据，不断对神经元网络进行深度学习训练，促使其掌握诊断能力。

4. 智能药物研发

智能药物研发是指将人工智能中的深度学习技术应用于药物研究，通过大数据分析等技术手段快速、准确地挖掘和筛选出合适的化合物或生物，达到缩短新药研发周期、降低新药研发成本、提高新药研发成功率的目的。

人工智能通过计算机模拟，可以对药物活性、安全性和副作用进行预测。借助深度学习，人工智能已在心血管药、抗肿瘤药和常见传染病治疗药等多个领域取得了新突破。

11.2.5 智慧康养/智慧养老

智慧康养基于健康管理、人文关怀、社会参与、环境适应 4 个核心理念，是指结合现代物理运动和临床治疗的康复方法，并融入数字技术、人工智能、虚拟现实等信息技术手段，以达到对康复过程进行实时监测、治疗进度跟踪和效果评估的目的。

智慧养老是以物联网、互联网为依托，集成现代通信与信息技术、计算机网络技术、老年服务行业技术和智能控制技术等，能为老年人提供安全便捷、健康舒适的服务，满足老年人个性化需求的养老模式。

智慧养老系统包括人身安全监护模块（含远程安全监护、居家安防）、物质保障和生活照料模块、社交旅游和老年大学模块及健康医疗模块等。

智慧养老系统应包括的子系统如下。

1. 档案动态管理子系统

档案动态管理子系统主要包括动态建立适合养老服务开展的老人信息档案，包括老人姓名、身份证等几百项信息。

2. 智能呼叫子系统

智能呼叫子系统包括智能求救子系统和智能求助子系统。

3. 老人定位子系统

老人定位子系统主要用于外出老人迷失方向、突发疾病无法找到老人的位置等情况，通过老人呼叫终端紧急按键（SOS），平台能迅速找到老人所在的位置，子女也可以主动查询老人的位置。

4. 业务受理子系统

老人通过智能终端呼入平台后，平台值班界面显示老人业务需求受理界面，并能实时显示老人的位置，服务中心人员根据信息受理业务（包括家政、送水、旅游、急救等）。

5. 远程健康监护子系统

远程自动对老人的各项医疗测量指标（血压、血糖、心电、体重、脂肪、睡眠、计步等）进行及时的监测，发现异常时能够立即通知本人或子女，可以供老人就医的医院参考，子女和医生可以通过App实时查询。

6. 视频关爱子系统

视频关爱子系统适用于以下情况：①家里子女因工作长期不在家，致使老人长期一个人在家，子女需要随时了解老人的身体和生活状况；②老人长期需要护工护理，子女需要及时了解护理状况；③某个家庭里有患慢性病的老人，但是子女白天上班无法照顾，又担心老人会出事的情况；④当老人紧急呼叫后，中心人员首先打开视频监控，判断老人需要何种紧急救助措施，然后迅速派单处理。

7. 生命体征监测子系统

利用先进的、精密的穿戴设备，对老人进行持续多方面的监测，根据所得的资料，进行综合分析，如果有危险发生，则及时采取相应的治疗措施，从而达到挽救生命、治愈疾病的目的。

8. 安防报警子系统

安防报警子系统适用于家中某段时间无人，可能出现煤气泄漏、被盗等情况；或老人健忘，炖煮食物时忘记炉火而发生煤气泄漏等情况。安装相关的安防终端后，出现意外时，服务中心能第一时间收到报警。

9. 一卡通子系统

一卡通子系统适用于：①当加盟商上门为老人服务时，服务人员会携带消费机，以便顾客通过刷卡或使用健康体检手机即时完成支付结算；②老人可以使用一卡通卡或健康体检手机在服务中心免费自助体检；③服务中心举行活动或发放礼品等情况时，一卡通作为签到标志。

10. 志愿者管理子系统

用于志愿者注册、开展志愿服务信息收集、记载、保存、建立志愿服务情况查询、证明机制、志愿者星级评定等。平台通过本功能派志愿者上门服务。

11.3 医院信息系统

医院信息系统的建立始于20世纪60年代初，到70年代已建成许多规模较大的医院信息系统。随着互联网技术的不断发展，医院信息系统的发展趋势是通过不同系统中病历、登记、检测、诊断等指标标准化的建立，将各类医疗器械直接联机并将附近各医院乃至地区和国家的医院信息系统联成网络。医院信息系统的高级阶段将普遍采用医疗专家系统，建立医疗质量监督和控制系统，进一步提高医疗水平和保健水平。

根据《医院信息系统基本功能规范》将医院信息系统划分为5部分：临床诊疗部分、药品管理部分、经济管理部分、综合管理与统计分析部分、外部接口部分。

1. 临床诊疗部分

临床诊疗部分主要以患者信息为核心，将整个患者诊疗过程作为主线，医院中所有科室将沿此主线展开工作。随着患者在医院中每一步诊疗活动的进行产生并处理与患者诊疗有关的各种诊疗数据与信息。

2. 药品管理部分

药品管理部分主要处理药品的管理与临床使用。在医院中，药品从入库到出库直到被患者使用，是一个比较复杂的流程，它贯穿于患者的整个诊疗活动。这部分主要处理的是与药品有关的所有数据与信息。

3. 经济管理部分

经济管理部分属于医院信息系统的最基本部分，它与医院中所有发生费用的部门有关，处理的是整个医院中各有关部门产生的费用数据，并将这些数据整理、汇总、传输到各自的相关部门，供各级部门分析、使用，并为医院的财务与经济收支情况服务。

4. 综合管理与统计分析部分

病案的综合管理与统计分析部分主要由综合管理与统计分析部门负责处理，并将医院中的所有数据汇总、分析、综合处理，以供领导决策。

5. 外部接口部分

随着社会的发展及各项改革的进行，医院信息系统已不是一个独立存在的系统，它必须实现与社会上相关系统的互联。

外部接口部分可以将医院信息系统与医疗保险系统、社区医疗系统、远程医疗咨询系统等连接起来。

完善的一体化医院信息系统结构如图 11-1 所示。

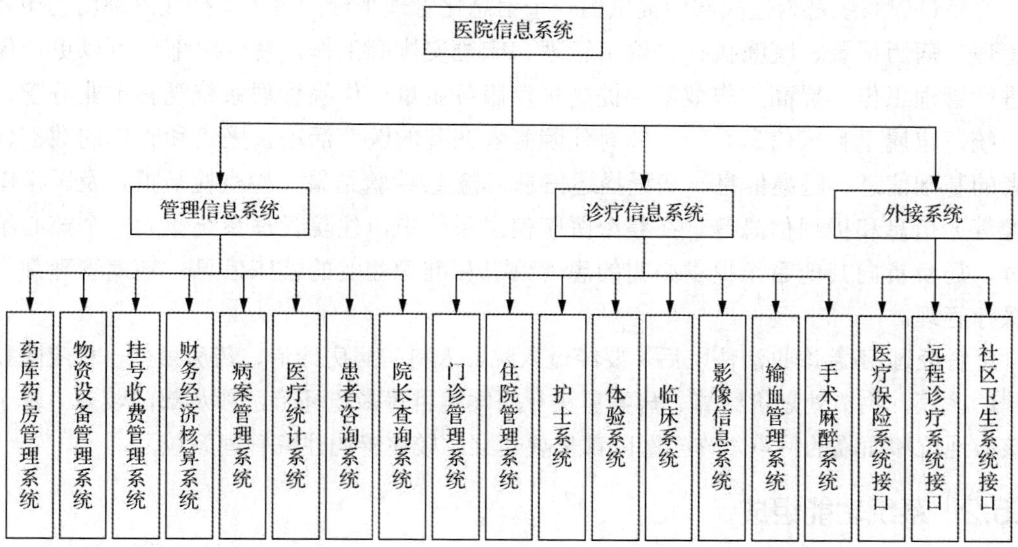

图 11-1　医院信息系统结构

11.4　门/急诊管理系统

11.4.1　系统概述

门/急诊信息管理系统是医院对外服务的窗口，在整个医院信息系统中，门/急诊管理系统作为一个重要的组成部分，为解决患者排队等候时间长、挂号和收费效率低、信息录入容易出错等问题，负责向其他系统提供必需的患者信息和准确翔实的临床信息，为医院管理部门服务，并辅助管理部门进行管理，如规范医疗行为、辅助调整门诊业务流程等。

11.4.2　系统功能组成

门/急诊信息管理系统设计的基本思想是通过系统化管理和信息化手段，实现患者信息的快速准确录入、医生诊疗信息的规范管理、排队和挂号流程的优化。患者从入院初（复）诊、诊室看诊，到医技科室检查、窗口交费和取药，每个环节都应设置相应的功能模块，实现计算机辅助管理，减少患者来回排队的时间。

门/急诊管理系统主要有挂号预约、身份登记、医保账户、急诊管理、门诊医生工作站、门诊收费、门诊药房、病案流通等子系统。

11.5 住院管理系统

住院管理系统是医院信息系统的核心部分，是医院信息系统为临床服务的集中体现。

11.5.1 系统概述

住院管理系统是为住院部门提供的一个信息化管理平台，用于支持住院部门的患者信息管理、病历记录、医嘱执行、费用管理、床位安排等工作，使住院部门可以更加便捷地进行管理工作，提高工作效率，提高医疗服务质量。住院管理系统既属于业务管理信息系统，也属于临床信息系统。针对住院患者在院的医疗活动，采集和管理的数据包含患者的基础信息、医嘱信息、病程描述信息、检查/检验结果（检查检验报告及医学图形图像等）信息和护理信息等。在整个医院信息系统中，住院管理系统作为一个核心组成部分，还负责向其他系统提供必需的患者信息和准确翔实的临床信息，辅助管理部门进行医疗管理。

患者经过门/急诊收治住院后，要经过入院、入科、病房诊治、药房摆药、相应医技科室辅助诊疗、收费处划价结算、病案室进行病案编目等多道环节，涉及部门较多。基于它的核心地位和面临的特点，许多医院都需要建立比较完善的住院管理系统。

11.5.2 系统功能组成

医院信息系统将患者住院期间的所有临床医疗信息应用计算机管理，住院患者从入院、入科、转科、诊疗医嘱、病历记录、出院和病历归档，每个环节都设置了相应的功能模块，实现对患者住院期间全过程的计算机管理。

一般来说，住院管理系统主要由住院登记、护士工作站、医生工作站、临床药局、住院收费和病案编目等子系统组成，每个子系统又分为若干功能模块。为满足医院对住院患者信息全面管理的需要，有的医院信息系统还提供了监护、护理和营养膳食等系统。

1）住院登记子系统：主要提供住院预约、叫床、等床队列维护、空床信息查询、患者入院登记（身份登记）等功能。

2）护士工作站子系统：主要完成患者的入科、出科、转科管理，自动生成患者流动统计，床位和护士文档的管理，医嘱的转抄、校对与执行。

3）医生工作站子系统：主要提供下达医嘱、病历书写与打印病历、开检验/检查申请单并查询报告结果、检索和调阅病历、调阅医学影像、手术申请和术后登记、填写病案首页和病历归档等功能。

4）住院收费子系统：对患者在住院期间预交金及所发生的费用进行划价、结算管理。

5）临床药房子系统：包括库存、摆药处理和处方录入等功能，完成库存初始化、入出库处理、接收由病房发送过来的医嘱进行摆药出库处理、负责其他处方录入和出库处理，包括领导批药、出院带药和住院退药等。

6）病案编目及流通子系统：主要完成对疾病和手术的分类、编码填写，并提供病案检索和相关管理；办理住院病案的借阅和归档工作，登记借阅者、借阅时间、归还日期等信息。

7）膳食管理系统：主要完成医院膳食科的日常管理工作，查询医嘱、对膳食医嘱审核入账，自动或手动进行营养配餐，跟踪食材来源、细化采购库存，打印配餐报表，生成膳食医嘱报表、月报和年报等。

11.6 医技管理系统

11.6.1 系统概述

门/急诊、病区以外的诊疗机构，如各种检查、检验、各种治疗及手术/麻醉等机构通常称为医技部门，为这些部门配置的管理信息系统也统称为医技管理系统。

医技信息管理的共同任务是：接收门急诊和病区发来的各种申请，安排工作计划，采集或录入结果并发回给申请者，同时完成计价。

医技管理系统的共同目标是：准确采集并记录各种结果；从网上接收或手动录入申请并通过网络将结果迅速传送给申请者，以缩短诊疗周期；准确计价；通过提供需要参考的患者相关信息。提供标准化字典及书写报告模板，辅助提高诊断质量；完成各种医技工作量的统计，为深入的统计分析提供可靠的原始数据。

11.6.2 系统功能组成

医技管理系统主要包括临床检查管理系统、血库管理系统、手术/麻醉管理系统、临床检验信息系统、医学影像信息系统等。

1. 临床检查管理系统

医院信息系统中的临床检查管理系统，通过对检查申请、预约、计价和报告的管理，实现患者检查信息的计算机网络管理，是医院信息系统的重要组成部分。通过临床检查管理系统将各辅助检查仪器直接连入医院信息系统，医生或护士可以直接在自己的计算机中提取患者的检查结果。同时，通过网络预约，减少患者排队和等待检查时间；自动计价，使收费更加合理和准确；共享报告，将检查的报告信息及时提供给临床医生，极大地提高工作效益。

2. 血库管理系统

输血是医院的一项特殊又极为重要的工作。针对输血关系患者安危的特殊性和血液来源的复杂性，医院信息系统中的血库管理系统对血液进行全程追踪管理，如在采血、库存管理和血液配发等各环节都设计了相应的软件跟踪管理，为输血科提供了一套准确无误、方便快捷的管理方法，以保证用血安全、及时。

血库管理系统设计的基本思想是对血液进行全流程的计算机管理。系统在供血者的体检、采集、配血、发血等各环节都设置了相应的功能模块。因为有的医院不具备采血资质，所以医院可根据具体情况选择相应的管理模块。

血库管理系统一般分为 4 个子系统：供血者与采血管理、在库血液管理、配发血管理、统计与查询。

血库管理系统的工作流程可概括为 3 步：一采、二存、三出。一采是指对供血者进行预约、编号和安排体检，然后对初检合格者采血并进行复检，并将复检合格者的血液入库；二存是指根据患者的病情需要，将血液进行分离、分装、合并等，并对变质的血液进行作废处理；三出是指根据用血申请单进行配血和发血处理。

3. 手术/麻醉管理系统

手术/麻醉管理系统针对麻醉科、手术室和外科病房开发，用于管理与手术麻醉相关的信息，实现有关数据的自动采集、报告的自动生成及病历的电子化，是医院信息系统的一个重要组成部分。采集和管理的数据包含患者的手术信息、麻醉信息，以及患者手术过程中从麻醉机、监护仪上采集到的数据和患者情况等。

手术/麻醉管理系统设计的基本思想是简化工作流程，实现手术/麻醉业务全流程的计算机管理。从术前、术中到术后，每个环节都设置了相应的功能模块，以实现计算机辅助管理。手术/麻醉管理系统分为手术预约及术后登记子系统和麻醉医生工作站子系统。

手术和麻醉的工作流程中的预约登记、术前修改、术后核对过程完全一致，手术登记信息和手术安排通知的信息中已包含有麻醉安排信息。

4. 临床检验信息系统

临床检验信息系统是一个能实现临床检验信息化、检验信息管理自动化的网络系统。其主要功能是将检验的实验仪器传出的检验数据分析后，自动生成打印报告，通过网络存储在数据库中，使医生能够通过医生工作站方便、及时地看到患者的检验结果，从现在的应用来看，临床检验信息系统已成为医院数字化管理中必不可少的一部分。

先进的临床检验信息系统应具备与医嘱双向沟通、采用条码管理手段、财务自动计费、仪器双向控制等重要功能特点。

临床检验信息系统强化了患者从开检验单检验，到最后检验报告的各项步骤，替代了以前的缓慢、不可靠的纯手工数据接收方式，使医疗检验的步骤更有条理、效率更高、检验结果更可靠。

临床检验信息系统通过与各种检验设备进行连接，实现检验结果数据的自动采集、自动控制及综合统计分析，为全面改善检验科室的工作现状、提高医院医疗质量和临床诊断水平提供保障。系统功能从下达检验申请单、患者检验单采样、标本核收、采集检验结果、书写检验报告、质量控制到临床科研流程自动化，可以减少检验科室信息传递过程中人为因素导致的误差及各种单据传递过程中所耗费的大量时间，大幅提高患者检验效率，改善检验科室窗口服务质量。

临床检验信息系统主要包括以下模块：检验管理模块、质控模块管理、检验字典模块、统计管理模块。

5. 医学影像信息系统

医学影像信息系统就是计算机化的医学影像，它的内容包括医学影像的所有信息，包括放射信息系统（radiology information system，RIS）和图像存储与传输系统。

医学影像系统的主要任务是把日常产生的各种医学影像（包括核磁、CT、超声、各种X光机、各种红外仪、显微仪等设备产生的图像）通过各种接口（模拟、网络）以数字化的方式保存起来，当需要的时候在一定的授权下能够很快地调回使用，同时增加一些辅助诊断管理功能。

医学影像信息系统狭义上是指基于医学影像存储与传输系统，从技术上解决图像处理技术的管理系统，是医院信息系统的一个重要组成部分。

广义的医学影像信息系统包括放射信息系统，以DICOM 3.0国际标准设计，以高性能服务器、网络及存储设备构成硬件支持平台，以大型关系型数据库作为数据和图像的存储管理工具，以医疗影像的采集、传输、存储和诊断为核心，是集影像采集传输与存储管理、影像诊断查询与报告管理、综合信息管理等综合应用于一体的综合应用系统。

医学影像系统主要包括影像存储、管理、影像诊断及报告打印等，用以支持医院和诊断中心对医学影像资料的管理和利用。

11.7 医院物资管理系统

医院物资管理是指医院为完成医疗、教学、科研等工作，对所需各种物资进行的计划、采购、保管、供应等各项组织管理工作。医院物资管理主要的研究对象是物资在医院内的流转过程和科学管理，包括医院物资的分类、物资的定额管理、物资供应计划的编制、物资的采购运输、物资仓库的管理和组织领导等。

医院物资管理是保障医院医疗活动的基础。如何提高医院各类物资管理的科学性和合理性，是医院物资管理的重点工作，也是医院加强信息化管理的一个重要课题。其具体内容包括加强计划预算管理、降低物流成本、提高库存周转率、减少库存资金占用和积压浪费、优化物资管理流程、加强物资的定额管理等。

医院物资管理系统是专门为实现医院物资的科学管理而设计的，通过医院物资的采购计划管理、采购订单管理、库存管理、耐用品管理、应付款管理、供应商管理等功能，实现规范医院物资管理，做到科学计划、计划采购、保障供应、减少流动资金占用和损失，降低医院医疗成本，提高医院物流管理水平。

系统在保持医院物资管理先进性的同时，加强了与医院综合运营管理系统其他子系统及外部HIS的一体化集成应用，为加强医院的一体化经营管理提供了技术保障，通过实时共享各系统的数据，保证了系统数据的完整性和准确性，提升了医院整体的经营管理。

1. 医疗设备管理系统

医疗设备主要是指对患者在疾病预防、检查、治疗和康复过程中所使用的仪器设备，它在医院的固定资产中占有相当大的比重，是医院开展医疗、教学和科研的重要工具，也是提高医院医疗质量所应具备的先决条件。

医院信息系统中的医疗设备信息管理，以医院的各种医疗设备作为主要对象，建立相应的科学的、功能较完善的计算机管理系统，对医疗设备信息进行全过程的动态管理。通过这些全面、科学的日常管理，实现设备的定期质量分析和定期效益效率分析，使设备始终保持良好的运行状态，从而更好地为医院服务，提高医院的医疗水平，最大限度地发挥其社会效益和经济效益。实施计算机管理，还可以减少设备管理的漏洞和资金的浪费，为医院的全面经济核算提供可靠依据。

2. 医用消耗材料管理系统

医用消耗材料管理也是医院管理的一个重要组成部分。无论是从医院管理还是从成本核算的角度来讲，都必须加强对医用消耗材料的管理，在保证供应的前提下，尽量减少流失和不必要的损耗，最大限度地降低医疗成本。

医用消耗材料管理包括：医用消耗品管理的库存管理和循环使用物品的管理。

对于消耗材料信息管理来讲，就是要按照消耗材料在医院流动的过程，在各环节设置相应的功能模块，实现对消耗材料流动的全过程计算机管理。

3. 药品管理系统

药品是医疗活动中必不可少的基础物资，兼具物资和医疗双重属性，药品在许多医院的运营成本中占第一大比重。

药品的日常管理主要包括以下内容。

1）在库存管理方面，要随时掌握各类药品的库存数量、金额，防止不同批次的药品过期造成损失；做好库存量和采购量的控制，既能保证供应，又可以减少资金占用；要尽量减少各环节管理上的漏洞。

2）在药品价格管理方面，因为市场经济条件下药品不再是统一的定价，定价条件更加复杂，所以要及时与物价管理人员和药品会计沟通，为管理系统制订正确的价格生成模型，确保划价收费人员能准确划价。

3）在与临床沟通方面，使医护人员及时了解药品是否可供；要做好新药通报、用药指导的宣传工作。

4）在合理用药方面，要对临床用药进行监督；对用药情况进行统计分析，特别是与病种和科室的相关分析。

整个药品信息管理系统可以分为药库管理、住院药房管理、门诊药房管理、药品综合查询 4 个子系统。

11.8 公共卫生信息系统

公共卫生问题是一项重要的社会问题，关系到人民群众整体健康水平和生活质量，是党和政府工作职能的重要组成部分。为有效应对当今全球经济一体化进程中的公共卫生挑战，提高应对突发公共卫生事件的能力，我国需要建设强大的公共卫生信息基础设施，帮助职能部门与研究人员及时获取可靠信息，为人民群众提供高效的公共卫生管理与服务。

1. 公共卫生信息化系统

（1）公共卫生服务的概念

公共卫生也称公众卫生，包括对重大疾病尤其是传染病的预防、监控和医治；对食品、药品、公共环境卫生的监督管制，以及相关的卫生宣传、健康教育、免疫接种等内容。

（2）公共卫生信息化

公共卫生信息化工作可以划分为公共卫生和医疗服务两个领域。

随着公共信息工作的发展，公共卫生与医疗服务二者之间的联系越来越紧密。疾病监测工作需要从医院信息系统中自动获取数据；临床医生同样需要了解公共卫生的发展情况，并应用流行病学的方法去研究临床治疗与疾病预防。

（3）国家公共卫生信息系统

我国公共卫生系统主要由各级医疗行政部门、医院、疾病预防与控制机构、卫生监督机构组成。相对应的，国家公共卫生信息系统主要实现对这些机构所涉及的各种信息进行规划和管理。国家公共卫生信息系统建设的总体目标是综合运用计算机技术、网络技术和通信技术，构建覆盖各级卫生行政部门、疾病预防控制中心、卫生监督中心、各级各类医疗卫生机构的高效、快速、通畅的信息网络系统。

目前，国家公共卫生信息系统已初步建立，实现了“纵向到底、横向到边”。该系统依托国家公用数据网，综合运用计算机技术、网络技术和通信技术，建立连接乡镇、县（区）、地（市）、省、国家五级卫生行政部门和医疗卫生机构的五级双向信息传输网络的公共卫生信息虚拟专网，同时在地（市）、省逐步建立起三级公共卫生信息网络平台。这些基础网络的建设是实现国家公共卫生信息系统的基础，是实现公共卫生信息化的重要保障。

国家级公共卫生信息网络平台的核心功能应该包括：信息收集与共享、数据分析与处理，以及应急指挥与决策支持。建立全国疫情与突发公共卫生事件报告与监测数据库；在卫生监督中心建立全国卫生监督执法数据库；在统计信息中心建立全国卫生资源和医疗救助信息数据库；在卫生部建立国家综合公共卫生信息网络平台作为国家突发公共事卫生应急指挥中心的重要组成部分。

公共卫生信息系统是一个包括多个组件的系统，该系统的组件包括但不限于以下几个方面。

1）疾病监测和报告系统：用于收集和分析疾病数据，以便及早发现和控制疾病暴发；并用于协调和响应突发公共卫生事件。

2）疫苗接种管理系统：用于跟踪和管理疫苗接种计划，以确保人群免疫。

3）健康教育和宣传系统：用于向公众传达有关疾病预防和控制的信息，以提高公众意识和知识水平。

4）疾病诊断和治疗系统：用于诊断和治疗疾病，以便及早治疗和控制疾病。

5）卫生信息交换系统：用于卫生信息的共享和交流。

2. 疾病预防控制信息系统

在我国，疾病预防控制类系统是最具有代表性的公共卫生信息系统。公共卫生的信息化起步于疾病预防控制的信息化，同时又以疾病预防控制信息系统的发展为主导。我国疾病预防控制系统信息系统的建设是基于国家疾病预防控制需求、突发公共卫生事件应对需求、全面推进信息化建设和加强疾病预防控制管理和监测等多方面考虑而进行的。

目前，我国已建设了以传染病与突发公共卫生事件监测报告信息系统为核心的中国疾病预防控制系统信息系统。这是一个以平台式构架建设的系统，经过多年的不断完善，在这个平台上已建设多个不同的分系统，包括疾病监测报告、突发公共卫生事件报告、症状监测、专病监测报告及相关环境因素监测等。随着疾病预防控制工作的发展需要，还将利用这个平台建设更多的系统。

3. 人口健康信息平台

人口健康信息平台是卫生信息平台建设中最重要且最基础的平台。人口健康信息平台充分依托“互联网+”的优势资源，设置健康信息共享、远程医疗、慢病管理、分级诊疗等功能模块。患者及时就医便捷，居民“少花钱，看好病”的实际需求也得到进一步满足，享受到医改的便民福利。

（1）人口健康信息平台的主要功能

人口健康信息平台包括“一中心，两平台，共计 15 个应用系统”。

1）一中心：配合医联体建设，依托市一级医院，利用互联网技术建设的县域影像远程诊断、远程医疗中心。

2）两平台：一是以网上就医咨询、预约挂号服务，检查检验结果查询及网上支付为主要内容的“互联网医院平台”；二是为实现居民电子健康档案在县域内的动态更新及检查、检验结果的互认等功能而建设的规范统一的数据交换和共享平台。

3）各应用系统：主要有实现系统内医学影像数据和检验数据的采集、诊断、传输、存储、交换和共享等功能的区域 PACS、LIS；集视频监控、GPS 定位及安全预警于一体的卫生应急指挥系统；依托数据交换和共享平台建设的卫生、健康业务监管和绩效评价系统；以促进合理诊疗和合理用药为目的而建设的药品在线监管系统；以及为方便群众而部署的实现个人档案的查询、就诊记录、体检、随访信息查询及检验检查结果查询等功能的手机 App。

（2）人口健康信息平台的作用及意义

在人口健康信息平台上，各级医疗机构依托互联网实现在线健康咨询、预约诊疗、候诊提醒、划价缴费、诊疗报告查询等便捷服务。有了这些功能，患者可告别大排长龙的医院缴费窗口、水泄不通的就诊室通道和医疗专家一号难求的窘境，未来的就医问诊会更便捷、智能和低成本。

一方面，卫生健康部门利用人口健康信息平台来持续监控卫生服务资源和其使用情况，以控制医疗费用的不合理上涨，并降低误诊率。另一方面，医疗服务人员和公共卫生工作者可掌握人口健康信息，做好疾病预防、控制和健康促进工作，广大居民可掌控和获取自己的健康资料，参与健康管理，享受持续、跨地区、跨机构的医疗卫生服务。

同时依托人口健康信息平台，各级医疗机构实现信息化、智能化的升级换代，面向基层、偏远和欠发达地区，依托互联网开展远程病理诊断、影像诊断、专家会诊、监护指导、手术指导等远程医疗服务等举措也让这些地区享受到与发达地区同等的医疗待遇。

第 12 章 信 息 安 全

在信息技术飞速发展的大背景下，人们的工作方式、生活方式和思想观念发生了巨大的改变，信息产业成为新的经济增长点。信息的获取、处理和安全保障能力已经成为一个国家综合国力的体现，信息安全事关社会稳定和国家安全。本章将介绍信息安全的基本概念、信息安全基础技术及原理，以及保障信息安全的方法。

12.1 信息安全概述

信息安全是一个广泛而抽象的概念。信息安全关注信息本身的安全，其任务是保护信息资产，防止偶然的或未经授权者对信息的恶意泄露、修改和破坏而导致信息的不可靠或无法处理等。

12.1.1 信息安全的含义

国际标准化组织（International Standards Organization，ISO）给出的信息安全定义为：对信息的机密性、完整性和可用性的保护，另外如真实性、可核查性、不可抵赖性和可靠性等属性也被包括进来。国内对信息安全的定义是：信息系统的硬件、软件及其系统中的数据受到保护，不受偶然的或恶意的原因而遭到破坏更改、泄露，系统连续、可靠、正常地运行，信息服务不中断。

信息安全是一门涉及计算机科学、网络技术、通信技术、密码技术、信息安全技术、应用数学、数论、信息论等多种学科的综合性学科。

12.1.2 信息系统面临的安全风险

信息系统面临各种各样的安全风险，主要的安全威胁有以下几种。

1）信息泄露：信息被泄露或透露给非授权的实体。

2）破坏信息的完整性：在未授权的情况下数据被增删、修改或破坏而受到损失。

3）拒绝服务：停止服务，阻止对信息或其他资源的合法访问。

4）非授权访问：没有预先经过同意而使用网络或计算机资源。

5）授权侵犯：利用授权将权限用于其他非法目的，也称“内部攻击”。

6）业务流分析：通过对系统进行长期监听，利用统计分析方法对通信频率、通信的信息流向、通信总量的变化等参数进行研究，从中发现有价值的信息和规律。

7）窃听：借助相关设备和技术手段窃取系统中的信息资源和敏感信息。例如，对通信线路中的传输信号搭线监听，或者利用通信设备在工作过程中产生的电磁泄漏截取有用信息等。

8）物理侵入：侵入者绕过物理控制而获得对系统的访问。

9）恶意代码：计算机病毒、木马、蠕虫等破坏计算机系统或窃取计算机中敏感数据的代码。这是我们在使用计算机时最常遇到的安全风险。

10）假冒和欺诈：通过欺骗通信系统（或用户）使非法用户冒充合法用户，或者特权小的用户冒充特权大的用户。

11）抵赖：否认自己发布过的消息，伪造对方来信等。

12）重放攻击：又称重播攻击、回放攻击，是指基于非法的目的，攻击者发送一个目的主机已接收过的包，来达到欺骗系统的目的。重放攻击主要用于身份认证过程，破坏认证的正确性。

13）陷阱门：通常是编程人员在设计系统时有意建立的进入手段。当程序运行时，在正确的时间按下正确的键，或提供正确的参数，就能绕过程序提供的正常安全检查和错误跟踪检查。

14）媒体废弃：从废弃的磁碟或打印过的存储介质中获取敏感信息。

15）人员不慎：授权的人为了各种利益或由于粗心，将信息泄露给未授权的人。

上述给出的是一些常见的安全威胁，这些威胁可以针对物理环境、通信链路、网络系统、操作系统、应用系统和管理系统等。

12.1.3 信息安全的重要性

近几年，信息技术日新月异，作为信息社会中的个体，大多数普通人对技术的快速发展感到惊喜，对技术给未来社会带来的改变充满期待。但是，信息技术飞速发展过程中伴随的安全问题，也像一个巨大的阴影，挥之不去。从工业控制基础设施攻击、个人信息泄露到政府、知名企业遭受勒索软件威胁，各类安全事件令人防不胜防，值得警醒。

工业基础设施安全关系到国计民生，一直是工控领域关心和研究的重点。随着工业信息化的持续推进，工业设备网络连接、协调化生产日益呈现出加速发展的趋势。工业生产装备、各类传感设备、工业控制系统等极易成为黑客攻击的对象，造成基础制造行业瘫痪、生产停滞、运营中断等严重后果。未来，随着工业系统的智能化、网络化持续推进，工业控制领域的信息安全将成为国与国网络攻防对抗的主战场。

信息技术是把双刃剑，其中的安全问题随着社会信息化的推进影响越来越大。小到个人，信息技术在带来工作、生活种种便利的同时，个人信息的保护已经成为每个人都必须要面对的问题；大到国家，信息安全关系到国计民生、社会稳定和经济发展，关系到国家安全和政权稳定，是国家安全的核心部分。

12.2 信息安全技术

现有的信息安全技术可以归纳为 5 类，如表 12-1 所示。

表 12-1 信息安全技术的分类

序号	分类	主要技术
1	核心基础安全技术	密码技术等
2	安全基础设施技术	标识与认证技术、授权与访问控制技术等
3	基础设施安全技术	主机系统安全技术、网络系统安全技术等
4	应用安全技术	网络与系统安全攻击技术、网络与系统防护与响应技术、安全审计与责任认定技术、恶意代码检测与防范技术等
5	支撑安全技术	信息安全测评技术、信息安全管理技术等

12.2.1 密码技术

密码学是一门古老的科学。自人类社会出现战争便产生了密码，它是实现通信的主要手段，用于信息通信传输过程中的保密和存储中的保密。在密码学形成和发展的历程中，科学技术的发展和战争的刺激都起到了积极的推动作用。

1949 年，香农发表了著名的《保密系统的通信理论》论文，把密码学置于坚实的数学基础之上，标志着密码学作为一门学科的形成。1976 年，Diffie（迪菲）和 Hellman（赫尔曼）提出了公开密钥密码，从此开创了一个密码新时代。1977 年，美国联邦政府颁布数据加密标准（data encryption standard，DES），这是密码史上的一个创举；1994 年，美国联邦政府颁布数字签名标准（digital signature standard，DSS）；2001 年，美国联邦政府颁布高级加密标准（advanced encryption standard，AES）等，这些都是密码发展史上重要的里程碑。

当今世界各主要国家都十分重视密码工作，有的设立庞大机构，拨出巨额经费，集中数以万计的专家和科技人员，投入大量高速的电子计算机和其他先进设备进行工作。与此同时，各民间企业和学术界也对密码日益重视，不少数学家、计算机学家和其他有关学科的专家也投身于密码学的研究行列，加快了密码学的发展。

1. 基本概念

密码技术的基本思想是伪装信息，即对数据进行一组可逆的数学变换。伪装前的原始数据称为明文，伪装后的消息称为密文，伪装数据的变换过程称为加密，将密文还原成明文的过程称为解密，如图 12-1 所示，其中密钥是一种参数，它是在明文转换为密文或将密文转换为明文的算法中输入的参数。

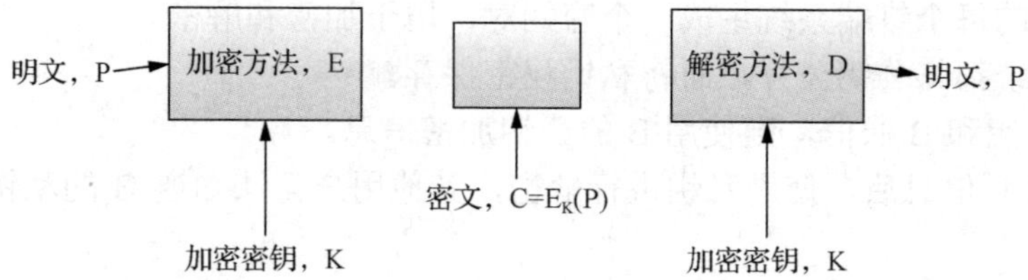

图 12-1 密码技术模型

2. 分类

根据密钥的数量，可以将密码体制分为两类：对称密钥密码体制和非对称密钥密码体制。

对称密钥密码体制，加密和解密都使用同一把密钥，这种加密方法也称单密钥加密。如凯撒密码就是一种典型的对称加密方法，其基本思想是通过把字母移动一定的位数来实现加密和解密。明文中的所有字母都在字母表上向后（或向前）按照一个固定数目进行偏移后被替换成密文。例如，当偏移量是 3 时，所有的字母 A 被替换成 D，B 被替换成 E，以此类推。由此可见，位数就是凯撒密码加密和解密的密钥。

常用的对称加密算法有：数据加密标准（data encryption standard，DES）算法、三重 DES 算法、分组加密（rivest cipher 5，RC-5）算法、国际数据加密（international data encryption algorithm，IDEA）算法、高级加密标准（advanced encryption standard，AES）算法等。

DES 算法：DES 算法主要采用替换和移位的方法加密。DES 算法运算速度快，密钥生产容易，适合在当前大多数计算机上用软件方法实现，同时也适合在专用芯片上实现。

三重 DES 算法（3DES，或称 TDEA）：在 DES 算法的基础上采用三重 DES 算法，发送方用 K1 加密，K2 解密，K3 加密；接收方使用 K3 解密，K2 加密，K1 解密，效果相当于将密钥长度加倍。

RC-5 算法：RSA 数据安全公司的很多产品使用了 RC-5。

IDEA 算法：在 DES 算法的基础上发展起来的，类似于三重 DES，IDEA 算法也是一种数据块加密算法。

AES 算法：AES 算法基于排列和置换运算。排列是对数据重新进行安排，置换是将一个数据单元替换为另一个数据单元。AES 算法使用几种不同的方法来执行排列和置换运算。AES 算法是一个迭代的、对称密钥分组的密码，它可以使用 128、192、256 位密钥，并且用 128 位分组加密和解密数据。

非对称加密体制，也称公钥加密体制，它对信息的加密和解密使用不同的密钥，用来加密的密钥是可以公开的公钥，任何人都可以得到，用来解密的密钥是需要保密的私钥，只有解密信息的人才有。

在公钥加密体制中，加密和解密使用的是不同的密钥，这两个密钥之间存在相互依存关系，即使用公钥加密的信息只能使用私钥来解密。这使通信双方无须事先交换密钥就可进行保密通信。其中，加密密钥和算法是对外公开的，人人都可以通过这个密钥加密文件然后发给信息接收者，这个加密密钥称为公钥；而信息接收者收到加密文件后，可以使用自己的解密密钥解密，这个密钥是由他自己私人掌管的，因此称为私钥。公钥加密体制的工作过程如下。

1）网络中的每个终端系统生成一个密钥对，用于加密和解密。

2）每个系统都将公钥公开，而将私钥秘密保存。

3）如果 A 想和 B 通信，则使用 B 的公钥加密信息。

4）当 B 收到信息后，使用私钥进行解密，其他用户无法知道 B 的私钥，因而也无法解密。

非对称加密的过程如图 12-2 所示。

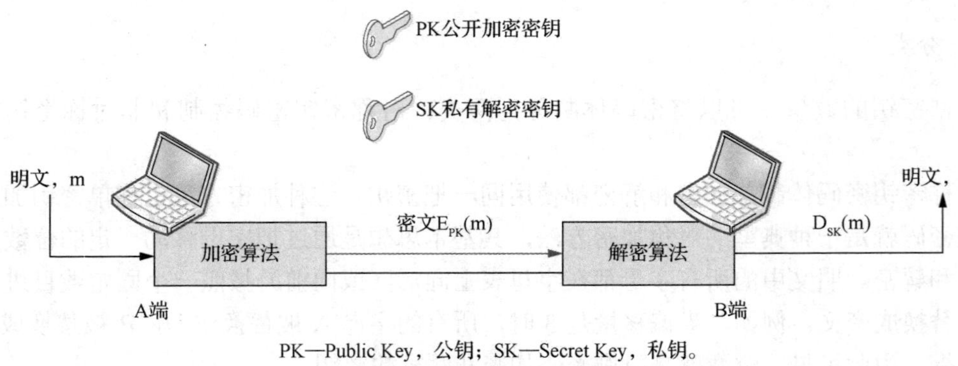

图 12-2 非对称加密的过程

RSA 算法是一种由美国麻省理工学院的 3 位密码学者提出的基于大和数因式分解困难性的公开密钥密码体制。由于它安全、易懂，已经成为目前应用最广泛的公钥加密算法。

12.2.2 认证技术

认证技术包括消息认证和身份认证。

消息认证就是验证消息的完整性，当接收方收到发送方的报文时，接收方能够验证收到的报文是真实的和未被篡改的。它包含两层含义：一是验证信息的发送者是真正的而不是冒充的，即数据起源认证；二是验证信息在传送过程中未被篡改、重放或延迟等。

身份认证是指在计算机网络中确认操作者身份的过程而产生的有效解决方法。计算机网络世界中的一切信息（包括用户的身份信息）都是用一组特定的数据来表示的，计算机只能识别用户的数字身份，所以对用户的授权也是针对用户数字身份的授权。应保证以数字身份进行操作的操作者就是这个数字身份的合法拥有者，即保证操作者的物理身份与数字身份相对应，身份认证主要用于解决这个问题。作为防护网络资产的第一道关口，身份认证有着举足轻重的作用，如图 12-3 所示。

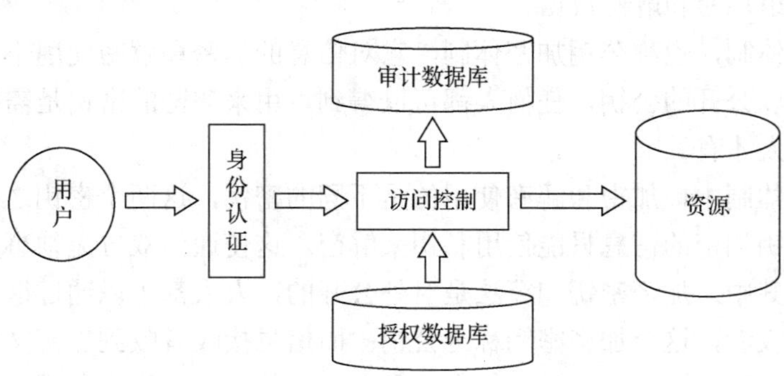

图 12-3 身份认证的重要性

常用的身份认证方法主要有以下 4 种。

1. 基于口令的认证方法

传统的认证技术主要采用基于口令的认证方法，即静态的用户名和密码的方式。当被认证对象要求访问提供服务的系统时，提供服务的认证方要求被认证对象提交该对象的口令，认证方收到口令后，将其与系统中存储的用户口令进行比较，以确认被认证对象是否为合法访问者。

2. 动态口令认证

动态口令是应用最广泛的一种身份识别技术，让用户的密码按照时间或使用次数不断动态变化，每个密码只使用一次。它采用一种称为动态令牌的专用硬件，内置电源、密码生成芯片和显示屏，密码生成芯片运行专门的密码算法，根据当前时间或使用次数生成当前密码并显示在显示屏上。认证服务器采用相同的算法计算当前的有效密码。用户使用时只需要将动态令牌上显示的当前密码输入客户端计算机，即可实现身份的确认。由于每次使用的密码必须由动态令牌生成，只有合法用户才持有该硬件，因此只要密码验证通过就可以认为该用户的身份是可靠的。用户每次使用的密码都不相同，即使黑客截获了一次密码，也无法利用这个密码来仿冒合法用户的身份。

3. 生物特征认证

生物特征认证是指采用每个人独一无二的生物特征来验证用户身份的技术，常见的有指纹识别、虹膜识别等。从理论上说，生物特征认证是最可靠的身份认证方式，因为它直接使用人的物理特征来表示每一个人的数字身份，不同的人具有相同生物特征的可能性可以忽略不计，因此几乎不可能被仿冒。

4. USB Key 认证

基于 USB Key 的身份认证方式是一种方便、安全、经济的身份认证技术，它采用软硬件相结合，一次一密的强双因子认证模式，很好地解决了安全性与易用性之间的矛盾。USB Key 是一种 USB 接口的硬件设备，内置单片机或智能卡芯片，可以存储用户的密钥或数字证书，利用 USB Key 内置的密码学算法实现对用户身份的认证。

12.2.3 访问控制技术

访问控制技术，可以防止对任何资源进行未授权的访问，从而使计算机系统在合法的范围内使用。

访问控制是指系统对用户身份及其所属的预先定义的策略组限制其使用数据资源能力的手段，通常用于系统管理员控制用户对服务器、目录、文件等网络资源的访问。访问控制是系统保密性、完整性、可用性和合法使用性的重要基础，是网络安全防范和资源保护的关键策略之一。

1. 访问控制模型

访问控制模型由一组安全机制构成，可抽象为一个模型，如图 12-4 所示。

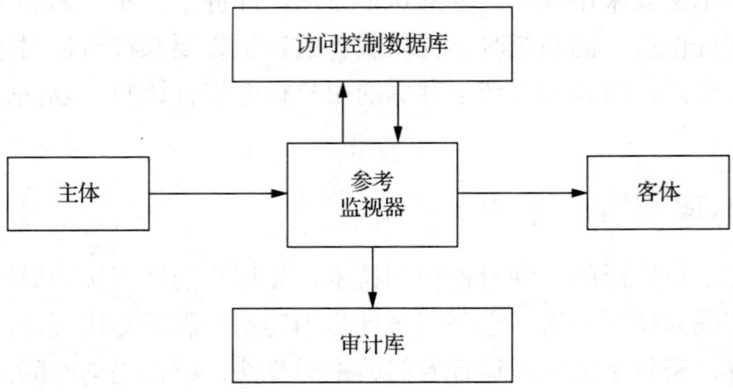

图 12-4　访问控制模型

1）主体：提出请求或要求的实体，是动作的发起者。可以是用户或代理用户行为的实体（进程、程序、物理设备），如编辑文件时，编辑进程是主体，文件是客体。

2）客体：接收主体访问的被动实体。客体的类型有文件、目录、程序，还有处理器、视频显示器、键盘、打印机和网络节点等。

3）参考监视器：监督主体和客体之间授权访问关系的部件，是访问控制的决策、执行单元。参考监视器的关键是控制主体对客体的每一次操作，并将重要的安全事件存入审计文件中。

4）访问控制数据库：记录主体对客体的访问权限及访问方式的信息集合，它随着主体和客体的产生、删除及权限的修改而改变。

5）审计库：存储主体访问客体的操作信息，包括访问成功信息、访问失败信息及访问操作信息。

访问控制包括 3 个要素：主体、客体和控制策略。

其中，控制策略是主体对客体的相关访问规则集合，即属性集合。访问策略体现了一种授权行为，也是客体对主体某些操作行为的默认。

访问控制的主要目的是限制访问主体对客体的访问，从而保障数据资源在合法范围内得以有效使用和管理。为了达到上述目的，访问控制需要完成两个任务：识别和确认访问系统的用户、决定该用户可以对某一系统资源进行何种类型的访问。

访问控制的主要功能包括：保证合法用户访问受保护的网络资源，防止非法的主体访问受保护的网络资源，或防止合法用户对受保护的网络资源进行非授权的访问。访问控制首先需要对用户身份的合法性进行验证，同时利用控制策略进行选用和管理工作。当用户身份和访问权限验证之后，还需要对越权操作进行监控。因此，访问控制的内容包括认证、控制策略实现和安全审计。

1）认证。认证包括主体对客体的识别及客体对主体的检验确认。

2）控制策略。通过合理地设定控制规则集合，确保用户对信息资源在授权范围内的合法使用。既要确保授权用户的合理使用，又要防止非法用户侵权进入系统，使重要信息资源泄露。同时对合法用户，也不能越权使用权限以外的功能及超出访问范围。

3）安全审计。系统可以自动根据用户的访问权限，对计算机网络环境下的有关活动或行为进行系统的、独立的检查验证，并做出相应评价与审计。

2. 访问控制策略

访问是主体对客体实施操作的能力，访问控制是指以某种方式限制或授予这种能力。

授权是指客体授予主体一定的权力，通过这种权力，主体可以对客体执行某种操作。访问控制与授权密不可分，通过授权，可以实现有效控制。

访问控制策略包括以下几种。

（1）基于身份的访问控制策略

基于身份的访问控制策略利用具体的用户身份来限制访问操作，通常以用户名和密码表示用户。其包括基于个人的策略和基于组的策略。

（2）基于角色的访问控制策略

基于角色的访问控制根据用户完成某项任务所需要的权限进行控制。例如，学校中的教师、学生、管理人员就是不同的角色。

（3）基于地址的访问控制策略

基于地址的访问控制策略利用访问者所在的物理位置或逻辑地址空间来限制访问操作。例如，重要的服务器和网络设备可以禁止远程访问，仅允许本地的访问，这样可以增加安全性。基于地址的访问控制策略有 IP 地址、域名地址及物理位置。

（4）基于时间的访问控制策略

基于时间的访问控制策略利用时间来约束访问操作。在一些系统中为了提高访问控制的适应性，增加了时间因素的控制。例如，下班时间不允许访问服务器。

（5）基于异常事件的访问控制策略

基于异常事件的访问控制策略利用异常事件来触发控制操作，以避免危害系统的行为进一步升级。例如，当系统中的用户出现 3 次登录失败后，系统会在一段时间内冻结该账户。

（6）基于服务数量的访问控制策略

基于服务数量的访问控制策略利用系统所能承受的服务数量来实现控制。例如，为了防范拒绝服务攻击，网站在服务能力接近某个阈值时，暂时拒绝新的网络访问请求，而保证系统正常运行。

3. 访问控制安全策略的原则

1）最小特权原则。在主体执行操作时，按照主体所需权利的最小化原则分配给主体权力。优点是最大程度地限制了主体实施授权行为，可避免来自突发事件、操作错误和未授权主体等意外情况的危险。

2）最小泄露原则。主体执行任务时，按其所需最小信息分配权限，以防泄密。

3）多级安全策略。主体和客体之间的数据流向和权限控制，按照安全级别的绝密、秘密、机密、限制和无级别 5 级来划分。其优点是避免敏感信息扩散。具有安全级别的信息资源，只有高于安全级别的主体才可访问。

12.3 个人信息安全

12.3.1 个人信息的概念

2021 年 8 月 20 日，第十三届全国人民代表大会常务委员会第三十次会议通过了《中华人民共和国个人信息保护法》(以下简称《个人信息保护法》)，自 2021 年 11 月 1 日生效。《个人信息保护法》将个人信息定义为“以电子或其他方式记录的与已识别或可识别的自然人有关的各种信息，不包括匿名化处理后的信息”。所以一个人的姓名、出生日期、身份证号码、地址和电话号码都是个人信息。

根据《个人信息保护法》规定，个人信息的收集、使用、加工和买卖等活动将受到严格限制。其中一个关键原则是，个人信息处理者在处理个人信息前，应当告知个人并取得个人的同意。

另外，《个人信息保护法》首次在法律上将个人信息区分为敏感与非敏感，将“敏感个人信息”界定为“一旦泄露或非法使用，容易导致自然人的人格尊严受到侵害或人身、财产安全受到危害的个人信息”，同时对敏感个人信息的处理予以专门的、更加严格的规范。按照《个人信息保护法》的规定，生物识别、宗教信仰、特定身份、医疗健康、金融账户、行踪轨迹及不满十四周岁未成年人的个人信息等，被归类为“敏感”的个人信息。相比其他的个人信息，敏感个人信息将得到更为严格的保护。例如，《个人信息保护法》要求，处理不满十四周岁未成年人的个人信息时，应当取得未成年人的父母（者其他监护人）的同意。

我们手机上安装了各种类型的 App（移动互联网应用程序），而后台有无数的 App 在采集用户的信息、调取通讯录、读取照片、精准定位用户的位置等，这也是要保护个人信息的原因。2021 年 3 月，国家互联网信息办公室等四部门联合发布《常见类型移动互联网应用程序必要个人信息范围规定》，落实《中华人民共和国网络安全法》关于个人信息收集合法、正当、必要的原则，规范移动互联网应用程序个人信息的收集行为，保障公民个人信息安全。

12.3.2 保护个人信息的方法

在日常生活中，要保护好个人信息安全，首先应该从手机做起。移动互联网时代，手机早已不仅仅是通信工具，它正不断变身成为我们的导航仪、文件库、账本、钱包。手机里保存着重要的个人信息，稍不留神就容易遭遇隐私泄露和财产损失。数据显示，网民因个人信息泄露造成的经济损失高达 915 亿。手机上的个人信息主要有 3 类，姓名、年龄、住址等属于身份信息，而照片、视频、机型等属于终端信息，QQ、微信、微博、网页浏览记录等属于网络交互信息。所以不是只有盗用通讯录、照片才是侵犯手机个人信息安全，很多应用软件暗中搜集用户位置信息、手机上网记录，看似不起眼其实也在侵犯个人信息安全。窃取手机个人信息的方式五花八门，除线下购买手机用户信息和通过诈骗电话套取个人信息外，主要通过手机木马或恶意软件直接窃取信息，除了恶意扣费，还会偷盗短信及各种账号，窃听通话、暗中录音、监控用户，然后将相关信息售卖给他人。

现在的生活中我们越来越离不开手机，怎样才能保障信息安全呢？

首先，谨慎使用无密码的 WiFi 和公共手机充电桩，以防手机里未经加密处理的信息被窃取。需要输入个人信息的网上测试、来历不明的二维码、短信中的不明链接，这些都别乱点，它们很可能被植入了木马病毒。

然后，最好关闭手机上一些容易泄露信息的功能，如某些社交软件中“附近的人”、手机中记录“常用地点”的功能。发朋友圈要注意保护私密信息，如门牌号、登机牌、身份信息、地点定位等。

最后，学会正确安装应用程序。选择官方渠道下载，尤其是银行的 App，注册时设置密码要尽量使用强密码，如大小写字母、数字组合，不要用生日、姓名缩写作为密码。如果流量突然变大且没有提示，则要及时检查或删除程序。换手机号后，一定要修改重要账号的密码和相关绑定。如果手机丢失，则第一时间拨打运营商电话，挂失手机卡后立即冻结相关账号。

作为个人信息的权利人，有效地保护好自己的个人信息的原则及方法有以下几点。

1）要积极学习《个人信息保护法》等法律规定。包括了解个人信息和敏感个人信息的处理规则、自身所享有的权利、个人信息处理者应当承担的义务，以及个人信息权益受到侵害时的救急方式等。

2）要养成“非必要不提供”的良好习惯。除要仔细阅读隐私协议等条款外，还要考量处理个人信息理由的充分性和提供个人信息的必要性，只在确属必要的情况下才提供个人信息或进行授权。

3）要对自己授权或提供的个人信息进行持续跟踪。不同意继续处理自己的个人信息时，要积极行使“撤回同意”权利，要求对方停止处理或及时删除其个人信息。

4）要注意销毁带有个人信息的单据和资料，防止因随意丢弃、使用不当等造成个人信息泄露。例如，妥善处理未脱敏的快递单据等带有个人信息的单据和资料，使用完后应及时销毁，或是涂抹掉关键信息后再丢弃；一些带有个人敏感信息的电子数据，如证件照片等，建议用完即删或采用加密方式进行存储。

5）要主动拿起法律武器维护合法权益。当自身个人信息权益受到侵害或发现存在违法处理个人信息行为时，要主动进行投诉、举报，提供案件线索和相关凭证，维护合法权益。

12.4 网络安全及防护技术

网络已经融入社会生活的方方面面，深刻改变了人们的生产和生活方式。网络技术的应用给人们带来巨大便利的同时，也会让人们处于网络安全隐患威胁当中。随着计算机技术和网络技术应用范围的不断扩大，相应的安全隐患问题也日益凸显，如近年来常见的用户信息泄露、网络病毒等。在这种情况下，提高安全意识、维护网络安全具有十分重要的意义。

12.4.1 网络安全的含义

网络安全是指网络系统的硬件、软件及其系统中的数据受到保护，不因偶然的或恶意的原因而遭受到破坏、更改、泄露，系统连续、可靠、正常地运行，网络服务不中断。也就是说在网络运行过程中，不会因为有意的破坏或无意的失误造成网络入侵、数据篡改破坏及网络硬件出现问题的状态，网络系统安全、稳定地运行。简单地说，网络不会因为主观或客观的突发状况出现中断运营的状态。网络安全不仅包括网络系统中存储的资料、数据、信息的安全，也包括与网络运行相关的各种软硬件设施设备的安全。

从网络使用和运行角度看，网络安全包括两个方面的内涵：首先是静态网络安全，是指网络系统中数据、资料、信息存储和管理状态安全；其次是动态网络安全，主要是指网络中的数据、信息在发送和接收等处理过程中没有出现丢失、混乱和破坏的状态。

随着我国各项信息化建设的不断发展和深入，计算机网络已经成为人们生产、生活中的必备要素。网络具有的巨大存储空间、便利的信息获取，以及高度的信息资料共享等优势使很多人将重要信息、资料存储在网络空间内，这些重要的信息和资料涉及个人、企业机密、科研专利成果甚至是国家重要信息等，一旦网络出现安全问题，就会造成极大的损失和恶劣的社会影响。目前，为了确保网络安全，人们从多个方面采取了多种维护措施。例如，制定网络安全管理制度、提升网络安全保护设施设备性能、用户访问权限设定，以及信息数据加密等，这些措施有效地保护了网络安全。但是随着网络安全漏洞问题的升级，很多网络安全维护措施逐渐失去了效用，因此需要进一步研究和探讨计算机管理技术的深入应用，提升网络安全维护的水平和能力。

12.4.2 网络安全的防护技术

网络攻击威胁着网络安全，其按照攻击流程可分为 3 个阶段。第一个阶段是攻击前的准备阶段。在这个阶段，攻击者通过各种手段收集目标计算机的信息，主要利用的是扫描技术。第二个阶段是具体的网络攻击阶段。在这个阶段，攻击者采用网络嗅探、协议分析、网络欺骗、诱骗式攻击、漏洞攻击、拒绝服务攻击、Web 攻击等网络攻击手段，期望能够得到目标计算机的控制权并获取有价值的数据和信息。第三个阶段是成功入侵后的控制阶段。在这个阶段，攻击者往往通过植入木马等远程控制软件实现对目标计算机的控制和信息获取。

针对网络中存在的各类攻击，可采取的防护技术主要有防火墙、入侵检测和防御系统、公钥基础设施（public key infrastructure，PKI），虚拟专用网（virtual private network，VPN）及多种网络安全协议。本节主要介绍防火墙技术。

在网络中，防火墙是指将内网和外网分开的一种网络设备，它采用的是隔离技术。防火墙是一个由软件和硬件设备组合而成，在内网和外网之间、专用网与公共网之间的保护屏障。它是一种安全性方法的形象说法，是一种计算机硬件和软件的结合，使外网与内网之间建立一个安全网关，从而保护内网免受非法用户的入侵。

在网络环境中，一个公司可以按照任意的方式将多个局域连接起来，但是强迫所有进出公司的流量必须通过防火墙，除此之外，没有其他路走。

防火墙的作用就像一个包过滤器，它检查进出的每个数据包。通常只有符合网络管理员所定规则和条件的数据包才被放行，而不符合条件的数据包则被丢弃。

可以把防火墙理解为一种特殊编程的路由器，用来在两个网络之间实施访问控制策略。这个访问控制策略是由防火墙的使用用户制定的，这种安全策略应当最适合用户的需要。如图 12-5 所示，防火墙位于互联网和内部网络之间。互联网一侧是防火墙的外面，而内部网络一侧是防火墙的里面。一般把防火墙外面的网络称为“不可信的网络”，而把防火墙里面的网络称为“可信的网络”。

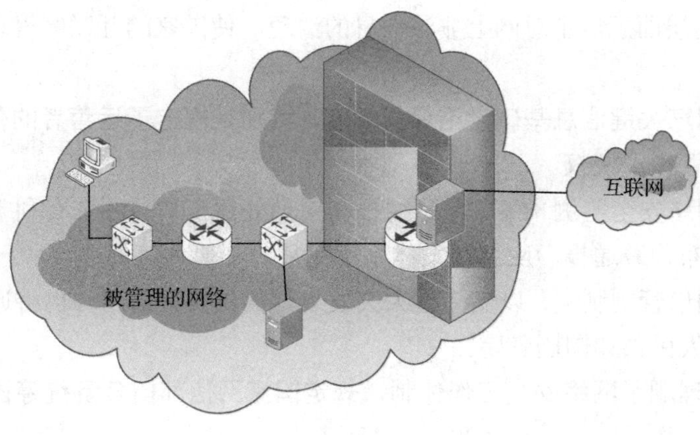

图 12-5 防火墙示意图

假设某公司有 500 名员工，公司因而有数百台计算机互相连接。此外，公司还有一个或多个互联的局域网。如果不安装防火墙，则互联网上的任何人都可以直接访问这数百台计算机。有些人可能探查这些计算机，尝试与这些计算机建立 FTP 连接、尝试与它们建立 Telnet 连接等。如果有员工留下安全漏洞，那么黑客就可以进入相应的计算机并利用漏洞。

如果安装了防火墙，情况将大不相同。公司将在每个互联网连接处布置防火墙，防火墙可以实施安全规则。例如，公司内的一条安全规则可能是，在本公司内的 500 台计算机中，只允许一台计算机接收公共 FTP 通信。只允许与该计算机建立 FTP 连接，从而阻止与其他任何计算机建立这样的连接。

公司可以为 FTP 服务器、Web 服务器、Telnet 服务器等设置类似的规则。此外，公司还可以控制员工连接网站的方式、控制是否允许文件通过网络离开公司等。公司利用防火墙可以对员工使用网络的方式进行控制。

12.4.3 网络安全相关法规

为尽快制定适应和保障我国信息化发展的计算机信息系统安全总体策略，全面提高安全水平，规范安全管理，中华人民共和国国务院、中华人民共和国公安部等有关单位从 1994 年起制定发布了一系列信息系统安全方面的法规，这些法规是我们进行信息安全工作的依据。

需要特别关注的是，2016 年 11 月 7 日第十二届全国人民代表大会常务委员会第二十四次会议通过的《中华人民共和国网络安全法》，对以下几个方面做了详细的规定。

1）提出了个人信息保护的基本原则和要求，相当于一部小型的《个人信息保护法》。

2）对网络产品和服务提供者提出了要求，针对的是当前一些企业任意停止服务或依靠垄断优势要挟用户、随意收集用户信息等问题。

3）在《中华人民共和国反恐怖主义法》确立的电信用户实名制基础上，规定了信息发布、即时通信等服务的实名制要求。

4）规范了重要网络安全信息的发布服务。

5）明确了网络运营者的执法协助义务。

6）从法律的层面规定了对网上非法信息的清理，使国家的互联网管理系统有了明确的法律依据。

7）确立了国家关键信息基础设施保护制度，特别是规定了运营者的强制性义务，并为主管部门开展监管做了授权。

8）建立了网络安全监测预警、信息通报和应急处置工作体系，有利于解决目前存在的多个部门各自发布预警通报、应急预案体系不完整、不协调等问题。

9）建立了通信管制制度，以支持重大突发事件的处置，但同时也将通信管制的权限严格限制在了中华人民共和国国务院。

10）进一步理顺了网络安全工作体制，规定国家网信部门负责统筹协调网络安全工作和相关监督管理工作。

12.5 计算机病毒

12.5.1 计算机病毒的定义和特点

1. 计算机病毒的定义

计算机病毒是一段恶意的程序代码，它的危害性很大，能对计算机的软硬件系统进行各种破坏。病毒与普通代码之间的区别在于病毒具有繁殖能力，它可以不断地复制自己。当一个病毒不管是通过 Web 页面、电子邮件的附件或其他某种方式进入计算机后，它通常会感染硬盘上的可执行程序。当任何一个被感染的程序运行时，控制权被传递给病毒，它通常试图将自己传播到其他机器，如通过电子邮件将自身的副本寄送给受害者的电子邮件地址簿中的每一个人。有些病毒还会感染硬盘的启动扇区，当机器启动时，病毒就有机会运行。

2. 计算机病毒的主要特点

（1）繁殖性

计算机病毒可以像生物病毒一样进行繁殖，当正常程序运行时，它也运行并进行复制。是否具有繁殖、感染的特征是判断某段程序是否为计算机病毒的首要条件。

（2）破坏性

计算机中毒后，可能会导致正常的程序无法运行，计算机内的文件被删除或受到不同程度的损坏。

（3）传染性

计算机病毒不但具有破坏性，更有害的是具有传染性，一旦病毒被复制或产生变种，其速度之快令人难以预防。传染性是病毒的基本特征。在生物界，病毒通过传染从一个生物体扩散到另一个生物体。在适当的条件下，它可得到大量繁殖，并使被感染的生物体表现出病症甚至死亡。同样，计算机病毒也会通过各种渠道从已被感染的计算机扩散到未被感染的计算机，在某些情况下造成被感染的计算机工作失常甚至瘫痪。与生物病毒不同的是，计算机病毒是一段人为编制的计算机程序代码，这段程序代码一旦进入计算机并得以执行，它就会搜寻其他符合传染条件的程序或存储介质，确定目标后再将自身代码插入其中，达到自我繁殖的目的。只要一台计算机中毒，如不及时处理，那么病毒就会在这台计算机上迅速扩散，计算机病毒可通过各种可能的渠道（如硬盘、移动硬盘、计算机网络）去传染其他的计算机。当在一台机器上发现了病毒时，可能曾在这台计算机上用过的移动硬盘也感染上了病毒，而与这台计算机相连的其他计算机也许也被该病感染了。是否具有传染性是判别一个程序是否为计算机病毒的最重要条件。

（4）潜伏性

有些病毒像定时炸弹一样，其发作时间是预先设计好的。例如，黑色星期五病毒，不到预定时间一点都觉察不出来，等到条件具备时一下子就爆炸开来，对系统进行破坏。一个编制精巧的计算机病毒程序，进入系统之后一般不会马上发作，因此病毒可以静静地躲在硬盘中待上几天，甚至几年，一旦时机成熟，得到运行机会，就会繁殖、扩散，继续危害。潜伏性的另一种表现是计算机病毒的内部有触发机制，不满足触发条件时，计算机病毒除了传染外不做什么破坏。触发条件一旦得到满足，有的在屏幕上显示信息、图形或特殊标识，有的则执行破坏系统的操作，如格式化磁盘、删除磁盘文件、对数据文件做加密、封锁键盘及使系统死锁等。

（5）隐蔽性

计算机病毒具有很强的隐蔽性，有的可以通过杀毒软件检查出来，有的根本查不出来，有的时隐时现、变化无常，这类病毒处理起来通常很困难。

（6）可触发性

因某个事件或数值的出现，诱使病毒实施感染或进行攻击的特性称为可触发性。为了隐蔽自己，病毒必须潜伏，少做动作。如果完全不动，一直潜伏的话，病毒既不能感染也不能进行破坏，就失去了杀伤力。病毒既要隐蔽又要维持杀伤力，它必须具有可触发性。病毒的触发机制就是用来控制感染和破坏动作的频率的。病毒具有预定的触发条件，这些条件可能是时间、日期、文件类型或某些特定数据等。病毒运行时，触发机制检查预定条件是否满足，如果满足，则启动感染或破坏动作，使病毒进行感染或攻击；如果不满足，则病毒继续潜伏。

12.5.2 计算机病毒的传播途径

1. 通过移动设备（如U盘、移动硬盘等）传播

这是最普通的传染途径。由于使用带病毒的移动设备，首先使机器（如硬盘、内存）感染病毒，并迅速传染给未被感染的移动设备，然后，这些感染病毒的移动设备再在其他计算机上使用，造成更大范围的传染。

2. 通过互联网传播

互联网既方便又快捷，不仅提高了人们的工作效率，而且降低了运作成本，被人们广泛使用。商务来往的电子邮件，以及浏览网页、下载软件、即时通信软件、网络游戏等，都是通过互联网进行的。如此频繁的使用率，注定备受病毒的“青睐”。

3. 通过电子邮件传播

在计算机和网络日益普及的今天，商务来往中经常使用电子邮件，病毒也随之找到了载体，最常见的是通过互联网交换 Word 格式的文档。由于互联网的使用较广泛，其传播速度相当快。电子邮件携带病毒、木马及其他恶意程序，会导致收件者的计算机被黑客入侵。

4. 通过浏览网页和下载软件传播

大家可能会遇到过这样的情况：在浏览某网页后，IE 浏览器标题被修改了，并且每次打开 IE 浏览器都被迫登录某一固定网站，有的还被禁止恢复还原，这便是恶意代码在作怪。IE 浏览器被修改后，注册表便不能打开了，开机后 IE 浏览器疯狂地打开窗口，被强制安装了一些软件，甚至当访问某个网页时，自己的硬盘被格式化等。

究其上述情况发生的原因，可能是浏览了陌生网站或误入了黑客站点，访问这些站点的同时或单击其中某些链接或下载软件时，会自动在浏览器或系统中安装某种间谍程序。这些间谍程序可让浏览器不定时地访问其站点，或者截获私人信息并发送给他人。

5. 通过即时通信软件传播

即时通信软件可以说是目前我国上网用户使用率最高的软件，它已经从原来纯娱乐休闲工具变成生活工作的必备利器。由于用户数量众多，再加上即时通信软件本身的安全缺陷，如内建有联系人清单，使病毒可以方便地获取传播目标，这些特性都能被病毒利用来传播自身，导致其成为病毒的攻击目标。事实上，臭名昭著、造成上百亿美元损失的求职信病毒就是第一个可以通过即时通信软件进行传播的恶性蠕虫，它可以遍历本地即时通信软件中的联络人清单来传播自身。更多的对即时通信软件造成安全隐患的病毒正在陆续发现中，并有越演越烈的态势。截至目前，通过 QQ 来进行传播的病毒已达上百种。

6. 通过网络游戏传播

网络游戏已经成为目前网络活动的主体之一，很多人选择进入游戏来缓解生活压力。

对于游戏玩家来说，网络游戏中最重要的就是装备、道具了，这类虚拟物品会随着时间的积累而成为一种有真实价值的东西，因此出现了针对这些虚拟物品的交易，从而出现了偷盗虚拟物品的现象。一些用户要想非法得到其他用户的虚拟物品，就必须得到用户的游戏账号信息，因此，目前网络游戏的安全问题主要是游戏盗号问题。由于网络游戏要通过计算机并连接到网络上才能运行，偷盗玩家的游戏账号、密码最行之有效的武器莫过于特洛伊木马，专门偷盗网游账号和密码的木马也层出不穷。

7. 通过局域网传播

局域网是由相互连接的一组计算机组成的，这是数据共享和相互协作的需要。组成网络的每一台计算机都能连接到其他计算机，数据也能从一台计算机发送到其他计算机上。如果发送的数据感染了计算机病毒，接收方的计算机会自动被感染，因此，有可能在很短的时间内感染整个网络中的计算机。局域网络技术的应用为企业的发展做出了巨大贡献，同时也成为计算机病毒迅速传播的“温床”。

8. 通过无线设备传播

目前，这种传播途径随着手机功能的开放和增值服务的拓展，已经成为有必要加以防范的一种病毒传播途径。随着智能手机的普及，下载到手机中的程序越来越多，病毒不可避免地会对手机安全产生威胁，会成为新一轮计算机病毒危害的“源头”。智能手机和无线通信网络发展的同时，手机病毒的传播速度和危害程度也与日俱增。

12.5.3 计算机病毒的防治

近几年，网络中出现了一种新型病毒：勒索病毒，主要以邮件、程序木马、网页挂马的形式进行传播。该病毒性质恶劣、危害极大，一旦感染将给用户带来无法估量的损失。这种病毒利用各种加密算法对文件进行加密，被感染者一般无法解密，必须拿到解密的私钥才有可能破解。

据火绒安全软件监测和评估，从 2018 年初到 9 月中旬，勒索病毒总计对超过 200 万台终端发起过攻击，攻击次数高达 1700 万余次，且整体呈上升趋势。2020 年 4 月，勒索病毒“WannaRen”开始传播，大部分杀毒软件无法拦截。因此，计算机病毒的防治是一个任重道远的工作。

1. 计算机病毒的检测

病毒是靠复制自身来传染的。计算机染上病毒或病毒在传播的过程中，计算机系统往往会出现一些异常情况，用户可通过观察系统出现的症状从中发现异常，以初步确定用户系统是否已经受到病毒的侵袭。

2. 计算机病毒的清除

如果发现了计算机病毒，应立即清除。清除病毒的方法通常有两种：人工处理和利用杀毒软件处理。人工处理是指手动删除可疑文件，但是这样也存在误删的危险。利用杀毒软件处理是比较安全的做法，通过杀毒软件对计算机内存和硬盘进行扫描，在查出病毒文件后，杀毒软件会自动对病毒文件进行处理。

3. 计算机病毒的防范

杀毒软件可用于病毒的检测和清除，此外还有各种防病毒卡。这些卡可以直接插在微型计算机的扩展槽中，既可以检测已经侵入的病毒，也可以防止病毒的侵入，从而使计算机系统得到有效的保护。

4. 杀毒软件

杀毒软件，也称反病毒软件或防毒软件，是用于消除计算机病毒、特洛伊木马和恶意软件等计算机威胁的一类软件。

杀毒软件通常集成监控识别、病毒扫描和清除、自动升级病毒库、主动防御等功能。有的杀毒软件还带有数据恢复等功能，是计算机防御系统（包含杀毒软件、防火墙、特洛伊木马和其他恶意软件的查杀程序和入侵预防系统等）的重要组成部分。

12.6 树立科学安全意识

要做好信息安全工作，使互联网更好地为我们的工作和生活服务，就必须树立科学的信息安全意识，大致需要从如下几个方面做起。

1. 杀（防）毒软件必不可少

计算机病毒给全球计算机系统造成了巨大的威胁。对于一般用户而言，首先要做的就是为计算机安装一套正版的杀毒软件。

现在不少人对防病毒有个误区，就是对待计算机病毒的关键是“杀”，其实对待计算机病毒应当是以“防”为主。目前，绝大多数的杀毒软件是在计算机被病毒感染后才发现、分析和治疗。这种被动防御的消极模式不能彻底解决计算机安全问题。因此应当安装杀毒软件的实时监控程序，定期升级所安装的杀毒软件。由于新病毒层出不穷，现在各杀毒软件厂商的病毒库更新频繁，应当设置每天定时自动更新病毒库，以保证其能够抵御最新出现的病毒的攻击。

每隔一段时间要对计算机进行一次全面的扫描杀毒工作，以便发现并清除隐藏在系统中的病毒。当计算机感染病毒时，应立即将杀毒软件升级到最新版本，然后对整个硬盘进行扫描，清除一切可以查杀的病毒。

2. 个人防火墙不可或缺

防火墙安装和投入使用后，并非万事大吉。要想充分发挥它的安全防护作用，必须对它进行跟踪和维护，要与商家保持密切的联系，时刻注意商家的动态。因为商家一旦发现其产品存在安全漏洞，就会尽快发布补救产品，此时应尽快确认真伪（防止特洛伊木马等），并对防火墙进行更新。在理想情况下，一个好的防火墙应该能把各种安全问题在发生之前解决掉。目前，各杀毒软件的厂商都会提供个人版防火墙软件，防病毒软件中都含有个人防火墙，重点在安装后一定要根据需求进行详细配置。合理设置防火墙后应能防范大部分的蠕虫入侵。

3. 及时安装操作系统漏洞补丁

尽管安装了防火墙软件，可以最大限度地进行保护，但很多病毒程序可以绕过防火墙的监控，攻击系统程序和破坏重要文件。此时，为了修补这些漏洞，便需要安装系统“补丁”。一般最简单的办法是开启自动更新，快速修补漏洞；也可以使用杀毒软件或安全工具提供的漏洞扫描功能修补漏洞；还可以手动安装补丁程序。

4. 管理好密码

在不同的场合使用不同的密码。网上需要设置密码的地方有很多，如网上银行、上网账户、E-mail 及一些网站的会员等。应尽可能使用不同的密码，以免因一个密码泄露导致所有资料外泄。对于重要的密码（如网上银行的密码）一定要单独设置，并且不要与其他密码相同，同时要把各对应的密码记下来，以备日后查用。

在设定密码时，最好使用字母、符号和数字混用，多用特殊字符，诸如%、&、#和$，并且在允许的范围内，增加密码长度，以保证密码不易被人猜中。

不要在拨号连接时选择“保存密码”复选框；如果使用 E-mail 客户端软件来收发重要的电子邮件，在设置账户属性时尽量不要使用“记忆密码”功能。因为虽然密码在机器中是以加密方式存储的，但是这样的加密往往并不保险，一些初级的黑客即可轻易地破译此类密码。

定期修改上网密码，至少一个月更改一次，这样可以确保即使原密码泄露，也能将损失降到最低。

5. 不轻易运行来源不明的程序

不下载来路不明的软件及程序。大多数人从网上下载过共享软件，带来方便的同时，也会悄悄地把一些不受欢迎的东西带到计算机中，如病毒、木马。因此应尽量在官方网站下载软件，或者选择信誉较好的专业下载网站下载软件，将下载的软件及程序集中放在非引导分区的某个目录，在使用前最好用杀毒软件查杀病毒。也可以安装一个实时监控病毒的软件，随时监控网上传递的信息。

不要打开来历不明的电子邮件及其附件，以免遭受病毒邮件的侵害。有些病毒是通过电子邮件来传播的，这些病毒邮件通常都会以带有噱头的标题来吸引人打开其附件，如果抵挡不住它的诱惑，下载或运行了它的附件，计算机就会被病毒感染。

6. 定期清除垃圾文件

在上网浏览信息时，浏览器会把我们在上网过程中浏览的信息保存在浏览器的相关设置中，这样下次再访问同样的信息时就可以很快地打开，从而提高了浏览效率。但是浏览器的缓存、历史记录及临时文件夹中的内容保留了太多的上网记录，这些记录一旦被别有用心的人得到，他们就有可能从这些记录中寻找到有关个人信息的蛛丝马迹。为了确保个人信息资料的安全，应定期清理缓存、历史记录及临时文件夹中的内容。

清理浏览器缓存的具体操作如下：首先打开 IE 浏览器，然后选择“工具”→“Internet 选项”选项，在打开的“Internet 属性”对话框中选择“常规”选项卡，单击“删除”按钮来删除浏览器中的临时文件夹中的内容。

7. 警惕“网络钓鱼”

目前，网上一些黑客利用“网络钓鱼”手法进行诈骗，如建立假冒网站或发送含有欺诈信息的电子邮件，盗取网上银行、网上证券或其他电子商务用户的账户密码，从而窃取用户资金的违法犯罪活动不断增多。公安机关和银行、证券等有关部门提醒网上银行、网上证券和电子商务用户对此提高警惕，防止上当受骗。

8. 定期做好重要数据的备份

数据备份的重要性毋庸置疑。如果遭到致命的攻击，操作系统和应用软件可以重装，而重要的数据就只能依靠日常的备份了。

参 考 文 献

鲍培明，2023．计算机基础与应用技术[M]．北京：机械工业出版社．

戴红，2018．大学计算机基础[M]．北京：清华大学出版社．

高禹，谭小球，李鑫，2023．计算机基础[M]．7版．北京：清华大学出版社．

谢希仁，2021．计算机网络[M]．8版．北京：电子工业出版社．

姚林，2024．计算机应用基础[M]．北京：机械工业出版社．